全国中医药高等教育中医骨伤科学专业院校规划教材

骨伤科生物力学

（供中医学、中医骨伤科学、中西医临床医学、康复学等专业用）

主　编

邢士新（山西中医药大学）

熊　辉（湖南中医药大学）

全国百佳图书出版单位

中国中医药出版社

·北　京·

图书在版编目（CIP）数据

骨伤科生物力学 / 邢士新，熊辉主编 . -- 北京：中国中医药出版社，2025. 3. --（全国中医药高等教育中医骨伤科学专业院校规划教材）.
ISBN 978-7-5132-9271-9

Ⅰ. R274

中国国家版本馆 CIP 数据核字第 2025AJ0690 号

中国中医药出版社出版
北京经济技术开发区科创十三街 31 号院二区 8 号楼
邮政编码　100176
传真　010-64405721
北京联兴盛业印刷股份有限公司印刷
各地新华书店经销

开本 889 × 1194　1/16　印张 18.75　字数 479 千字
2025 年 3 月第 1 版　2025 年 3 月第 1 次印刷
书号　ISBN 978 – 7 – 5132 – 9271 – 9

定价　68.00 元
网址　www.cptcm.com

服务热线　010-64405510
购书热线　010-89535836
维权打假　010-64405753

微信服务号　zgzyycbs
微商城网址　https://kdt.im/LIdUGr
官方微博　http://e.weibo.com/cptcm
天猫旗舰店网址　https://zgzyycbs.tmall.com

如有印装质量问题请与本社出版部联系（010-64405510）

全国中医药高等教育中医骨伤科学专业院校规划教材

编审委员会

主　　任

孙树椿（中国中医科学院）

委　　员（以姓氏笔画为序）

王和鸣（福建中医药大学）

韦贵康（广西中医药大学）

朱立国（中国中医科学院望京医院）

李盛华（甘肃省中医院）

肖鲁伟（浙江中医药大学）

范吉平（中国中医药出版社）

赵文海（长春中医药大学）

郝胜利（中国中医药出版社）

施　杞（上海中医药大学）

郭艳幸（河南中医药大学洛阳平乐正骨学院/河南省洛阳正骨医院）

黄桂成（南京中医药大学）

学术秘书

于　栋（北京中医药大学）

全国中医药高等教育中医骨伤科学专业院校规划教材

《骨伤科生物力学》编委会

主　　编

邢士新（山西中医药大学）　　熊　辉（湖南中医药大学）

副 主 编（以姓氏笔画为序）

冯敏山（中国中医科学院望京医院）
赵京涛（广州中医药大学）
高彦平（南方医科大学）

编　　委（以姓氏笔画为序）

王晓玲（陕西中医药大学）
王蕴华（天津中医药大学）
朱文莲（北京中医药大学）
孙悦礼（上海中医药大学）
李　森（南京大学）
李　翔（福建中医药大学）
李具宝（云南中医药大学）
宋雄英（北京丰台医院）
陆小龙（湖南中医药大学第一附属医院）
康俊峰（山西中医药大学附属医院）
蒋宜伟（甘肃中医药大学）
曾俊华（湖北中医药大学附属医院）
颜　冰（山东中医药大学附属医院）
魏成建（南京中医药大学）

学术秘书

贺金亮（山西中医药大学）

前 言

中医骨伤科学系列教材由中国中医药出版社组织全国中医药院校及医院医疗、教学、科研各领域的专家、教授集体编写，供全国高等中医药院校中医骨伤科学专业本科生（包括“5+3”或“5+4”规培生或硕士生）使用。

中医骨伤科学是在中医理论指导下，研究人体运动系统损伤和疾病的预防、诊断、治疗及康复的一门学科，具有悠久的历史和丰富的临床经验，对保障人民健康发挥着重要作用，在国内外产生了巨大影响。随着中医药教育事业的发展，中医骨伤科学逐渐发展壮大，成立了自己的专业。1958 年河南省平乐正骨学院成立，开创“中医骨伤科学”专业高等教育先河。1981 年，福建中医学院（现福建中医药大学）创办中医骨伤科学专业，列入教育部新增本科专业目录，而后全国 10 余所中医药院校相继成立骨伤系或开办骨伤专业。1989 年，国家中医药管理局组织全国 17 所高等中医药院校专家、教授编写 14 门中医骨伤科学本科专业系列教材，1990 年由人民卫生出版社陆续出版发行，受到各高等中医药院校骨伤专业师生及广大骨伤科医务人员的欢迎。该系列教材第 1 版印刷多达 9 次；1998 年修订出版第 2 版，又多次印刷，共发行数十万册。20 世纪末，中医骨伤学本科专业一度停办。根据 2019 年中共中央、国务院《关于促进中医药传承创新发展的意见》精神，为加强中医优势专科建设，做优做强骨伤等专科专病，教育部决定恢复中医骨伤学本科专业。

2018 年 6 月召开的新时代全国高等学校本科教育工作会议提出“以本为本，四个回归”，要求以人才培养为本、以本科教育为根、以教材建设为粮，由此可见教材编写的重要性。根据教育部颁发的中医骨伤科学专业目录、培养目标与要求，中国中医药出版社组织全国中医骨伤界专家组成教材编审委员会及各门教材编委会。按照教学大纲要求，出版社与编审委员会要求各位编委必须具备责任意识、质量意识及精品意识，认真进行教材的编写，力求使这套教材保持中医特色和中医理论的科学性、系统性、完整性；继续坚持“三基、五性、三特定”的教材编写原则，注重理论联系实际、保证点面结合、实现整体优化，以确保教材质量；正确处理继承发展的关系，在教材内容的深度、广度方面注意教学的实际需要和本学科发展的新进展；尽量减少各学科内容的不必要重复和脱节，以保证中医骨伤科学专业教学计划顺利实施。

本系列教材供五年制本科生使用的有《中医骨伤科学基础》《骨伤解剖学》《骨伤影像学》《中医正骨学》《中医筋伤学》《中医骨病学》《创伤急救学》《骨伤手术学》8 种，供“5+3”或“5+4”规培生或硕士生使用的还有《中医骨伤科发展史》《骨伤科古医籍选》《骨伤方药学》《骨伤科生物力学》《实验骨伤科学》《骨伤运动医学》《中医骨伤康复学》7 种，共 15 种。由于现代科学技术发展迅速，中医骨伤科学新理论、新技术、新疗法不断产生，为了适应形势发展的需要，新教材既要传承中医骨伤精粹，又要充分吸收现代医学新成果，以期培养出高层次中医骨伤专业人才。

在新的历史时期，各位编委遵循中医药发展规律，守正创新，充分发挥中医骨伤科学防病治病的独特的技术优势，不负众望，精益求精，认真编写好各门教材。由于本系列教材建设工程浩大，时间紧迫，编写过程中难免有疏漏之处，希望各高等院校中医骨伤科学专业师生在使用过程中及时提出宝贵意见，以便今后进一步修订提高。

《全国中医药行业高等教育中医骨伤科学专业院校规划教材》编审委员会

2024 年 3 月

编写说明

力在自然界无处不在。人类在同疾病的长期斗争中，逐渐认识到人体各系统的生理、病理活动都会受到力学因素的影响，进而开始关注这一现象，由此逐渐形成了生物力学的雏形。生物力学是研究生物与力学相关问题的科学，致力于研究力对生物组织、器官和机体的影响及相关生物学和医学问题，在20世纪60年代，逐渐形成一门独立学科，并在世界范围发展起来。骨伤科生物力学是生物力学的一个重要分支学科，20世纪末，随着研究领域从组织、器官水平深入到细胞、分子水平，骨伤科力学生物学应运而生，其为研究力与人体以运动系统为主的机体互相影响的生物学和医学问题的科学，侧重于研究“功能适应形状”。它为认知人体运动系统的结构与功能，探讨骨伤科疾病的发生、发展机制，指导骨伤科疾病的治疗和预后提供了科学、实用的理论依据。作为一门新兴学科，该学科也逐渐发展成熟，研究重心从力学转移到生物学，并专注于探讨“形状适应于功能”背后隐藏的机制，在组织与细胞的信号传导、力学刺激与细胞代谢和分化等领域得到广泛应用。因此，注重功能适应形状的骨伤科生物力学和强调功能是否能决定形状的骨伤科力学生物学的有机统一，形成了完整的现代骨伤科生物力学。

“骨伤科生物力学”是中医骨伤科学专业由基础课程学习向临床课程学习过渡的桥梁课程。为适应新形势下我国中医药高等教育中医骨伤科学专业人才培养的需要，切实落实中医骨伤科学专业院校规划教材建设，我们根据全国中医药高等教育中医骨伤科学专业院校规划教材的要求组建了《骨伤科生物力学》教材编写委员会，在充分讨论本课程的目标定位、教学大纲、教学内容和编写体例的基础上完成了教材的编写。本教材供中医药院校长学制（“5+3”或“5+4”）中医骨伤科学专业和五年制本科相关专业学生使用，也可作为从事骨伤专业的医务人员、教师、科研人员及其他研究人员的参考用书。

本教材在编写过程中，严格遵循高校教材的编写思路和要求，深入研究分析生物力学特别是骨伤科生物力学研究方向和最新成果，广泛搜集本研究领域经典著作，在充分参考和继承前几版教材编写风格的基础上，结合课程特点和学生学习规律，在以下几方面进行了创新和发展：一是进一步丰富优化了相关概念和理论。如对生物力学、力学生物学概念的阐述更加完善，进一步完善计算生物力学的论述内容等。二是突出中医特色。作为中医骨伤科学专业系列教材，在编写过程中既注重现代医学术语同中医理论体系的有机融合，又要充分体现教材的中医特色。如以往对肌肉、肌腱、韧带、神经、血管的生物力学分别以章节为单位进行论述，本教材则将其统一纳入第五章“筋的生物力学”中进行综合分析，这有利于优化章节结构，加强教材系统性联系。三是优化了编写结构，做到避繁就简、重点突出。教材在充分遵循疾病发生发展规律的基础上，结合系列教材这个定位，减少了对疾病病因病机、诊断治疗等基本理论的论述，增加了“从力学角度分析其发病机制和治疗方式”的内容，如在第七章“脊柱的生物力学”中，重点论述了脊柱运动和损伤的生物力学，而不再以颈椎、胸椎、腰椎等具体解剖结构进行分节段论述，以更加突出“生物力学”这个重点。同时，教材中设置了思考题、小结等模块，以引导学生进行自主学习，帮助学生拓宽视野、拓宽思维。四是针对临床疾病诊疗理念和趋势的变化适当增加了相关论述内容。如随着医学技术的发展，微创治疗观念更加得到临床医生和患者认可，本教材特别就“骨伤科常见微创治疗的生物力学”进行了专门论述，以便做到理论指导临床。

全书共 10 章，具体编写分工如下：第一章概论由邢士新编写；第二章力学基础知识由王蕴华编写；第三章骨的细胞的生物力学由李具宝、孙悦礼编写；第四章骨的生物力学由王晓玲、赵京涛编写；第五章筋的生物力学由熊辉、赵京涛、宋雄英编写；第六章关节的生物力学由宋雄英、陆小龙、颜冰编写；第七章脊柱的生物力学由冯敏山、李森、李具宝编写；第八章骨伤科材料生物力学由赵京涛、康俊峰、魏成建、蒋宜伟编写；第九章骨伤科治疗、康复和运动的生物力学由冯敏山、高彦平、陆小龙、曾俊华、李翔、朱文莲编写；第十章骨伤科生物力学实验由冯敏山、魏成建、李具宝、孙悦礼编写。

本教材在编写过程中得到了全国各高等中医药院校的大力支持，得到了以骨伤界泰斗孙树椿老先生（教授）领衔的全国中医药高等教育中医骨伤科学专业院校规划教材建设工作委员会的大力支持，编写过程中得到了黄桂成教授、肖鲁伟教授、朱立国教授给予的宝贵意见和建议，在此一并表示衷心感谢。

由于编者学术水平和经验有限，恐有疏漏，加之本领域知识点更新较快，教材中若有不足或疏漏之处，敬请广大师生和读者提出宝贵意见和建议，以便今后进一步修订提高。

《骨伤科生物力学》编委会

2024 年 3 月

目 录

第一章 概 论

骨伤科生物力学是研究力与人体以运动系统为主的机体互相影响的生物学和医学问题的科学。骨伤生物力学是根据人体组织的解剖特征和力学性质用力学原理和方法研究骨折、脱位、筋伤、矫形、移植等病因、病机、诊断、治疗及预防的科学，也是生物力学的一个重要分支学科。

第一节 生物力学发展概况

一、生物力学及力学生物学的概念

1. 生物力学 是应用力学原理来研究生物的力学问题，从而探讨生命体变形和运动的学科，是力学、生物学、医学等学科相互渗透的交叉学科。通过这些学科的基本原理和方法的有机结合，深入认识生命过程的客观规律，解决生命与健康的科学问题。同时，生物力学还广泛应用物理学、数学、工程学、材料学的概念和方法，推动了临床医学技术与生物医学材料的进步，带动了医疗器械的发展，对探讨生命科学和健康领域的重大科学问题作出了积极的贡献，是活跃在自然科学前沿的新兴学科之一。

2. 力学生物学 随着细胞和分子生物学的发展，生物力学的研究领域已从器官、组织水平深入到细胞、分子、基因水平，由此催生了生物力学的又一亚分支——力学生物学。它主要探讨力学环境对生物体健康、疾病或损伤的影响，研究生物体的力学信号感受和响应机制，阐明机体的力学过程与生物学过程，如生长、重建、适应性变化和修复等之间的相互关系。力学生物学研究的问题主要包括外力或肌力如何传导至组织内，细胞如何感受力学信号刺激，力学信号如何刺激细胞的表达与分化等。

二、生物力学发展简史

生物学是研究生命的科学，力学是研究物体机械运动规律的科学，生物力学则是研究生物与力学相关问题的科学，它的内容十分丰富。在科学的发展过程中，生物学和力学相互促进、相互发展，共同推动了生物力学的发展。最初生物力学的研究对象主要是人体组织，如血液、皮肤、骨骼、肌肉等的力学性质。早在文艺复兴时期，研究者已经认识到骨骼肌肉运动的特性。达·芬奇（1452—1519）曾对人体比例及相关运动进行了形象的描述。伽利略（1564—1642）和牛顿（1643—1727）通过实验和理论研究，深入分析肢体运动，为生物力学相关概念和原理的推广提供了科学依据。英国生理学家 William Harvey（1578—1657）限于当时的技术因素，尚无法观察到血液经动脉流向静脉的过程，仅凭测量心室尺寸和心率，通过计算并结合质量守恒定律和流体力学连续性原理，从逻辑上推测出人体必定存在一个血液循环系统，并提出“血液循环”学说。直到45年以后，意大利生理学家Malpighi（1628—1694）通过解剖青蛙的肺，首次在显微镜下观察到连接动、静脉系统的毛细血管系统，证实了Harvey的“血液循环”推论，这一伟大发现多年来一直被认为是应用生物力学进行医学研究的典范。1733年英国皇家学会会员Stephen Hales（1677—1761）通过测量马的颈动脉血压，解释了心脏泵出的间歇流如何转化成血管中的连续流，提出血液流动中的外周阻力概念，并指出产生这种阻力的主要部位在组织中的微血管。意大利解剖学家Borell（1608—1679）的著作《论动物的运动》被称为是生物力学史上第一部专著，他在书中阐明了肌肉的运动和动物自身的运动问题。英国医生和物理学家Thomas Young（1773—1829）创造了光的波动理论，并建立了声带发音的弹性力学理论。

进入19世纪，生物力学在医学研究领域取得重大发展。德国物理学家和生理学家Helmholtz（1821—1894）在前人研究基础上对“能量守恒定律”（热力学第一定律）进行了严格的数学描述并明确指出：“能量守恒定律是普遍适用于一切自然现象的基本规律之一。”在他的著作《论音调的感觉》一书中，首次确定神经脉冲的传播速度为30m/s，并指出动物热主要来源于肌肉收缩。法国生理学家Poiseuille（1779—1869）通过研究确立的黏性流体定常流公式在血流动力学中起重要作用。丹麦生理学家Krogh（1874—1949）发现了骨骼肌里面的微血管调控机制，获得1920年诺贝尔生理学或医学奖。英国生理学家Hill（1886—1977）发现了肌肉内热量的产生和氧气的使用，因此获得1922年的诺贝尔生理学或医学奖。他们的工作为后来开始的生物力学研究打下了坚实的基础。

20世纪60年代初，一大批工程科学家同生理学家合作，用工程的观点和方法就生物学、生理学和医学的有关问题进行了深入研究，使生物力学逐渐成为一门独立的学科。美籍华人冯元桢开创了生物力学研究的新领域，建立了肺力学模型、生物组织的生长与应力的关系模型等，对生物力学的发展产生了重要影响。同时，他在微循环力学、肌肉力学、心脏力学、血流动力学等方面都有重要贡献，成为真正具有学科意义的生物力学开创者和奠基人，被誉为“生物力学之父”。

20世纪70年代末，在冯元桢先生的大力推动下，生物力学作为一门新兴的交叉学科在我国开始起步。1978年，全国力学规划会议将生物力学列入力学发展规划纲要；1979年，在重庆召开第一次全国生物力学学术研讨会；1981年和1985年分别在上海和太原举办了全国生物力学学术会议。通过学术交流，一批力学、物理学、医学以及生物学工作者加入生物力学研究行列中，建立了我国的生物力学基地和研究团队。

21世纪以来，国内生物医学工程、力学、医学和生物学专业的科技人员踊跃开展生物力学的交叉研究，队伍不断扩大。成立于2002年的世界华人生物医学工程师协会已先后在台北、北京召开了两次学术大会，规模和影响日益扩大。目前，国家自然科学基金委员会数理学部在“力学”学科下设置了“生物力学”二级学科代码；生命科学部也专为“生物力学与组织工程”设置了学科代码和评审组。在国家自然科学基金的持续支持下，我国的生物力学研究已有近40年的工作积累，从理论体系、技术平台到青年人才均有很好的储备，研究工作关注人类健康与疾病中的生物力学与力学生物学机制的关键科学问题，其中部分研究成果已达到国际先进水平。

随着生物力学的研究领域从组织、器官深入到细胞、分子水平，力学生物学应运而生。从字面上看，力学生物学仅改变了“生物”和“力学”的词序，而实际上从概念到内涵，力学生

NOTE

物学与生物力学都有很大的区别。生物力学主要致力于研究力对生物组织、器官和机体的影响以及相关生物学和医学问题，即生物力学侧重于研究“功能适应形状”，而力学生物学则将重点从力学转移到了生物学上，专注于探讨“形状适应于功能”背后隐藏的机制，即强调“功能是否能决定形状”。例如，通过检测肌肉与骨骼互相作用的应力大小，分析是否会发生骨折，这是生物力学；检测应力大小，对肌肉和骨骼形态学进行解释，这是力学生物学。二者均采用了生物力学手段，形成了“形状适应功能，而功能又适应形状”的反复循环和有机统一，进一步拓展了生物力学研究领域，促进了生物力学学科的完善和发展。

近年来，生物力学专业的日益成熟，生命科学各个专业方向都与其形成紧密的关联，衍生出各种亚专业分支，包括心血管生物力学与血流动力学、骨关节与软组织生物力学、口腔生物力学、呼吸力学等。通过充分利用生物力学与各相关学科的交流互动，加强学科交叉融合与创新能力。在解决关键科学问题上，明确力学因素在疾病发生发展中作用，同时致力于发展相关的新技术、新方法，紧密结合临床，为推动国内生命科学及健康事业的进一步发展作出积极的贡献。

第二节 骨伤科生物力学研究的对象、内容、方法及进展

一、骨伤科生物力学概念

骨伤科生物力学是生物力学的一个重要分支学科，是研究力与人体以运动系统为主的机体互相影响的生物学和医学问题的科学。其概念有广义和狭义之分：广义的概念包含了传统骨伤科生物力学和力学生物学。狭义的概念即指传统骨伤科生物力学，是根据人体器官的解剖特征和力学性质，用力学原理和方法研究肌肉骨骼系统中如骨折、脱位、筋伤、矫形、移植等疾病的病因、病机、诊断、治疗及预防的科学，注重“功能适应形状”的研究。随着研究的深入，该学科逐渐从力学转移到生物学上，产生了强调“功能是否能决定形状”的骨伤科力学生物学，便形成了整体的骨伤科生物力学概念，标志着骨伤科生物力学研究进入新的发展阶段。

骨伤科生物力学与力学、生理学、解剖学、骨伤科学等学科彼此渗透、互相交叉、紧密联系，同时广泛地应用了物理学、数学、工程学、材料学等概念和方法，是骨伤科学研究的重要组成部分，也是活跃在自然科学前沿的新兴交叉学科之一，体现了当代科学的发展特点。

二、骨伤科生物力学的研究对象、内容及方法

（一）研究对象

骨伤科生物力学主要研究对象为人体骨骼、关节、筋肉等。通过研究上述组织在负荷作用下的力学特性和变化规律，最终目的是剖析运动系统的力学性质，揭示骨骼生长、发育、吸收和改建与负荷之间的相互关系，给出骨伤科临床中这类力学问题的精确定量分析，为骨伤科疾患的预防、诊断、治疗及康复提供理论依据。

（二）研究内容

骨伤生物力学研究的内容非常广泛，主要包括以下几方面。

1. 骨骼的力学性质：特别是其自身特有的能反映生命特征的力学性质，如骨骼的功能适应

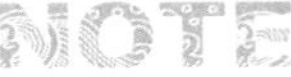

性，断面愈合、修复与应力间的定量关系等。

2. 筋的力学性质和功能：包括肌肉、肌腱、韧带、神经、血管等组织的性质和功能，以及由结构、功能的变化以示其病变情况。

3. 骨伤疾病的损伤机制：主要包括骨骼、肌肉系统损伤的力及其机制的研究。

4. 骨伤疾病临床治疗的力学：如骨折的内固定，骨矫形、延长和移植，骨关节炎，筋伤等疾病的病因病机、临床治疗的研究等。

5. 环境对生物组织的影响：如风、寒、湿等对人体组织的影响，使机体达到所处环境的最佳状态，增强对环境的适应性。

6. 骨骼肌肉系统的人工替代物。

7. 计算机辅助外科手术技术等。

（三）研究方法

骨伤科生物力学一般研究思路是依照连续体力学的理论和方法，在深入研究骨骼、筋等组织结构的基础上，将其抽象为模型化的工程材料，即看作理想弹性体或黏弹性体等力学模型，这种模型可以是两相或多相复杂形式的复合材料。目前，骨伤科生物力学的研究方法主要包括以下几方面内容。

1. 从解剖学方面考虑骨骼、肌肉的解剖形态、结构特征，了解其几何特点。

2. 测定骨骼、肌肉或材料等组织的力学性质，确定本构关系。

3. 根据物理学中的基本原则（质量守恒、动量守恒、能量守恒和 Maxwell 方程等）和组织的本构方程，导出有关肌肉、骨骼主要的微分方程和微分－积分方程。

4. 确定器官或系统工作状态，以期获得有意义的边界条件。

5. 用解析方法或数值方法解边界值问题（具有合适条件的微分方程或积分方程）。

6. 建立相应的生理实验或者在体实验等，以验证上述边界值问题的解。若有必要，需建立数学模型求解，以期理论与实验相一致。

7. 探讨理论与实验在实际中的应用，研究是否有必要作更进一步改进，通过反复对比修正，以期应用于临床实践。

三、骨伤科生物力学发展史

中医骨伤科学历史悠久、源远流长。早在原始氏族社会时期便出现了“砭镰”等治疗伤科疾患的器具，夏商周时期出现了“疡医”，骨伤科开始萌芽。在中华各族人民长期与损伤及筋骨疾患作斗争的过程中，逐渐形成完整、独特的理论体系。骨伤科疾病的发生，与力的作用有着非常密切的关系，其可由各种暴力引起，同时肌肉的过度强烈收缩和牵拉也可造成筋骨损伤，从此种意义上讲，骨伤科疾病的发生与生物力学有密不可分的关系。

《黄帝内经》（简称《内经》）是我国现存最早的一部医学典籍，其中记载“跌仆”“坠堕”等可导致疾病的发生，这说明当时已经对力和损伤的关系有了明确的认识。外力作用可以损伤人体的皮肉筋骨，无论何种程度的损伤，在整个过程中都是力起主导作用。而在骨伤科疾病的治疗中，古人一直以来都比较重视手法整复、固定、功能锻炼和药物疗法的作用。

手法整复是骨伤科疾病治疗的一大特色。《仙授理伤续断秘方》指出：“凡伤损重者，大概要拔伸捺正。”强调不同程度损伤，在手法治疗时手法和力度的选择要有针对性。《医宗金鉴·

正骨心法要旨》总结前人经验，将正骨手法归纳为“摸、接、端、提、推、拿、按、摩”八法，并指出“一旦临证……或拽之离而复合，或推之就而复位，或正其斜，或完其阙”，强调要根据力对人体作用的效应，选择恰当的整复手法来治疗骨折脱位：对于缩短移位的骨折，用大小相等、方向相反的牵引力使之“离而复合”；对于分离移位的骨折，用大小相等、方向相对的挤压力使之“就而复位”。这是古人在治疗骨伤科疾病方面运用力学知识的典范。

固定是治疗骨伤科疾病的又一重要环节，最具代表性的是夹板固定治疗骨折。《肘后救卒方》中记载：“疗腕折、四肢骨破碎及筋伤蹉跌方……以竹片夹裹之，令遍病上，急缚，勿令转动。”这是古医籍中有关夹板固定治疗骨折的首次记载。夹板具有一定的强度和刚度，通过夹板固定的约束力，能够矫正骨折成角和移位，能够保持骨折复位后的相对稳定。同时，夹板还有一定的弹性和韧性，能保证其在发挥预计固定作用的同时保持适当变形，有利于配合功能锻炼以纠正残余移位。依据夹板外固定的治疗原理，近年来用生物力学知识研制的骨科复位固定器疗法，可以使骨折、固定架与肢体组成几何不变体系，较好地恢复了骨骼的应力状态，保持了断端的稳定性。

功能锻炼也是中医骨伤的特色之一。功能锻炼可以为骨折端提供应力，改变骨折的力学环境，恰当的功能锻炼所产生的应力刺激能够促进骨折愈合。我国古代医家历来重视功能锻炼的作用，早年出土的西汉文物《导引图》帛画，便绘有导引练功图谱与治疗骨伤科疾患的文字注释。而东汉著名外伤科医家华佗发明的五禽戏至今广为流传，可应用于骨伤科疾病的康复治疗。

中药的内服和外敷治疗是中医骨伤的又一特色。根据损伤发生的过程可将其分为初、中、后 3 期，初期以活血化瘀、消肿止痛为主，中期以和营生新、接骨续筋为主，后期以补益肝肾、强筋壮骨为主。有研究表明，活血化瘀药可以扩张外周血管、改善血液黏滞性，对降低外周血管阻力，增加器官血流量，改善微循环，对于促进骨折愈合及损伤修复均有良好作用。

我国现代骨伤生物力学研究起步于 20 世纪 70 年代。著名骨伤科专家方先之、尚天裕等虚心学习中医正骨经验，博采各地中医伤科之长，运用现代科学知识和方法，总结出新的正骨手法和夹板固定器材，提出治疗骨折“动静结合、筋骨并重、内外兼治、医患合作”的思想原则，正确阐述了骨折治疗中固定与活动、骨骼和筋肉、局部和整体、内因和外因的关系，打破了西医“广泛固定、完全休息”的传统观念，使骨折的治疗理念发生了根本性的变化，在国内外产生了重大影响。进入 20 世纪 80 年代，以孟和、顾志华为代表的新一批骨伤科专家，从生物力学角度观察和研究了治疗骨折的中西医结合疗法，提出骨折治疗弹性固定原则，对随后的骨伤科疾病的治疗起到了积极的指导作用。

从西方医学发展史来看，力学很早便被视为骨科学的一部分，并在一定程度上推动了生物力学的发展。1638 年，Galileo 首次阐述了施加载荷与骨形态之间的关系；1838 年，Ward 报告增加压缩载荷可以促进骨的形成；1852 年，Ludwig 指出重力和肌肉对维持骨的质量非常必要；1867 年，瑞士人 Herman Von Meyer 指出骨的内部结构和外部形态一样，与其承受载荷的大小及方向有直接关系；1881 年，Roux 提出骨小梁结构的形成、保持和改造与力学负荷密切相关，并由细胞在一种局部自我组织进程中进行调节；1892 年，德国医学博士 Julius Wolff 提出了著名的骨转化定律，即骨的功能的每一次改变，都按着数学法则，以一定方式来改变其内部结构和外部形态，该理论至今仍是骨科生物力学的重要基础理论之一。在相关研究的基础上，Pauwels 在实验模型中对应变进行光弹性效应测量发现：当应力改变时，骨小梁的结构排列和重新定向似

NOTE

乎是骨构建原则下力学作用的结果。

进入20世纪，骨科生物力学有了进一步的发展。Currey详细阐述了骨表面新板层骨的沉积过程，并于1967年首次分离出哈佛系统；Swedlow（1975）和Katz（1976）从电子显微镜观察到哈佛系统的结构；1970年，Lang首先应用超声波确定骨的弹性模量；随后，Carter和Hyes报道了松质骨的弹性模量；Williams（1981）等报道了对骨小梁的研究；Shumskii（1978）等证实载荷对骨组织重建会产生影响。而有关骨生长机制方面的研究较为流行的是压电效应假说，深田荣一首先发现骨具有压电性；Bassett和Pawlick通过在骨折端植入电极，发现新生骨质沉积于负极，说明压电效应可能是骨重建的机理。

到了20世纪末，计算机技术、理论数学及图像技术取得快速发展，并逐渐融入医学领域，生物力学逐渐由早期的动物实验和大体研究转变为计算机模拟和数值分析研究，在此基础上产生了一个新的分支——计算生物力学，即通过应用高效便捷的计算方法分析生物体生理或病理状态下的应力、应变和运动状况。其中，应用最广泛的计算生物力学分析技术为有限元分析技术。

有限元分析技术是一种数学建模方法，是用于求取复杂微分方程近似解的有效工具，最早应用在航空工程领域，Brekelmans于1972年首次将该技术引入骨科领域。它的基本原理是将连续的物体离散化，从而实现将一个完整物体或系统分解成由多个相互连接的简单独立单元组成的几何模型，然后通过对独立单元部分进行力学模拟仿真分析，进而完成整体分析。有限元分析技术也存在一定的局限性：一是该方法所得到的研究结果与模型的质量、计算能力、模型网格化程度密切相关，对研究人员的计算机水平以及计算机本身的计算能力要求较高，在现有条件下广泛开展此类研究存在一定困难。二是该方法属于理论分析，要获得正确结论必须与其他研究资料和临床检测结果相结合，才能更真实地反映实际受力情况，即需要与实验结果相验证核实。因此，计算生物力学技术需要以实验生物力学为基础。只有二者更加紧密结合，才能取得更大进展。

四、骨伤科生物力学展望

计算机技术对骨伤生物力学的研究起到积极推动作用，结合细胞生物学、分子生物学等原理和方法揭示骨的力学与生物学偶联过程，从对骨的基本力学性能研究拓展至骨的力学生物学研究，即包括传统的生物力学，研究力对骨骼、肌肉系统影响以及相关生物学和医学问题，同时也包括21世纪新兴的力学生物学，即研究形状适应于功能背后隐藏的机制，解释骨骼中的力对骨骼形态学的影响。

随着科学技术的进一步发展，更多更新的技术逐步被应用于骨伤科生物力学的研究中。目前，骨伤科生物力学的前沿热点问题主要有以下几点：①分子及细胞生物力学，包括力学刺激如何影响细胞活性、定向分化、信号传导，如何精确调控细胞内功能基因和蛋白质的表达及其作用等。②组织工程，包括组织工程技术、种子细胞与支架材料复合应有最优化的力学环境，其中组织工程功能细胞培养装置中应力环境的设计、支架材料降解与细胞生长的动力等都是目前组织工程领域亟待解决的力学问题。③骨伤科材料，包括研制具备对外界力学刺激的相应性能、接近人体结构和功能的仿生材料，有生物材料，如高分子化合物生物陶瓷材料、金属材料；其他类型材料，如中医传统夹板；还包括人工骨关节设计，主要热点集中于关节及脊柱功能重

NOTE

建领域。④数字化骨伤生物力学，即基于现代计算机技术的相关力学研究，如3D打印技术、5G技术、AR及VR技术等，与之相结合的影像学技术的辅助设计、辅助制造，计算机图像识别和三维重建技术，新型骨伤科器械的设计，辅助诊断仪器的研发等。

思考题

1. 结合生物力学发展历史，试述你对我国生物力学发展现状的认识。
2. 结合我国古代医家治疗骨伤科疾病的特点，试述你对骨伤科生物力学的认识。

第二章　力学基础知识

生物力学是研究生物体中力学问题的学科，是医学、生物学、力学等学科的交叉学科，其中应用了力学的基本原理及数学分析方法。

力学基础知识在本学科的学习中是必不可少的，本章介绍力、应力和应变、质点和刚体、物体的平动和转动、力系及力系平衡等基本知识，介绍受力图和受力分析的方法、牛顿三定律和空间力系等方面的知识和内容。

第一节　力

一、力的概念和特性

对于力我们并不陌生，时时处处都存在力。当你手提重物时、当你推开门时都可以体会到力的作用，在推拿按摩中患者也能体会到术者对其按摩部位的压力。力是一个物体对另一个物体的作用，是物体间相互的机械作用。力是矢量，包含力的大小、方向和作用点 3 个要素。力的三要素决定力的作用效应，因此要分析力对物体的作用效应，不仅要确定力的大小和方向，还要确定力的作用点。

力的大小和作用点均相同，而方向不同的力，产生的效应是不同的。例如，股骨干骨折施行股骨髁上牵引时，在一般情况下，牵引力 F 如果平行且与骨轴线重合，则在适当牵引力作用下，骨折端可逐渐复位；如牵引力 F 大小不变，方向与骨轴线成某一角度，则出现成角或横向移位畸形；如果牵引力 F 的大小和方向不变（平行骨轴线），而作用点偏离了骨轴线，也会出现成角畸形。这说明大小和方向相同，而作用点不同的力产生的效应也不同。若牵引力 F 的大小不同，则复位时间不相同，这说明方向和作用点相同，大小不同的力会产生不同的效应。

力使物体的运动状态发生变化的效应称为力的运动效应（外效应），力使物体的大小和形状发生改变的效应称为力的变形效应（内效应）。力的三要素中任何一个要素的改变，都会影响其效应。

力是矢量，可用一条有方向的线段来表示，箭头方向表示力的方向，线段另一端代表力的作用点，其长度按一定比例尺表示力的大小。

力的国际单位是牛顿（N），常用单位有千克力（Kgf）。牛顿和千克力的换算关系是：1Kgf = 9.80665N（可略为 9.8）。

若一个物体同时受到几个力的作用，这个物体所受到的合力是这几个力的合成，这就是力的叠加性。力的叠加是矢量的合成，遵循平行四边形法则。

力可以分为外力和内力。外力指物体受到的其他物体的作用；外力分为体积力或体表力、

NOTE

永久性载荷或暂时性载荷、静载荷或动载荷。内力是指组成物体的各个部分之间的相互作用力。物体受到外力作用发生变形，其内部会产生内力抵抗变形和破坏，而其抵抗能力有一定的限度。

二、几种常见力

以下简要介绍几种常涉及的力：重力、弹性力、接触力、摩擦力和肌肉力。

（一）重力

地球表面物体的重力是指地球对物体的引力，重力的大小可用物体的质量 m 和重力加速度 g 的乘积表示，即：

$$W = mg \tag{2-1}$$

式中，g 的一般取值为 $9.8m/s^2$，重力的方向指向地心。物体的重力和重量不一样。物体放在台秤或挂在弹簧秤上，对台秤产生的压力或对弹簧秤的拉力称为物体的重量。物体的重量不是物体本身所受的力，而是物体施加于其他物体的力。物体的重力是物体本身所受的地球引力。只有当物体相对地球静止时，其重力与重量的大小是相等的，才可以用物体的重量代替它的重力。

人体重心是人体各部分所受重力的合力的作用点，它位于身体正中面上第三骶椎上缘前方约7cm处，自然站立时，在身高的55%～56%处。身体移动的幅度和移动部分的质量幅度决定人体重心移动幅度，如人下蹲时重心下移，上肢上伸时重心上移，大幅度体前屈或做“桥式动作”可以引起重心移出体外。

（二）接触力

物体之间因接触变形而产生的相互作用力称为接触力，即物体接触时在接触部位产生变形，而变形的物体在一定限度内总是企图恢复原形，所以物体在接触面之间产生了相互作用的力即接触力。例如，当使用骨科复位固定器为骨折端加力时，由于克氏针和骨都变形了，因此在接触面之间产生了相互作用的力。无论物体多么刚硬，当两个物体接触时即可产生形变，即使形变量很小，以至于人眼无法分辨，但在接触面上一定会产生接触力。

物体所受接触力的方向是通过接触点并且沿着接触面的法线反方向，所以接触力又称作法向反力。

（三）摩擦力

当互相接触的物体有相对滑动的趋势或相对滑动时，在接触面的切线方向出现了阻止相对滑动趋势或相对滑动的作用力，这个力叫静摩擦力或滑动摩擦力，简称摩擦力。

例如，当夹板与肢体之间有相对滑动的趋势时，便会在夹板与肢体接触面的切线方向上产生摩擦力。此时若夹板与肢体之间未发生相对滑动，那么他们之间的摩擦力称为静摩擦力，静摩擦力的方向与相对滑动趋势方向相反，大小与两物体间的正压力 N 的大小成正比，即：

$$F_{max} = \mu N \tag{2-2}$$

这就是库仑摩擦定律，式中的比例系数 μ 是静摩擦系数，其与两个接触物体的材料以及接触表面情况（粗糙度、干湿度、温度等）有关，可由实验测定。临床上计算骨与骨针的最大静摩擦力则不可以直接应用上式，其计算公式表示如下：

$$F_{max} = \mu\sigma s = \mu\sigma d\pi h \tag{2-3}$$

式中，s 为骨与骨针的接触面积，μ 为摩擦系数，σ 为弹性挤压应力，d 为骨针的直径，h 为骨

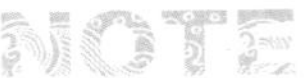

针穿过骨的长度。

当物体在其接触面的切线方向所受到的外力超过最大静摩擦力，物体开始相对滑动，此时存在于接触面之间的摩擦力为滑动摩擦力。滑动摩擦力也与接触面的表面状态有关，对于一般的表面体态，滑动摩擦力的大小近似，与接触面之间的垂直压力大小成正比关系，即：

$$F' = \mu' N \tag{2-4}$$

式中的μ'是滑动摩擦系数，其不仅与接触面的性质有关，还与接触面的相对滑动速度有关。对于各种材料的接触面来说，滑动摩擦力在滑动初始随速度的增加而减小，而后随速度的增加而增大；当速度不大时，滑动摩擦力小于最大静摩擦力。

滑动摩擦力不仅能够在相互接触的固体之间发生，也能在固体与流体之间发生，但它们对于速度的依赖关系是不同的。

（四）弹性力

弹簧的弹力是最典型的弹性力。引起弹簧形变而产生的力称为弹性力，它是以弹簧的伸长或缩短为前提的。在弹性限度内，弹簧的弹性力$\vec{F}$的大小与弹簧的变形（伸长或缩短）x成正比关系，即：

$$\vec{F} = -kx \tag{2-5}$$

式中的k称为弹簧的劲度系数，它是使弹簧发生单位长度变形所需要的力，它的单位是牛顿/米（N/m），“-”号表示弹簧的弹性力总是指向平衡位置。

（五）肌肉力

肌肉力简称肌力。在运动中，肌肉收缩所产生的肌肉力作用于骨骼。肌肉由大量肌纤维组成，肌肉兴奋收缩产生肌张力，并在腱的附着点产生对骨的拉力，进而使肢体产生运动或保持一定姿势。

人体的运动是以骨为杠杆、以关节为枢纽、以肌肉的收缩为动力构成的。肌肉是主动部分，骨和骨的连接是被动部分。运动器官通过肌肉的活动得以调整机体各部分之间的位置关系，人类得以进行各种社会劳动和日常生活。

三、力的分量

力是矢量，其合成与分解满足平行四边形法则。力的合成是把作用在物体上同一点的多个力用具有相同效应的单个力（合力）进行代替。相反，力的分解即利用力的平行四边形定律，也可以将作用在物体上的单个力F用在同一点上的多个力进行代替。如图2-1所示，力F_1和F_2总和的效应与单个力F的效应是相同的。力F_1和F_2称为力F的分量，用分量F_1和F_2代替F的过程，称为力的分解。显然，力F分解的可能有无限种，其中比较常见的是将一个力分解为相互垂直的两个力的方式。

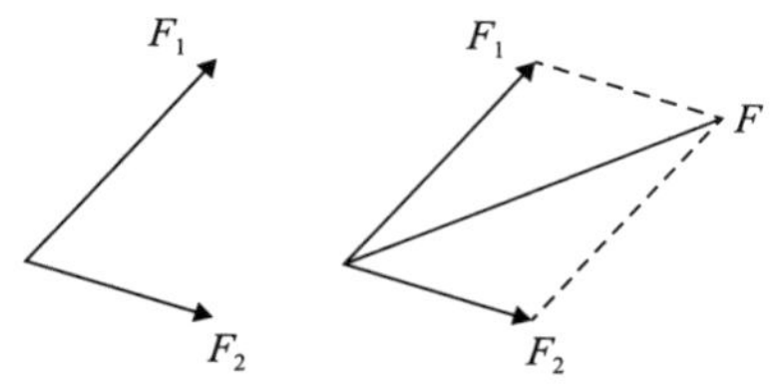

图2-1 力的分量

NOTE

四、应力与应变、弹性模量

物体在外力作用下形状和大小会发生改变，这种改变称为形变。当撤去外力时，若物体可完全恢复原状，这种形变称为弹性形变；若外力太大，撤去外力后物体不能完全复原（形变超过了弹性极限），这种形变为塑性形变（范性形变）。故而对物体产生形状或大小的改变与引起其改变的力之间关系的研究，在生物力学、医学和医学工程学等不同学科都具有重要意义。

下面介绍物体在发生弹性形变范围内的应力、应变及弹性模量。

（一）应力和应变

1. 正应力和正应变（线性应变） 当物体受到拉力或压力时，其长度会有变化。以物体受到拉力为例，如图2-2①所示，匀质长骨，初始长度为 l_0，横截面积为 S，骨的两端分别受到大小相等、方向相反的拉力 F 及 F_1 的作用，骨在两个力的作用下发生了形变，骨伸长量为 Δl。假设在骨内部做一个与骨的轴线垂直的截面 S，通过骨组织对外力 F 的传递，截面两侧的骨组织互给对方一个大小相同、方向相反的作用力 FF_1' 和 $F'F_1$，如图2-2②所示，这对力为内力，是作用力和反作用力，其大小相等，方向沿长骨的轴线，因此每一部分所受内力的方向与作用在该部分的外力方向相反。

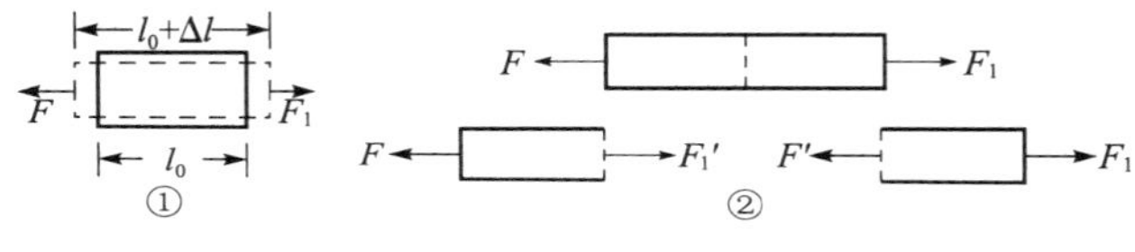

图2-2 物体的拉伸

垂直作用在物体面积为 S 的截面单位面积上的内力为物体在该截面处所受的正应力。当物体受拉力作用时是张应力，当物体受压力作用时是压应力，用 σ 表示正应力，则：

$$\sigma = \frac{F}{S} \tag{2-6}$$

在国际单位制中，σ 的单位是牛顿/米^2（N/m^2）。

式（2-6）是欧拉正应力定义，式中的截面积 S 是随形变的发生不断变化的；在工程材料中截面积的变化量一般较小，可忽略；但对生物组织来讲，其截面积的变化较大不能忽略，并且其截面积的变化量常无法确定，所以拉格朗日提出在式（2-6）中用物体的初始截面积 S_0 替代变化的截面积 S 作为正应力的定义。用 T 表示拉格朗日定义的正应力，则有：

$$T = \frac{F}{S_0} \tag{2-7}$$

物体在外力的拉压下，其长度改变了 Δl，定义物体在正应力的作用下单位长度所发生的改变量为正应变，用 ε 表示正应变，则：

$$\varepsilon = \frac{\Delta l}{l_0} \tag{2-8}$$

若物体受张应力的作用而伸长，此时的应变为张应变；若物体受压应力的作用而缩短，此时的应变为压应变。张应变是无量纲的物理量。

例2-1 现对一原长 $l_0 = 300$mm，截面半径 $r = 10$mm 的骨骼施加 $F = 6.28$N 的拉力作用，受力后它的长度变为 $l = 303$mm，求骨骼截面上的正应力是多少？正应变是多少？

NOTE

解：骨骼伸长了 $\Delta l = l - l_0 = 303 - 300 = 3\text{mm}$

截面上的正应力：

$$\sigma = \frac{F}{S} = \frac{F}{\pi r^2} = \frac{6.28}{3.14 \times (10 \times 10^{-3})^2} = 2.00 \times 10^4 (\text{N/m}^2)$$

正应力：
$$\varepsilon = \frac{\Delta l}{l_0} = \frac{3}{300} \times 100\% = 1\%$$

2. 切应力和切应变 如果物体发生的弹性形变没有体积变化，只有形状改变，称之为剪切形变，简称切变。如图 2－3 所示，将长方体固定在一个底座上，在其上表面施加一个平行于底面的切向力 F，那么下底面就会受到来自底座的力 F'，这两个力大小相等、方向相反，都是与底面平行的切向力。长方体在这对作用力与反作用力的作用下，上、下底面发生相对的平移，其产生的形变用横向虚线表示。

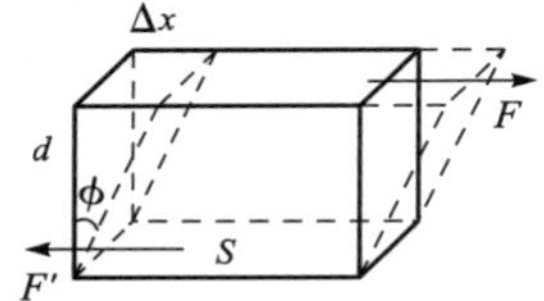

图 2－3　物体的切应变

如果上、下底面的相对位移量为 Δx，垂直距离为 d，则切变的相对形变程度可以用比值表示，称为切应变，用符号 γ 表示，则：

$$\gamma = \frac{\Delta x}{d} = \tan\phi \tag{2-9}$$

在实际上，一般 ϕ 很小，则公式可表达为 $\gamma \approx \phi$，切应变是无量纲的物理量。

在长方体的内部任取一个与其底面平行的截面，并将其分为上、下两部分，由于力的传递，这两部分各受到一个大小相等、方向相反的切内力作用，该内力均匀分布在该截面上。切向力 F 与面积 S 的比值，称为切应力，用符号 τ 表示，即：

$$\tau = \frac{F}{S} \tag{2-10}$$

单位为牛/米^2（N/m^2）。

3. 体应变和体压强 当物体受到压力作用，体积发生变化而形状不改变，在物理学中用体应变来描述物体在受力作用下体积的变化程度，如图 2－4 所示。

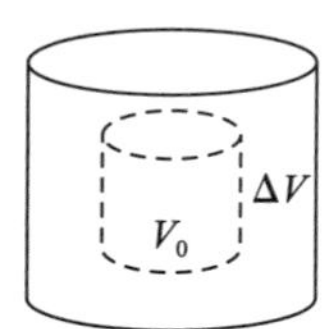

图 2－4　物体的体应变

体积的变化量 ΔV 与原体积 V_0 的比即为体应变，用 θ 表示，即：

$$\theta = \frac{\Delta V}{V_0} \tag{2-11}$$

对各向同性的物体，在外力作用下，物体内部各方向截面积上的压力大小都相等，即具有相同的压强，因此使体积变化的应力可以用压强 p 表示，该压强也称为体应力或体压强。

NOTE

综上所述，外力使物体发生形变，其形变量的相对变化用应变来描述，应变越大表明其发生的形变越大，反之亦然。物体内部的相应截面上产生的额外相互作用的内力与物体的形变程度密切相关。要注意的是，物体在外力的作用下，物体内不同截面处的内力和应力一般是不相同的，并且也不一定等于外力。应变与内力之间存在一定内在的因果联系，在理想情况下，两者同时产生，同时消失。

应指出的是，应力的产生以及由此发生的应变，不一定都是由机械外力引起的，热、电的因素也可引起应力和应变。如一个常温的玻璃杯直接倒入沸水时，可能会听到“咔”的一声，杯壁出现裂纹甚至直接破裂。这是因为沸水倒入后，玻璃杯内壁迅速受热膨胀（温度升至近100℃），而外壁仍处于室温（如20℃），造成温度分布不均。内壁膨胀受冷外壁的限制，产生压应力；外壁则被内壁拉伸，产生拉应力，这类由热效应引起的应力称为热应力；再如在骨骼上施加电场，可在骨骼中产生应力和应变，这就是由电因素引起的。

（二）弹性与弹性模量

应力和应变以及他们之间的关系是生物力学研究的重要内容。

1. 材料的弹性和塑性 在外力作用下材料发生形变而产生的应力与应变的关系反映了材料的力学性质，材料的应力－应变关系是生物力学研究的重要内容，不同的材料有不同的应力－应变关系曲线。

图2－5是典型的金属张应力和张应变的关系曲线图，对不同的金属材料而言，曲线数据可能不同，但是形状大致相同。曲线的开始部分由原点 o 到 a 点，在这一段曲线上应变和应力间呈现线性正比关系，a 点对应于该段最大应力，称为正比极限。由 a 点到 b 点的范围内，应力与应变已经不成正比，在此段曲线范围内如果除去外力，材料仍可恢复原来的形状和大小，这样产生的形变属于弹性形变。b 点是材料处于弹性形变范围内的最大应力，称为弹性极限，又被称为屈服点。在超过 b 点后，除去外力时材料已经不能恢复原来的形状和大小了，从而出现了永久变形，称为范性（或塑性）形变。只要物体的形变发生在范性形变范围内，将导致物体永久形变，呈现出范性或塑性。

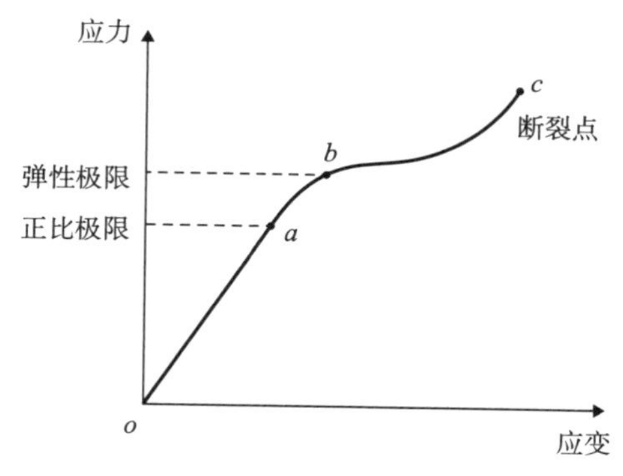

图2－5 应力－应变关系曲线

当应力继续增大到 c 点时，材料发生断裂，c 点为断裂点，该点对应的应力称为测试材料的抗断强度。物体因受张应力的作用而发生断裂时的张应力称作抗张强度。物体因在压应力的作用下而发生断裂时所对应的压应力称抗压强度。b 点到 c 点是材料的范性范围，如果曲线中 bc 段的范围较大，说明材料可发生较大的范性形变，称这种材料具有延展性；如果 bc 范围较小，称该材料具有脆性。

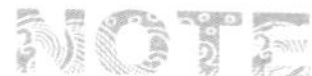

同样骨也是弹性材料，如图 2－6 所示，其为成人桡骨、腓骨及肱骨湿润骨骼的应力－应变关系曲线。

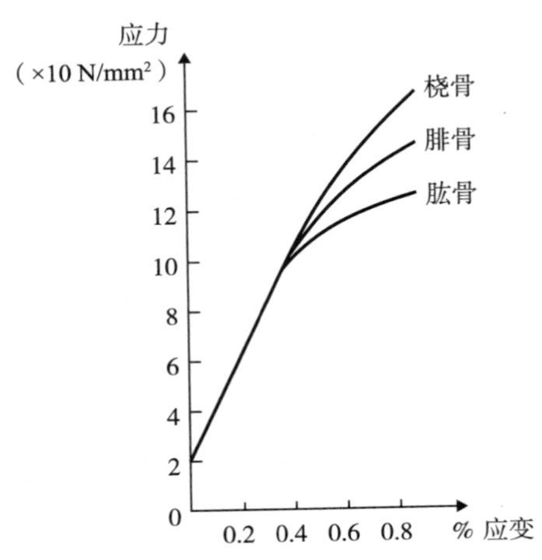

图 2－6　不同骨骼应力－应变曲线

2. 弹性模量　如图 2－5 所示，在正比极限范围内，材料的应变与应力成正比关系，这一规律称为胡克定律。某种材料应力与应变的比值称为该材料的弹性模量。不同材料的弹性模量不相同。以下讨论 3 种不同情况的弹性模量。

（1）杨氏模量：当材料受到正应力作用发生正应变的情况时，在正比极限范围内，胡克定律可表达为：

$$E = \frac{\sigma}{\varepsilon} = \frac{Fl_0}{S\Delta l} \qquad (2-12)$$

式中的 E 称为材料的杨氏模量，是正应力 σ 与正应变 ε 的比值。某些材料，相同大小的张应力和压应力下对应的弹性模量可能不相等，如人的骨骼。

（2）切变模量：在材料发生切应变，并且在正比极限范围内时，在其弹性极限内胡克定律可表达为：

$$G = \frac{\tau}{\gamma} = \frac{Fd}{S\Delta x} \qquad (2-13)$$

式中的系数 G 称为该材料的切变模量，是切应力 τ 与切应变 γ 的比值。

大多数的金属材料切变模量约等于它的杨氏模量的 1/2 或 1/3。

（3）体积模量：材料发生体应变时，若压强的增量为 Δp 时，相应的体应变为 θ，在正比极限范围内，胡克定律可表达为：

$$\Delta p = \frac{F}{S} = -K\frac{\Delta V}{V_0} = -K\theta \qquad (2-14)$$

式中的 K 定义为该材料的体积模量，则有：

$$K = -\frac{\Delta p}{\theta} = -V_0\frac{\Delta p}{\Delta V} \qquad (2-15)$$

体积模量的倒数称为压缩系数，用 k 表示，有：

$$k = \frac{1}{K} = -\frac{1}{\Delta p}\frac{\Delta V}{V_0} \qquad (2-16)$$

材料的 k 值越大，表示越容易被压缩。

NOTE

上述3种模量都是反映材料在受到应力时对所产生应变的抵抗能力强弱的物理量，当然也可用刚度来反映材料抵抗变形的能力，因此材料的弹性模量又称该材料的刚度。在材料的应力－应变关系曲线中，正比区的直线（图2－5中 oa 段）斜率代表的就是该材料的弹性模量，即材料的刚度。

观察材料的应力－应变关系曲线，可以得到该材料的极限强度、刚度和该材料在被破坏前所产生的最大应变。

3. 弹性势能　物体在外力作用下之所以能产生应力发生应变，是因为外力对物体做了功。外力对弹性物体所做的功以弹性势能的形式储存在其内部。物体在被破坏前所储存的能量可以用应力－应变关系曲线下面的面积来表示（指从应力－应变关系曲线的断裂点做纵轴的平行线，该平行线与应力－应变关系曲线和横轴所围的面积）。这个面积越大，表明材料抵抗破坏的能力越强，材料的强度越大。当撤去外力时，在材料的弹性区，应力完全消除后，材料恢复原状，材料内储存的能量可以完全释放出来；在塑性区，材料发生塑性形变后，应力即使完全消除，储存的能量也不会完全释放，会有一部分留在永久变形的材料内成为材料的形变势能。材料负载的过程是其吸收储存能量的过程，若加载过程中导致材料被破坏，那么材料吸收储存的能量会骤然快速地释放出来。

例2－2　设某人体重约为500N，股骨的原长度 $l_0 = 0.45\text{m}$，平均横截面积 $S = 5\text{cm}^2$，问此人双脚站立时股骨缩短了多少？（骨的压缩弹性模量为 $E = 9 \times 10^9\text{Pa}$）

解：当人双脚站立时，每条腿承受体重的一半，即 $F = 250\text{N}$

根据 $E = \dfrac{\sigma}{\varepsilon} = \dfrac{Fl_0}{S\Delta l}$ 可得

缩短量 $\Delta l = \dfrac{Fl_0}{SE} = \dfrac{250 \times 0.45}{5 \times 10^{-4} \times 9 \times 10^9} = 2.5 \times 10^{-5}\text{m}$

五、材料的黏弹性

某些材料的应力、应变是一一对应关系，并且这种一一对应的关系是立即建立的，不需要时间的积累。但有一些材料，如橡胶、高分子塑胶、高温的铁、几乎所有的生物材料等，它们的应力、应变之间达到稳定的一一对应关系需要一个时间过程，它们是逐渐变形和复原的，这些材料既具有弹性固体的力学性质，也具有黏弹性流体的力学性质，或者说这些材料的力学性质介于弹性固体和黏弹性流体之间，这类材料称为黏弹性物质。黏弹性材料具有固体和流体双重特性。

黏弹性物体的变形具有时间依赖性，即其变形程度取决于外力以如何的速率进行施加，那么黏弹性材料的应力－应变关系不是唯一的，而是一个与时间有关的函数，黏弹性材料的这种性质称为时变性。在研究黏弹性材料的时变性时发现，在恒定外力的作用下，即材料在恒定应力的作用下，开始有一个迅速且较大的应变过程，随后有一个缓慢的逐渐增加的应变过程，直到具有恒定应变量的平衡状态，这种现象称为黏弹性材料的蠕变现象。当撤去外力时，若材料是黏弹性固体材料，则变形会完全消失，材料最终会完全复原（图2－7①）；若材料是黏弹性流体材料，则材料最终不会完全复原，还会有变形存在（图2－7②）。

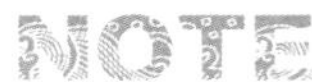

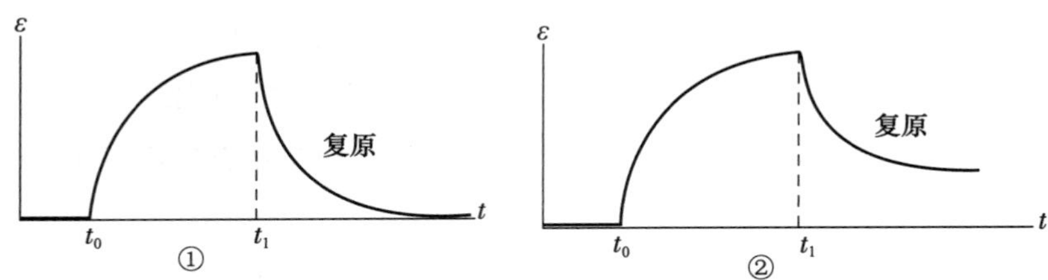

图 2-7　蠕变及其恢复

在对黏弹性材料的时变性进行研究时还发现，材料在产生恒定应变时，黏弹性材料最初产生的高应力开始会随时间快速减小，随后随时间缓慢减小直至达到恒定值，这种现象称为黏弹性材料的应力松弛现象；若是黏弹性固体材料，应力最终不会减小为零（图 2-8①），若是黏弹性流体材料，应力最终会减小到零（图 2-8②）。

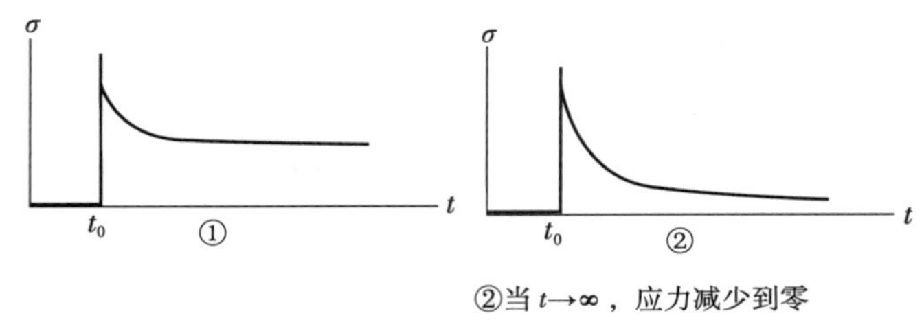

②当 $t\to\infty$，应力减少到零

图 2-8　应力松弛实验

在对黏弹性材料进行周期性的加卸载，研究其应力、应变关系特征时发现，其加卸载的应力-应变关系曲线不重合，这种现象称为黏弹性材料的滞后，或称迟滞。对黏弹性材料进行多次循环加载后，其应力-应变关系曲线才会达到稳定，在同一个坐标系中得到的加卸载的应力-应变关系曲线能形成一个闭合环，此环称为黏弹性材料的滞后环，又称迟滞环。对于黏弹性材料，由于蠕变现象的存在，其滞后环的大小与周期性加卸载的速率有关，环所包围的面积代表着黏弹性材料在应变过程中所消耗的能量，面积越大，对应过程中所消耗的能量越多。黏弹性是引起能量消耗的重要原因。

由滞后现象可知，对黏弹性材料，尤其是黏弹性生物组织，必须对其进行多次的循环加载，才能得到其稳定的应力-应变关系，这种过程称为预调过程。在研究黏弹性材料的力学性质时，对材料进行预调是必不可少的。

综上所述，黏弹性材料具有蠕变、应力松弛和滞后 3 大特性。人体的骨骼、关节软骨、肌肉、血管壁、皮肤等组织都是黏弹性材料，其力学性质与温度、压力等外界环境的关系极为密切。

第二节　静力学基础

静力学是研究物体在力作用下的平衡条件和平衡规律。

在研究过程中，常把人体简化成质点、刚体或多刚体系，把某一组织器官也看作质点或刚体，使问题的研究大大简化。

一、质点和刚体

NOTE

质点是指具有质量，但可以忽略其大小、形状和内部结构而视为几何点的物体，是简化的理想力学模型。

无论在多大的外力作用下，物体的各个部分之间距离始终保持不变，或者说物体的大小、形状都不发生改变，这样的物体称为刚体，刚体是理想模型。在静力分析中，所研究的物体都视为刚体。在生物力学中，可把人体看作是一个多刚体系统。

二、物体的运动

刚体的运动形式是多样的，其最简单和最基本的运动是平动和定轴转动。

平动指运动过程中，物体上的任意两点的连线始终保持等长和平行，物体运动轨迹是直线或曲线。物体平动时，物体上各点的位移、速度和加速度都相同，所以可把物体简化成质点处理。

转动是指物体运动过程中，刚体上各个质点都围绕同一直线（转动轴）做圆周运动，这条直线即为转轴。物体转动时，各质点距转轴的距离不同，所以各质点做圆周运动的速度也不同。描述刚体转动状态的物理量是角位移、角速度和角加速度。

在刚体转动中，若其转动轴不随时间变化，则称为定轴转动，定轴转动是刚体最简单的一种转动形式。刚体的任何一种机械运动，都可以看作由若干个平动和若干个定轴转动组合而成。

耦合运动是一个物体围绕或沿着一个轴平移或转动的同时，也围绕另一个轴平移或转动。

平动和转动结合的运动称为复合运动。如跑步时，躯干可近似看作平动，四肢各关节围绕关节轴进行多级转动。物体能否由静止发生转动，以及转动状态能否发生改变取决于力的大小、方向、作用点以及转轴位置，因此要讨论物体所受力矩的情况。下面简单介绍力矩和力偶的概念。

如图 2－9 所示，刚体绕过 O 点的竖直轴做定轴转动，且转轴垂直于转动平面，刚体所受外力 F 在转动平面内，P 点是其作用点，r 为其径矢（大小是 O 点到 P 点的距离，方向是从 O 点指向 P 点），从 O 点到力 F 作用线的垂直距离为 d，d 称为力对转轴的力臂。用力的大小和力臂的乘积作为力对于该转轴力矩的大小，用 M 表示，即：

$$M = Fd = Fr\sin\varphi \tag{2-17}$$

在国际单位中，力矩的单位是牛顿・米（N・m）。

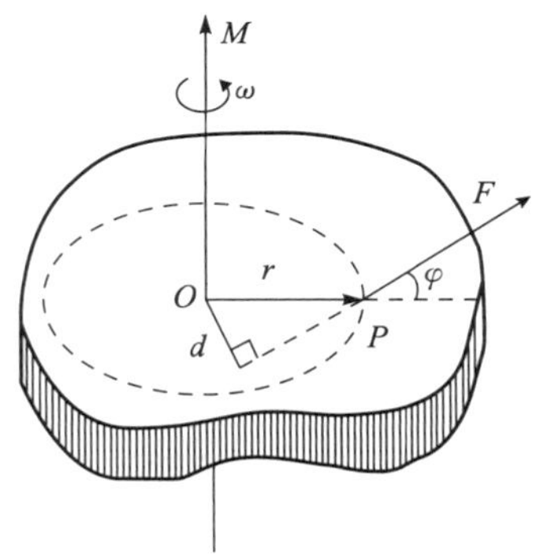

图 2－9　刚体的定轴转动

需要说明的是，力矩是矢量，其方向由右手螺旋定则判定：伸出右手，拇指与四指垂直且在一个平面内，让四指由径矢方向沿小于 180°转到 F 的方向，此时拇指所指的方向为力矩 M 的正方向。在图 2－9 中，力 F 对刚体产生的力矩方向是沿着轴竖直向上的。

力矩的矢量表达式为：

NOTE

$$M = r \times F \tag{2-18}$$

如果外力不在转动平面内，可以将其分解成互相垂直的两个分力，一个分力平行转轴，另一个分力垂直转轴，平行于转轴的分力对刚体的转动状态不会产生影响，后者才可能使刚体的转动状态发生改变。

若刚体同时受若干力矩的作用，则转动状态的改变取决于这些力矩的矢量和，力矩的矢量求和满足平行四边形法则，即：

$$M = M_1 + M_2 + \cdots + M_n = \sum_{i=1}^{i=n} M_i \tag{2-19}$$

如图2-10所示，F与F'是作用在同一刚体的两个大小相同、方向相反且力的作用线互相平行不重合的非共点力，这样的一对作用力称为力偶。

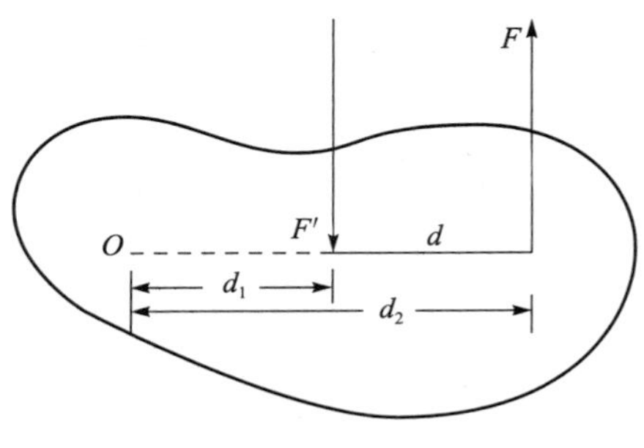

图2-10　力偶

力偶中的每个力的大小均为F，它们之间的垂直距离为d，当两个力的矢量和为零时，则力偶对刚体不产生平动效果。

任意选取通过O点且垂直于力偶所在平面的直线为转轴，组成力偶的两个力对此转轴的合力矩为：

$$\sum M = Fd_2 - Fd_1 = Fd \tag{2-20}$$

当合力矩不为零时，力偶对刚体作用的效果是改变刚体的转动状态。由式（2-20）可得，如果选择垂直于力偶所在平面的任意轴，力偶所产生的转动力矩都相同，且都等于两个力的作用线之间垂直距离与力大小的乘积，则称这一力矩为力偶矩。在力偶的作用下，刚体会产生转动或转动状态发生改变。

人体的运动与转动有关，而运动系统则与杠杆原理息息相关，利用杠杆原理来分析人体的运动，是生物力学研究的重要方法之一。当肌肉、骨骼和关节等运动装置出现功能障碍，例如骨折或偏瘫时，研究其力学结构的变化对于确定如何恢复生理功能至关重要。这包括采取何种方法，如复位固定或功能锻炼等，这对于促进生理功能的重建具有重要的影响和深远的意义。

杠杆装置包括支点、动力点（力点）和阻力点。人体受力可分为动力和制动力（阻力）。如果所受力的方向与人体运动（速度）方向相同，则称此力为人体动力，动力在杠杆上的作用点为力点；反之则称为人体阻力，阻力在杠杆上的作用点为阻力点。支点是指杠杆围绕着转动的固定点（轴心点）。在动力和阻力的共同作用下，物体围绕支点转动。

人体运动的杠杆装置分为3类。

1. 平衡杠杆装置　其支点位于力点和阻力点中间，主要作用是传递动力和保持平衡，这类杠杆既产生力又产生速度。在人体运动中这类杠杆较少，如头部点头的动作。

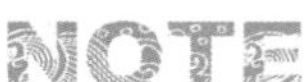

2. 省力杠杆装置　其阻力点在力点和支点的中间，其动力臂始终大于阻力臂，可用较小的动力来克服较大的阻力，故称省力杠杆。如站立位提足跟的动作，以跖趾关节为支点，小腿三头肌的跟腱附着于跟骨上的止点为力点，人体重力通过距骨体形成阻力点，在跗骨与跖骨构成的杠杆中位于支点和力点之间。

3. 速度杠杆装置　其力点在阻力点和支点的中间，此类杠杆在人体上最为普遍，如肱二头肌屈起手中握有重物的前臂的动作，支点在肘关节中心，动力点（肱二头肌在桡骨粗隆上的止点）在支点和阻力点（手及所持重物的重心）中间。此类杠杆因为动力臂始终小于阻力臂，动力必须大于阻力才能引起运动，但可使阻力点获得较大的运动速度和幅度，故称速度杠杆。

三、受力分析和受力图

静力学的研究在骨折临床上有着重要意义。要研究作用在物体上的各种力系的平衡条件，首先要能够正确分析作用在物体上的力，所以对物体进行受力分析是非常重要的。

受力分析就是对研究对象所受的全部外力进行分析。进行物体的受力分析时首先要把研究对象从其所处的物体系中分离出来，分离出的研究对象称作分离体，这个过程称为取分离体。然后对分离体进行受力分析，在分离体上画出其所受全部外力的图形称为分离体的受力分析图或自由体图。

首先选取合适的研究对象，并对其进行受力分析，其次要画出正确的受力分析图，这在受力平衡的分析中尤其重要。

绘制受力分析图的具体步骤如下。

1. 选取合适的研究对象，画出分离体图。研究对象的选取，一般根据问题的性质而定，它可以是一个物体，也可以是若干物体组成的物体系统。在有些情况下，需要分别选取几个研究对象，那么也应分别画出它们的自由体图。

2. 分析研究对象所受的全部外力，包括已知的和未知的，把这些外力全部画在研究对象的分离体图上。

3. 全面检查，以防遗漏和虚构增加的力。除重力、电磁力是超距作用外，其他力都是接触力。因此，所有与研究对象相接触的物体，在接触处都应画出相应的接触力，否则，就会遗漏力。画出一个力，必须能指出相应的施力物体，否则就会虚加力。

因此，对于正确地进行受力分析和画出受力图要特别重视。

例 2－3　分析人在蹬楼梯过程中，当一侧下肢正在抬腿蹬梯时，分析另一侧负重下肢的受力情况。

解：把负重侧的小腿同身体其他部分隔离开，分析其他部分对它的作用，略去次要因素可认为负重下肢所承受的主要作用力有地面的支持力、髌韧带力和作用在胫骨关节上的作用力。因小腿自重一般只有体重的 1/10，故而这里略去这个次要因素。

例 2－4　画出人体的前臂前平伸肘弯曲 90° 时前臂的受力图。

解：如图 2－11 所示，人体的前臂前平伸肘弯曲 90°，把前臂与周围其他物体隔离开后，分析认为前臂共受 3 个力的作用：前臂的重力 W，其方向竖直向下，其作用点在前臂的重心；肱二头肌力 F_M，其方向竖直向上，作用点为肌腱在桡骨上的附着点；作用在肘关节中尺骨滑车窝上的力 F_j，其方向竖直向下，作用点过肘关节的转动轴心。

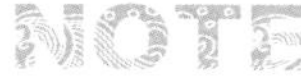

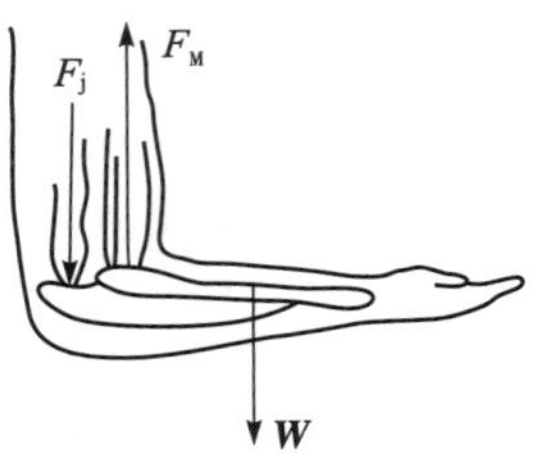

图 2－11　前臂前平伸肘弯曲 90° 时的受力图

四、力系及力系平衡

（一）力系

一个物体若同时受到若干外力的作用，这些外力就形成一个力系。根据力系中各力的作用线的特征，力系可分为以下几类。

1. 共点力系或汇交力系　各个外力的作用点为一点，或这些外力的作用线相交于一点，或这些外力的作用线的延长线相交于一点的力系称为共点力系或汇交力系。共点力系中所有力的作用线都位于同一平面内的叫平面共点力系，否则称为空间共点力系。

2. 平行力系　各力的作用线相互平行的力系称为平行力系。平行力系又分平面平行力系和空间平行力系。

3. 一般力系　各力作用线既不平行，又不汇交于一点的力系称为一般力系。一般力系也可分为平面和空间两类。

若两个力系在同样条件下作用于同一物体产生相同的效应，则称这两个力系为等效力系。

（二）平衡

在力学中，把相对于地球处于静止或匀速运动的状态称为物体的平衡状态，简称物体的平衡。静力学就是研究物体在各种力系作用下的平衡条件及平衡规律。

（三）物体平衡条件

当物体所受合外力及合外力矩均为零时，物体处于静止状态或匀速运动状态，这是物体平衡状态。所以物体平衡的力学条件为物体所受合外力和所受合外力矩均为零，用方程表达出来如下所示：

$$\sum F_i = 0 \tag{2-21}$$

$$\sum M_i = 0 \tag{2-22}$$

（四）人体平衡的特点

人体由于生命活动的存在，肌张力也在变化，使得人体重心在一定范围内变化，因此人体平衡不是绝对平衡而是动态平衡。

当人体重心偏移时，人体能借助一些补偿动作来抵消或（和）中和重心的偏移，若还不能维持平衡，人体还可借助恢复动作或（和）改变支撑面来获得新的平衡，即人体可以通过本体感觉和视觉，在大脑皮质的控制下，通过肌肉的收缩活动形成人体平衡的力学条件，恢复和维持人体平衡。所以，人体的平衡离不开肌肉的收缩活动，肌力的主要作用就是固定关节、调节控制人体平衡。肌肉活动要消耗生理能量，如果人体保持平衡的时间过长，造成机体消耗能量过多，肌肉就会疲劳，这会降低人体控制平衡的能力。此外，人体平衡还受心理的影响。

NOTE

五、物体平衡条件的表达

当要表达物体受到力系作用时的平衡条件时，首先要对力系进行简化，而力系的简化经常需要力的合成与分解。在研究力的运动效应时，力进行分解或合成时需要移动力，此时力的作用点可以沿其作用线任意移动而不会改变其运动效应；但研究力的变形效应时，力不能沿其作用线任意移动。

（一）力的合成与分解

若几个力同时作用在一个物体上，其作用效果会和某一个力单独作用在该物体上的效果相同，那么后一个力是前面几个力的合力，前面几个力可以说是后一个力的分力。

1. 力的合成　已知分力求其合力的过程就是力的合成（力的叠加性）。可用图解法进行力的合成，图解法有平行四边形法则、三角形法则和多边形法则3种方法。

平行四边形法则（图2－12）是指把两个已知的分力作为平行四边形的两邻边做平行四边形，两邻边夹角的大小是两个分力方向的夹角角度，两邻边所夹的那条对角线代表的就是这两个分力的合力。对于3个或3个以上分力的合成，可依次应用平行四边形法则求合力：先求出某两个分力的合力，对这个合力与第3个力运用平行四边形法则再求合力，依次进行下去，即可求出总的合力即全部分力的合力。如在临床中实施拔伸牵引时（图2－13），施术者每只手用力的作用线，并不与骨轴线平行，但两只手共同作用的结果，使远端组织沿骨的轴线方向移动，这说明 F_1 和 F_2 共同作用的结果，相当于一个沿骨轴线方向的力 F。

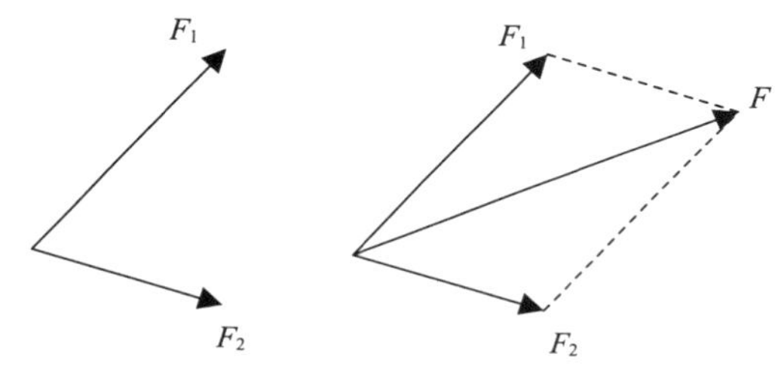

图2－12　力的合成平行四边形法则示意图

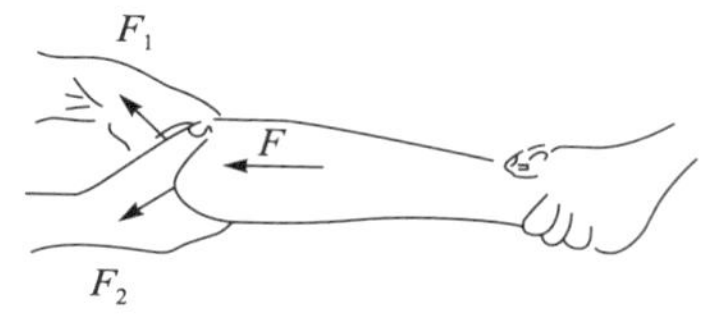

图2－13　人体某部位拔伸牵引时的力的合成

三角形法则是指先将两个分力通过力的平移使得它们首尾相接，再从其中一个力的起点至另一个力的终点作矢量，则矢量代表的就是合力，如图2－14所示。求 F_1 和 F_2 的合力，方法一将 F_2 向左平移到图2－14②所示位置与 F_1 形成首尾相接，连接两个力的首尾，得到 F 即为 F_1 和 F_2 的合力。同样图2－14③是对 F_1 向下进行了平移，得到了合力 F。

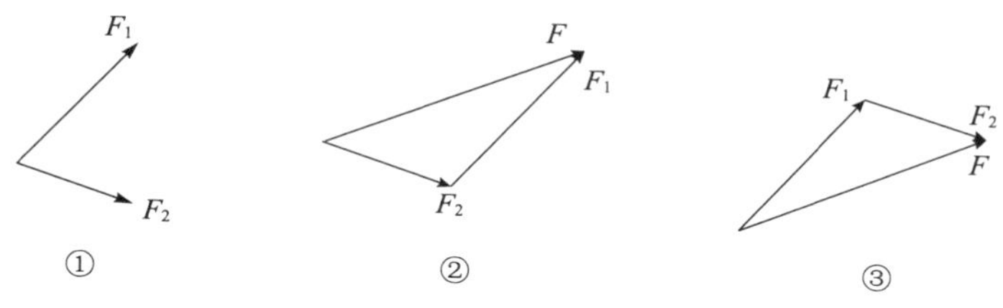

图2－14　力的合成的三角形法则示意图

对于3个或3个以上分力的合成，可依次应用三角形法则求合力：先求出某两个分力的合力，对这个合力与第3个分力运用三角形法则再求合力，依次进行下去，即可求出总的合力即全部分力的合力。

多边形法则是指通过力的平移依次将各个分力的首尾相连接，最后从第一个分力的首端至最后一个分力的尾端连接起来的有向线段，即为所求的合力。

如图 2－15 所示，某人用力向斜上方拉动地面上的一个物体，该物体受到 4 个力：拉力 f_1、重力 W、地面支持力 N 和摩擦力 f_2，可以用多种顺序应用多边形法则确定物体所受合力 F。不论按 f_1、N、f_2、W 的顺序，如图 2－15①所示求合力 F；还是按 W、f_2、N、f_1 的顺序，如图 2－15②所示求合力 F，两者结果是一样的。

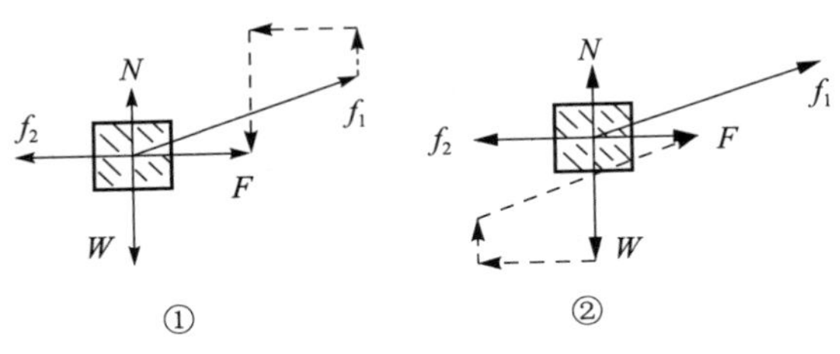

图 2－15 力的合成的多边形法则示意图

三角形法则和多边形法则都是由力的平行四边形法则演变来的，无论用哪种方法求合力，各分力的排列顺序不会影响最终的合力。

2. 力的分解 已知合力确定其分力或者要确定力沿不同方向的分量的过程称为力的分解。力的分解需要知道一些已知条件，才能确定结果。力的分解是力的合成的逆过程。如图 2－16 所示，对某直角斜面上的物体所受的重力进行分解。根据需要，把重力 W 分解为一个与斜面平行指向下方的分力 W_1，另外一个分力是与斜面垂直的分力 W_2。

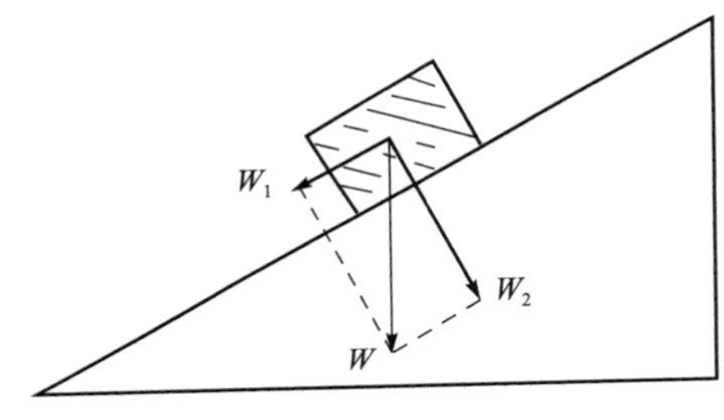

图 2－16 力的分解

（二）物体平衡方程

1. 刚体在共点力系作用下的平衡方程 对于共点力系，若分力的合力等于零，可以证明分力对任一转轴的合力矩也等于零。所以，刚体在共点力系作用下的平衡条件可以简化为共点力系的合力为零，其平衡方程为：

$$\sum F = 0 \tag{2-23}$$

若作用于刚体的共点力系由多个力组成，由式（2－23）可知，刚体的平衡方程为：

$$F_x = \sum_{i=1}^{n} F_{ix} = 0 \text{，} F_y = \sum_{i=1}^{n} F_{iy} = 0 \text{，} F_z = \sum_{i=1}^{n} F_{iz} = 0 \tag{2-24}$$

2. 刚体在平面力系作用下的平衡方程 对于平面力系中的力，其分力对任一转轴的力矩只有正负之分，且这些分力只需在平面直角坐标系内进行分解。所以，刚体在平面力系作用下处

NOTE

于平衡态的平衡方程可表示为：

$$F_x = \sum_{i=1}^{n} F_{ix} = 0 ,\ F_y = \sum_{i=1}^{n} F_{iy} = 0 ,\ M = \sum_{i=1}^{n} M_i = 0 \tag{2-25}$$

如图 2－17 所示，刚体在平面平行力系的作用下处于平衡态的平衡方程可表示为：

$$\sum_{1}^{n} f_i = f_1 + f_2 + \cdots + f_n = 0$$

$$\sum_{1}^{n} f_i x_i = f_1 x_1 + f_2 x_2 + \cdots + f_n x_n = 0 \tag{2-26}$$

通过证明可知两点结论，一是作用于同一刚体使其平衡的 3 个力必构成平面力系，二是平衡的共面而非共点的 3 个力必构成平行力系。

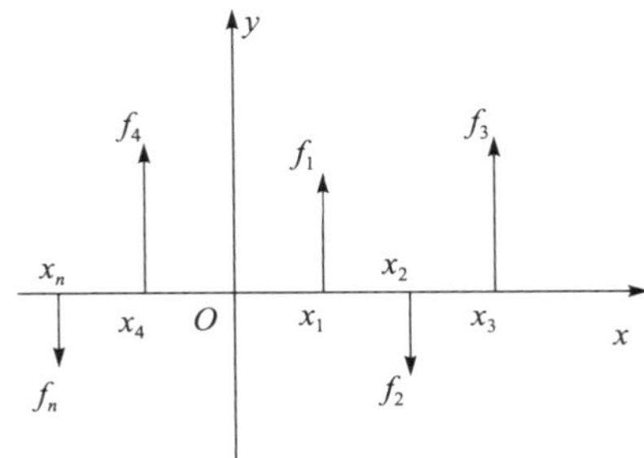

图 2－17　平面平行力系的平衡

例 2－5　在"例 2－4"的基础上，若已知重力 W 的大小为 20N，方向竖直向下，它距肘关节轴心 13cm；肱二头肌力 F_M，方向竖直向上，其作用点距肘关节轴心 5cm，未知其大小；作用在肘关节中尺骨滑车窝上的力 F_j，方向竖直向下，作用点过肘关节的转动轴心，未知其大小，如图 2－18 所示。试求 F_M 和 F_j 的大小。

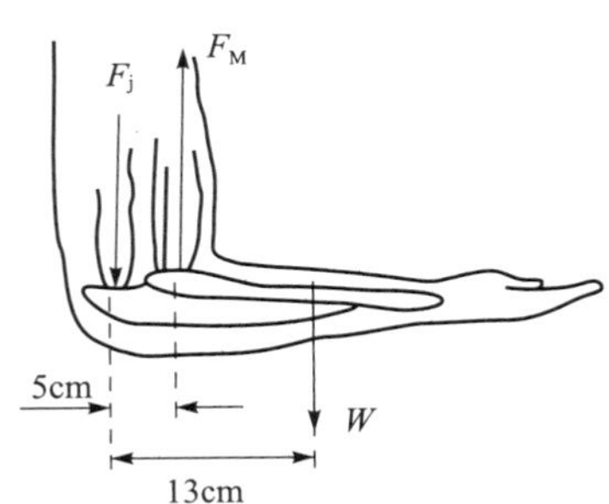

图 2－18　前臂前平伸肘弯曲 90°时的受力图

解：W、F_M、F_j 均在竖直方向且与前臂轴线垂直，可以近似地认为 3 个力处于同一平面内，它们形成平面平行力系。当前臂平衡时，根据刚体的平衡方程式（2－26），以肘关节轴为转动轴，则有：

$$F_M - W - F_j = 0$$

$$F_M d_M - W d_W = 0$$

已知 $W = 20\text{N}$，$d_M = 5\text{cm} = 5 \times 10^{-2}\text{m}$，$d_W = 13\text{cm} = 13 \times 10^{-2}\text{m}$，代入上面的方程组求解可得：

$$F_j = 32\text{N} \qquad F_M = 52\text{N}$$

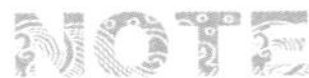

第三节 动力学基础

动力学是研究物体运动规律与其受力关系的学科，动力学的基本定律是牛顿力学定律，也是经典力学的基础。虽然牛顿力学定律是对质点而言的，但在很多情况下物体可以看作是质点或者是质点的集合，仍可以用牛顿力学定律解决有关问题。牛顿力学定律给出了惯性、加速度和作用力三者之间的关系，揭示了质点运动的共同规律。

一、牛顿第一定律

牛顿第一定律（惯性定律，惯性是指任何物体都具有保持原有运动状态的固有属性）指出，当物体所受的合外力等于零时，物体将保持静止或匀速直线运动状态。

牛顿第一定律告诉我们，物体的运动状态并不需要力来维护，只有当物体的运动状态要发生改变时，才需要力的作用，即力是改变物体运动状态的原因。

二、牛顿第二定律

牛顿第二定律指出，物体所受合外力的大小与物体加速度的大小成正比关系，比例系数是物体的质量，合外力的方向与加速度的方向相同。若物体所受合外力的方向与物体的运动方向相同，物体做加速运动；反之，物体做减速运动。

牛顿第二定律的公式形式为：

$$F = ma \tag{2-27}$$

其中，F 为物体所受的合外力，m 为物体的质量，a 为在合外力的作用下物体的加速度。

由牛顿第二定律可知，当物体所受的合外力一定时，物体的质量越大，其加速度越小；质量越小，其加速度越大。也就是说，质量大的物体要改变其运动状态较难；反之，较容易。这说明质量反映了物体维持原有运动状态的能力，所以，质量是物体平动惯性的量度，又称其为“惯性质量”。

牛顿第二定律在刚体定轴转动中的表达形式为：

$$M = I\beta \tag{2-28}$$

式中，M 是刚体所受的合外力矩，β 是刚体定轴转动的角加速度，I 是刚体的转动惯量（M、I、β 都是对同一转轴而言）。式（2-28）表明，刚体做定轴转动时，刚体的角加速度和它所受的合外力矩成正比，与它的转动惯量成反比，这个关系称作刚体定轴转动的转动定律。对比式（2-27）和式（2-28）可知，质量和转动惯量都是抗拒物体运动状态改变的量，所以转动惯量是物体转动惯性的量度，物体的转动惯性越大，则越难改变其转动状态。

三、牛顿第三定律

牛顿第三定律指出，当两个物体相互作用时，若 F_{12} 表示第一个物体受到的第二个物体对它的作用力，F_{21} 表示第二个物体受到的第一个物体对它的作用力，那么，力 F_{12} 和 F_{21} 总是大小相同、方向相反，作用线在同一直线上，这两个力称为作用力和反作用力。

NOTE

牛顿第三定律的方程形式为：

$$F_{12} = -F_{21} \tag{2-29}$$

由牛顿第三定律可知，物体间的作用是相互的，作用力和反作用力性质相同，同时出现，同时作用，同时消失。它们大小相同、方向相反、有相同的作用线。

牛顿第三定律在对物体进行受力分析和构建受力图时有重要作用。

牛顿力学定律也有其局限性，它只适合以下范围：①牛顿力学定律适用于惯性系。②牛顿力学定律适用于与光速相比速度比较低的物体运动，否则要应用相对论力学。③牛顿力学定律适用于宏观领域，在微观领域要应用量子力学。

第四节　空间力系

本节主要讨论空间力系的简化和平衡，它的研究方法与研究平面力系的方法基本相同，故也可看作将平面力系中有关的概念、理论和方法加以延续和推广，以适合应用于空间问题。

空间力系是指各力的作用线不在同一平面内的力的系统。在人体系统中，骨骼作为支撑结构，而分布在不同空间位置的肌肉和器官则构成了一个复杂的空间结构。这个结构中的每个组成部分都可能受到多个方向力的作用，这些力共同影响着人体的运动和平衡。因此，研究人体运动时，需要考虑到这些空间力系的作用，以全面理解人体力学的复杂性。如人体维持各种姿势和完成各种动作，都是空间力系问题，有时可利用几何上的对称轴、对称面而将空间受力问题简化到某一平面内去处理，而有时却不能简化到某一平面，则需用空间力系方法求解。

在空间力系中，各力的作用线汇交于一点的力系称为空间汇交力系，各力的作用线彼此平行的力系称为空间平行力系，各力的作用线在空间任意分布的力系则称为空间一般力系。前两者是后者的特殊情形，而后者与前两者是一般和特殊的关系。由于人体空间受力的复杂性，故我们还是着重介绍工程上空间力系方法的一些基本概念。

一、空间汇交力系

（一）力在空间的表示

我们知道，力是矢量，要表达一个力必须说明它的大小、方向和作用点。在空间问题中，力的大小和作用点是较容易确定的，只要按一定的比例尺画出它的长度，指出它作用在物体的那一点上即可。而确定一个力在空间的方向，须用空间解析几何方法来表示。

设一力 F 作用在物体 O 点上，则可过 O 点作一空间坐标系 $Oxyz$（图 2－19①），如力 F 与坐标轴 x、y、z 的正向夹角 α、β、γ 已知，则力 F 在空间的方向也就完全确定了。又若 F 与 z 轴的正向夹角 γ 已知，同时力 F 与 z 轴所决定的平面 $OCAB$ 与 Oxz 坐标平面的夹角 ϕ 也已知（图 2－19②），则力 F 的方向也就完全确定。一般可任选一种来确定。

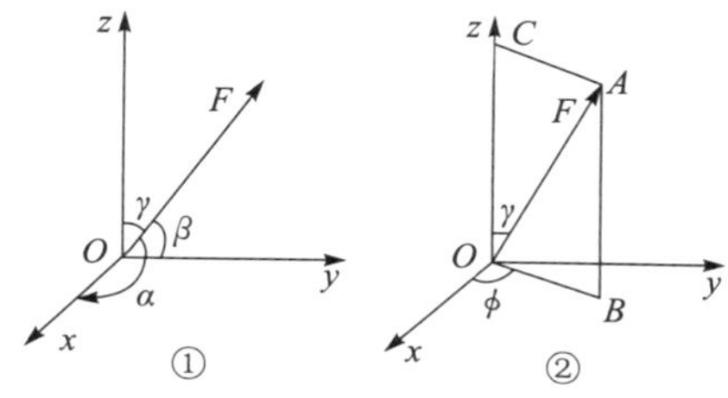

图 2－19　空间汇交力系

（二）力在空间坐标轴上的投影

在空间问题中，一般选用空间直角坐标系，它有3个相互正交的轴，它们的正向常用右手法则表示。因此，力在坐标轴上的投影一般也有3个，若已知力 F 与3个坐标轴的夹角 α、β、γ，而以 X、Y、Z 分别表示力 F 在 x、y、z 轴上的投影（图2－20）。

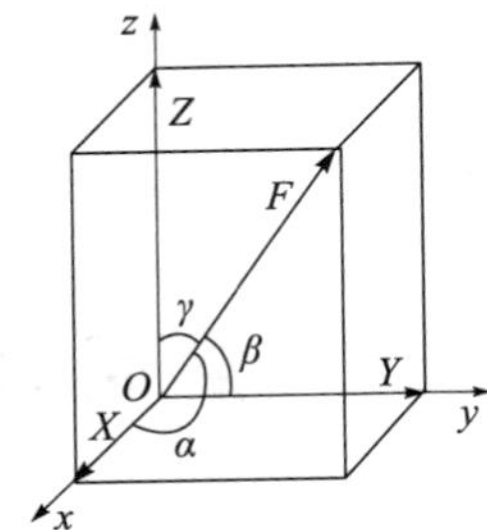

图2－20　力在空间坐标轴上的投影

则有：

$$\begin{cases} X = F\cos\alpha \\ Y = F\cos\beta \\ Z = F\cos\gamma \end{cases} \tag{2-30}$$

式中 α、β、γ 称为力 F 的方向角，它们的余弦称为力 F 的方向余弦，上式中所表示的3个投影都是代数量。由几何关系知，如以 F 的大小表示平行六面体的对角线之长，则3个投影的绝对值就表示3个棱边之长。

如果力 F 的3个投影已知，则可反过来求出该力的大小和方向，为此将式（2－30）的每个等式分别平方后相加，并注意到 $\cos^2\alpha + \cos^2\beta + \cos^2\gamma = 1$，则得：

$$\begin{cases} F = \sqrt{(X)^2 + (Y)^2 + (Z)^2} \\ \cos\alpha = \dfrac{X}{F} \qquad \cos\beta = \dfrac{Y}{F} \qquad \cos\gamma = \dfrac{Z}{F} \end{cases} \tag{2-31}$$

在有些问题中，需要求力在给定的坐标轴上的投影，但没有直接给出这个力与坐标轴间的夹角，如图2－19②所示的情形，力 F 与 x、y 轴的夹角未知，此时必须采用二次投影法。为此，可先将 F 投影到 Oxy 平面上，得力 F_{xyz} 由于 F 在平面上的投影有方向问题，故须用矢量表示。其大小为 $F_{xy} = F\sin\gamma$，再将 F_{xy} 分别向 x、y 轴上投影，可得：

$$\begin{cases} X = F_{xy}\cos\phi = F\sin\gamma\cos\phi \\ Y = F_{xy}\sin\phi = F\sin\gamma\, sin\,\phi \end{cases} \tag{2-32}$$

此外，在空间矢量运算中，力矢量有些须用矢量的分析式表示。令 i、j、k 分别为 x、y、z 轴的单位矢量，根据矢量的投影表达式可写出力 F 沿坐标轴的分解式为：

$$F = F_x + F_y + F_z \tag{2-33}$$

F 沿3个坐标轴方向的分力为 $F_x = X_i i$、$F_y = Y_j j$、$F_z = Z_k k$，则上式可表达为：

$$F = F_x + F_y + F_z = X_i i + Y_j j + Z_k k \tag{2-34}$$

上面实质上也就表明合力、分力和投影值之间的关系。在力学上，凡是一个力分解为沿3个坐标轴上的分力的过程称为力的分解；反之，已知在3个坐标轴上的分力而合成一个力的过程称为力的合成。力的分解和合成在力学中经常使用。

NOTE

（三）空间汇交力系的合成

设空间汇交力系 F_1、F_2……F_n 汇交于 O 点，则可用力多边形法则得到该力系的合力 R。只是该力多边形的各边不在同一平面内，而是一个空间的力多边形。合力的作用线通过汇交点，可见空间汇交力系的合力等于各已知力的矢量和，合力的作用线通过各力的汇交点，用矢量可表示为：

$$R = F_1 + F_2 + \cdots + F_n = \sum F_i \tag{2-35}$$

由于空间汇交力系的力多边形是空间的多边形，因此用几何法求其合力并不方便，故一般采用解析法，为计算合力的大小和方向，选取直角坐标系 $Oxyz$，将各力用解析式表示，即：

$$F_i = X_i i + Y_i j + Z_i k \tag{2-36}$$

将其代入上式后可得：

$$R = \sum X_i i + \sum Y_i j + \sum Z_i k \tag{2-37}$$

其中 i、j、k 前的系数分别是合力 R 在 x、y、z 轴上的投影，故有上式表明空间合力投影定理：空间力系的合力对任一轴的投影，等于各力对该轴投影的代数和。

在求得合力的投影 R_x、R_y、R_z后，即可计算合力的大小和方向分别为：

$$R = \sqrt{(R_x)^2 + (R_y)^2 + (R_z)^2} = \sqrt{\left(\sum X_i\right)^2 + \left(\sum Y_i\right)^2 + \left(\sum Z_i\right)^2} \tag{2-38}$$

$$\cos\alpha = \frac{R_x}{R}, \quad \cos\beta = \frac{R_y}{R}, \quad \cos\gamma = \frac{R_z}{R}$$

其中 α、β、γ 是合力 R 分别与 x、y 和 z 轴的夹角。

了解空间汇交力系的概念之后，对有关肌肉拉力的合成问题进行介绍。我们知道，当肌肉紧张时，都产生一定的拉力。在整块肌肉中，所有的肌纤维拉力的总和就是该块肌肉拉力的合力。合力存在一定的大小、方向和作用点，而合力的大小和方向是取决于肌肉中纤维的数量和排列方式的，有时往往按照肌肉的形状即可判断出肌肉拉力的合力方向。求拉力的合力可采用平行四边形法则或平行力合成法则进行计算。在肌纤维平行的菱形肌中，所有肌纤维方向与拉力方向一致，其合力等于所有肌纤维拉力的总和。在羽状肌中，合力的方向与腱轴方向相一致。在多羽状肌中，若形状对称，则合力的方向与肌肉的两侧缘形成的夹角的分角线重合。在多头肌中，合力的方向为各个肌头合力的方向。此外，在肌肉与肌肉间，肌群与肌群之间的合力也可用平行四边形法则或平行力合成法则求得。

（四）空间汇交力系的平衡条件

由上知，空间汇交力系合成的结果为一个合力，因此，空间汇交力系必要和充分的平衡条件是该力系的合力应等于零，即 $R = \sum F_i = 0$。

如用解析法表示此平衡条件，则为 $R_x = 0$，$R_y = 0$，$R_z = 0$。

亦即：

$$\left.\begin{aligned} \sum X_i &= 0 \\ \sum Y_i &= 0 \\ \sum Z_i &= 0 \end{aligned}\right\} \tag{2-39}$$

由此可得：空间汇交力系平衡的必要和充分的条件是该力系中所有各力在 3 个坐标轴上投影的代数和都等于零。式（2－39）称为空间汇交力系的平衡方程。

与平面汇交力系的平衡方程相似，空间汇交力系的平衡方程是 3 个互相独立的代数方程，

NOTE

只可以解出3个未知数。此外，坐标轴可以任意选择，不一定要互相垂直，只要这3个坐标轴不在同一平面内或彼此不平行即可。

二、动量和冲量、动量定理和动量守恒

通常使用牛顿第二定律解决与力、质量、加速度有关的质点运动问题，然而，应用动量与冲量的方法解决力、质量、速度、时间有关的问题，更具有优越性。动量与冲量原理还帮助我们了解到，在人体因碰撞而造成骨折的损伤中有哪些重要的力学因素。

（一）动量和冲量

力学中，将质点的质量与速度的乘积作为机械运动强弱的一种度量，称之为动量，记为 P，即：

$$P = mv \tag{2-40}$$

动量是矢量，方向与速度相同。

由 n 个质点组成的质点系，其动量等于各个质点动量的矢量和，即：

$$P = \sum_{i=1}^{n} P_i = \sum_{i=1}^{n} m_i v_i \tag{2-41}$$

力的运动效应不仅与力的大小有关，也与力作用的时间长短有关，为了描述力的这种运动效应，将作用于物体上的力与其作用时间的乘积称为力的冲量，记为 I，即：

$$I = Ft \tag{2-42}$$

冲量也是矢量，是力的一种按时间积累的作用量。冲量的单位与动量单位相同。

（二）动量定理和动量守恒定律

当物体在合外力作用下，在一定的时间内做匀变速运动，即这段时间合外力保持不变，根据牛顿第二定律 $F = ma = m\dfrac{\Delta v}{\Delta t}$，其中 Δv 是物体在 Δt 的时间内速度的变化量。又根据动量及冲量的定义可得：

$$\Delta I = F\Delta t = m\Delta v = \Delta p \tag{2-43}$$

即作用在物体上的合外力对时间的累计等于在这段时间内物体动量的增加，这一关系称为动量定理。

由动量定理可知，若物体在一定时间内，所受到的合外力 $F = 0$ 时，则有 $\Delta P = 0$，即：

$$P = mv = \text{恒量} \tag{2-44}$$

上式表明，当物体所受的合外力等于零时，物体的动量保持不变，为恒量，这就是动量守恒定律。

小结

当前生命科学和医学基础研究的发展趋势之一就是逐渐认识到物理因素，特别是力学因素在生命活动和疾病发生发展中扮演的重要角色，尤其是在骨伤科领域，无论是基础研究还是临床应用，与力学因素息息相关。随着方法学的快速发展，我们意识到基于牛顿力学的分析方法还不足以建立完整的骨伤科生物力学理论体系，为摆脱用简单的力学原因解释高级现象本质的机械论思想，需要寻求更适合研究生物体内力学规律的数学方法。多学科理论的综合运用，是

生物力学理论发展的一个重要标志，使综合处理成为现实，其主要表现为该理论摆脱了单一学科的束缚，形成了以力学理论为基础，生物学理论为条件，突出人体运动性的生物力学理论体系。后基因组时代的生命活动和重大疾病研究将在传统生物医学的基础上，多学科综合交叉，深入探讨生命现象的动力学行为，从而为更好地解释生命科学和健康领域的重大科学问题提供帮助，为防治疾病和提高人类健康水平提供重要突破。

思考题

1. 简述物体所承受的外力与其内部的内力、应力之间的关系。
2. 牛顿第一定律是牛顿第二定律在物体所受合力为零时的特例吗？
3. 简单分析人体在单脚站立时站立脚的受力情况。
4. 如图 2－21 所示，平伸的上臂托住重 1kg（约 9.8N）的重物，重物的重力作用线与腕关节中心之间、腕关节中心与肘关节中心之间、肘关节中心与肩关节中心之间的水平垂直距离分别是 7.6cm、22.8cm、27.9cm，求重物的重力对腕、肘、肩关节中心的力矩各是多少。

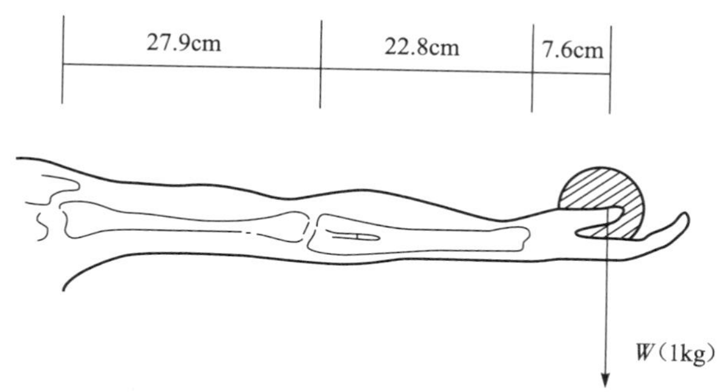

图 2－21　手握物体的上臂平伸

5. 如图 2－22 所示，人不负重、单纯弯腰、双手下垂时的示意图，若人的重量为 W，脊柱的长度为 l，脊柱轴线与水平线夹角为 $\phi = 30°$，W_1 为头部和上肢的重量，约为 0.2 W，W_2 为躯干的重量，约为 0.4 W；f_1 为骶棘肌施加给脊柱的作用力，与脊柱轴线夹角约 12°；f_2 为骶骨顶部施加于腰椎的作用力，试求 f_1、f_2 的大小和确定 f_2 的方向。

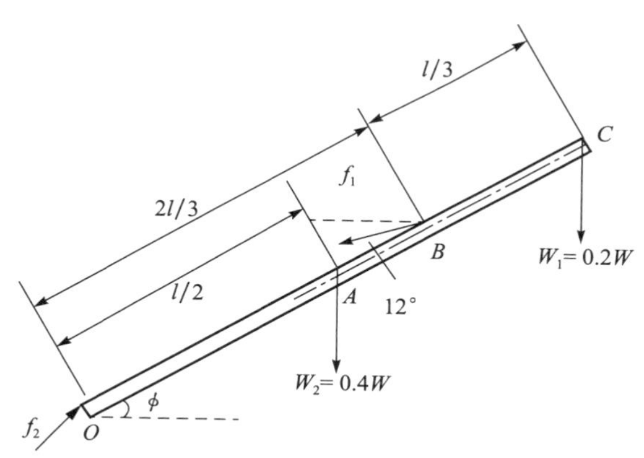

图 2－22　人不负重单纯弯腰时脊柱的简单受力图

第三章　骨的细胞的生物力学

细胞是生命的基本单位，几乎所有的有机体都是由细胞和细胞的产物所组成。细胞生物力学是细胞工程和组织工程的基础，是生物力学领域中发展迅速的前沿分支学科。细胞的形态结构及功能，细胞的生长、发育、成熟、生殖、衰老、死亡及癌变，细胞的分化及其调控机制等，都与细胞的力学特征有关。

第一节　骨内的主要细胞成分

骨组织内的细胞形态，一般可分为3种类型，即骨细胞、成骨细胞和破骨细胞。在这三大细胞之前，更早的细胞活动是成骨功能相关细胞的分化成熟，这些细胞被称为骨先质细胞，它们主要为间充质细胞，在生理功能和周围环境下，分化为不同形态的成骨细胞、破骨细胞和软骨母细胞。在一定条件下三者也能彼此转化，在骨形态结构不断破坏和改建过程中，这三种细胞共同完成吸收旧骨和生成新骨的作用。这种作用持续整个生命周期。在骨的生长期和成骨期可同时出现这三种细胞，但分别存在于不同部位。

此外，骨衬细胞也属于骨形成细胞一类。该细胞在骨形成停止后处于静止状态，其功能尚未明确，可能在骨重建的启动与定位、维持血浆钙平衡等方面起作用。

第二节　骨组织的基本生理活动

在骨骼的胚胎发育完成后，骨组织的生理活动主要体现在以下几个方面：生长、改建、重建和代谢。在生长过程中，骨主要通过改建活动实现外形的再造和尺寸的增加；到成年后，骨通过重建活动来修复日常活动中产生的显微损伤，维持骨结构和功能的完整性。

一、骨的生长

儿童和青少年骨骼的生长主要发生在生长板区域，类似胚胎发育时的软骨内骨化过程。骨骼的生长速度和成年后肢体骨的长度受遗传和外在因素的双重影响，后者包括激素水平、营养摄入、力学因素和疾病等。

二、骨的改建

骨通过骨改建和骨重建再塑骨骼的外形，维持骨骼结构和功能的完整性。骨改建是指在生长过程中骨形态的再造，是骨适应承载的需要，显著改变骨外形和结构的过程，包括骨内膜面的吸收和外膜面新骨的沉积。在骨折愈合后期，骨痂的塑形也是一种骨改建的过程，在力学载

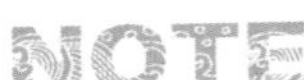

荷影响下，原本无方向性排列的组织骨被改建成沿受力方向排列的板层骨。

三、骨的重建

启动骨重建的过程称为激活，在激素、细胞因子等作用下，骨衬细胞被激活，变为圆形，并分泌胶原酶，消化其下的胶原基质，暴露骨表面并进入吸收阶段。在吸收过程中，一些生长因子被释放，如转化生长因子 β、胰岛素样生长因子、成纤维细胞生长因子。吸收到最大侵蚀深度后，反转阶段开始，成骨细胞聚集在吸收陷窝的底部。然后成骨细胞开始形成类骨质，并最终矿化。

骨改建和骨重建都涉及成骨细胞和破骨细胞的活动，但是表现形式有所不同。改建往往是在不同表面上发生的骨吸收和骨形成的过程，而重建是在同一表面上发生的、具有循环周期的骨吸收和骨形成。

四、骨的代谢

骨的细胞在不停地进行着细胞代谢，不仅骨的细胞之间会相互作用，还存在骨髓中的红细胞生成细胞、基质细胞相互作用，以进行骨的改建和重建。在代谢的过程中需要部分激素的调控，影响骨代谢的激素包括甲状旁腺激素、降钙素、25 - 羟维生素 D 等，主要作用于肠道、肾脏、骨骼，主要通过调节机体的钙离子以及磷的水平在骨骼中的沉积和呈游离的状态，以维持骨骼的健康。

第三节　骨内细胞的基本生理活动

一、成骨细胞

成骨细胞起源于生骨节，常见于生长期的骨组织中，新生成的骨质表面常集中聚集。作为间充质干细胞的最终分化产物，成骨细胞负责合成少量致密交联的胶原蛋白和特异性蛋白质，包括骨钙蛋白和骨桥蛋白，它们构成了骨骼的有机基质。同时成骨细胞依附在骨基质表面，通过调节细胞外液间钙、磷等电解质来促进骨质矿化。

在成骨作用中，成骨细胞的功能是连接细胞。单个细胞不能制造骨骼。一组有组织的成骨细胞与一个细胞单元组成的骨骼称为骨单位。成骨细胞排列成单层细胞活跃于未矿化的骨样组织，这些细胞通常是圆形、锥形和立方体，胞质呈嗜碱性。

在相连成骨细胞组中，成骨细胞通过胞外胞内调控骨组织液中的钙流，产生羟基磷灰石，羟基磷灰石以高度受控的方式沉积到有机基质中，形成坚固而致密的矿化物来矿化骨质。矿化的骨骼是脊椎动物身体的主要支撑。

随着骨基质不断产生并经过矿化而形成骨质，成骨细胞逐渐被埋入矿化的骨质，此时细胞内的合成活动停止，胞质减少，胞体变形，就成了骨细胞。研究显示，成骨细胞转变为骨细胞需要 3 ~ 5 天。

二、骨细胞

骨细胞是包埋于骨组织中的主要细胞，被认为是成骨细胞谱系中分化最成熟的细胞。骨细胞不但参与骨形成与骨吸收过程，而且在传导生化及机械信号并启动骨更新修复的过程中起到重要作用。

骨细胞包埋于坚固的矿化骨质的腔隙中，腔隙被称为骨陷窝。骨细胞的胞体呈扁卵圆形，有许多细长的突起，这些细长的突起会伸进骨陷窝周围的骨小管内。骨细胞的突出物像触角一样，伸入骨小管，通过毛细血管交换离子和营养。骨细胞的胞核大多为卵圆形，胞质呈嗜碱性。

骨细胞和成骨细胞一样，在甲状腺激素和降钙素的作用下，能改变电解质浓度，表明这两种细胞有这类激素的受体。骨细胞可存活数年或数十年，由“骨陷窝－骨小管”网络结构输送营养。

三、破骨细胞

破骨细胞的主要功能是吸收矿化的骨和矿化的软骨，是能够吸收骨质的唯一细胞。吸收矿化组织是正常骨骼所必需的。

破骨细胞由多个单核巨细胞融合而成，直径可达到50μm以上，细胞核的数目一般是10～100个。破骨细胞具有特殊的吸收功能，参与骨吸收的活动。在破骨细胞吸收骨基质的有机物和矿物质的过程中，造成基质表面不规则，形成近似细胞形状的陷窝，称为吸收陷窝。在陷窝对着骨质的一面，细胞深处有许多毛样突起，分散在破骨细胞吸收面上，具有协助蚀损骨质的作用。破骨细胞主要通过释放乳酸、柠檬酸、碳酸、碳酸酐酶及溶酶体酶等，对骨组织进行分解破坏。

从破骨细胞形态来看，要由多个细胞融合而成。这种细胞的胞核大多与成骨细胞的细胞核相似，故一般认为破骨细胞是由多个成骨细胞融合而成的。破骨细胞上的黏附受体在骨吸收功能中起到重要作用。破骨细胞至少有3种细胞外整合素受体。整合素对破骨细胞黏附于骨表面和其在骨表面的移动中起到重要作用。

第四节　骨内细胞的力学生物学

由于骨微观结构的复杂性，骨内的细胞会受到非常复杂的力学作用。骨组织中的几种主要细胞都是贴壁细胞，基质的力学性质、微结构都会影响细胞与基质间的黏附性质，进而影响细胞的生物学行为。人体的运动是周期性的，从而不可避免地在细胞周围产生力学刺激的动态变化，进而会影响细胞的生物学响应。另外，由于骨的多孔性质，以及孔隙内液体的存在，在外力作用下不同位置处的液体压强会出现差异，从而引起液体的流动，并会在细胞表面造成流体剪切力。应该指出的是，骨的变形和液体流动还会对细胞施加压力作用。随着骨骼的生长或外载荷的作用，骨内会存在大量的微损伤，从而改变了细胞周围的基质结构，造成其力学环境的变化。

近年来骨细胞力学方向的相关研究，主要关注了在骨基质变形、振动、流体剪切力、静液压和损伤等异常力学环境下，骨组织结构重建所受到的影响。

一、基质变形

NOTE

骨组织中的几种细胞，如间充质干细胞、成骨细胞、骨细胞、破骨细胞等，都黏附于胞外基质中。当骨受到力学刺激时，最直接的响应是骨内基质的变形。这种变形会通过胞外基质传递到细胞，引起细胞膜及其内部结构的变形，进而引起生物学响应。由于通常人体所受的力学载荷是周期性变化的，因而传递到细胞周围的基质变形也应是动态的。

应变刺激的应变峰值是影响成骨响应的主要因素。当需要改变应变峰值而维持其他参数不变时，新骨形成的量与应变峰值有密切相关性。人体正常运动时骨基质发生的平均应变在500～2500με范围，如果平均应变值超过0.7%时，骨就会发生永久性的损伤。生理状态下骨应变一般不会超过1000με，但研究发现此应变水平并不能在骨细胞和成骨细胞上引起响应，因此基质变形的观点并不能解释力学刺激引起细胞响应进而调控骨重建的假设。

由于上述只是组织内的平均应变情况，人们开始怀疑在骨细胞周围的局部应变可能超过这个范围，即骨细胞突周围、骨陷窝内、骨重建单位内等处都是应变集中区域，有研究已表明这些区域应变最大可达到5000με，足以引起细胞内的信号传导。

二、振动

从细胞感知机械信号层面，动态载荷较静态载荷更易产生细胞外流体变化。骨重建是由动态应变调控的，外界动态机械刺激是通过“骨陷窝－骨小管”网络结构内流体改变来达成骨组织对机械刺激的自我调节功能的，而静态应变并不能影响骨的重建，因此振动的调控作用依赖于振动频率、加载间隔时间和加载率等参数。

振动频率：Turner等的研究表明载荷频率和应变率是调控骨适应性变化的重要因素。当施加相同大小的应变刺激时，高应变频率会引起更为显著的适应性骨重建。同样，与1Hz刺激相比，15～60Hz的力学刺激可引起更高的骨生长。当每天施加10分钟的振动刺激，频率由1～60Hz变化时，维持骨量所需的载荷大小有不同的阈值。实验中发现1Hz刺激要求700με纵向应变来维持骨量，而30Hz则只要400με的纵向应变，60Hz则需要270με的纵向应变。这说明振动刺激的频率越高，所需要的应变幅度更小就可维持骨量。

加载间隔时间：Rolbing等将每天360次循环载荷分为2种加载组：一组分4次，每次90次循环；另一组分6次，每次60次循环。结果发现2组均促进了成骨效应。当增加力学加载的持续时间时，不但不会持续地增加骨量，反而骨形成响应会逐渐减弱，这可能因为细胞对力学刺激不再敏感导致。但如果在加载周期之间增加一定的静止时间，则骨组织细胞又会再度恢复敏感性，重新响应力学刺激。多项研究也证明，连续长时间加载并不利于骨形成，给予特定的间隔会帮助骨组织细胞再次获得对力学刺激的敏感性。

加载率：应变幅值的增加或减少的速率对于成骨潜能具有决定性的影响。有一项较早的研究发现，新骨形成量的变化主要依赖于应变率，而非峰值应变的幅值。此结论与人类运动学的研究结果类似，例如进行高水平冲击载荷训练的运动（如壁球、网球、三级跳等）比那些较平衡的运动（如游泳、骑脚踏车等）更有利于新骨的形成，并可增加更多的骨量。目前关于加载率如何影响骨组织细胞的响应，进而调控骨重建的相关研究仍较少，因此加载率影响骨形成的机制仍不清楚。

三、流体剪切力

Piekarski和Munro于1977年最早提出力学载荷在骨内引起液体流动，但那时他们只是认识到这种流动对于运送营养和带走代谢废物是非常必要的。从20世纪90年代末开始，人们开始关注骨内孔隙中液体流动对骨内细胞的影响，虽然理论模型已经用于预测“骨陷窝-骨小管”网络结构中的流体剪切力，但通过实验测定此种力的生理值仍较为困难，目前仅能通过激光共聚焦显微镜直接和实时地测量完整骨内的溶质的运动情况来估算骨内流体的力学特征，预测得到了周期载荷作用下的液体流速约为60με，流体剪切力峰值约为5Pa。

20世纪90年代证明了骨细胞对流体刺激的敏感性。Klein-Nulend等首次证明骨细胞对流体剪切力的敏感性，而流体剪切力的水平与估算所得的预测结果相符。研究表明，细胞外间隙液体的流动对于骨组织细胞的激活具有关键作用，位于骨细胞表面的初级纤毛，在“骨陷窝-骨小管”网络结构内的流体作用下会通过摆动或弯曲将外界机械信号转化为细胞内生物化学信号。初级纤毛的结构决定了其机械信号敏感性，其内部分布着多种信号分子的受体、离子通道和转运蛋白，使其对各种信号通路具有潜在的调节功能。流体使骨细胞表面的初级纤毛摆动或弯曲，G蛋白偶联系统接收到机械信号，通过激活位于初级纤毛膜上的AC6的活性，将胞外ATP快速转化为胞内cAMP，后者作为第二信使，在胞内激活蛋白激酶A，产生成骨相关的转录因子，从而促进间充质干细胞向成骨细胞分化与矿化。

四、骨间质内静液压

骨组织细胞也会受到压力作用，但大小在“骨陷窝-骨小管”网络结构、骨髓腔内等不同位置都会存在差异。在“骨陷窝-骨小管”网络结构中产生的静液压，其大小是骨组织轴向应力的12%，但比血管通道内压力高近40倍。当人们进行正常活动时，骨内静液压也是周期性变化的，振荡峰值为0~18MPa，频率为1Hz，并在“骨陷窝-骨小管”网络结构中产生0.27MPa的流体压力。

正常生理状态下骨间质内的静液压约为138kPa，但足以抑制破骨细胞在骨髓中的形成。而303kPa的压力可促进PGE2的产生，以及抑制成骨细胞中胶原的合成。当对成骨细胞施加周期性静液压（0~68kPa，1Hz）或流体剪切力（1.2Pa）时，可引起相似的ATP胞外释放和COX-2表达情况。

五、损伤

人们的正常活动所引起的骨应变是非常小的，不足以直接引起骨破坏。但如同其他材料一样，在长期的、周期性的力学载荷作用下，骨骼会发生疲劳性损伤，从而导致骨微裂的形成。在身体条件下骨内微损伤可刺激引起骨重建，即启动破骨细胞介导的骨吸收以及成骨细胞介导的骨形成过程。在此过程中，首先破骨细胞向微损伤部位进行定向移动，以除去被破坏的骨组织，随后成骨细胞会在此部位产生新骨。如果损伤累积的速度较高，则微骨裂会发展为大的裂痕，并扩展形成应力性骨折。当骨废用或过度使用时，骨细胞的凋亡会促进骨重建部位的活跃性增加，而引起骨细胞死亡的原因可能包括骨微裂对骨细胞造成的损伤或废用时骨细胞周围对流的缺乏。

在骨重建的细胞力学生物学领域，目前仍有大量未解决的问题，例如破骨前体细胞如何迁移到骨吸收区的前端，骨微缺的存在是否影响破骨单体细胞的整合等。为进一步明确骨组织细胞在不同力学刺激下对骨重建的贡献，仍需发展更为先进的细胞力学实验技术，在力学刺激水

NOTE

平的精确控制上进行更为标准化和系统化的实验方法设计，从而阐明 Wolff 定律的细胞和分子机制。

第五节　骨髓间充质干细胞的力学分析

间充质干细胞是一种来源于间充质组织、具有多向分化潜能和自我更新能力的干细胞。间充质干细胞分化与其生长的环境因素，细胞因子、力学刺激、细胞外基质等因素的作用相关。

在生理条件下，细胞所处的环境必定受到机械应力的影响，液体流动会导致细胞表面受到剪切力、静液压和拉伸应力的作用。干细胞所处的微环境中力学因素调节着间充质干细胞的生长、增殖、分化等生理活动，改变细胞的大小、形状和排列。如在周期性压力下，随着应变幅度和次数的增加，间充质干细胞的增殖能力也随之增加，即使不添加生长因子，间充质干细胞也能够向平滑肌细胞分化。

一、流体剪切力对间充质干细胞分化的影响

体内各组织中的组织液移动对细胞产生的切应力称为流体剪切力或流体剪切应力，可以由压缩、拉伸、液体流动等导致的组织变形引起组织液在细胞周围的运动而产生。在生物体内，多种细胞类型都暴露于生物流体系统（如血液、淋巴液）流动摩擦产生的剪切力中，流体剪切力可以调控间充质干细胞的成骨分化，即便是非常低程度的介质流动对细胞外基质的分泌、间充质干细胞的生长和对间充质干细胞的成骨分化也有显著的促进作用。另外，细胞在三维结构中生长较二维结构中更易受机械刺激的影响，微小的流动效应就能改变细胞微环境的三维结构和形态发生。剪切力可调节多种机械转导通路，包括钙离子通道和 AKt、MAPK 和 FAK 的活化等。

TRPV4 通道是瞬时受体电位通道家族（TRP）的成员，属非选择性阳离子通道，可被热能、机械力等多种物理刺激所激活，参与维持细胞的正常功能。流体剪切力对间充质干细胞早期成骨分化有促进作用，早期检测到成骨分化标志物 ALP 和成骨相关转录因子抗体（Osterix）表达增加，而晚期成骨标志物 OCN 无明显变化，当应用 TRPV4 阻断剂时，间充质干细胞成骨分化受到抑制，因此他们推测 TRPV4 在间充质干细胞早期成骨分化中起着重要作用。

二、流体静液压对间充质干细胞分化的影响

处于相对静止状态下的流体，由于本身的重力或其他外力的作用，在流体内部及流体与容器壁面之间存在着垂直于接触面的作用力，这种作用力称为流体静液压。流体静液压可以促进间充质干细胞更好地分化。静液压对 Wnt10b 和 Wnt4 的作用与 ERK 有关，静液压可以促进 Wnt10b 和 Wnt4 表达，另外动态液压下 p-ERK 在 1～3 天到达峰值，而静态液压效果缓慢，进一步说明动态压力对间充质干细胞早期成骨分化更有利。

三、牵张应力对间充质干细胞分化的影响

牵张力即拉力，指沿一定方向采用拉拽的方式对物体施加的作用力，如肌肉收缩就是细胞受到牵引所产生的运动。在密闭器官或培养系统内，由于静液压的存在，正常机体内细胞必定

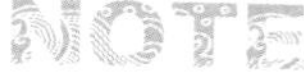

会受到牵引力的作用。

机械牵张力作为一种有效的刺激，可能对间充质干细胞向中胚层细胞和外胚层细胞分化同样有效。研究表明，牵张力对间充质干细胞向神经分化具有一定的促进作用，低振幅和频率的循环拉伸载荷能够通过调节 GTP 酶活性引起间充质干细胞向神经细胞分化，该效应在即使不添加神经诱导因子的条件下同样存在。间歇性牵张力通过 p38 - MAPK 信号通路调节间充质干细胞成骨分化。在应用间歇牵张力时，可检测到成骨标志物 ALP、COL - I 和 OCN 表达增加，p - p38MAPK、Osterix 表达也明显增加，当应用阻断剂阻断 p38 - MAPK 信号通路时，可检测到成骨标志物表达降低，由此认为机械牵张力可以促进间充质干细胞成骨分化，p38MAPK - Osterix 通路在控制骨生成相关基因表达中起重要作用。

综上所述，机械牵张力对间充质干细胞的分化具有促进作用，合理地应用机械牵张力有利于间充质干细胞的分化。

四、微重力对间充质干细胞分化的影响

微重力又称为零重力，是由太空残余大气等因素造成的，而不是由地球引力产生的。微重力环境是指在重力的作用下，系统的表观重量远小于其实际重量的环境。

微重力同样影响着间充质干细胞的分化，通过 BMP2/SMAD 和 integrin/FAK/ERK 途径的双重作用可以使 RUNX2 的表达降低，从而抑制了间充质干细胞成骨分化。同时还发现，微重力增加了丝裂原激活蛋白激酶（mitogen - activated protein kinase，MAPK）和 AKT 活性，这对间充质干细胞成脂分化具有促进作用。

力学刺激对间充质干细胞的生长、成骨、成软骨、成纤维、神经等的分化均有影响。间充质干细胞的多向分化能力使其在再生医学和组织工程中的潜在应用价值不可小觑，故而针对间充质干细胞的培养条件、定向诱导分化以及分化的因素研究也成为当前研究的热点，关于寻求合适的培养条件对于间充质干细胞的分化和应用的研究具有重要意义。力学刺激作为影响间充质干细胞的重要因素之一，有必要对其进行深化研究，充分了解力学刺激及其机制对间充质干细胞的影响，对揭示干细胞特性具有一定的科学价值，关于组织工程和再生医学的应用研究也具有一定的临床意义。

第六节　骨内细胞的力学效应

细胞要对力的作用做出响应，必须表达特异的力学传感器，感受力学信号并将它转换成生物化学信号。研究细胞力学信号的感受和响应机制，阐明力学因素如何产生生物学效应导致的细胞形态和功能变化，也正是细胞力学生物学研究的主要内容和目的。

以研究较多的骨细胞和间充质干细胞为例，细胞有许多特异的力学传感器，具有感受切应力的功能，包括离子通道、整联蛋白、受体酪氨酸激酶、初级纤毛、G 蛋白异源三聚体、血小板内皮细胞黏附分子 1 和血管内皮钙黏着蛋白等。

一、细胞骨架

NOTE

细胞骨架在血管内皮细胞对切应力的响应中具有重要作用。微管、肌动蛋白和中间纤维与

细胞的不同区域有物理连接，可将力从其受力的顶端结构域传到侧端或基底端的结构域。然而，确认细胞骨架本身就是一种流体切应力直接的力学传感器的结论尚缺少更多的证据。

对细胞骨架肌动蛋白、微管蛋白和波形蛋白进行三重染色结果表明，静息状态下，骨细胞的细胞骨架纤维呈随机定向排列；当具有明确方向的切应力持续作用于骨细胞，细胞骨架纤维经过重建变得有序，与流体切应力的方向一致，细胞的排列也与流体切应力的方向一致。

持续的切应力对细胞骨架纤维和细胞排列的影响伴随着应力纤维变厚和细胞力学刚性增加。然而，这种细胞骨架有序重建在扰动流作用中未见到。在扰动流作用下细胞骨架纤维和细胞排列均表现出与静止状态下类似的随机定向排列。

二、黏附受体

一种由 PECAM1、VE－钙黏着蛋白、受体酪氨酸激酶和血管内皮生长因子受体 2 组成的蛋白质复合物能够介导对血流的多种响应，进一步验证了力能够传导到细胞中的侧端结构。

三、离子通道

细胞膜上 2 种主要的钙离子通道是应力敏感型钙离子通道和 L 型电压依赖性钙离子通道。应力敏感型离子通道可被流体切应力直接激活，从而引起胞外钙离子内流，迅速增加胞内的钙离子浓度。细胞内钙离子浓度的峰值大小以及对切应力响应的细胞数和流体切应力的大小与刺激频率有关。L 型电压依赖性钙离子通道由流体流动造成的流动电势直接激活。

四、细胞腔面膜蛋白

位于细胞腔面的膜成分直接感受切应力介导流体响应。血流诱导细胞膜的流动性增加，但只限于细胞的上侧。流体切应力和细胞膜的流动性都能激活 G 蛋白异源三聚体。脂质双分子层上的力学敏感离子通道已得到了广泛的研究，它们也可被牵拉力控制。在流体切应力作用下膜流动性或牵张力的改变会通过离子通道激活信号通路。除此之外，细胞腔面的多糖－蛋白复合物也参与了力学信号传导。

五、初级纤毛

许多类型的细胞都具有一种顶端初级纤毛，由长几微米的微管蛋白棒构成。初级纤毛在肾上皮细胞可感受低水平的应力。骨细胞和成骨细胞也具有初级纤毛，有证据表明，骨细胞和成骨细胞通过初级纤毛感受液体流动。

骨细胞与其他细胞一样能通过各种力学感受器和信号机制对机械力做出响应。骨组织的主要细胞成分包括骨细胞、成骨细胞和破骨细胞等。骨细胞存在于骨基质内，其余细胞均位于骨组织表面。骨细胞位于骨陷窝，在骨单位内围绕哈佛管排列。骨细胞是骨组织中数量最多的细胞，它有许多突起，深入矿化基质的骨小管内，突起长约 15 mm，能穿过骨小管与相邻细胞的突起相接触。每个骨细胞与多个细胞相连，最多可达 12 个，两个相接触的突起构成缝隙连接，信号分子可以通过缝隙连接在细胞间传递。所有的骨细胞与骨内、外膜上的成骨细胞通过缝隙连接构成复杂的网状结构，局部的物理和化学信号能迅速传递到整个骨组织。

骨细胞被认为是骨组织中的主要力学感受器。骨细胞及其突起位于充满液体的骨陷窝和骨小管网络中，对组织液的静水压和流动产生的切应力极为敏感。有研究认为，骨的力学载荷导致的压力梯度引起骨质内组织液流动，其中扰动流对骨细胞产生的切应力在0.8～3Pa之间，而产生的静水压大约是血管系的40倍。正常生理的力学载荷导致人或动物活体骨的应变范围在0.04%～0.3%，但一般很少超过0.1%，这一水平的应变不能刺激骨细胞。也就是说，骨细胞不直接对骨组织的机械应变做出响应，而是对由载荷引起的骨组织内的液体流动间接做出响应。此外，在骨髓腔和骨髓间隙中的骨髓源性的骨原细胞也承受组织液流动切应力和静水压，而在间充质软组织中，如血管中潜在的骨原细胞则承受力学牵张力。

在细胞力学模型研究中，通常把细胞看成由一层膜包裹着的流变体。细胞膜厚度为4～5nm，使细胞内部与环境隔开。细胞膜是一层由带双链的类脂和蛋白质组成的脂双层膜，可随意变成各种形状，相当于二维流质。

细胞膜的受力和变形对膜的功能和结构有直接影响。此外，细胞与细胞间的连接也是相邻的细胞膜特殊生化过程形成的连接装置。在细胞内部，存在着极其复杂的蛋白质纤维的网络结构系统——细胞骨架，它包括微管、微丝和中间纤维；这一细胞骨架网络系统使得细胞具有主动变形和抵抗被动变形的能力。

细胞接受力学刺激的关键在于细胞结构的完整性，尤其是细胞骨架的张力完整性；它可实现机械力在细胞内传递分布并将力学信号最终表现在效应点上。整合素也是细胞表面的力学感受器之一，它能将外力传向细胞骨架的通道，介导细胞与细胞外基质间的黏附。细胞通过与其表面的整合素受体及时响应，以张力整合的形式将力学信号有选择地转换到细胞的不同结构部件，细胞受力刺激后，将刺激转变成相应信号传入胞内，引起一系列应答反应。此外，胞内游离钙离子的浓度调节也是力学信号传递中的关键环节。钙离子的浓度改变主要通过膜上钙通道实现，其中电压操纵性钙通道被认为能直接感应力学信号，调节钙离子将胞外的各种信号传递至细胞内，引起细胞内信号的级联反应，进而调节细胞增殖及分化。

对于细胞力学来讲，其研究的关键是细胞的力学加载方式；所以寻找合适的细胞加载方法和细胞变形及相关的生物学测量手段是细胞力学研究的首要问题。细胞力学实验是在一定条件下对细胞所处生物力学环境的模拟，按照所模拟力的来源不同，通常分为模拟体内力学环境和模拟体外力学环境两大类。模拟体内力学环境的实验方法主要有流动剪切力法、基底拉伸法、静水压法、圆周应力法；模拟体外力学环境的实验方法主要有微重力细胞培养法、离心力场法、气体加压法、声波刺激法、微光束辐照法。此外，研究单细胞力学特性的实验方法主要有微管吸吮法、原子力显微镜悬臂刺激法、磁珠扭转法和光钳法。

第七节　机械载荷对骨代谢的影响

一、骨形态发生蛋白在骨代谢过程中的作用

骨形态发生蛋白（BMP）是骨基质中的一种能诱导异位及常位成骨的活性蛋白质，由2个单体以二硫化物键结合而形成的一种二聚体分子，为一种酸性糖蛋白，具有扩散性，富含谷氨酸。除BMP－1外，均属于转化生长因子－β（TGF－β）基因超家族。一般认为，BMP是骨生长的启动因子，对BMP进行生物活性分析后，结果发现，具有活性的同二聚体和异二聚体BMP

NOTE

通过与未分化、有成骨潜能的间充质干细胞（MSC）表面受体结合，使 MSC 发生化学趋向、聚集、分化形成软骨和骨，最后形成骨髓。简单来说，BMP 的生物效应是通过其分子的抗原决定簇与细胞膜上的受体形成聚复合物，并进一步将信号传递到下游。目前已发现的 BMPs 中，BMP－2、BMP－3、BMP－4、BMP－5、BMP－6、BMP－7、BMP－9 都具有诱导骨形成的能力，但并非 BMP 家族中所有蛋白质都具有骨诱导能力。

BMP 与胚胎发育过程中骨骼的发生有时空相连性。骨质疏松患者体内潜在的 BMP 可以促进骨折愈合。在骨折修复中有表达的 BMP，包括 BMP－2、BMP－3、BMP－4 和 BMP－7，它们能引起多种细胞的增殖、分化和凋亡，参与骨组织的再生和修复。BMP 家族大部分成员在软骨内成骨区域表达。BMP 对骨代谢过程的多个阶段产生重要的影响，具有诱导 MSC 分化为软骨细胞和成骨细胞进而通过软骨内化骨和膜内化骨的方式诱导新骨生成的能力。

二、机械载荷与 BMP 对骨代谢影响的关系

有效的成骨分化高度依赖生长因子信号和机械载荷刺激。骨细胞可以对骨骼变形做出检测和应答，并且认为这些细胞可以将机械性刺激转变为特殊的化学性刺激传给成骨细胞。推测的机械性刺激转变为化学性刺激的两种途径为 G 蛋白偶联受体感受器途径，以及跨膜整合素、细胞骨架和核转录之间的直接联系。BMP 在将机械载荷转换为生物化学效应的信号通路中起着重要的调节作用。有学者研究机械牵引增强成骨细胞分化与 BMP－2 诱导的细胞因子刺激产生交互作用，静态牵引和细胞因子信号之间存在着协同作用。

BMP 是 BMPs 上的核心和启动位点，不仅能促进成骨细胞和其前体细胞的增殖、分化，还可以诱导 MSC 分化为成骨细胞。BMPs 是通过 BMP 信号途径和靶细胞基因组成的一个较完整的信号系统，从而发挥成骨诱导作用。BMP 能诱导间充质细胞向软骨转化，并能在细胞和细胞间质之间进行信号传导，包括 Smads 路径、促分裂原活化蛋白激酶信号通路。

BMP－2 可以通过下调甲状旁腺激素，促进成骨细胞的终末分化；还可直接或间接参与破骨细胞的形成、分化、成熟；可以直接刺激破骨细胞的形成，同时影响成熟破骨细胞的活化；此外，还能通过基质细胞在体刺激破骨细胞形成；同时，BMP－2 还可以诱导 OPG 的合成，间接抑制破骨细胞的分化。

BMP－2 是复杂的骨代谢过程中重要的骨形成因子，机械载荷和 BMP－2 之间存在着某种联系，能刺激成骨细胞激活。目前来看，运动和机械载荷通过上调 BMPs 上的靶基因，使成骨细胞对机械载荷敏感，从而改善骨的形态结构和力学性能。

综上所述，机械载荷可上调 BMP 的表达，从而促进骨形成，改善骨代谢。同时，有效的成骨分化高度依赖生长因子信号和机械载荷刺激，BMP 在将机械载荷转换为生物化学效应的信号通路中起着重要的调节作用。但是，骨组织内的信号通路众多，单是 MSC 向成骨细胞分化中的 TGF－β/BMPs、Wnt 和 MAPK 信号通路就起重要的作用，所以运动和 BMP 究竟具体参与骨的信号通路中哪几条、作用于哪些靶细胞基因，都需要进一步深入探究发现。

第八节 力学信号转导调控干细胞分化的作用机制

干细胞作为一种未分化的祖细胞，目前已被广泛应用于开展组织损伤修复、再生以及干细

胞特异谱系分化的研究。干细胞所处的微环境对调控干细胞的生长和分化具有重要作用，多种溶液介质、细胞外基质和信号通路等参与了干细胞命运的调控。溶液介质（如激素和生长因子）在干细胞的生长和分化中发挥重要作用，机械力及力学信号转导同样在干细胞自我更新、分化、衰老和凋亡等细胞生理过程中起到重要的作用。

细胞通过感受细胞外介质的弹性将外界的机械信号刺激转化为生物化学信号，从而通过各种信号通路完成细胞应答，该过程称为细胞力学信号转导。细胞通过黏着分子与细胞外基质黏附，黏着分子由一系列信号受体组成，并与胞质中微丝骨架相连。这些信号受体和复合物在力学刺激作用下可产生构象变化，从而触发激酶活化、磷酸化位点暴露、信号分子胞内运输和受体配体结合强度改变等一系列分子事件发生。

一、整合素活性及信号的力学调控

细胞应力感受的一个关键分子机制为整合素、黏着蛋白以及其他相关结构蛋白的形变。整合素具有机械应力转导的功能，它主要集中于整合素黏附区域，起到将机械力学信号变为化学信号的作用。α5β1－整合素是由 MyosinⅡ引起的细胞骨架应力纤维处于松弛状态和紧张状态的开关。在肌动蛋白肌丝与整合素的细胞质之间起介导作用的α－辅肌动蛋白是一个关键分子结构，其可干扰肌动蛋白应力纤维的形成，阻止信号向细胞核的传递。整合素活性和信号的机械调控方式可能是决定干细胞命运的一个关键机制之一。

二、RhoA/Rho 激酶（ROCK）信号通路的作用

RhoA 是位于细胞内的一种 GTP 酶，ROCK 是位于 RhoA 下游的效应分子，它被活化的 RhoA 激活。ROCK 可以将肌球蛋白轻链激酶和肌球蛋白磷酸酶磷酸化，抑制其活性，对保持细胞骨架张力纤维的完整性，提高肌动蛋白张力纤维的伸缩性，调控细胞的形态、黏附和运动等起着非常重要的作用。

三、力学信号超长距离转导的作用

在活细胞中短距离的力学转导及作用机制已研究得比较清楚了。力及能量可以通过机械信号的形式跨膜通过整合素、黏连蛋白结合黏着斑以及细胞骨架网络来连接细胞核、核内部支架以及环联的染色质，以促进信号转导。这种细胞内机械信号反应的速度和精度是可以通过改变细胞骨架的预应力来调节的。预应力的改变可以控制处于紧张时细胞骨架微丝的劲度，比如在细胞质中跨度较大的肌动蛋白应力纤维和中间纤维。作用于细胞核的力可能造成核内特异承重分子形态变化、折叠以及动力学改变，也可能改变染色质的高级结构，进而影响核蛋白的自组装、基因转录、DNA 复制以及 RNA 加工等。这种机械信号在活细胞的长距离转导比由扩散方式产生的生化信号转导更加快速、有效。机械信号的长距离转导同样有助于理解机械力是如何同时改变细胞质和细胞核中不同位置的多个分子活性的。这种胞内、胞外的细胞响应对调控细胞的行为、组织修复以及干细胞命运都是至关重要的。

四、生物机械力对干细胞基因表达和分化命运的影响

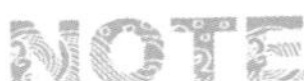

流体剪切力对胚胎干细胞和间充质干细胞分化具有重要作用。流体剪切力可促进胚胎干细

胞分化和增殖。此外，流体剪切应力还可促进胚胎期造血发生。不同的流体剪切强度和作用时间影响骨髓间充质干细胞丝裂原激活的蛋白激酶信号通路中相关基因的表达。在不同的剪切力强度和作用时间刺激下，细胞出现不同的基因表达模式，但比较不同力学强度和作用时间的各组细胞时，发现力学强度作用时间不论大小和长短，剪切力总能持续和显著地上调。

水平拉伸应力对间充质干细胞分化具有重要的影响。水平应力引起平滑肌细胞的标志分子 Calponin 1 的表达升高，软骨基质标志分子的表达却发生下降。倘若将细胞处于应力拉伸的垂直方向时，前面这种基因表达的变化则消失，表明机械应力对间充质干细胞的基因表达和细胞分化具有重要作用。

随着近年来有关机械应力对干细胞结构和功能调控研究的不断深入，细胞对应力产生适应性应变的响应和力学转导机制已逐渐为人们所认识，但在这个领域中仍有许多未知细节问题等待人们去探索，如应力大小、频率与干细胞增殖、分化、凋亡的量效关系，应力对组织修复的干细胞的生物学行为的影响以及应力作用下细胞内力学信号转导和基因表达调控的确切机制等。因此，进一步深入研究机械应力和力学转导通路与细胞的关系，探索出一条力学影响细胞生命活动的力学生物学耦合规律，将有助于了解力在某些疾病的发病机制和创伤修复过程中的作用，以及针对这些机制、过程采取新的更有效的应对策略，同样对组织工程、基因治疗、干细胞再生医学以及空间生命与航天医学的研究具有重要意义。

思考题

1. 简述骨内细胞的主要成分及其基本生理活动。
2. 骨髓间充质干细胞的力学影响因素有哪些？请简要分析。

第四章 骨的生物力学

人体共有206块骨，骨按形状可分为长骨、短骨、扁骨和不规则骨等。骨的外部形态和内部结构不论从解剖学还是生物力学的角度，都是十分复杂的，这种复杂性是由骨的功能适应性所决定的。骨的功能适应性，是指对所担负工作的适应能力。从力学观点来看，骨是理想的等强度优化结构，它不仅在一些不变的外力环境下能表现出承受负荷（力）的优越性，而且在外力条件发生变化时，能通过内部调整，以有利的新的结构形式来适应新的外部环境。

日常生活中，骨骼受到复杂力的作用，可发生一定的形态改变（外部调整）。骨的形变方向和形变量依赖于所受载荷的方向和大小、受载骨本身的几何形态及材料特性。骨受力后的反应可通过载荷－形变曲线加以定量描述，它反映了骨的外在结构特性。力作用于骨还可使骨产生复杂的内部结构改变。局部骨组织的材料特性决定着某一点的应力和应变关系，如果骨受到非常强大的力的作用，则某一点的应力和应变可超过组织能承受的极限应力或应变，这时就会发生机械断裂，从而导致骨折。

正常情况下，骨组织处于吸收和形成的平衡状态中。一些全身和/或局部因素可以导致骨形成和/或骨吸收的增加或减少。骨的生物学改变可引起骨的显微结构和组成成分的变化，从而影响骨组织的力学特性。而骨力学特性的改变也可引起骨受载后的力学反应，使骨组织抵御骨伤的能力增强或下降。一般认为，骨宏观结构的力学特性依赖于其形状和大小，同时也依赖于其材料的力学特性，而骨的材料特性又依赖于骨的成分（如孔隙率、矿化等）和结构（如骨胶原纤维排列、小梁骨或皮质骨等）。

第一节 骨的力学性质

一、骨的组织结构及功能适应性

骨的形状与结构因骨的功能不同而不同，同一根骨的不同部位，由于功能不同，它的结构和形状也不同。

（一）骨的组织结构

1. 骨组织的构成 结缔组织是由类似的特殊细胞结合到一起而构成生物体不同结构支架的组织，骨是坚强的结缔组织。在骨组织中包括细胞、骨纤维和骨基质3种成分，分别介绍如下。

骨组织中的细胞有3种，它们是骨细胞、成骨细胞和破骨细胞。这3种细胞能互相转换，互相配合，吸收旧骨质，产生新骨质。

骨细胞埋于骨基质内，是骨正常情况下的基本细胞，呈扁椭圆形，在骨组织中起新陈代谢作用以维持骨的正常生理状态，在特定条件下它可以转化成另外两种细胞。

成骨细胞呈立方形或矮柱形，具有细小突起，它排列较整齐，胞核大而圆，位于胞体一端，细胞质为碱性，它可以产生纤维和黏多糖蛋白以形成细胞间质（类骨质），从它分泌出的碱性胞浆可使钙盐（羟基磷灰石）沉淀，故而成为针状晶体排列于细胞间质中间，这些细胞间质将成骨细胞包围起来，成骨细胞逐渐变成骨细胞。尽管70%的类骨质可在几天内迅速钙化，但完全钙化需几个月的时间。

破骨细胞是多核的巨细胞，胞体直径可达30～100μm，多分布于骨组织的被吸收的表面上，细胞质为酸性，内含酸性磷酸酶，它可以溶解骨的无机盐和有机质，并把它转移或排出到其他部位，从而使该部分骨组织削弱或消失。

骨基质又称为细胞间质，它含有无机盐和有机质，无机盐又称为骨盐，其成分主要为羟基磷灰石晶体，长20～40nm，宽3～6nm，主要由钙、磷酸根和羟基结合而成［Ca_{10}（PO_4）（$OH)_2$］，其表面附有Na^+、K^+、Mg^{2+}等离子，骨磷灰石结晶的长度为50～100 A，无机盐占骨重的65%左右。有机质主要为黏多糖蛋白，组成骨中胶原纤维、羟基磷灰石晶体沿胶原纤维的长轴排列。胶原纤维因骨的类型不同而排列不同，在交织网状纤维骨中，这些纤维是缠绕在一起的，在其他类型骨中，通常整齐地排列着。羟基磷灰石与胶原纤维结合在一起，具有很高的抗压性能。

骨纤维主要由胶原纤维构成，故称为骨胶原纤维，骨纤维束呈规则的分层排列，它与骨盐紧密结合起来，形成板状结构，称为骨板或板层骨。同一层骨板内纤维大多数是相互平行的，相邻两层骨板的纤维层呈交叉方向，骨细胞夹在骨板之间。由于骨板间排列方向不同，因而使骨质有较高的强度和韧性，能合理地承受各方向压力。

2. 骨的形态　人体骨按存在部位可分为颅骨、躯干骨和四肢骨。按骨的形态可分为四类，即长骨、短骨、扁骨和不规则骨（图4－1）。

长骨呈管状，中间为骨干，两端为骨髓，远端肥大形成关节面，覆盖有关节软骨，与邻近的骨构成关节，长骨主要分布于四肢。短骨近似立方形，多位于能承受一定压力又能活动的部位，如手的腕骨与足的距骨。扁骨呈板状，它构成骨性腔的壁，对腔内器官起保护作用，如颅骨。

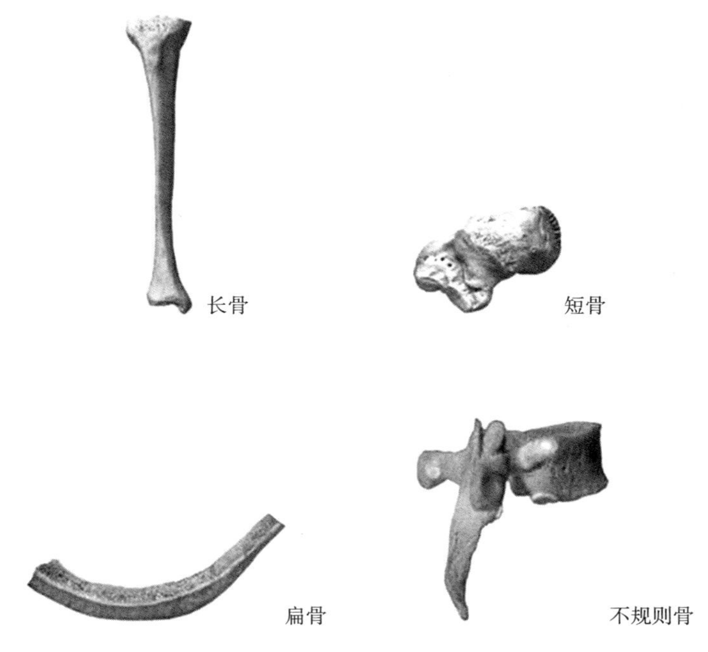

图4－1　四种形态不同的骨

骨由骨质、骨髓和骨膜构成，并有丰富的血管和神经（图 4－2）。骨质由骨密质和骨松质组成，它们的性质前已描述。骨端的关节软骨间的摩擦系数很小，一般为 0.0026，它是固体材料中最低的，故软骨表层使关节获得很高的使用效率，筋板是软骨钙化后形成的，它与软骨相接。

骨干是中空的管，它的壁由骨密质组成，在整个骨干中骨密质都较厚，到骨的两端逐渐变薄。骨髓充填于骨髓腔和骨松质内，在胎儿和幼儿时，骨髓腔内是红骨髓，是人体的重要造血器官，成年时骨髓腔内的骨髓逐步为脂肪所代替，成为黄骨髓，失去造血能力，但在骨髓里仍有造血能力的红骨髓。

骨膜是致密结缔组织，紧贴于骨的表面，骨膜含有血管与神经，起营养作用，骨膜内层有大量高度活性的成骨细胞，在人生长发育期间，可以造骨，使骨逐渐变粗，当骨受到损伤时，骨膜内层静息的成骨细胞呈现活性，而转化为骨细胞，对骨的再生与愈合起到重要作用。

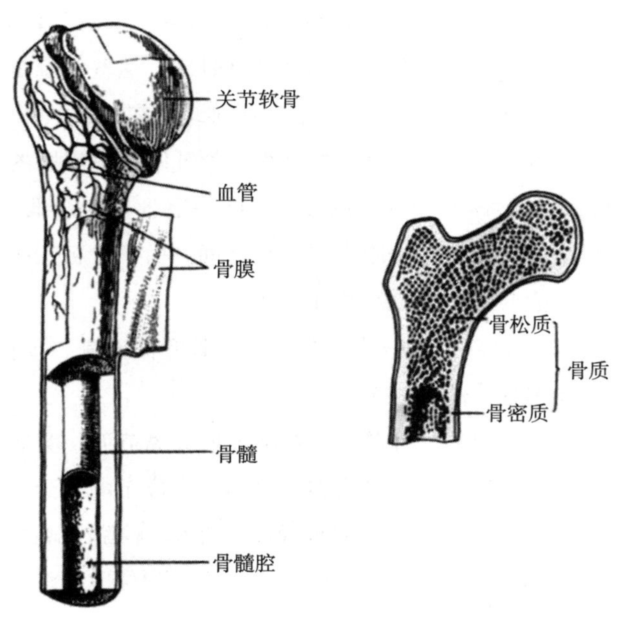

图 4－2 骨的结构图

3. 骨的微观结构 成年人骨组织几乎为板层骨，依据骨板的排列形式和空间结构可分为皮质骨与松质骨两类。皮质骨位于扁骨和不规则骨的表层与长骨的骨干上，骨质致密而坚硬，其骨板排列很规整，并且结合紧密，仅留下一些部位作为血管与神经通道。松质骨位于骨的深部，由许多骨小梁互相交错构成，骨小梁呈针状或不规则的细杆状，骨小梁沿一定的力学方向组成蜂窝网状，网孔大小不一，网孔内充满骨髓、血管和神经，这样的结构使得松质骨也能承受较大的压力，还可有巨大的表面积。

皮质骨与松质骨的板层形式和材料组成完全相同，差别是骨板的排列形式和空间结构。从生物力学来看，两种类型实质是一种材料，仅疏松度和密度有差异。前者疏松度为 5%～30%，而后者则为 30%～90%，差别是相对的。

皮质骨分为 3 部分：环状骨板、哈佛骨板和骨间板（图 4－3）。环状骨板是指环绕骨干的外和内表面排列的骨板，分别称为外环骨板和内环骨板。外环骨板由数层到十多层骨板组成，位于骨干的表层，整齐地排列着，其表面被骨膜覆盖。骨外膜中的小血管横穿外环骨板深入骨质中，穿过外环骨板的血管通道称为福尔克曼管（Volkmann's canal），内环骨板位于骨干髓腔面上，由少数几层组成。内环骨板表面衬以骨内膜，内环骨板上也有福尔克曼管穿行，管中小血管与骨髓血管相连。

位于内、外环骨板之间并呈同心圆排列的骨板层称为哈佛骨板，可有几层到十几层，并与骨长轴平行排列，在哈佛骨板中有一条纵行的小管称为哈佛管，管中有血管及神经和少量疏松结缔组织。哈佛骨板与哈佛管构成哈佛系统。因骨干中有大量的哈佛系统，故把此系统称作骨单位（osteon）。骨单位呈圆柱形，其表面都有一层黏合质，是一层骨盐较多、骨胶原纤维极少的骨基质。骨间板位于骨单位之间，是一种形状不规则的骨板，没有哈佛管与血管穿过，由残留的哈佛骨板构成。

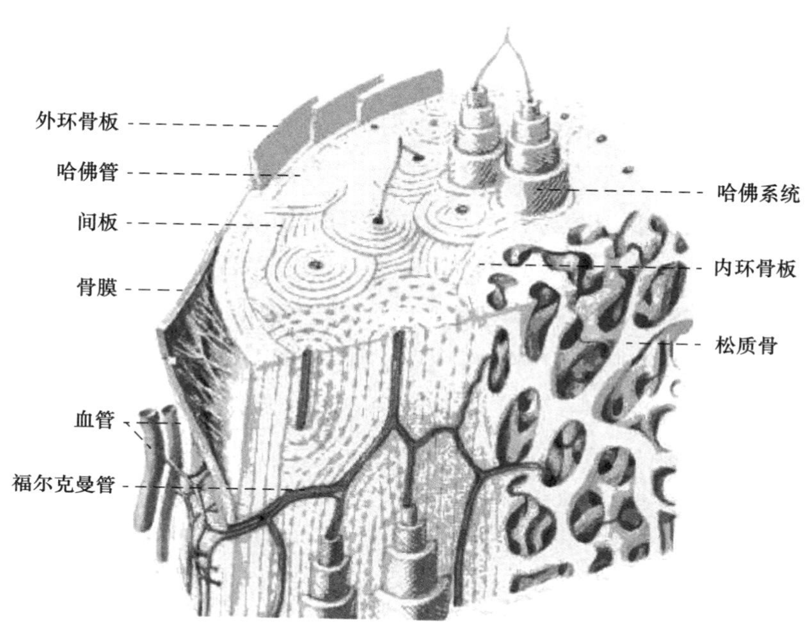

图4-3　骨的微观结构

骨组织的化学成分随个体的年龄及其部位不同而不同，此已得到证实，间质板层骨的钙含量比骨单位要大。而且，由于矿化程度各异，不同骨单位的钙含量也有很大差异。实验还证实，在迅速钙化时骨组织内非胶原蛋白的含量增加。

（二）骨材料的特性

由骨的组织结构可知骨是由羟基磷灰石和胶原纤维组成的复合材料，羟基磷灰石非常坚硬，骨的弹性模量介于羟基磷灰石与胶原之间，骨的材料力学性能比两者都好，因为柔韧的胶原纤维可以阻止硬材料的脆性断裂情况，而坚硬的硬材料又可阻止软材料的屈服情况。

骨材料的力学性质（弹性模量、剪切模量、黏弹性、破坏时的极限应力和应变等）不仅与复合材料本身性质有关，还与骨的构造方式、形态和胶原纤维如何连接等有关。

通过对骨的强度与骨的质量密度关系进行研究发现，骨强度与骨质量密度的相关系数为0.40～0.42，由此可见，想充分了解骨的强度必须考虑骨的结构即质量密度因素。即使在同一块骨的不同部分其力学性质也是有差别的，如长骨在它的管状部分强度最高。即使在骨的某一个点上，各个方向的力学性能也不相同，说明骨的力学性能是各向异性的。

各种骨的压缩强度极限和极限应变都比拉伸时大；拉伸时的弹性模量比压缩时大，这说明骨结构的非均匀性。骨的力学性质还随年龄、性别、职业、生活经历和生活方式、遗传情况、营养状况的不同而有很大的差别，如青年人比老年人骨强度高10%以上，男性比女性高1/100，运动员与体力劳动者经常用到的身体部位的骨力学性能超过一般人，即使同一个人不同部位因骨的功能不同，力学性能也不同，例如小腿部位的胫骨和手臂的桡骨是人体中强度最高的骨骼，而一般人右腿的又高于左腿的，顶骨的抗压强度比抗拉强度大得多，故顶骨保护脑部免受损伤。

（三）骨对应力的功能适应性

1. 骨的强度、刚度和稳定性 骨骼是支撑人体的支架、运动的杠杆，它具有不同的强度、刚度，以便对抗外界的暴力，同时骨面对受力还具有很好的稳定性。

强度是指骨抵抗外力破坏的能力。强度有高低之分，在一定的载荷作用下，某种材料的强度高，就是指这种材料不容易破坏。破坏通常是指断裂或产生了过大的塑性变形。保证骨骼的正常功能，首先要求具有足够的强度，能在一定载荷作用下不发生破坏。

刚度是指骨抵抗外力导致变形的能力，即在外力作用下，骨仍能保持固有形状和尺寸不发生改变的能力。当外力大于其最大刚度时，骨则发生变形。刚度有大小之分，说某个构件的刚度大，是指这个构件在载荷作用下不容易变形，即抵抗变形的能力强。构件在外力作用下，即使不出现塑性变形也总要产生弹性变形。刚度的要求是构件在载荷作用下产生的弹性变形不超过一定的范围。

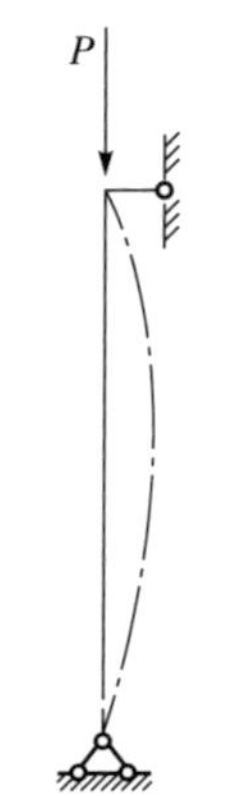

图 4－4 压杆变形

稳定性是指材料即使受到外在的干扰，也能回复到原来状态，简言之就是指材料承受载荷作用时构件在其原有形状下的平衡仍保持为稳定的平衡。有些构件在载荷作用下，可能出现不能保持它原有平衡形式的现象。例如，对于细长的受压直杆，当压力逐渐增大而达到一定数值时，压杆就会突然从原来的直线形状变成曲线形状（图 4－4），这种现象称为丧失稳定。在工程中由于某个受压杆丧失稳定而导致整个结构物破坏的事故是很多的。那么，对于骨质而言也有相应的例子，譬如当人类前屈位由高处坠落时，椎体的前柱会受到挤压而产生相应的形变甚至椎体滑脱的情况，当外力解除后这种形变往往又会回复到原有形状或残留少许变形，那么医生在诊断治疗时就要考虑到原伤（现场伤）大于影像伤的可能。

2. 骨的功能适应 达尔文的生物进化学说认为世界上万物是自然选择的结果，人类也不例外（由爬行→直立行走，由采摘野果→劳动创造生活），人类的骨骼亦成为相应条件下的最优结构（尾骨的退化可以佐证），以适应其功能需要，也就是说骨能够在外界环境发生变化时，通过内部结构调整和外部形态调整，以最有利的新结构形式来适应新的外部环境。

伽利略（1638 年）首先发现施加载荷与骨的形态间的关系，他谈到骨的形态与体重及活动有直接关系。德国医学家 Wolff 于 1892 年发表了他著名的论文《骨转化的定律》，这篇论文是他 30 多年的工作经验和体会的总结。骨转化定律可简单和直接引述为“骨的功能的每一改变，都按着数学法则，以某一定的方式来改变其内部结构和外部形态”。这就是有名的 Wolff 定律，即骨的外部形态和内部结构是反映其功能的。

骨的功能适应性是指当生物体需要增加它们完成其功能的本领时，它就增加；当需要降低它们完成其功能的本领时，它就减少。活体骨不断地进行着生长、加强和再吸收的过程，人们把这个过程总称之为骨的重建，重建的目标总是使其最优的内部结构和外部形态适应于其载荷环境的变化，重建又可分为表面重建与内部重建两种。1964 年，Frost 指出：表面重建是指在骨的外表面上骨材料的再吸收或沉积；内部重建是指通过改变骨组织的体积、密度时，骨组织内部的再吸收或加强。重建过程的尺度是月或年的量级。改变加载环境，如生活方式的变化，其重建时间的量级为若干个月，对人来说，骨受伤重建的时间较短，其量级为几周。这些重建过程的时间尺度，应与骨生长发育的时间区别开来，人的生长发育的时间尺度为几十年的量级。近年来许多学者还对 Wolff 定律做了研究，已有许多新的成果，但此类研究还在不断深化中。

用来控制活体骨的重建性能的应力不但在骨折临床处理和矫形等方面有着重要作用，对合理设计接触骨组织的内外固定器械、假肢矫形器、关节假体等也特别重要，并能减少由于器械的原因带来的诸多并发症，譬如排斥反应、器材的电解反应及松动、断裂等。

对骨的功能适应性最好的临床病例就是偏瘫的患者，在偏瘫之前其双侧下肢的骨骼内部结构基本上是相同的，但经过数月或数年的经历，其偏瘫一侧的骨骼无论是从强度、刚度还是稳定性方面都弱于健侧，因此偏瘫的患者一旦摔倒往往是瘫痪一侧的肢体骨折。这就是由于偏瘫一侧的肢体活动减少，所接受的应力信息减少导致的。

二、骨的基本力学性质

骨是具有生物活性的器官，作为生物材料的骨，需从基本力学性质去了解。所谓材料的力学性质是指材料在外力作用下，在强度和变形方面表现出来的各种性能。

（一）拉压力学性质

常温、静载下的拉伸试验是最基本的，也是最重要的一个试验。由拉伸试验可以获得材料许多重要力学性质。

因工程中及医疗器械中广泛使用的低碳钢和铸铁的力学性质比较经典，故而对这两种先加以介绍，以从对比中了解骨的力学性质。

1. 低碳钢拉伸　由于材料的某些性质与试件的尺寸及形状有关，为了使不同材料的试验结果能互相比较，必须将试验材料做成标准试件。试验时，将试件两端装入试验机卡头内，开动试验机使拉力 P 由零缓慢增加，同时，试件逐渐伸长，标距段的伸长 ΔL 由变形仪量得。将直至拉断前拉伸过程中的载荷 P 和对应的伸长 ΔL 记录下来，以 ΔL 为横坐标，以 P 为纵坐标画 $P-\Delta L$ 曲线（图 4－5①）。这种曲线叫拉伸图，它描写了从开始加载至破坏为止，试样承受的载荷和变形发展的全过程。

拉伸图中 P 与 ΔL 的对应关系与试件尺寸有关。例如，如果标距 L 加大，由同一载荷引起的伸长 ΔL 也要变大。为消除试件尺寸的影响，反映材料本身的性质。用应力 $\sigma=\dfrac{P}{A}$作为纵坐标，用应变 $\varepsilon=\dfrac{\Delta L}{L}$作为横坐标，由拉伸图改画出应力－应变图（图 4－5②）。

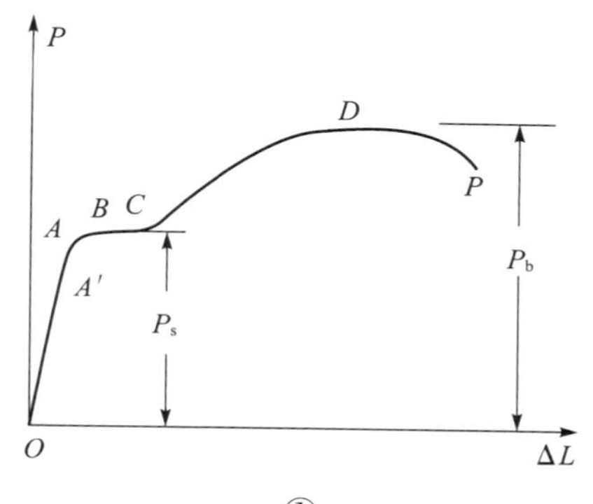

①

NOTE

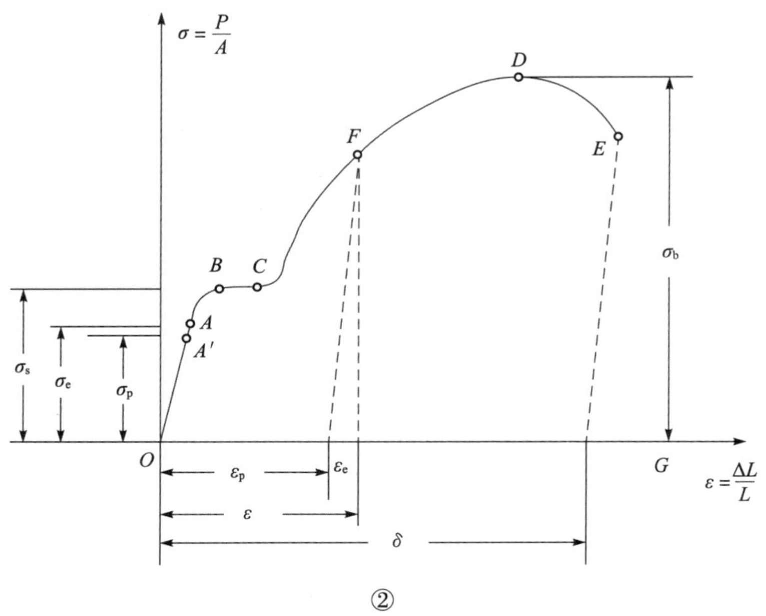

①为 $P-\Delta L$ 曲线；②为应力－应变图

图 4－5　低碳钢拉伸图

从拉伸图可知，整个拉伸过程可分为四个阶段，每一阶段材料表现出不同的性质，分别讨论如下。

（1）弹性阶段 OA：这阶段的应变值始终很小，并且若将载荷卸去，变形立即全部恢复。斜直线 OA'表示应力与应变成正比变化，即在这一直线段内材料服从胡克定律。直线最高点 A'的应力 σ_p称为比例极限。当应力不超过比例极限 σ_p时材料服从胡克定律。低碳钢的比例极限在 200MPa（2000kg/cm^2）左右。

当试件应力小于 A 点应力时，只产生弹性变形。若超过 A 点，则试件除弹性变形外还产生塑性变形，即超过 A 点后如将载荷撤掉，弹性变形部分完全恢复，而另外遗留下来的变形不能恢复，是为塑性变形。A 点的应力 σ_e是材料只产生弹性变形的最大应力，称为弹性极限。弹性极限与比例极限虽意义不同，但数值极接近，通常不进行区分。在工程中常认为，在弹性范围内材料服从胡克定律。

又由应力－应变曲线可知，在比例极限范围内，OA'直线的斜率是一个常数，它就是材料的弹性模量，代表材料的刚度。

（2）屈服阶段 BC：在应力超过弹性极限 σ_e以后，$\sigma-\varepsilon$ 曲线逐渐变弯，到达 B 点后，图形上出现一条水平线 BC，即应力几乎不增加而应变却大量增加。材料好像暂时失去了对变形的抵抗能力，这种现象称为屈服。BC 阶段称为屈服阶段。屈服阶段的变形大部分为不可恢复的塑性变形。屈服阶段对应的应力值称为屈服极限，以 σ_s表示。实际上在整个屈服阶段，试件承受的载荷有不大的波动。其最低值比较稳定，它代表材料抵抗屈服的能力，故取载荷波动的最低值 P_s，用试件原截面面积 A 去除，得屈服极限 $\sigma_s=P_s/A$，低碳钢的屈服极限 σ_s在 240MPa（2400kg/cm^2）左右。若试件表面比较光滑，屈服时可在表面看到与轴线约成45°的一系列迹线，这些迹线称为滑移线。金属材料塑性变形的产生是金属晶体滑移的结果。

（3）强化阶段 CD：在试件内所有晶粒都发生了滑移之后，沿晶粒错动面产生了新的阻力，屈服现象终止。要使试件继续变形，必须增加外力，这种现象称为材料强化。由屈服终止到 D 点称为材料强化阶段。曲线的 CD 段向右上方倾斜。强化阶段的变形绝大部分也是塑性变形，同时整个试件的横向截面尺寸明显缩小。

D 点是 $\sigma-\varepsilon$ 图上的最高点，在这点试件承受的载荷 P_b 最大。以试件的原面积 A 去除载荷 P_b 得到的这个应力值称为强度极限，用 σ_b 表示。低碳钢的强度极限 σ_b 在 400MPa（4000kg/cm^2）左右。

（4）颈缩阶段 DE　D 点过后，试件局部显著变细，出现颈缩现象。由于“颈缩”，试件截面尺寸显著缩小，因此使试件继续变形所需的载荷反而减小，到达 E 点试件断裂。

上述每一阶段都是由量变到质变的过程。四个阶段的质变点就是比例极限 σ_p、屈服极限 σ_s 和强度极限 σ_b。σ_p 表示材料处于弹性状态的范围，σ_s 表示材料进入塑性变形，σ_b 表示材料最大的抵抗能力。故 σ_s、σ_b 是衡量材料强度的重要指标。

此外，试件断裂后，变形中的弹性部分因回复而消失，但塑性变形部分则保留下来。工程上用试件拉断后遗留下来的变形来表示材料的塑性性能。

常用的塑性指标有两个：一是延伸率，用 δ 表示，$\delta=\frac{L_1-L}{L}\times100\%$。

式中 L 是标距原长，L_1 是拉断后的标距长度（图 4－6）。

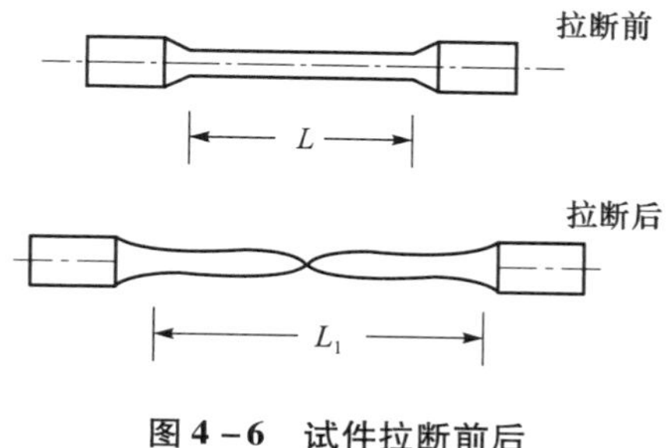

图 4－6　试件拉断前后

另一个塑性指标为截面收缩率，以 ψ 表示，$\psi=\psi=\frac{A-A_1}{A}\times100\%$。

式中 A 是试验前试件横截面面积，A_1 是拉断后断口处横截面面积。

δ 和 ψ 都表示材料直到拉断时其塑性变形所能达到的程度。δ、ψ 越大，说明材料的塑性越好。低碳钢的 $\delta_{10}=(20\sim30)\%$（标准试件 $L/d=10$），$\psi\approx(60\sim70)\%$。一般 $\delta_{10}>5\%$ 的材料为塑性材料，$\delta_{10}<5\%$ 的材料为脆性材料。

2. 其他材料的拉伸　不同材料的拉伸所显示的力学性质有很大差异。例如，图 4－7 中的三种材料，延伸率都比较大，故它们都是塑性材料。但硬铝和合金钢都没有明显的屈服阶段。

对于没有明显屈服阶段的塑性材料，常用人为规定的名义屈服极限 $\sigma_{0.2}$ 来说明材料的强度。名义屈服极限 $\sigma_{0.2}$ 是卸去载荷后可得到残余应变为 0.2% 的应力值。

如图 4－8 所示铸铁拉伸的特点是在很小的应力下已不是直线，无屈服现象和颈缩现象，在没有明显的塑性变形下就断裂，并且断口齐平，只能测得拉伸时的强度极限作为强度指标。不同牌号的灰铸铁的强度极限 σ 在 100～400MPa 之间。

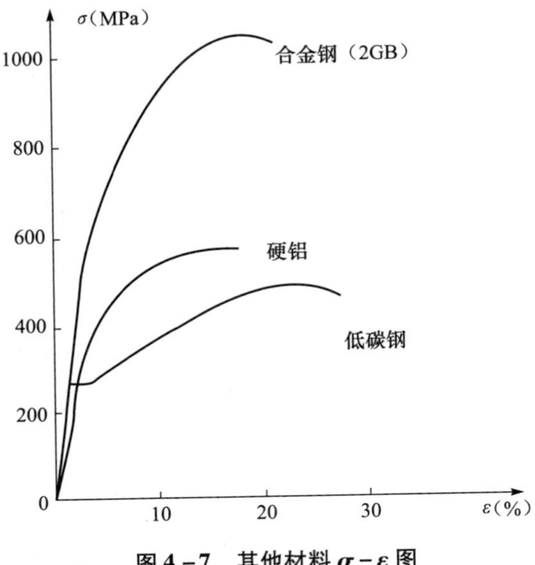

图 4-7 其他材料 $\sigma-\varepsilon$ 图

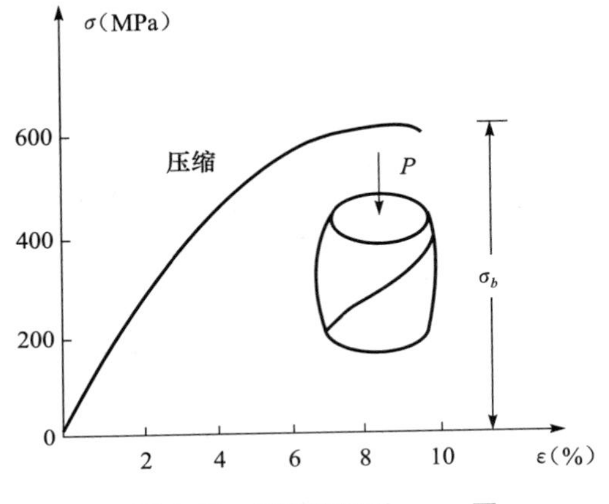

图 4-8 铸铁压缩时 $\sigma-\varepsilon$ 图

3. 压缩试验 压缩试验的试件，常做成圆柱形状，其高度是直径的 1.5~3 倍；或做成立方体，即体高与边长比取 3。图 4-9 是低碳钢压缩与拉伸时的 $\sigma-\varepsilon$ 图。

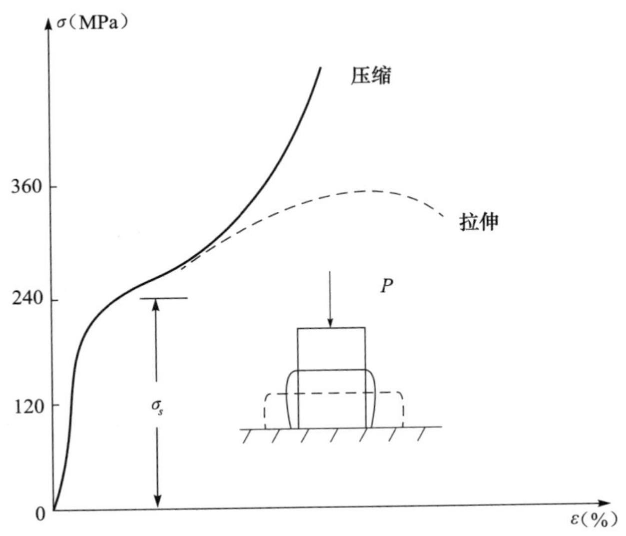

图 4-9 低碳钢压缩与拉伸时的 $\sigma-\varepsilon$ 图

试验表明：这类材料压缩时的屈服极限 σ_s 与拉伸时的相同。在屈服阶段以前，拉伸与压缩时的 $\sigma-\varepsilon$ 曲线是重合的，故可认为低碳钢是拉、压等强度的材料。低碳钢受压时，过屈服以后，越压越扁，横截面面积逐渐增大，因此试件不可能压断，故得不到材料压缩时的强度极限。一般塑性材料均具有上述特点。

脆性材料在压缩时的力学性质与拉伸时有较大差别。图 4－8 是铸铁压缩时 $\sigma-\varepsilon$ 图，图形与拉伸时相似，但压缩时的延伸率 δ 要比拉伸时的大，压缩时的强度极限 σ_b 为拉伸的 4～5 倍。一般脆性材料的抗压能力显著高于抗拉能力。铸铁压缩时断口与轴线约成45°角，而不像拉伸时沿横截面断开。

4. 变形能　变形固体处于弹性阶段时，可看成弹性体。弹性体在外力作用下产生变形时，其内部将储存能量。外力撤除时，变形消失，能量也同时释放出来。伴随弹性变形而储存的能量，称为变形能。夹板就具有这种性能，夹板外固定后患肢进行主动功能锻炼时这种变形能就可体现出来。

（二）剪切力学性质

骨试件的剪力试验是在特制的剪切器上进行的（图 4－10）。将长方形试件置于两块带有长孔的金属板之间，通过套管内的金属杆给剪切器刃口加压 P，使骨试件沿两个剪切面产生剪切变形 ΔS，直至剪断。用这种直接剪切方法得到密质骨试件的剪应力与剪变形的曲线如图 4－11 所示。

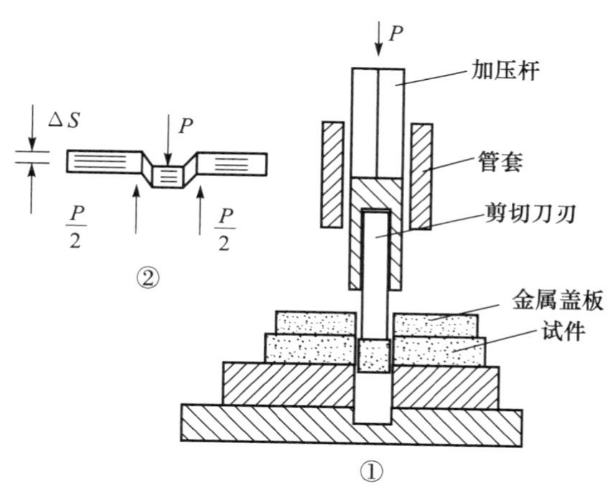

图 4－10　剪切器

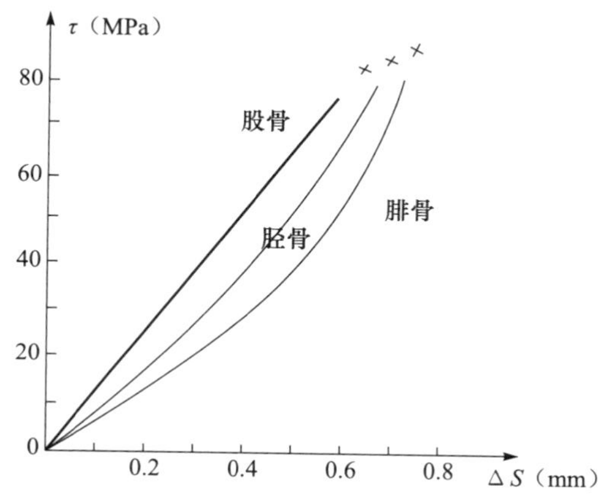

图 4－11　密质骨 $\tau-\Delta S$ 曲线

Yamada 在 1970 年测出新鲜人密质骨沿垂直于骨长轴方向的剪切性质。以股骨剪切强度最大，之后依次为尺骨、胫骨、腓骨、肱骨、桡骨。股骨剪切极限变形最小，临床上常见的胫骨平台骨折就是剪切力作用的结果。

（三）扭转力学性质

扭转试验选取圆柱形试件，在扭转试验机上记录扭矩 Mn，同时记录所转角 φ，一直到试件破坏，得到一条 $Mn-\varphi$ 曲线。通过计算可得到扭转时剪切弹性模量和剪切强度极限。

Evans 试验了 415 根成人防腐股骨密质骨试件，工作长度 $L=0.8$mm，直径为 2.3mm，测得扭转剪切强度极限均值为 45MPa，剪切弹性模量为 6GPa。图 4－12 展示出了典型的 $Mn-\varphi$ 曲线，骨试件扭转所吸收的能量等于 $Mn-\varphi$ 曲线下的面积。

临床上常见的胫骨螺旋形骨折就是由扭转外力造成的（图 4－13）。

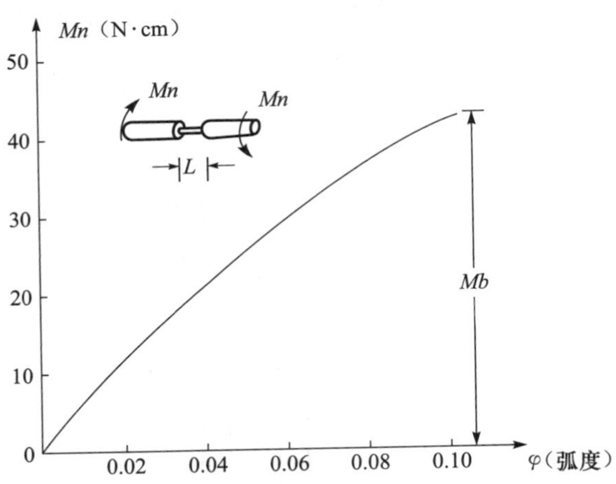

图 4－12　股骨试件扭转 $Mn-\varphi$ 曲线

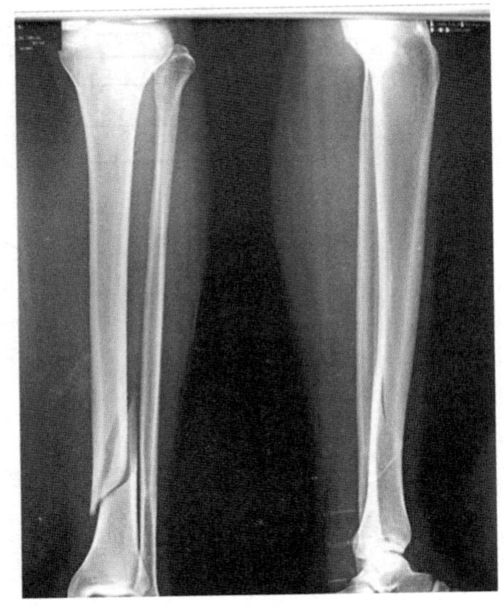

图 4－13　胫骨螺旋形骨折

（四）弯曲力学性质

骨的弯曲试验，要比单纯的拉压及剪切试验困难得多。因为弯曲时的应力是拉应力、压应力和剪应力的组合，且非均匀分布。

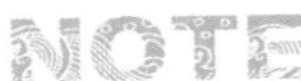

骨的弯曲试验通常有两种形式：整骨和试件。加载方式为四点弯曲（纯弯曲）或三点弯曲（剪切弯曲）。

长骨的整骨弯曲试验（三点弯曲）中，骨两端用骨水泥包埋使支撑面平整，以减少扭转效应（图4－14）。在计算弯曲强度中将骨简化为等厚的空心椭圆截面的直杆。由于长骨不直，横截面形状不规则不等厚，且整骨由密质骨、松质骨、血液、骨髓等物质组成，故用此整骨弯曲试验可反映整体的力学性质。而利用骨的标准试件作弯曲试验，可较好地避开这些复杂情况。临床上常见的肋骨骨折就是由于弯曲外力造成的。

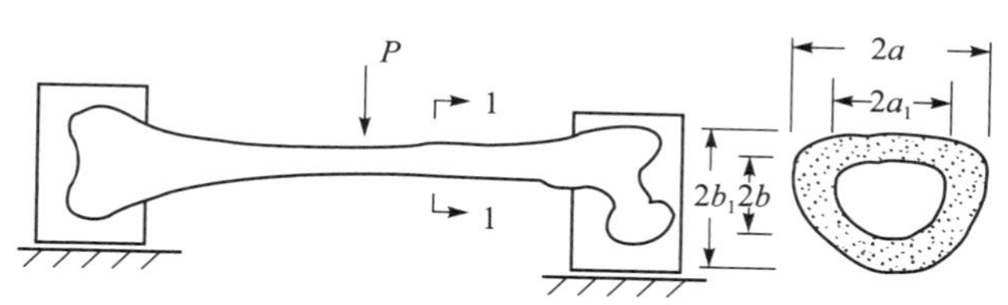

图4－14　整骨的三点弯曲

第二节　骨的生物力学特征

一、骨的黏弹性

凡兼有弹性和黏性的性质，在外力作用下，物体产生的变形对时间有依赖关系者为黏弹性物体。所有生物材料都有黏弹性表现，骨和软骨都是黏弹性物体。

Sedlin（1965）首先设计用定性的流变模型来观察骨组织的弹性和黏弹性以及塑性的力学性质，它是由阻力器、摩擦体及两个弹簧组成的。当低应变率时，两个弹簧起作用，带动整个系统运动，从而使弹性模量值变化数值变得较小，这是因为受到阻力器与摩擦体的共同作用运动的结果。当高应变率时，只有阻力器在起作用，表现为弹簧工作，因而使弹性模量增大。从这个模型可知弹性模量是随应变率值而改变的。

Carter 和 Hayes（1977）发现骨松质的压缩弹性模量略与应变率有依赖关系。他们报道此模量等于应变率的0.06次方。Currey 研究干骨和湿骨标本的悬臂梁，在长时载荷下所产生的变形与复原，Burstein、Frankel、Sarmarco 等观察全骨在不同应变率下对扭转载荷的反应。Lakos、Katz 和 Sternsein（1979）报道人及牛的骨密质的扭转实验，测出频率在 $2\times10^{-3}\sim100$Hz 的动态模量及 $1\sim10^{5}$s 的松弛模量。

依头盖骨的张应变试验结果得出弹性模量 E 和应变率 δ 的关系，其函数式为：

$$E = (2.32 + 0.28\log\delta) \qquad (4-1)$$

从骨的黏弹性可知，骨具有固相和液相，骨中无机盐等矿物质产生位移较小，但胶原纤维等有机成分组织中，则充满液体，因而可承担较大变形，并能传递流体的压力，所以使骨具有较大的黏性与弹性。这就是骨具有黏弹性的原因。

二、骨的压电效应

早在1812年纽约一家医院第一个用电刺激治疗骨折不愈合获得成功。Mott（1820）用电刺激治疗胫骨不愈合成功，以后 Lente（1850）、Elgland（1852）、Duchen（1855）、Boto（1860）先后报道过电刺激治疗骨折不愈合的病例，但以后 100 多年来进展不大。Yasuda 和 Fukada（1953）对骨的生物电效应进行了研究，提出骨的压电效应理论，此后电刺激成骨及骨电学特性研究又开始活跃。Friedenberg 和 Brighton（1966）提出骨的恒直流电位理论，并用恒直流电治疗 1 例内踝骨不愈合病例，Besett（1977）首先用电磁波治疗 1 例先天性假关节获得成功，它还于 1974 年用全植入式电刺激治疗脊柱融合。

（一）骨的压电效应

由于整骨的几何形状不规则，使其压电效应与载荷之间关系复杂，故研究者均用较简单形状的骨块进行工作。Yasuda（1953）报道长骨被弯曲时，它能产生电压，在凸侧即张力区产生正电位，在凹侧即压力区产生负电位（图 4－15）。Fukada 和 Yasuda（1957）测出在剪切情况下的压电效应。如图 4－16 所示，把干燥的人或牛的股骨，施加不同方向的压力，观察骨产生的电位变化。把直角坐标轴设于骨上，z 轴为骨轴，即胶原纤维走向方向，x 轴为径向方向，y 轴为切向方向。当压力 P 与骨轴呈 45°角时，压电效应最大。又把剪切应力 τ 施加到骨组织时，其极化电荷出现在垂直于力的平面上。

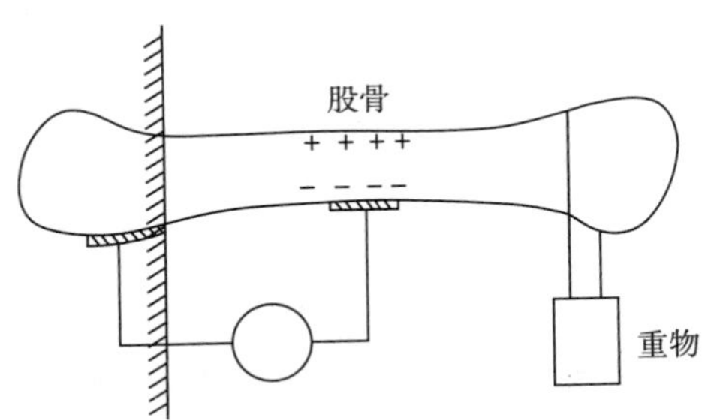

图 4－15　骨弯曲的压电性

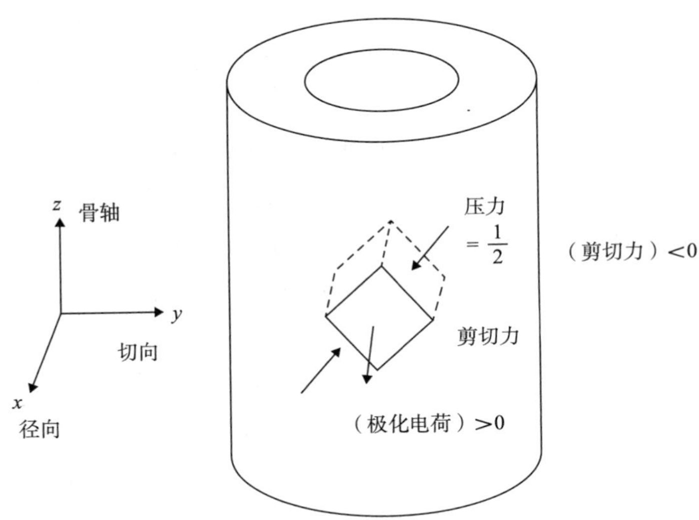

图 4－16　骨的剪切压电性

极化电荷量与应力之比称为压电常数，以 d 示之。Q_x 是沿 x 轴的极化电荷电量，τ_{yz} 为剪切应力，当压力 P 与骨轴呈 45°角时，$P=\frac{1}{2}\tau_{yz}$，取 $d_{14}=Q_x/\tau_{yz}$，从图 4－17 表示极化电荷量与应力的直线关系，从直线上可知 d_{14} 是直线的斜率，其值为 $d_{14}=Q_x/\tau_{yz}=0.2\times10^{-6}$ C/N。这样骨组织或肌腱上施加压力后，得到极化电荷的现象就是压电效应。C 代表库伦。

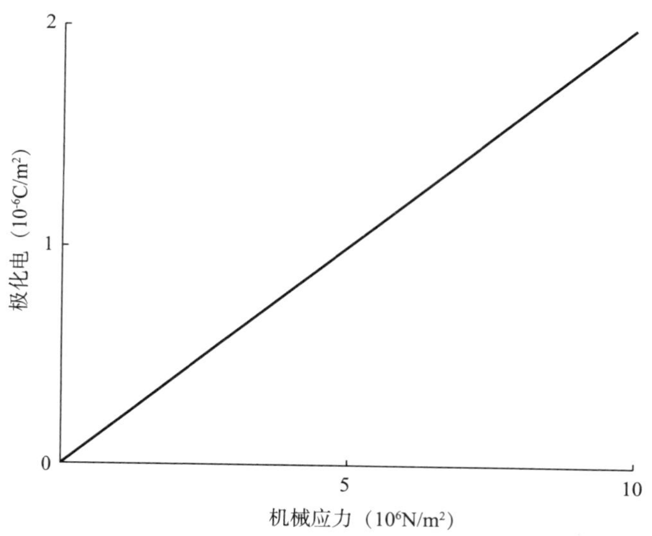

图 4-17　压电效应的 $Q_x-\tau_{yz}$ 直线

在压电骨组织上还观察到逆压电效应，即当骨上施加电场 E 时，骨上产生应力或应变。如在 x 轴上加电场 E_x 与 yz 平面上剪切应力之间，则存在如图 4-18 所示的线性关系。图 4-18 中直线的斜率称为压电应力常数 e_{14}，它是机械应力与所加电场的比值。$e_{14}=\tau_{yz}/E_x=2\times10^{-3}$（单位为mN/V 或 C·$m^2$）。两个常数 d_{14} 与 e_{14} 之间可用弹性系数 K 联系起来，即 $e_{14}=K\,d_{14}$，$K=1\times10^{10}$ N/m^2。

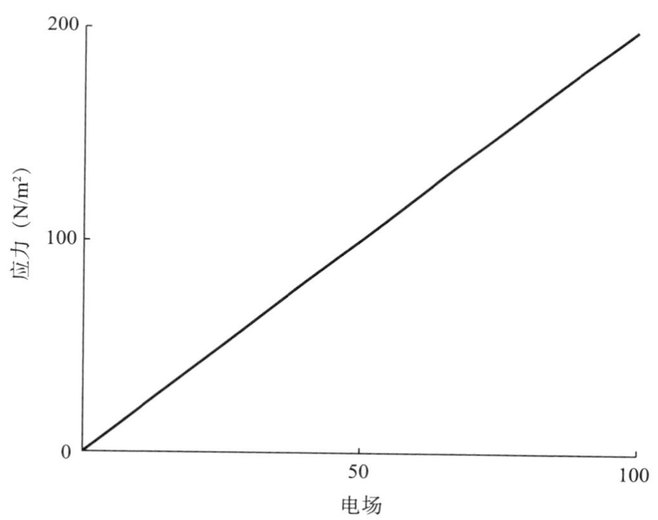

图 4-18　逆压电效应 $\tau_{yz}-E_x$ 的直线

（二）压电效应产生机制

1. 压电性机制　Yasuda 和 Fukada 认为压电晶体施加机械应力，会引起极化，即在单位体积内形成电偶极矩，其压力和应力成正比，而产生正负电荷的分离，例如石英等晶体受到压缩或拉伸时会使晶体变形，使正负电荷的重心分离，分子上形成偶极矩，使晶体表面发生电荷重新分配，而产生了电位变化，这就是正压电效应。反过来，施电压于压电晶体某些表面，会使该晶体变形产生应变，这就是逆压电效应。自然界中 32 类晶体中有 20 类显示了压电效应，并均有结构各向异性和中心不对称的特点。

对于骨组织，骨中胶原纤维是以氢键或交叉偶联形式存在的，并且排列呈非对称形式，当受到压拉应力后，使胶原纤维发生位移而带电，产生了压电效应。

2. 半导体机制 Becker 认为骨组织由胶原纤维和羟基磷灰石组成。胶原纤维是带负电的 N 型半导体，磷灰石是带正电的 P 型半导体。他们形成 PN 结，此 PN 结对应力非常敏感，当骨组织受力后就会有电位产生出现压电效应。

这两种机制理论均系假说，有其不足之处，现在有集中于骨受载荷时胶原分子电荷位移的理论，特别倾向于骨的电行为是骨中压电性分子的单独或集合作用的结果。

（三）影响因素

1. 外力的方向 当压力或拉力施于骨轴方向或垂直于骨轴时，极化电荷在骨轴方向上显示出来，如图 4－19 所示。人们发现在 z 方向上即压力与骨轴方向一致的方向，近端是负电荷，远端是正电荷。这时压电常数 d_{33} 是轴向极化电荷量与轴向压应力之比。它是 d_{14} 值的 1/50，干燥腱 d_{33} 比骨的 d_{33} 大一个数量级。

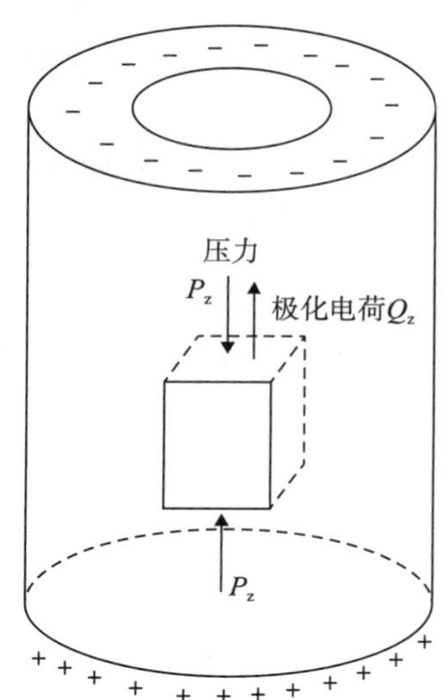

图 4－19 压缩时的压电效应

McElhancy 观察到电位在骨内的空间分布情况，在完整股骨受轴向压载荷后，他测量了约 2000 个点的电位分布。在这个电位分布图上，明显地标出局部电荷极性序列和围绕横断面周径上电位的大小并不是连续的。然而如活体实验所报道的一样，负极性电荷在压缩区，正极性电荷在张力区。McElhancy 的工作是二维的电荷分布，关于三维的电荷分布迄今还没有报道过。由于组织中含有水分，因而漏电增大，这样使压电效应的持续时间很短。

2. 温度 骨中还观察到热电效应，即试件加热产生热膨胀，从而引起弹性变形，产生压电效应，出现极化电荷。所以热电效应是压电效应的次级效应。

压电常数还和温度有关。如图 4－20 当试件足够干燥，温度低于 70℃时，压电常数几乎是恒量，约为 0.3×10^{-6}C/N。当把湿气引入骨中，温度低于－150℃时，压电常数增加，随着温度的增加，d_{14}逐渐减小，这是由于温度增加，骨内水溶解，水屏蔽了压电效应产生的极化电荷。

NOTE

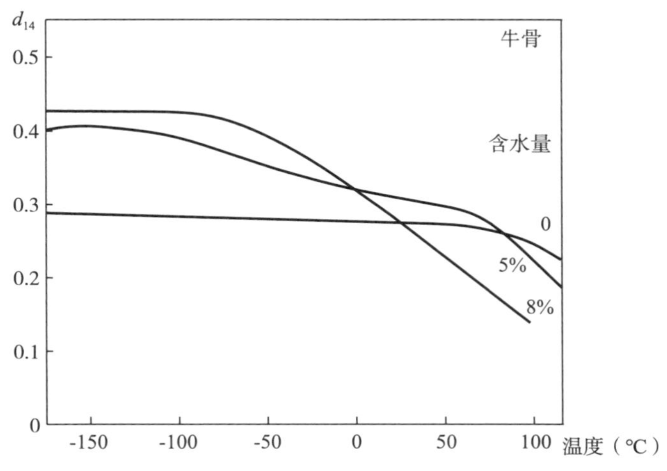

图 4－20　d_{14} 常数对温度的依赖性

三、骨力学性能的影响因素

骨是有生命的器官，它具有优化的结构形式及力学性质以适应受力的要求。骨的力学性质明显受到骨的种类（密质骨、松质骨）、干湿程度、疾病、种属、性别、年龄等影响，甚至同一根骨不同部位的力学性质也不尽相同。

骨作为完整结构要确定其强度和刚度，可由载荷变形曲线来显示。从载荷变形曲线可确定骨在破坏前所能承受的载荷、能承受的变形以及所能吸收的能量。结构的刚度可由弹性阶段曲线的斜率来表示。为此将骨组织的标准试件置于试验机的夹具中加载至破坏，获得骨的应力、应变值画出应力－应变曲线来。由图 4－21 可见，当应变小于 0.5% 时，具有线弹性特性。精确试验表明骨骼 $\sigma-\varepsilon$ 曲线的弹性部分不是直线，但曲度很小，表明骨骼不是线弹性材料。骨骼存在一个屈服点 A，超过此点骨将发生一定的永久变形。此 A 点对应的应力称为屈服应力（屈服极限），对应的应变称为屈服应变。断裂点 B 对应的应力称为强度极限，对应的应变称为极限应变（或延伸率、压缩率）。由图 4－21 示出，肱骨拉伸强度极限 σ_b 约为 117MPa，极限应变 ε_b 约为 1.5%。由此可见骨骼属脆性材料。

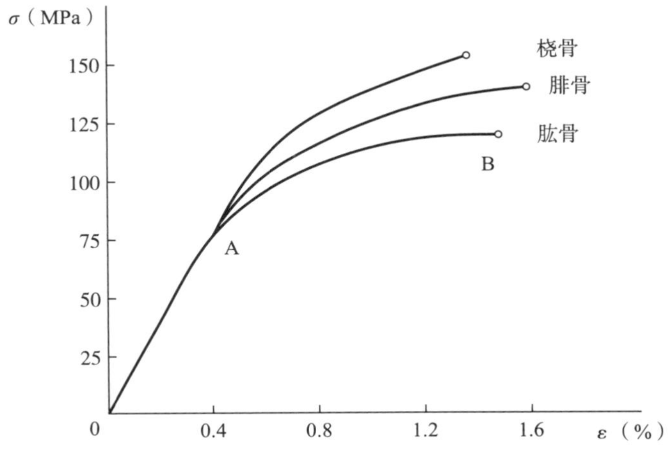

图 4－21　成人湿润密质骨试件拉伸 $\sigma-\varepsilon$ 图

（一）年龄和性别

1. 年龄的影响 Lindahl 与 Lindgren（1967）给出男女股骨、肱骨拉伸强度极限和延伸率随年龄的变化如图 4－22 和图 4－23 所示。图中可见，除女性 15～19 岁年龄组外，两种性别的骨骼平均拉伸强度极限随年龄显著减少（约 10%），延伸率也显著减少（约 35%）。

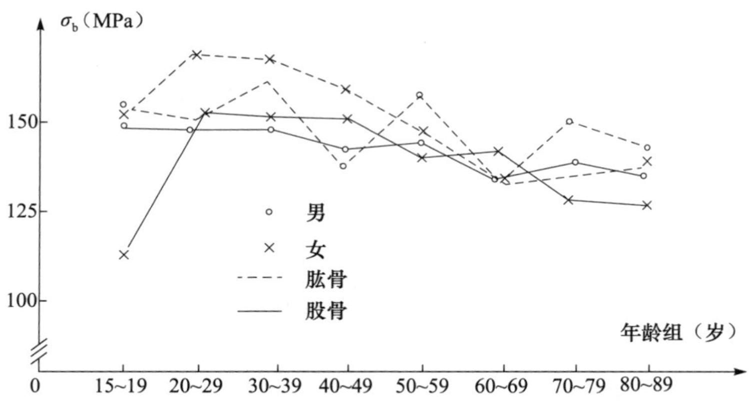

图 4－22 骨强度极限随年龄的变化

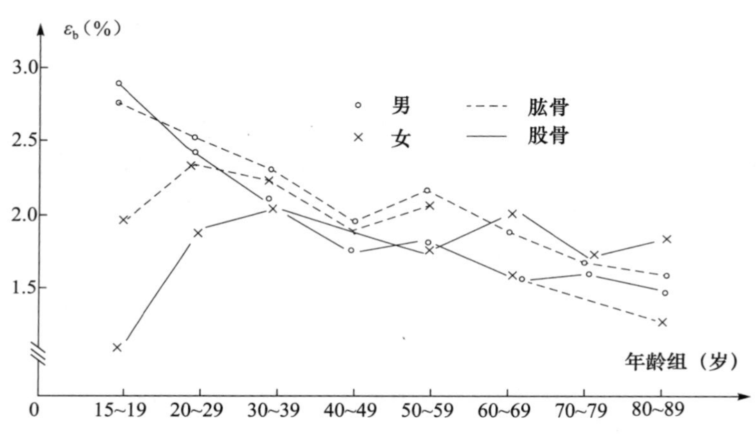

图 4－23 骨延伸率随年龄的变化

2. 性别的影响 尽管从 Lindahl 和 Lindgren（1967）测量的数据认为，比例极限、弹性模量、抗拉和抗压强度极限，在性别上无显著差异。但是从骨质疏松的发病率来看，女性在绝经后出现骨质疏松症明显高于男性，因此，女性在 50 岁以上骨质的强度普遍会比男性更弱，更容易发生脆性骨折。

（二）疾病

健康的骨骼能够承受一定的载荷而不产生变形或断裂，而对于某些骨骼疾病和某些内科疾病，药物也会造成骨质量降低，从而影响骨的刚度、强度、稳定性，导致骨骼的力学性能大大降低，造成骨质稍遇外力即引起骨质破坏。

1. 骨质疏松症 骨质疏松症从病因学上可简单地分为原发性、继发性、特发性骨质疏松症 3 大类。原发性骨质疏松是随着年龄增长必然发生的一种生理退行性病变，可分为绝经后骨质疏松症（Ⅰ型）和老年性骨质疏松症（Ⅱ型）。继发性骨质疏松症是由于疾病或药物等原因所致的骨量减少、骨微结构破坏、骨脆性增加和易于骨折的代谢性骨病。引起继发性骨质疏松症的病因很多，临床上以内分泌代谢疾病、结缔组织疾病、肾脏疾病、消化道疾病和药物所致者多见（图 4－24）。

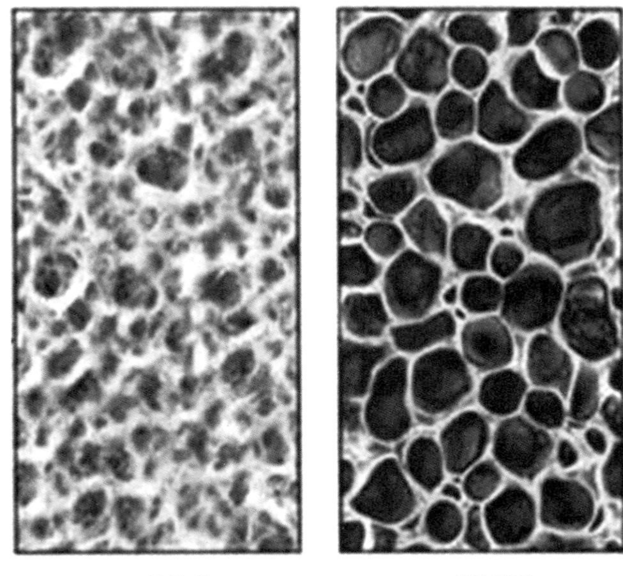

正常骨质　　疏松骨质

图 4－24　骨质疏松示意图

另外绝经过早（40 岁以前）、卵巢切除术后、日光照射减少、有骨质疏松的阳性家族史、低体重等人群其骨质量也会下降。同时有不良生活习好的人也会造成骨质量下降，包括吸烟、过度饮酒、饮过多咖啡及浓茶等。

应用某些药物也会给骨质带来不良反应，如皮质激素、甲状腺素、抗惊厥药、化疗药、肝素等。

2. 成骨不全症　又称成骨不全、脆骨病、先天性发育不全、瓷娃娃、原发性骨脆症、骨膜发育不良等。其主要是由于骨基质胶原纤维的不足使其骨质明显变脆，容易出现骨折。

3. 佝偻病　即维生素 D 缺乏性佝偻病，因婴幼儿、儿童、青少年体内维生素 D 不足引起钙、磷代谢紊乱，导致骨的钙化障碍，骨骼变软，容易出现变形，常见“O”形腿、“X”形腿。

4. 其他骨病　如骨肿瘤或骨的瘤样病损、骨髓炎、骨结核等均使骨的强度发生变化，少数硬化型的骨肿瘤或骨硬化病等虽使骨的强度增强，但其脆性增加，其余大部分均使骨质强度变弱，均容易发生骨折。

（三）骨的各向异性及解剖部位差异

骨骼为各向异性材料，载荷方向不同则其力学性质不同，局部解剖部位不同其力学性质也存在差异。

1. 骨的各向异性的影响　密质骨与松质骨均为各向异性。由于骨骼结构在横向和纵向上是不同的，故骨骼强度随载荷的方向而异。在最常见的载荷方向上，骨骼的强度和刚度最大。如图 4－25 所示，从人股骨密质骨中沿 4 个不同方向取出试件，做拉伸试验得到拉伸强度、刚度和延伸率的变化，可看出沿骨轴线方向加载时这 3 个参数值最高。

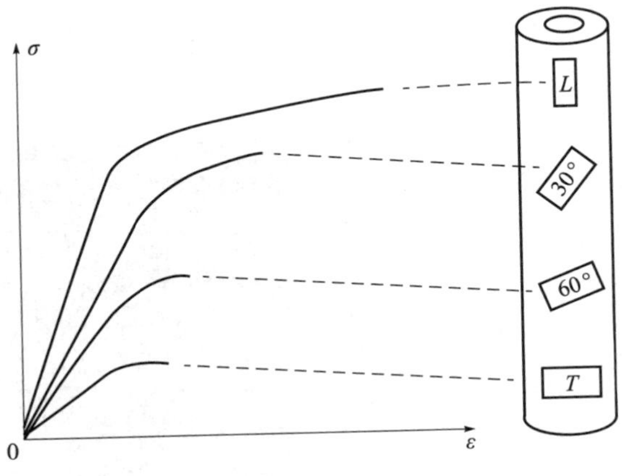

图 4－25 密质骨的方向性

Evans（1964）对经防腐处理的人股骨和胫骨的密质骨沿纵向、切向和径向取出试件，得到拉伸强度极限：股骨纵向为 85.0MPa，切向为 16.4 MPa，径向为 16.2 MPa；胫骨纵向为 89.9 MPa，切向为 13.4 MPa，径向为 15.4 MPa。切向和径向强度相近，但只是纵向强度的 1/5 左右。

2. 骨的解剖部位不同的影响 取自同一整骨不同部位的试件，由于解剖部位不同，力学性质也有差异。松质骨的力学性质也受到取样方位的影响。图 4－26 给出股骨髁试件分别沿横向和前后方向取样和加压的应力－应变曲线。由此可看出不同方向加载的强度、刚度、压缩率均有明显差别。

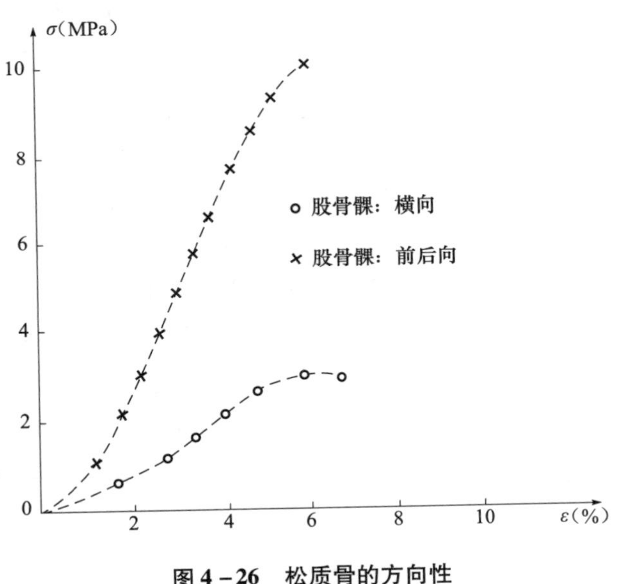

图 4－26 松质骨的方向性

（四）骨的干湿

新鲜、防腐的湿润骨（简称湿骨）与空气干燥后的骨（简称干骨），由于含水量的不同直接影响其力学性质。研究表明：拉伸和压缩时，干骨的强度、弹性模量以及硬度等均高于湿骨。图 4－27 给出了拉伸、压缩的典型 $\sigma-\varepsilon$ 曲线。

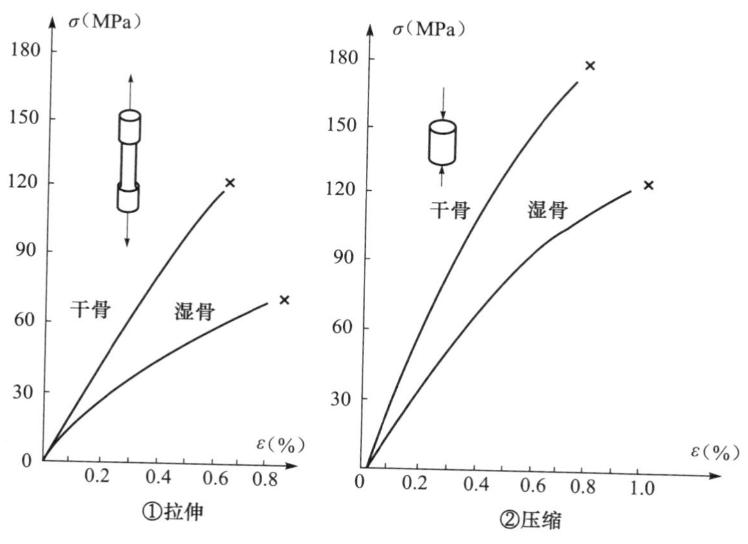

图4-27　干、湿骨σ-ε曲线

从图4-27可看出，干骨σ-ε曲线近似一条直线，且拉压强度弹性模量均大于湿骨，但极限应变小于湿骨。

Dempster和Liddicoat（1952）通过实验得出：拉伸时，干骨强度极限比湿骨增加50%，弹性模量增加55%；压缩时，干骨强度极限比湿骨增加63%，弹性模量增加26%。

（五）加载应变速率

骨的力学性质与加载速率有关。加载速率是指每单位时间内载荷增长量，单位为N/min或kN/min，试件中的应力速率也就是加载速率。每单位时间内应变的改变为应变速率，记作$\varepsilon = d\varepsilon/dt$，单位mm/（mm·s）或$s^{-1}$。

试验中一般以应变速率区分静载荷与动载荷。当$\dot{\varepsilon} > 3\ s^{-1}$加载时，习惯上称为动载荷。如加载速率低于塑性变形的传播速率时，加载速率对测定材料的屈服极限并无影响。超过时，则因材料对塑性变形的抵抗力提高而显示影响。

McElhancy和Byars（1965）通过对防腐人股骨密质骨试件压缩时加载应变速率对力学性质影响的研究。结果指出，压缩强度极限和弹性模量随应变速率增高而增大。而极限应变值在应变速率大于0.1 s^{-1}后呈递减趋势。

图4-28是Roberts和Melvin（1969）沿新鲜颅骨切线方向取出密质骨试件的拉伸δ-ε曲线。可看出随着加载的应变速率增高，其强度、刚度增加而极限应变有所减低。

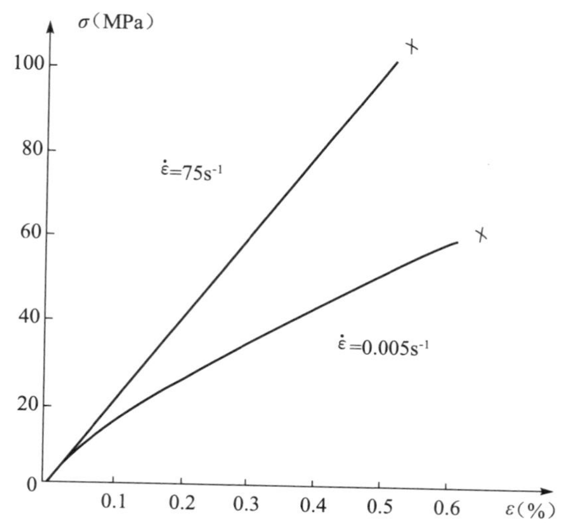

图4-28　不同应变速率的δ-ε曲线

第三节　骨折的生物力学

骨折的发生与骨骼的生物学及力学特点有着密切的关系，骨是一种各向异性材料，随着应力方向的不同而具有不同的应力－应变关系，当骨骼承受载荷过大时会导致不同形式的骨折。骨折的愈合又是一个复杂过程，在此过程中生物力学发挥着重要作用，Wolff 骨变化定律指出：骨功能的每一个改变，都有与数学法则一致的确定的内部结构和外部形态的变化。Evans 总结了大量临床经验，提出压力能刺激新生物的生长，是骨折愈合的一个重要因素。Pauwels 则进一步说明骨是具有反馈装置的控制系统，它能够依据应力调整骨质的聚集和吸收。在通过各种固定方法治疗骨折时应充分运用上述原理，促使骨折快速良好地愈合。

一、骨折发生的生物力学

骨折发生的力学过程可以总结为：骨组织在外力的作用下产生应力，当骨骼的某个区域发生应力集中，局部应力或应变超过这个区域的极限应力或极限强度后，骨组织材料受到破坏，骨的连续性发生中断从而导致骨折发生。骨组织对抗骨折的强度取决于骨骼的材料和结构。正常骨组织是一种具有各向异性的黏弹性材料，骨组织的各向异性表现为在不同方向上受外力作用时可具有不同的弹性、刚度和强度，即不同的应力－应变特征，这主要是由于骨组织内部细微的结构的排列方式不同造成的。

骨骼的密度对骨组织抵抗骨折的能力有很大的影响。骨密度的轻微改变，将使骨组织的弹性模量和强度发生较大变化，表现为骨皮质与骨松质加载负荷后材料性能有显著区别。如压缩力作用下，松质骨的应力－应变曲线不同于皮质骨，在起始阶段，松质骨的应力－应变斜率小于皮质骨，即弹性模量较小，在相对低的负荷下即可进入屈服阶段，且屈服阶段较长，而皮质骨则弹性模量较高，几乎没有屈服阶段（图 4－29）。

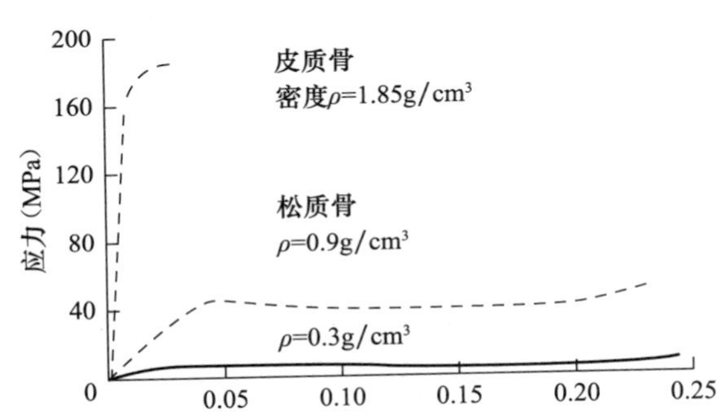

图 4－29　不同密度的皮质骨和松质骨压缩应力－应变曲线

骨的形态学结构对骨折的发生亦产生影响，全身 206 块骨除左右对称的同部位骨以外，基本上彼此之间都存在着结构上的区别，并且每一块骨头都不是各向同性，均匀分布的对称几何体。在人体运动系统中所处的位置，所承受的生理载荷亦不同，极易在骨的内部产生不均匀的应力分布。所以骨组织在结构上容易发生骨折的薄弱环节往往是容易发生应力集中的地方，如 T_{12}椎体、L_1与 L_2椎体、肱骨外科颈、鹰嘴窝、股骨转子间、股骨髁间、股骨中下段等。

（一）载荷与骨折形态的生物力学

骨骼的材料与结构影响骨折的发生，而骨折的产生需要外力的作用，不同的外力载荷形式决定了不同的骨折类型。载荷的形式大致上可以分为5类：拉伸载荷、压缩载荷、剪切载荷、弯曲载荷和扭转载荷。由于拉伸载荷和压缩载荷都是沿骨骼纵轴的外力作用形式，故将在轴向载荷部分中一起讨论，下面将分别说明。

1. 轴向载荷 在日常生活中，人体骨骼经常处于拉伸或者受压的状态。两个沿着纵轴，大小相等，方向相反的力作用于骨组织，将使骨骼产生拉伸或者压缩。骨骼在受到沿纵轴的拉伸时，拉力在骨截面上均匀分布，产生拉应力，骨骼作为黏弹性材料在弹性应变时期符合胡克定律，即：

$$E = \frac{\sigma}{\varepsilon} \qquad \varepsilon = \frac{\Delta l}{l} \tag{4-2}$$

其中σ为拉应力，ε为比例常数，它等于受拉力作用后的骨骼的伸长度Δl与原长度l的比值，即相对伸长，E则称为弹性模量。

在初始阶段，骨骼材料受力后处于弹性变形阶段，若载荷继续增大，达到了骨骼材料的屈服极限，则骨骼变形进入屈服阶段，屈服阶段主要特征为在应力不变的情况下，应变不断增加，且屈服阶段的变形属于塑性形变，外力卸载后无法复原。需要指出的是皮质骨的屈服阶段极不明显，松质骨则有一定的屈服区间。当外力继续增加，超过材料的屈服阶段后，应力与应变曲线继续上升，材料又恢复对变形的抵抗能力，进入强化阶段，此后材料的截面不断减少，出现颈缩现象，直至拉力达到强度极限后，材料出现断裂。

2. 剪切载荷 由剪切暴力导致的侧移骨折并不少见，侧移指的是骨折块垂直于骨长轴方向的位移，常见于股骨颈骨折、部分锁骨骨折和跟骨骨折，也可见于固定两个骨折块的拉力螺钉在骨折平面上发生疲劳折断。在工程学上，剪切载荷指的是构件受到一对相距很近、大小相等、方向相反的力的作用，由于剪切载荷作用力的特点使得受载固件在受力截面会发生剪切变形进而产生相互滑动的趋势，此时剪力P将均匀分布在面积为F滑动面上（相当于剪切面），产生剪切应力r，即：

$$r = \frac{P}{F} \tag{4-3}$$

剪切作用下物体的形变可通过图4-30来说明，矩形$ABCD$受剪切力的作用后AC边移动到AC'，BD边移到BD'，则剪切变形的特点是形状歪斜，线段转动到角度$\gamma \cong \Delta S/a$，角度γ表示歪斜的程度，所以称为角应变，而剪切变形包括线应变和角应变。在剪切情况下，胡克定律同样适用，即：

$$r = G \cdot \gamma \tag{4-4}$$

式中G为剪切弹性模量。对人体本身而言，骨骼的剪切弹性模量明显小于压缩弹性模量，湿润骨的是新鲜骨强度的1.5倍，应力变形曲线呈非线性变化，而弹性极限为剪切强度极限的25%，屈服强度为剪切强度极限的75%，冲击破坏剪切强度比一般剪切强度小一半左右。

NOTE

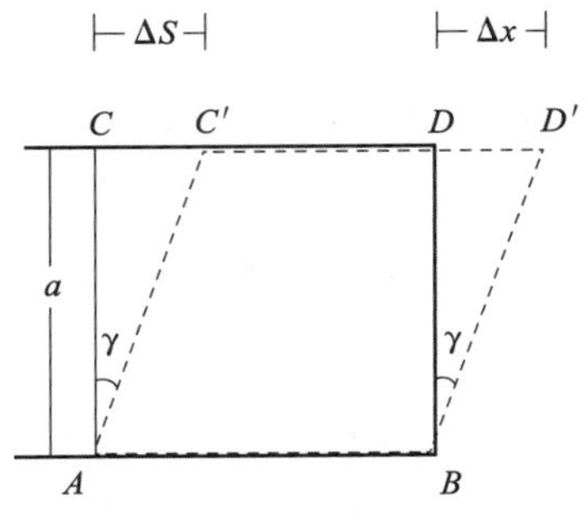

图 4－30 剪切变形

3. 弯曲载荷 弯曲载荷施加于长骨，骨骼将产生弯曲变形。首先，为了简化以便于理解，找一根长方形杆状的梁（图 4－31①），在梁上画出多条与梁长轴平行的线以及与纵轴垂直的线，后将梁进行弯曲变形。

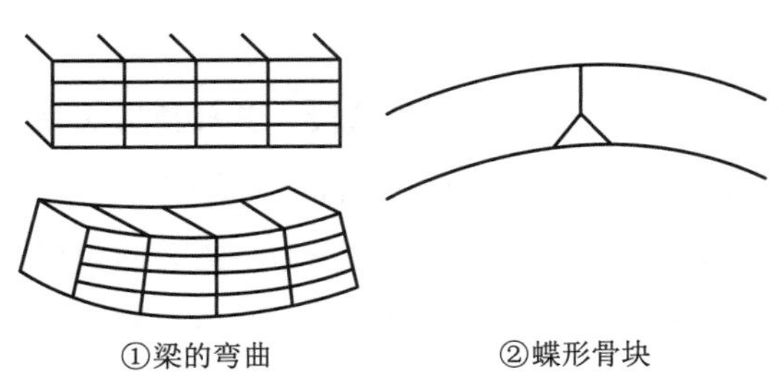

图 4－31 长杆梁与骨的弯曲

可以看出：

（1）与梁纵轴平行的横线弯曲并转过一定的角度，但在每一处与竖线相交的地方仍然保持与竖线的垂直状态，即在弯曲的状态下，横线仍与梁的每一个竖切平面垂直。

（2）梁上面的线缩短了，下面的线拉长了，刚好处于中间的线没有拉长也没有缩短。

从图 4－31 可以看出，离中性层越远的地方，纤维变形越大。所以说，梁横截面上由于弯矩所引起的应力是正应力，离开中性层越远，变形越大，弯矩也越大，自然应力也就越大。所以正应力分布的规律是，弯曲时横截面上正应力的大小与距中性层的距离成正比。显然拉长的纤维引起的应力为拉应力，反之为压应力。因为梁的边缘离中性层最远，它的应力也就是最大。

由于张应力较压应力对骨组织有更大破坏力，因此弯曲应力引起的首先是张力侧骨折。当张应力达到物体衰竭应力时将产生衰竭，骨将逐渐经截面与载荷方向垂直断裂而发生横形骨折；在压缩载荷下，将与长轴约呈 45°斜形骨折，同时发生高剪切应力，此应力约为压应力的一半，鉴于皮质骨的剪切应力远小于压应力，骨折将沿最大剪应力斜面发生，因此骨的压缩性骨折沿最大剪切应力面，而张力性骨折沿最大拉伸应力面，两种骨折面一般在压缩侧相遇，在压力侧附加产生一个分离的蝶形断片（图 4－31②）。

4. 扭转载荷 临床工作中经常遇到因扭转暴力造成的螺旋形骨折，这大多是由间接外力作用引起的，扭转载荷使杆件绕其纵轴发生转动，这样的变形称为扭转载荷，假设有这样一个圆柱状杆件的横截面（图 4－32），在其中一条半径上分别取两点 A 与 B，当杆件在扭转外力的作用下转过一定的角度 θ 后，可以看到 A 移动到了 A'，B 移动到了 B'，由圆周计算法可知，A 点

NOTE

移动的距离明显大于 B 点，也就是说，离开圆中心越远的点，形变越大，而在材料弹性阶段，应变总是和应力成正比，故对于扭转变形，圆周的最外围所受的应力最大。

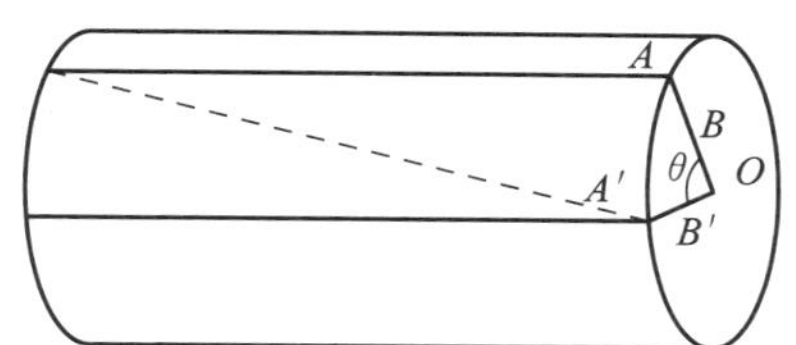

图 4－32　轴上点的变形

扭转力作用于骨组织时，剪切应力将分布于整个骨结构，其中与中心轴相平行及垂直的面的剪切应力最大，而在中心轴的对角平面上，张应力与压应力最大，由剪切应力产生的张应力在45°时最大，因而重视在该角度上发生斜形或者螺旋形骨折，螺旋骨折多发生在扭转载荷下，一般从小的缺损开始，在骨内与骨长轴成角产生最大张应力，裂纹沿高张应力面呈螺旋状，如同具脆性的粉笔，可产生与纵轴呈 45°的断裂情况。

实际情况中，骨折的发生往往是多种类型的外力共同作用的结果，故而骨折的类型也十分复杂，甚者可发生严重的粉碎性骨折。但是通过对一般简化状态下骨折发生机理的研究，一定程度上有助于临床上对骨折类型的判断和损伤程度的估计，并制定适宜的有针对性的治疗方案。

（二）骨质疏松性骨折

骨质疏松症是以低骨量和骨组织结构退变为特征的一种全身性代谢性疾病，骨小梁的刚度随其骨密度的立方而变化，而强度大概随其骨密度的平方而变化。骨量正常在 25～30 岁达到峰值，之后以每年 1% 递减。如果在 60～70 岁时由于骨质疏松症骨小梁密度减少了 30%，那么压缩强度大概变为其 30 岁时的一半。年龄的增大伴随骨量丢失的过程在女性中表现得更为迅速，骨丢失及骨折发生率明显增加，女性由于峰骨量较低及绝经后雌激素水平降低，发病率是男性的 3 倍。加之女性平均寿命较长，其骨量降低的时间也较长。

随着年龄的增长，弹性模量轻微变小，每 10 年减小 1.5%，最大的变化是骨折发生之前骨所能承受的应变量。随着年龄的增长，每 10 年极限应变将下降 5%～7%，造成骨折的所需能量可以用应力－应变曲线下的面积来表示。因为弹性模量的变化不大，所以引起骨破坏所需的能量主要因与年龄相关的极限应变的下降而减少。因此，随着年龄的增长，骨骼的力学性能很像一种脆性材料，骨吸收创伤能量的能力在不断降低。

骨骼老化的研究常常没有考虑骨组织的总体几何特征和分布，随着年龄增长，骨干内膜的骨吸收和髓腔的扩大在男性和女性都会发生，但只有男性可见到骨外膜下骨沉积。因此男性骨皮质的面积变化不大，而且随着年龄的增长还出现了二级惯性矩的增加。与此相反，女性随着年龄，显示出骨强度减弱，骨外径和内径的改变使得骨皮质的面积和二级惯性矩均有所降低。椎骨骨小梁的厚度偏低，而小梁间的间隙增加，这必然降低老年人的椎体强度而使椎体骨折发生率增加。

典型的表现为由骨质疏松引起的损伤，此常常发生在老人跌倒之后，并且随着年龄的增加跌倒的频率也有所增加，表现为椎体压缩骨折、桡骨远端和股骨颈骨折。

（三）应力骨折

应力骨折是低载荷高载率下发生骨折的典型代表，又称为“疲劳骨折”“行军骨折”，常发生在新兵、职业军人和专业竞技运动员身上，如径赛和田赛运动员发生率为10%～31%，美国新兵下肢应力骨折发生率男性为4%，女性为7%。根据Wolff定律，作用于正常骨骼的合适载荷产生合理的骨塑形，这种塑形机制实质上是在骨皮质以及骨松质的骨小梁中交替进行破骨吸收过程与新骨重建过程，并且这样的交替过程具周期性。因此正常骨应变峰值适应于人体生理活动，介于骨塑建及骨重建阈值之间，维持着动态平衡。

在传统的暴力骨折模式下，骨一次性承受超过其极限强度的载荷而发生骨折。应力骨折与此相反，往往在远小于屈服点的外力重复作用下即可发生，其发生机制为：在正常的塑形周期中，骨小梁的吸收在3周时为高峰，而产生新生骨完成塑形的过程却需要3个月的时间，即骨生成较骨破坏需要更多的时间。当新生骨过程具有合理的负载和充足的时间时，骨量仍然维持在正常范围，没有应力骨折或者随之而来的损伤的发生；如果反复的载荷过于频繁，超出了新生骨生成的速度和能力，整个塑形周期则变成以破骨吸收为主。这样，实际骨骼的质量会慢慢降低，在病灶部位会逐渐出现微小的空隙，在骨重复承受载荷下，空隙可演变成小的裂缝，如裂痕产生率继续超过骨的修复或重建率，裂隙将得到积累，在外力重复作用下继续延伸、增长和相互连接，使已经“疲劳”的骨组织产生骨折所需的外力比正常骨组织要小得多。在这种情况下，很小载荷即可产生应力骨折，这是一种由于反复作用引起的断裂，而不是极大应力单一作用引起的断裂。

二、骨折复位的生物力学

骨折的复位手法是指在闭合或开放复位过程中徒手或借助工具使骨折端恢复解剖位置的方法，分为手法复位和器械复位。其实质是远近段骨在医生的作用力下产生相对位移，按照以子求母的原则，逆损伤过程反向复位，恢复远近骨折端的正常解剖关系。按照骨折在不同外力下的移位方式，主要分为短缩移位、分离移位、成角移位、侧向移位和旋转移位5种方式。在三维空间中，物体的运动可以看成X、Y、Z轴上的运动的合成。手法的实质是使远近骨端发生相对运动，这些运动轨迹和作用力均可在X、Y、Z轴上分解。骨折的5种移位方式也可以分解到三轴上，其相对运动分为轴向运动、绕轴运动、侧向运动，施行手法者的力亦可分解成为轴向用力、旋转用力和切面侧向用力。

正骨八法中，属于轴向用力的基础手法有拔伸牵引和摇摆触碰法；属于旋转用力的手法有旋转曲伸、折顶回旋法；属于侧向用力的有提按端提、夹挤分骨法。轴向用力分为对向用力和反用力，对向用力如触碰，其作用是使两折端轴向位移减少，甚至为负；反向用力如拔伸牵引，其作用是使两折端轴向位移增大或由负变正。旋转用力则分为绕轴旋转和绕端旋转。绕轴旋转首先应分清是绕近端轴还是远端轴。一般以近端为参照物，如股骨转子间骨折远端自然外旋的情况下，手法应以旋转用力法使远端绕自身轴旋转才能纠正畸形；而在长骨背向旋转移位的情况下，一般应使远端绕近端轴旋转才能纠正。绕端旋转指的以远端或近端为圆心，远端为半径的绕点旋转，一般用于骨折成角畸形。如肱骨髁上骨折伸直型向前成角时，被动屈伸远端则是施以绕断端旋转的力量，类似于合页的运动。侧向用力多指垂直或分解后垂直于纵轴的手法，在远近端轴平行的情况下，侧向用力，以使两轴的立体距离增大或缩小。如提按端提实际上是远近端在垂直面上相对用力，以纠正骨折两端的侧方移位；分骨和合骨手法是在平行的两骨间施加相向或相反的作用力。

（一）手法复位

复位手法一般可分解为轴向用力、旋转用力和侧向用力 3 种基本方式，现举例分析其生物力学原理如下。

1. 轴向用力－拔伸牵引的力学分析　拔伸牵引的目的是对抗局部肌肉收缩导致肢体短缩的趋势，以沿肢体纵轴的作用力，消除重叠移位，该手法符合牛顿第三定律。其生物力学机制又可分为 3 部分阐述：近节牵引、顺势牵引和持续牵引。近节牵引的目的在于保护关节周围的关节囊和韧带不因牵引而拉伤，以及在单人或双人操作时，主要施术者的手指距断端很近，在牵引后使用其他手法时比较容易。近节牵引在于不使力量衰减，施术者牵引力作用在患者肢体上，肢体长度靠骨骼维持，骨骼作为一类刚体，其传导力的作用衰减较小，虽然断端及关节是软组织连接，有松弛和蠕变的特性，但只要是持续牵引，最终关节和断端还是能受到接近医者施予的力（除去能量转换的一部分）。顺势牵引：势，即形状、方向。按照“欲合先离，离而复合”的原则，开始牵引时肢体先保持在原来的位置，沿肢体纵轴，由远近骨折段做对抗牵引，然后再按照正骨步骤改变肢体方向。持续牵引，牵引时顺势牵拉可以使重叠成角的断端从软组织的原通道退回，恢复肢体长度，保护断端周围的软组织。成角状态下其力学实质与成角折顶手法相似，有较好的复位效应。持续用力牵引可以充分对抗断端存在的骨膜、肌肉、肌腱、神经、皮肤等软组织，而软组织被看作黏弹体，要使其发生充分的拉伸形变，提供长度以纠正骨折重叠移位，持续用力牵引是必不可少的。使用暴力当然也能牵开断端，但却是极不安全的。持续牵引的作用在于使断端软组织发生形变，提供复位所需患肢长度，断端之间分离解脱，减少断端间的显微交锁，为之后的正骨手法提供施术环境，降低其余手法的难度。

2. 旋转用力－旋转屈伸的力学分析　主要矫正骨折断端的旋转及成角畸形，骨折的旋转及成角畸形是局部肌肉韧带等软组织作用的结果。肢体有旋转畸形时，可由术者手握其远段，在拔伸下围绕肢体纵轴向左或向右旋转，以恢复肢体的正常生理轴线；屈伸时，术者一手固定关节近端，另一手握住远段沿关节的冠轴摆动肢体，以整复骨折脱位。对多轴性关节附件的骨折也是如此。如图 4－33 所示，对于骨折的旋转移位并嵌顿，处理即在牵引下施术者用一个力偶 F 进行复位。操作要点为牵引必须充分，否则由于骨峰嵌顿有可能无法复位。如果牵引不充分，但力偶 F 足够大，则仍可能使嵌顿的骨峰断裂而复位，但这是有造成意外骨折风险的。

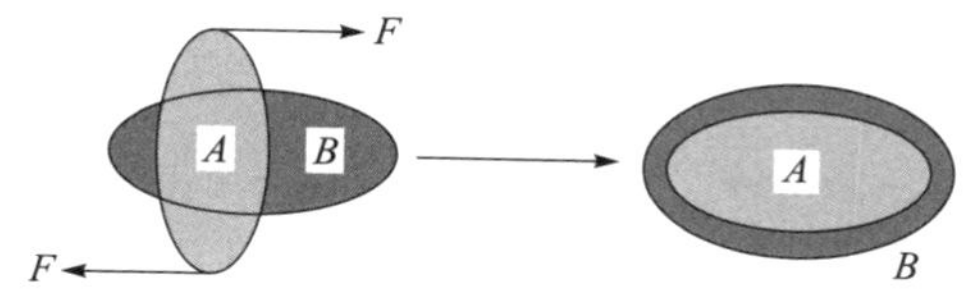

图 4－33　旋转移位正骨力学分析

如图 4－34 所示，单纯的成角畸形处理是以骨皮质残存连接部分为支点，远端绕此点旋转至正确对线位置即可恢复解剖关系。值得重视的是对残存对位点的保护，一般说来，残存对位点的面积大小和材料特性对此影响较大。对成人而言，因为骨骼脆性较大，这种情况不多见；儿童的青枝骨折多见单纯成角，可以根据残存的对位部分的面积区别采用牵引下的绕端旋转和非牵引下的绕端旋转。总之，骨折断端的四种移位（重叠、旋转、成角及侧方移位）通常是同时存在的，采用拔伸牵引与旋转屈伸手法相结合，才可使远近骨折端轴线一致重叠移位以得到纠正。

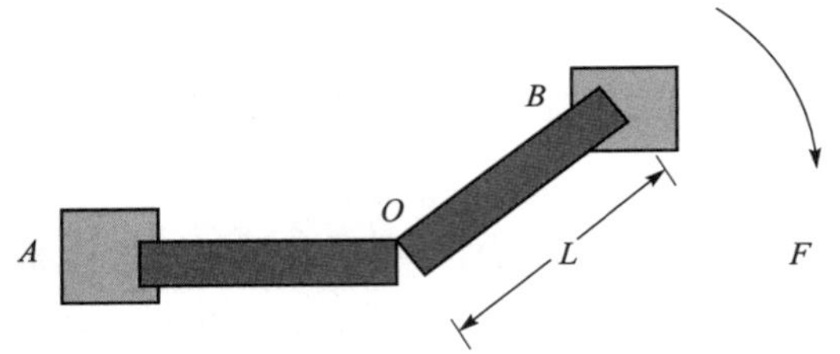

图 4－34 成角畸形力学正骨分析

3. 侧向用力－提按端挤的力学分析 主要用于纠正骨折之侧方移位，用与肢体纵轴呈不同角度的作用力消除内外和上下移位。如图 4－35 所示，F_2、F_2'为医生 A、B 的拔伸牵引作用力，当拔伸牵引产生足够效应后，受力骨骼能接近恢复原长，或者过牵后能超过原长。此时需要医生 C 在断端逆畸形方向施力 F_1、F_1'进行纠正。

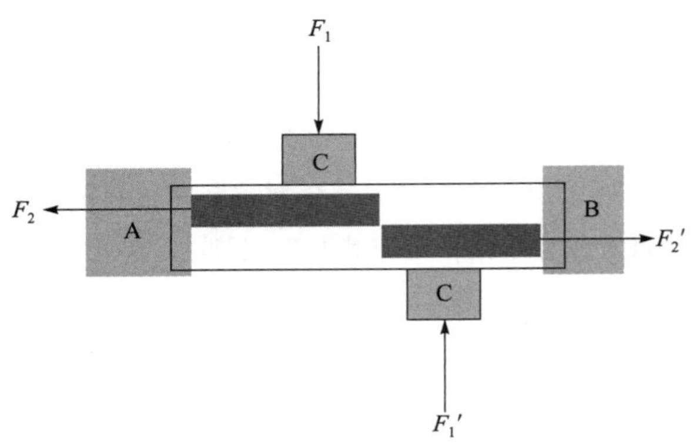

图 4－35 单纯侧方移位正骨力学分析

（二）器械复位

器械复位是手法复位的延伸，现代科技的发展促进了器械的不断更新。其中以拔伸牵引为原理的复位器械有牵引床（图 4－36）、骨折撑开器（图 4－37）、骨牵引架（图 4－38）等，主要用于下肢骨折的短缩移位。以骨折撑开器的应用为例，骨撑开器放置在钢板的一端和一枚独立的螺钉之间，通过拧紧或反拧骨撑开器的螺丝，使骨折近端及远端产生轴向牵拉或推开的力，纠正骨干的长度。

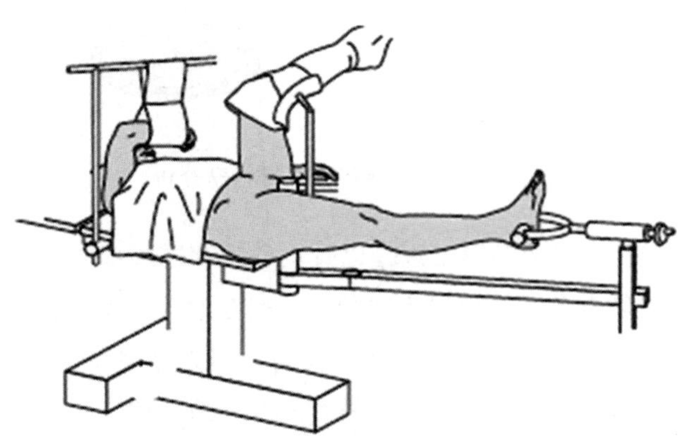
图 4－36 牵引床

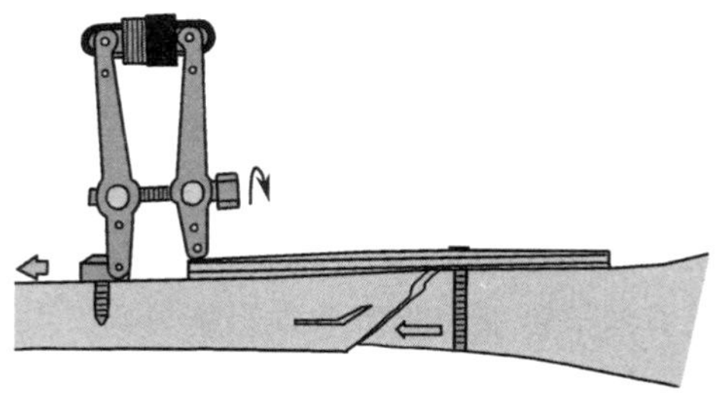

图 4－37　骨折撑开器

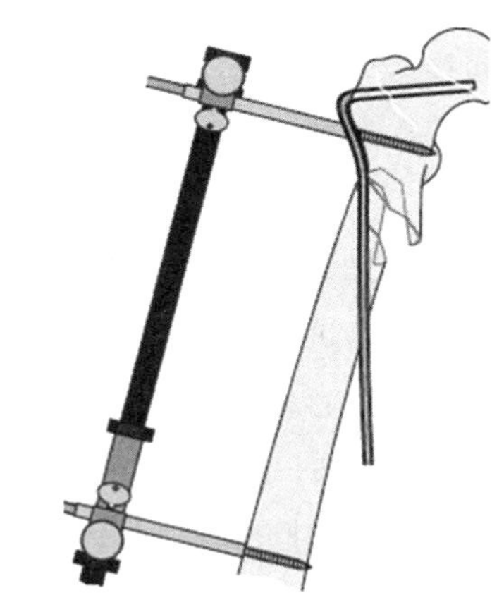

图 4－38　骨牵引架

对于骨折的侧向移位，常用的复位工具有复位钳（图 4－39）、复位枪（图 4－40）等，主要用于横断骨折的侧方移位，或斜行骨折的分离移位。例如，复位骨干斜行骨折，使用一把点状复位钳稍微倾斜夹住骨折近端及远端，逐渐夹紧复位钳，同时沿骨干轴线施加牵引力，可纠正骨干的侧向移位。旋转移位是一种复合运动，需要运用目前的牵引床、持骨器等工具结合骨折的实际情况给予复合的力学加载才能达到良好的复位。例如，股骨干骨折的旋转移位需要牵引床足端旋转结合复位枪或持骨器共同纠正，若合并短缩，还需要施加牵引的力量。临床中的骨折移位方式往往是复合移位，需要认真分析移位特点及移位趋势制订出复位的计划，选择合适的复位工具，运用时机，以取得事半功倍的效果。

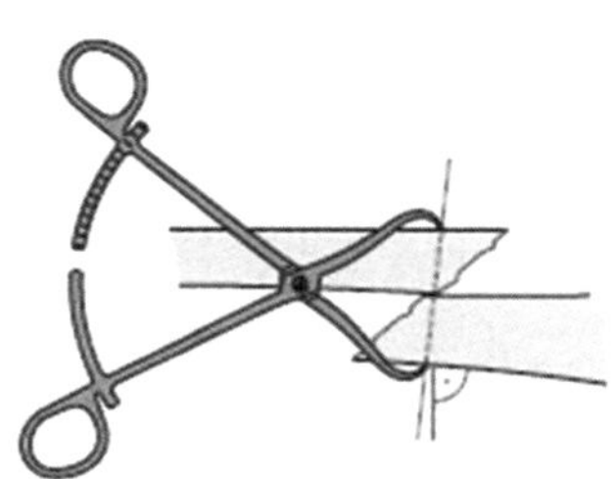

图 4－39　复位钳

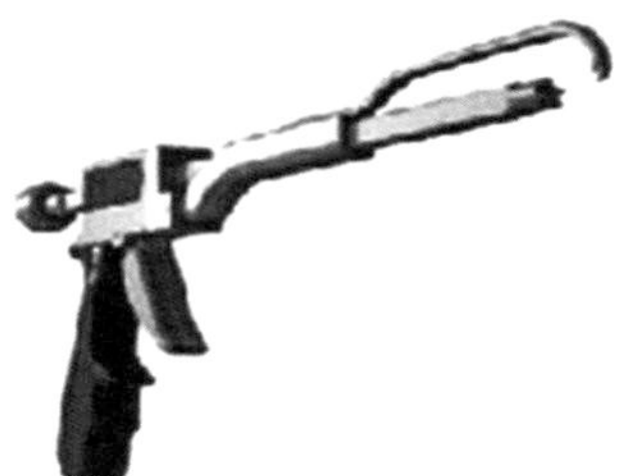

图 4－40　复位枪

骨折复位手法是以力学效应为本质的行为，力学分析可以化繁为简，找出任何手法的力学实质给予评价和规范。随着科技的进步，不断涌现出大量的复位方法及工具，如牵引床、复位钳、持骨器等，但是对于复位手法的理论研究还不够深入，借助现代生物力学技术，特别是有限元分析等计算生物力学技术的发展，能够有效促进骨折复位技术的革新。

三、骨折愈合的生物力学

骨折愈合是指骨组织恢复原有或近似原有的刚度和强度，并能承受正常生理载荷的一个延续的、复杂的而又独特的生物组织修复过程，涉及生物学、生物化学、力学和临床实践等方面。研究表明，力学环境对骨折愈合的生物学和放射学有明显影响。力以及通过力产生作用的固定器械在促进骨折愈合过程中会产生静力和动力两种载荷，根据他们主导作用的不同，骨折愈合分为直接愈合和间接愈合两种类型。

直接愈合指的是运用绝对稳定的固定方式（加压固定），使骨折不产生骨痂的愈合过程，也称作一期愈合或直接皮质骨重建。间接愈合指的是在相对稳定或弹性固定情况下，骨折通过骨痂的形成而连接骨折块所达到的愈合，也称为二期愈合或骨痂形成修复。

（一）直接愈合

1. 修复机制 当运用加压技术使骨折端紧密接触并彼此产生压力时，骨折断端愈合依靠活跃的骨重建来完成，破骨细胞在哈佛管前沿进行骨吸收，其后沿着扩大的毛细管周围，出现活跃的成骨细胞层，各层骨细胞以中央管为中心相继环绕，形成新的哈佛系统，新的单位直接从两骨折端爬行替代坏死骨组织将断端连接起来，这个过程称为直接愈合（图 4－41）。

整个直接愈合过程不需要外骨痂，也不会产生皮质骨连接骨痂，亦不会有生骨性肉芽组织的形成。

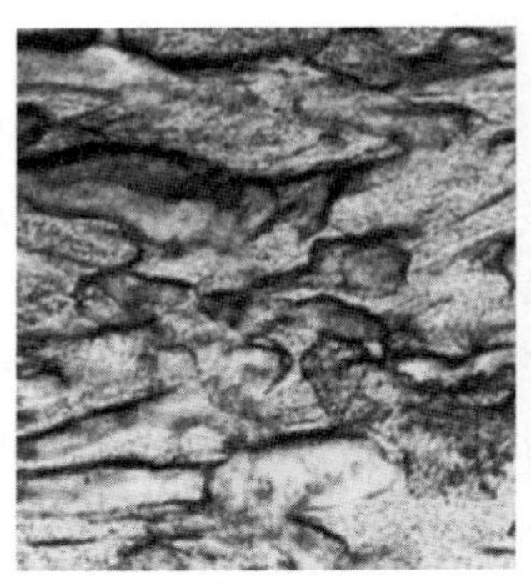

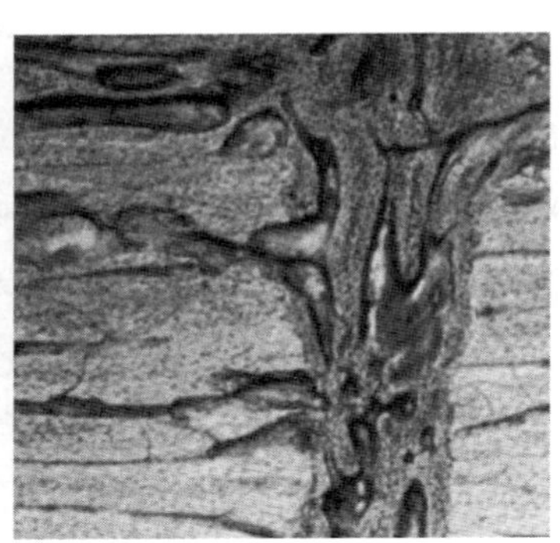

当骨折断端加压，骨折线内可见骨组织交织，无编织骨形成（左）；
当骨折间隙存在时，编织骨首先填充骨折间隙（右）

图 4－41 直接愈合

2. 愈合的生物力学条件 由直接愈合的机制可知，直接愈合所依赖的基本要素是骨重建，直接愈合只在骨折断端稳定，对位对线好，断端紧密结合时才会发生，骨折断端固定越坚强，骨折线越早消失，外骨痂越少，X 线片上则不出现骨痂，又由于骨折内表面的密切接触与施加的压力直接有关，即轴向压力有利于直接愈合，骨折断端稳定可使遭受破坏的髓循环易于恢复，并越过骨折线产生髓性骨痂。所以对加压固定而言，无论是采用加压钢板还是拉力螺钉，能否在骨折面间产生足够的加压力以获得稳定的加压作用，是影响直接愈合成败的关键。

直接愈合的过程中，皮质骨能有效地桥接断端，要做到这点，断端要完全对合，消除间隙，无任何活动，所以固定物必须能够提供持久而稳定的断端间加压力。断端间加压力又分为静态压力和动态压力，静态压力由内固定物置入后直接在骨折块间产生，其大小与固定物锁定的力度有关，无论肢体静止或活动都对骨折断端产生加压作用。动态压力是肢体在行功能锻炼时，负重后在骨折断端产生的附加压力，直接愈合主要依赖静态压力，肢体活动后尽管能产生动态压力，但同时增加了断端剪切，扭转应力，提高了再移位的风险，有效的加压固定应能在断端产生足够的摩擦力，以对抗各种移位倾向。

（二）间接愈合

1. 修复机制　在间接愈合过程中，骨痂生长是区别于直接愈合最显著的特征，其过程通过血肿诱导，骨折间隙加宽，纤维血管性肉芽组织机化、软骨化、骨痂形成直至重建，以恢复骨的连续性及结构。骨痂形成的骨折愈合方式通常伴随着来源于骨外膜表面大量的编织骨的形成，出现骨折表面的吸收，不过有些骨痂也来源于骨内膜表面，骨痂连接了骨折块以后，骨折处开始塑形，最终重建骨折（图 4－42）。

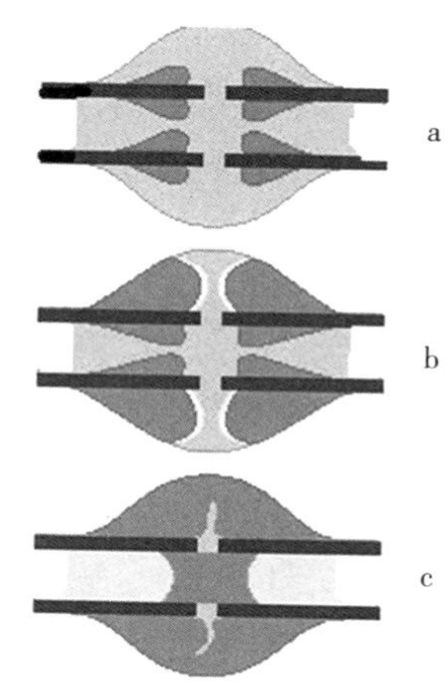

早期膜内的骨形成（a）；软骨骨化（b）；骨痂连接（c）

图 4－42　愈伤组织愈合过程的示意图

2. 愈合的生物力学条件　相对稳定性成功固定的先决条件是在负荷下发生的移位是可恢复的而非永久性的，通过骨痂形成的骨折愈合在较广范围内变化的力学环境中均可发生，如果相对稳定性处于骨折愈合所允许范围的临界时，骨折愈合将会延迟，即如果骨折端无移动的话，则不会出现骨痂，骨折愈合会延迟，如果骨折端的移动程度过大，骨折不稳定，骨折愈合同样会延迟。

同时，如果骨折区应变过大，骨折的间隙通过增宽，可将应变分散，使局部组织应变下降到某一个极限值，从而再次获得骨痂的桥接，只有在有关组织能承受局部力学应变的条件下，该组织才能在处于愈合骨折的骨折块区域形成，形成的这些组织反过来又可增强骨折处刚度，让下一阶段的组织分化成为可能。例如，肉芽组织的形成可能会使应变下降至某一水平，这时纤维软骨才有可能形成。

在间接愈合的过程当中，骨端存在着一个最优位移长度，即最适微动。在最优位移范围内骨块微动可促进骨痂生长和骨折恢复，高于或低于一定的应变值或范围都会导致骨痂中矿化较少。骨块间应变过小，对骨生长的刺激不够，折块间应变过大（不稳定）或骨折间隙过宽，虽然存在良好的骨痂形成潜力，也不能使骨痂有效地桥接骨折，当骨折间隙较大时，通过刺激骨痂形成而桥接骨折的能力是有限和不足的。

所以，一定的固定方法应使附加于骨折端的应力产生适当的应变，以逐步促进骨折愈合，

NOTE

这主要取决于骨折间隙的大小、固定材料的刚度。

综上所述，不同的固定原理导致直接愈合与间接愈合在促成骨组织再次连接的方式上存在着明显的区别。但必须说明的是，直接愈合与间接愈合并不是完全分开和对立的，比较说明两者不同的意义在于指导临床制订有针对性的治疗计划，而不是做严格的分类。事实上，无论是运用何种固定方式，“微动”总是存在，所以间接愈合是绝对的，直接愈合是相对的。可能在某一具体骨折的愈合过程中，即使存在部分的直接愈合，但总体上可能又表现为间接愈合。例如治疗骨干粉碎性骨折时，可用一长接骨板桥接骨折两端的同时，通过钢板置入几枚拉力螺钉固定主要骨折块，如此直接愈合和间接愈合发生在同一骨折修复过程中。

（三）影响骨折愈合生物力学的主要因素

1. 骨折端之间的运动

（1）轴向运动：当骨折间隙较小时，骨折端之间的小运动会刺激愈伤组织形成，此时的愈伤组织形成量与轴向运动量近似成正比。当骨折间隙太大时，愈伤组织的形成则是有限的，且骨连接通常会延迟，过于坚固的固定会抑制骨折愈合。值得注意的是，外固定在一定范围内允许骨折端轴向运动，会刺激愈伤组织形成，但外部应力导致的运动并不会促进骨折愈合（图 4－43）。

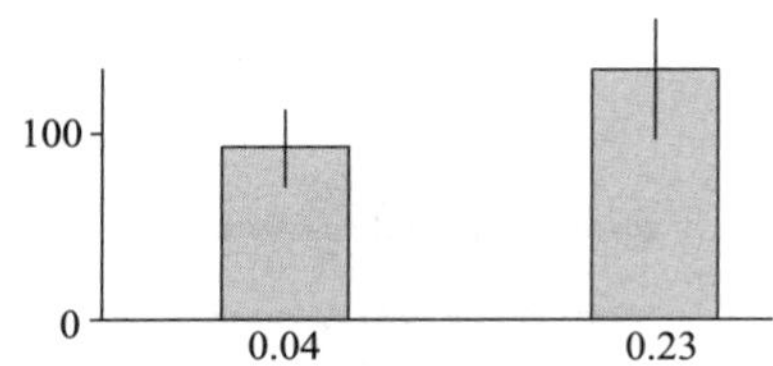

图 4－43　羊跖骨骨皮质截骨术后骨膜内软骨形成区域对照

稳固固定（截骨间隙 0.04mm）与弹性固定（截骨间隙 0.23mm），可见一定范围内弹性固定，允许骨折端轴向运动，有利于骨膜内软骨形成。

（2）剪切运动：剪切运动是否影响骨折愈合，这是一个一直在讨论且存在争议的问题。大部分的学者认为剪切运动会妨碍骨折处的血管形成、促进纤维组织分化。然而在实际操作中，以胫骨斜型骨折为例，采用外部功能支具固定时，即使剪切运动的幅度达到 4mm，骨折仍可迅速愈合。

研究发现，剪切运动可导致骨折延迟愈合或不愈合，也有部分研究得出相反的结果，剪切运动不影响骨折愈合。值得注意的是，这些实验都未有效地控制剪切运动，或对斜型骨折和横断骨折未做比较。两种不同的结果得出的结论是：骨折端的剪切运动与轴向运动对骨折愈合的影响与时间选择、运动量以及骨折间隙大小密切相关。

2. 骨折类型　不同程度的损伤可以造成不同种类的骨折：斜型骨折、横断骨折、螺旋型骨折或粉碎性骨折。从纯力学角度来看，粉碎性骨折比斜型骨折不稳定得多。骨折内固定的变形，发生在一个简单的骨折上表现为一处裂隙的出现，如果是一个复杂的骨折，那么可能会出现几处裂隙。如何把大的整体的骨折内的变形减小到小的变形是非常重要的，因为这些小的变形不足以影响骨折的愈合。抛开单纯的力学原理，我们必须考虑的是高能量损伤造成的复杂的骨折，这些严重的损伤通常伴有血供的障碍、骨膜的破坏以及软组织的受损。因此，血管的快速再生比骨折的稳定固定显得更为重要，手术中的低创伤性也成了骨折治疗中更受推崇的技术。

3. 血运条件　骨折的愈合有 2 个先决条件：机械稳定性和充足的血液供应。血液供应为骨折的愈合提供营养，血液供应不足可能会导致骨折延迟愈合甚至不愈合。另外，其他原因例如

NOTE

创伤或吸烟也会导致血液供应的减少，不同的血运条件也会产生稳定或不稳定的骨折固定。在不稳定的固定条件下，骨折愈合过程中纤维软骨的修复更多只能依靠毛细血管的作用。在良好的生物力学条件下血管再生的数量增加，组织形成加快。较大的骨折内移动会引起愈伤组织内压力和液体静压的增高。过大的组织内压力会阻碍血管再生，同样，过大的液体静压可能会导致血管的爆裂。

四、骨折治疗、固定的生物力学原理

骨折治疗的原则是复位、固定、用药和锻炼。1966 年方先之、尚天裕提出中西医结合治疗骨折的四项原则，即“动静结合”“筋骨并重”“内外兼治”“医患配合”。国际内固定研究学会（AO/ASIF）也提出骨折治疗的四项原则：

1. 通过骨折复位及固定重建解剖关系。
2. 按照骨折的“个性”、患者和创伤的不同程度，对骨折进行绝对稳定或相对稳定的固定。
3. 使用细致操作及轻柔复位方法以保护软组织及骨的血供。
4. 患者及患肢进行早期和安全的活动及康复训练。

尽管三者语言表述不一样，但都阐述了骨折治疗中固定与活动、骨与软组织、局部与整体、内因与外因的辩证关系。骨折固定是治疗的关键，固定的主要目的就是尽可能迅速、完全地恢复肢体功能，只是提供临时性支持，使骨折在适当位置愈合，并进行早期的功能康复活动，而不是永久性替代骨组织。固定方式的选择常常是力学和生物学平衡的结果：为了获得良好的生物学或生物力学环境，可能需要牺牲一定的固定刚度和强度，最理想的固定并不意味着最大的刚度和强度。

骨折愈合通过一定的固定机制得到实现，骨折固定的基本机制有两种：相对稳定性固定和绝对稳定性固定。相对稳定的固定，即通过固定物维持骨折整复后的位置，并允许骨折区一定程度的位移以刺激骨痂的生长。绝对稳定固定是在骨折端施以加压力，使骨折端具有压力前负荷以维持骨折端绝对稳定和解剖复位。实际情况中，无论是何种固定方式，骨折块间的位移总是存在的，即稳定是相对的，位移是绝对的，相对稳定固定要求骨折块间有适宜的微动来刺激骨痂的生长，其稳定性在于固定物 - 骨骼系统空间关系的牢固，绝对稳定固定则尽量避免在肉眼能见的情况下骨折块间的活动，其稳定性在于骨折块相互位置关系的不变。相对稳定固定的作用机制为夹板作用：根据骨折块与固定物之间是否可以产生相对滑动又可分为滑动和非滑动夹板，前者的实现途径有石膏、小夹板，后者则包括外固定架、桥接钢板，以及用于负重部位骨折的交锁髓内钉。绝对稳定固定产生加压作用机制，典型运用为拉力螺钉、加压钢板、预弯钢板和张力带加压。

（一）基本概念

1. 弹性固定准则 弹性固定准则是在骨折固定过程中遵循的治疗原则，主要包括 4 个方面：固定稳定、非功能替代、断端生理应力及功能锻炼。20 世纪 60 年代，方先之、尚天裕在传统中医药理论治疗骨折的基础上，结合大量的临床研究，提出骨折治疗的四项原则：动静结合，筋骨并重，内外兼治，医患合作。80 年代初期，顾志华、孟和在大量临床观察、动物实验和对骨伤生物力学原理深入研究的基础上，提出了骨折治疗的顾孟氏弹性固定准则：固定稳定、非功能替代、断端生理应力。固定稳定要求固定器械与骨折远、近端构成几何不变体系，而且功能

NOTE

活动时对断端的正常应力分布干扰较小。非功能替代是指一个固定方法不可对骨折端受力产生太大干扰，要使骨折端在最适应力刺激下恢复正常载荷能力。生理应力是指加速骨折愈合速度、提高骨折愈合质量的断面应力，分为2种，恒定生理应力多由器械产生，间断生理应力多由功能锻炼和肌肉内在动力产生。全身及局部的功能锻炼也是弹性固定的一个重要内容。强调功能锻炼是指"全身、局部、安全、早期"的锻炼，从而促进骨折的愈合和肢体功能的恢复。

（1）固定稳定：固定稳定的含义从几何上是指把整复后的骨折位置在空间予以保持。也就是说，若忽略功能活动时产生的相对微小位移，夹板、布带与肢体远、近端形成的一个几何不变体系。因固定过程实际上是使骨折端与器械形成一个新的力学系统。也可以说固定稳定是使骨折远近端布带约束力、夹板挤压力、纸压垫效应力、摩擦力、"肌肉内在动力"和必要的牵引力作用下处于相对静止状态。

只恰当利用布带约束力（一般在8N左右）和必要的牵引力（如对股骨干骨折和不稳定的胫腓骨折）的固定稳定性已由大量临床所证实。现以具有代表性的斜断面骨的为例，讨论夹板局部外固定方式的稳定性问题。

令N为肢体肌肉力的轴向力与必要牵引力的合力，N_τ和N_n是N在骨折断面的切向和法向分量；G是压垫的效应力，G_τ和G_n是其作用到断面的切向和法向分量；φ为断面倾角。

由于力N和G同时作用的结果，断面和到法向力的合力大小为：

$$N_n + G_n = N\cos\varphi + G\sin\varphi \tag{4-5}$$

其中$\varphi = \pi/2 - \alpha$。由于切向力的分量N_τ和G_τ方向相反，因而，断面切向力的合力大小可表示为：

$$N_\tau - G_\tau = N\sin\varphi + G\cos\varphi \tag{4-6}$$

若设断面摩擦系数为f，则固定稳定条件为：

$$N\sin\varphi - G\cos\varphi < f\ (N\sin\varphi + G\sin\varphi) \tag{4-7}$$

从该式可以看出，由于效应力作用结果，较明显地减弱了断面剪应力。实践说明，过大的剪应力在临床初期不仅影响新生骨细胞的生长，且影响固定稳定性。同时，效应力还较大地增加了断面摩擦力，进一步增加了固定稳定性。

当非功能活动时，断面间剪应力较小，这时较小的摩擦力便可维持断端的相对静止，即能保持固定稳定。当进行功能活动时，由于力N引起的断面剪应力增加，增大了断端产生相对位移的可能性。与此同时，由于肌肉收缩，肢体周径变化，布带张力随之增大，夹板压力也相继增加，这个压力通过夹板的杠杆作用又增大了效应力G值。效应G的增大，不仅较大地削弱了相应断面的剪应力，减小了由于肌肉收缩而引起的断面位移力，同时增大了断面摩擦力。所以，只要约束力适当，它仍能保持骨折复位后的位置处于相对静止状态。临床说明，功能活动还能逐渐矫正遗留的轻度成角和侧方位移情况。

（2）非功能替代：骨折固定阶段主要是新生骨细胞聚集及塑型修复阶段，它是在一个开放的反馈控制系统中按照功能的需要进行所谓的功能适应修复，因此，固定应服从修复的需要。

夹板局部外固定治疗骨折既要保持骨折端的稳定，又较少干扰骨所应承受的力学状态，因此它为断骨的重建创造了较好的客观环境。一个几何上非常稳定的坚强固定，会对骨折端产生应力遮挡，如果对骨的正常受力状态有很大干扰，甚至功能替代，不能认为是好的固定，因为此时骨折端接收到的重建信息，不能完全适应正常功能的需要。局部外固定的原则是，固定装

NOTE

置既要保障整复后的骨折位置，又要为功能锻炼创造条件；用方向相反、数值相等的外力来对抗骨折移位的倾向力，让患者有节制地进行某些活动，将肢体重力和肌肉牵拉力所造成的骨折再移位的消极因素转化为维持固定和矫正残余移位的积极因素。由此可见，夹板局部外固定疗法，充分考虑到了肢体的正常生理功能和结构特征，使外固定力学系统既能维持复位后的位置。又注意到肢体的正常适应能力，对骨的正常受力状态干扰较少，使骨折端能在接近正常功能状态下得到重建。

临床中，后期是骨折端加强和改建时期，应使其尽量适应肢体正常功能的需要。如有功能替代形成的新骨组织，由于缺少应受的应力，使重建的骨不能适应正常功能的需要。夹板局部外固定治疗骨折，由于没有功能替代，所以从愈合到改建直接按功能需要进行，不仅可提高愈合质量，而且加快了功能恢复速度，缩短了疗程。

（3）断端生理应力：整个临床期间，使骨折端能获得应力刺激是夹板局部外固定治疗骨折疗法的又一特征。我们把这个应力称为生理应力，它对加快骨折断面的愈合速度，提高愈合质量是非常有益的。生理应力概念在中医骨折疗法中实际上早已得到应用并取得较好疗效。为了解夹板局部外固定治疗骨折中骨折断面获得生理应力的大小和性质，仍以斜断面骨折为例，对临床初期骨折端应力的获得进行简单分析。

因运动是相对的，为简化研究，不妨认为近端是固定的，在这种情况下，断面获得的生理应力由计算得：

$$\sigma = \frac{G_x \sin\varphi}{\frac{S}{\cos\varphi}} + \frac{G_g \sin\varphi}{\frac{S}{\cos\varphi}} + \frac{N\cos\varphi}{\frac{S}{\cos\varphi}} \tag{4-8}$$

简化后得到：

$$\sigma = \frac{G_x \sin 2\varphi}{2S} + \frac{1}{2S}[G_g \sin 2\varphi + N(1 + \cos 2\varphi)] \tag{4-9}$$

其中，S 为骨折处的横截面面积；G_x 为静效应力，即指无功能活动时，由于布带约束力通过纸压垫作用到骨折端的力。G_g 为与骨纵轴垂直的动效应力，N 为沿着纵轴的动效应力，两者都由功能锻炼肌肉收缩产生。式中首项 $\frac{G_x \sin 2\varphi}{2S}$ 指出的应力恒定不变地作用在骨折端，故为恒定生理应力。该力除对增大摩擦力，减小临床初期有害于愈合的剪力外，还可使骨折端间相挤压，紧密嵌插，缩短新后骨细胞的爬行距离，因而可加速骨折愈合速度。式中第二项，即 $\frac{1}{2S}[G_g \sin 2\varphi + N(1 + \cos 2\varphi)]$，表示的应力则是骨折端得到的间断性生理应力，是由于功能活动给予骨折端的压应力，其值随功能活动时大时小，时有时无地不断变化，故称之为间断性生理应力。它对加快骨折愈合速度、提高愈合质量非常有益。在中医骨折疗法中恒定生理应力是由器械给予断端的，而间断性生理应力则是由于功能活动得到的。

（4）功能锻炼：稳定固定不仅是骨折愈合的前提，也为了在骨折治疗期间进行功能锻炼时创造良好的条件。功能活动既是治疗的目的，又是中医和西医结合疗法的治疗手段。全身、局部、早期、安全的功能锻炼，不仅可防止肌肉萎缩、滑膜粘连、关节囊萎缩，使骨折端得到有益于加速愈合的间断性生理应力并促进骨的重建，同时功能锻炼对血运有较大影响。骨折发生后，血管立即扩张，呈现充血状态。骨折整复后，及时进行功能锻炼，可推动静脉回流，促进软组织和骨内的血液循环，血液量显著增加。肌肉活动时产生的代谢产物，如乳酸等能使局部血管扩张，肌肉内备用血管开放，保证更多的血液通过。如前臂肌肉持续强烈收缩一分钟，肢体的动脉血流量可增加3～4倍。多年来血管的成骨作用受到人们很大的重视，血不仅回收了骨折局部的代谢产物，也带来了成骨所必需的氧和其他物质，使新生骨细胞能迅速形成。血供在骨折愈合过程中，在骨形成的各个环节上起着重要的作用。因而，夹板局部外固定治疗骨折，自始至终强调功能锻炼。

2. 应力遮挡 由于材料弹性模量的差别而引起的应力分流现象称为应力遮挡。骨折运用固定器械固定之后，这两种或两种以上具有不同弹性模量的材料（骨和固定系统之间）就随之组成一个机械系统，由于固定材料的弹性模量较高（其中不锈钢的弹性模量为骨骼的12倍，钛合金为6倍），加载后则会出现弹性模量较大的固定材料承担更多的负荷以保护另一个具有较低弹性模量的材料，从而使后者所承担的载荷减少，这种固定材料对骨骼生理应力的分流现象称为固定材料对骨骼的应力遮挡。

在材料学的层面上，应力遮挡有两个含义：①当不同弹性模量的成分并联承担载荷时，较高弹性模量的成分承担较多的载荷，即对低弹性模量成分起到应力、应变遮挡作用。②两种或两种以上材料组成一个机械系统时，弹性模量较大的材料承担更多的负荷。

上述两个定义大同小异，但隐含了两个前提条件：一是不同弹性模量的材料应该是完整的，如果其中一种材料发生不规则断裂，其应力分担情况则视断裂部位的接触情况而改变；二是两种材料的形状体积相当。若把一根铁丝和一根木桩并联在一起，谁来承担更多的负荷是显而易见的，而骨干和各种固定材料的形状体积有显著差别。

但当我们在讨论骨生物力学的应力遮挡时，不能完全把它的传统定义简单地引入，通过前面的描述可知，在骨折固定治疗中，应力遮挡应理解为固定物或固定材料对骨骼应力的分流作用。

根据以上定义，鉴于骨折发生伴随骨骼承受生理载荷能力的缺失和承担应力的不足，结合固定物的本质和作用，在骨折固定治疗的过程中，应力遮挡是不可避免的，但是应力遮挡有“双刃剑”的作用。在固定早期，骨折端需要适当的保护，减少外力引起骨折移位的发生，随着骨折的愈合，骨折端承担的分力逐渐增大，应力通过骨折端可以促进骨折愈合；若器械弹性模量太高，应力不能合理地在骨折端传递，这将造成骨折延迟愈合甚至不愈合。当然，应力遮挡的“双刃剑”作用并不完全适用于加压固定，加压固定骨折端趋于完整，自固定后开始便承担大部分的生理应力，此不如加压作用来得重要。

3. 应力集中 等截面直杆受轴向拉（压）时，横截面上的应力是均匀分布的。但是若有圆孔、沟槽、切口、细纹时，会使应力不再均匀分布。这种由于截面尺寸改变而引起的应力局部增大的现象称为应力集中（图4-44）。

例如，刻有圆孔的板条当其受轴向拉伸时，可看到孔边方格比起离孔稍远的方格，其变形程度要严重得多（图4-44），这表明孔边应力比同截面上其他处应力大得多，应力提高现象只是发生在孔边附近，离孔稍远应力急剧下降，而趋于平缓，所以应力集中表现了局部性质，把有孔板条的拉伸的孔边最大应力 σ_{max} 与同一截面上应力均匀分布时的应力值 σ 之比称为应力集中系数 k_{α}，计算公式为：

$$k_{\alpha}=\frac{\sigma_{max}}{\sigma} \tag{4-10}$$

NOTE

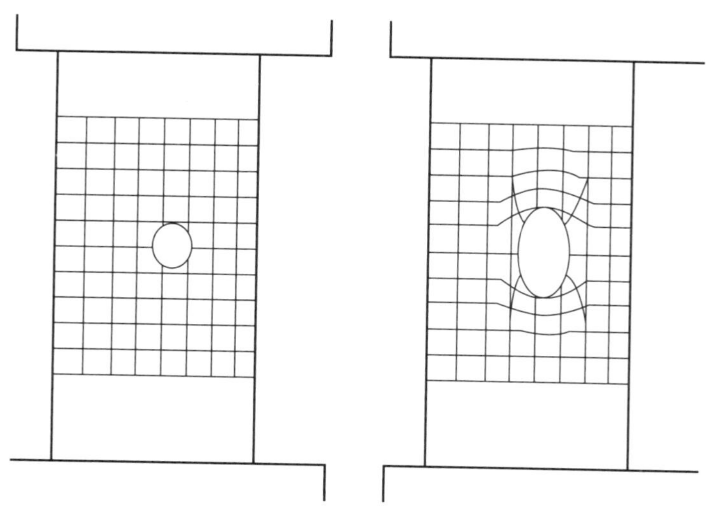

图 4－44　应力集中

根据应力的概念，应力集中即为骨－内固定系统局部应力过高的表现，在静载荷下，塑性材料与脆性材料对应力集中的反应是不同的。一般在静载作用下，塑性材料可不考虑应力集中的影响，而对组织均匀的脆性材料，应力集中将大大降低杆件强度。

与应力遮挡不同的是，在大多数情况下，骨折治疗固定应避免应力集中的出现。不管采用何种材料，应该避免无任何缺损以及出现缺损后会发生的应力集中和过早衰竭现象，植入物的失败多引起构成成分的衰竭，很少由于结构的缺损引起，衰竭常由于植入方式不规范或操作不当损坏植入物的表面而使应力升高，降低钢板疲劳寿命，有些是在对钢板塑形时减弱钢板强度，特别是钢板表面原已有损坏者，更是如此。同时，应尽量避免术中造成的骨骼小缺损，骨骼作为一种近脆性材料，小小的缺损将严重影响其各向强度，尤其是扭转载荷时特别显著，可使其降低 60%。

由于应力提高现象只是发生在空隙、裂缝周围，所以螺钉固定系统相较于其他固定方式面临更多应力集中效应的影响。在一般情况下，螺孔对骨皮质连续性的破坏将使螺孔周围及螺孔间区域出现应力集中情况，尤其是在单纯多个螺钉固定的情况下。同时螺钉必须通过穿过骨折线，把持两端骨折块来维持骨折端间的相对稳定，所以无论是单枚还是多枚螺钉固定，都意味着当骨骼受力并由近端向远端传导时，原本均匀分布于骨骼横截面上的应力将高度集中在几枚螺钉身上，造成处于骨折线上的螺钉体受到极大的剪切力作用。尤其是螺钉的植入角度和位置不良时，螺钉长轴完全垂直于骨骼力线，螺钉所受到的剪切力将更大，更易于发生断裂。

鉴于以上原因，在实际临床应用过程中，螺钉会更多地与钢板配合使用，“中和”的概念也由此产生，通过钢板将各个螺钉“连接”起来，使集中作用在几个螺钉上的外力分散到整个钢板面积上，防止螺钉因应力集中在扭转或弯曲时发生松动或断裂。因此“中和”钢板固定往往倾向于使用更长一点的钢板，以利于分散作用的最大化。

钢板去除后，遗留在骨骼上的钻孔同样会产生应力集中，骨折常在钻孔部发生，应谨慎指导拆钢板后的功能练习，防止因孔道造成的再骨折。

4. 固定失效　固定失效一般指在骨折未愈合前固定就失去应有的固定效应，从而可能导致

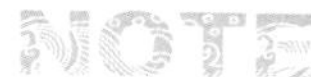

骨折愈合出现再移位、迟缓愈合或者不愈合。根据其固定方式的不同又分为外固定失效和内固定失效。外固定包括夹板、石膏、支具及外固定支架，因绷带松脱、夹板或石膏断裂、固定针松动等因素，导致外固定整体固定效能降低或丧失，从而引起固定失效。导致内固定失效的原因有很多，包括手术后感染、手术操作不当、置入位置偏差、选取固定物尺寸不合以及术后功能锻炼欠妥等，其中很多是应力遮挡和应力集中引起的。大部分的内固定物都通过针或钉固定骨折块的方式，固定过程中感染情况可造成针道的松动，并且针道松动亦可造成感染，两者互为因果关系，导致内固定把持力的下降。良好的手术需要娴熟而精湛的手术操作，若操作不当软组织缺乏保护，二次破坏严重，骨膜剥离太多会影响骨折块血供，若螺钉拧力过大则会造成螺纹失效、螺杆断裂、钢板塑形不当的情况，故而导致应力集中，加压技术欠佳如钢板“推拉”技术和髓内钉“回敲”操作等，这些都可能使固定失效。内置物放置位置需要术前精确计算，螺钉如在垂直生理力线处置入，钢板与纵轴存在夹角，髓内钉偏心放置，其结果要么造成骨折畸形愈合或不愈合，要么发生内置物应力下断裂，所以术前计划必须确定内固定物规格并预计一定范围的误差，螺钉过长可能伤及对侧神经血管，过短失去把持力，髓内钉过长会影响关节活动，过短无法起到固定作用。故而钢板一般要求骨折端两侧至少有 3 个螺孔，太短会形成应力集中下的钢板断裂，内置物要求有一定的厚度，否则无法抵抗外力的作用，术后指导患者规律正确的功能锻炼往往起到事半功倍的效果，提早进行高强度的负重或活动会使内固定物过载，长期卧床则无法刺激骨折愈合。

（二）骨折治疗固定的原理

在骨折固定治疗中，稳定性是指骨折部位在外力作用下的移位程度，根据固定稳定性程度的不同，骨折固定的生物力学原理分为两种：相对稳定性固定和绝对稳定性固定。实际情况中，无论是何种固定方式，骨折块间的位移总是存在的，即稳定是相对的，位移是绝对的。相对稳定固定要求骨折块间有适宜的微动来刺激骨痂的生长，其稳定性在于固定物 - 骨骼系统空间关系的牢固。绝对稳定固定则尽量避免在肉眼能见的情况下骨折块间的活动，其稳定性在于骨折块相互位置关系的不变。

1. 相对稳定性固定

（1）滑动夹板作用：滑动夹板的应用主要指石膏固定与小夹板固定，它们在作用机制上相类似，都要求骨折部位要有完整的软组织包被，固定材料施加来自四周由外向内的挤压作用，通过软组织传递到骨折端并达到均衡，形成骨折块在各个方向上的稳定性，以此维持骨折的对位对线。以骨干斜行骨折石膏固定为例，石膏管型和肢体外形间的良好匹配，肌肉和皮肤作为不可压缩介质产生各个方向的挤压力，可以限制弯曲、扭转活动，而轴向载荷可使骨折端之间相互支撑和挤压。在这种固定方式下，骨折块与内固定物并没有发生直接接触，而是通过软组织这一重要的媒介进行骨折固定，故在肢体负重或活动时，由于骨折周围力学环境的改变必然发生骨块与固定物之间的相对滑动。在骨折愈合早期阶段，150N 的轴向载荷，因骨折类型不同会导致 1 ~ 4mm 轴向位移，1°旋转和 3°位移。随着骨痂刚度的增加，外力下的位移逐步降低。8 周以后，位移只有 0.5mm。因此在倾向于利于骨折愈合时，力学环境改变的结果仍然是平衡稳定的，这种滑动在最适范围内。所以，夹板作用下的弹性固定，是通过骨折块“在固定物上”滑动来实现微动，刺激骨痂生长。

NOTE

（2）非滑动夹板作用：桥接钢板、外固定架和交锁髓内钉都通过连接固定于骨折块上的钉或针来形成完整的力学固定系统，以固定材料“架空”骨折区，鉴于骨折区骨皮质的非完整性，正常的生理负荷无法完全通过这一区域，所以固定物的应力遮挡是不可避免的，桥接钢板或外固定架承受部分或全部生理应力，保护骨折的骨骼不受到很大的载荷，以便在早期功能治疗期间允许无干扰的骨愈合而且防止没有完全愈合的骨折发生机械性断裂。另外，已获得力学重建的骨骼，由于其“结构的完整性”又可保护内固定物不受到反复的弯曲应力，从而防止疲劳断裂。在非滑动夹板作用下，由于针或钉对骨块良好的把持，骨折端的微动只能通过固定物的应变来实现，这要求固定物除具有良好的强度外，还必须具备适宜的刚度，过于坚硬的固定材料对于弹性固定并非完全有益。

2. 绝对稳定性固定 当骨折部位通过坚强的固定物连接，骨折端在生理负荷下不产生肉眼能见的活动，应变完全消除，骨折端就不会出现肉眼可见的骨痂而直接愈合，这种固定方式称为绝对稳定性固定。对骨折块间相对运动的3个因素来说，绝对稳定性固定的概念主要是针对固定物刚度而言，固定物的刚度有助于减少这种移位，而唯一能有效地完全去除骨折端活动的技术就是骨折块间的加压。绝对稳定需要通过两种技术获得：加压和摩擦力。

（1）加压：加压分为动力和静力两种方式。预加压技术提供静力加压，静力加压后，骨折端存在着相互压迫，随着骨折端的吸收，静力加压力将逐渐消失。动力加压就是通过功能活动造成骨折接触面产生负荷和除去负荷，将功能性张力变为压力，允许某些负荷传导性运动，张力带加压在不同情况下两种加压方式都提供。

①预加压：当一块预弯的钢板固定于骨骼时，弯曲便被伸展开来，由于其弹性回缩，钢板便有重新弯曲的趋势，由于这种弯曲是由不可逆的塑性形变造成，于是产生了使得远端骨折间隙靠拢并加压的弯曲力矩。只要骨折端有接触而且可以承受负荷，骨折端的加压力超过作用于骨折端的牵张力，加压就可以保持骨折块间的紧密接触，而且如果整体稳定性能够得到维持，加压性预负荷则不会在螺钉部位及轴向加压接骨板部位或骨骼处产生压力性坏死。

②张力带加压原则：张力带原则是Frederic Pauwels根据经典力学原理提出的。在工程学上，这一原则可以通过观察工字梁断裂时的受力情况很好地说明。他通过研究发现任何弯曲的管状材料，当受到轴向载荷（拉伸或压缩）时总是会在其凸侧表现为张力侧，而另一侧（凹侧）表现为压力侧。由此他首次提出应力在骨中传导的基本概念，并发展出了骨折张力带加压固定原则。所谓张力带加压原则就是将固定器械偏心放置于弯曲骨骼的凸侧，可通过器械的限制作用将骨折断所受张力转变为压力以达到固定目的的原理（图4-45）。因此，临床上应力要求任何

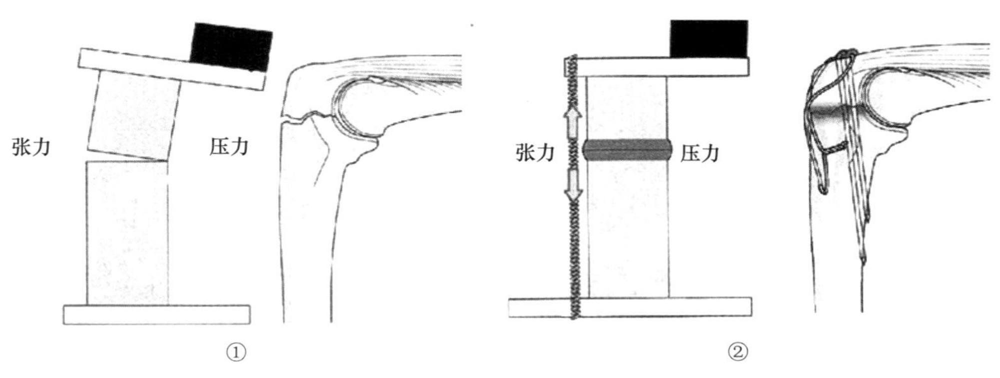

图4-45 张力带固定原则

固定器械都置于骨骼的张力侧。临床上应用张力带原则首先需要满足以下三个先决条件：骨和骨折能承受压力，固定器械能承受张力，张力带对侧（压力侧）必须有完整的骨皮质支撑。

根据骨折端的压力大小与关节活动的关系，张力带加压又有静力和动力之分。在固定后即产生加压作用，并且加压力在关节活动时基本保持恒定的称为静力张力带。股骨的钢板固定为典型静力张力带加压，股骨具有向外向前的生理性前凸，股骨干骨折后，将钢板置于股骨外侧，可很好地利用股骨承载生理负荷时外侧骨皮质的分离作用，将其转化为对骨折端的加压力。相反，骨折端加压力随着关节活动时增加的则称为动力张力带。髌骨或尺骨鹰嘴骨折的内固定则代表着动力张力带，当膝或肘关节屈曲时，肌肉和韧带的拉力就可通过适当的固定转化为对骨折端的压力。还有，肌腱或韧带附着处的撕脱骨折如肱骨大结节、股骨大转子以及内踝也可用张力带加压固定，通过钢丝、钢缆、可吸收线做成张力带，并允许在稳定骨折块的前提进行关节训练。与别的固定物加压不同的是，张力带固定主要在肢体活动时发挥作用，靠的是功能负荷中的动力成分而产生加压力。

（2）摩擦力：当骨折块彼此挤压在一起时，就会产生摩擦力。摩擦力通过对抗垂直作用的剪切力，起到阻止滑动移位作用。由加压产生的摩擦力大小以及骨折接触面的几何形态决定了对抗剪切移位能力的大小。若骨折面光滑，正常外力约为摩擦力大小的40%，而粗糙的骨折面有可能做到坚强固定和骨片间交错，才足够对抗剪切外力引起的移位。由于剪切在大多数情况下是由施加在肢体上的扭力引起的，因此它比垂直作用于骨骼长轴的外力具有更重要的意义。

一般的加压固定物可以通过以上两点来实现骨折端的绝对稳定性加压，拉力螺钉通过螺纹的扭力使两骨折块沿着螺杆纵轴相互靠近并且挤压对合（图4－46），其稳定性由骨折表面的压力和摩擦系数所决定，只要摩擦力比骨折平面的合力大，这个结构就是稳定的。拉力螺钉所产生的力的大小由螺钉的类型、螺纹的几何形状、骨内螺纹的长度和骨的力学性能决定的。加压钢板的偏心滑动槽也有这样的作用，当螺钉拧入骨中，偏心滑动槽被轴向推动，加压钢板因此通过轴向移动在骨折断端之间产生一个压力。而预加压特点是静力加压，加压力由固定物本身维持，并不依赖于肢体负重或活动所带来的应力，依靠这样的压力可产生摩擦力，来对抗外力以维持骨折的对位。

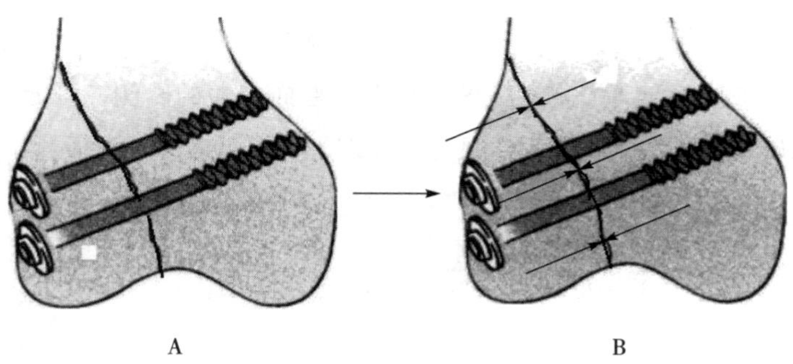

图4－46　骨折复位后拉力螺丝钉的应用

绝对与相对稳定性固定都是一个问题的两个方面而已，在目前的研究中，相对移位无法用肉眼分辨来描述，且无法形成统一的定量标准，因此绝对稳定是“相对的”，而相对稳定才是“绝对的”。在临床实践中，需要根据骨折的特性灵活应用，如对于长骨干骨折，更多的是需要相对稳定性固定，而对于涉及关节面的骨折则需要绝对稳定性固定。但在一个干骺端复杂骨折

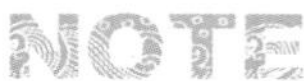

又涉及简单关节内骨折块时，支撑钢板和拉力螺钉同时运用则是既有绝对又有相对的稳定固定。由于弹性固定它所引导的愈合方式更接近胚胎时期人体骨组织生成的过程，骨折愈合后更接近骨组织原来的结构和功能，从而也避免了固定物取除之后发生的愈合不足等问题，从力学生物学方面来说比加压固定更有优势。

五、药物影响骨折愈合的力学生物学

关于骨折的治疗和探讨骨折愈合的方法，近几十年来发展迅速。骨折治疗除正确的复位、固定与功能锻炼 3 大原则，药物也是影响骨折愈合的重要因素。不同的药物通过全身或骨折局部调节骨的代谢，影响骨的愈合过程，通过改变全身和局部环境来影响骨骼及骨痂的力学性质。合理地选择临床用药，可以有效促进骨折的愈合。

（一）促进愈合骨折的药物

此类药物有 3 类，分别是抑制骨吸收、促进骨形成、钙剂。

（二）中药促进骨折愈合的机理

应用现代科学技术手段和方法阐明其机制是探讨中药促进骨折愈合的理想方法，特别是应用细胞生物学和分子生物学的方法，成为一种发展趋势。中药促进生长激素分泌、中药促进骨基质胶原表达、中药促进骨形成调节因子的作用。

（三）抑制骨折愈合的药物

临床中有许多药物可以影响骨折的愈合，主要有非甾体类、抗生素类、抗凝药及免疫抑制剂等。

小结

骨骼为各向异性材料，载荷方向不同其力学性质不同，局部解剖位置不同其力学性质也存在差异。骨骼强度、刚度及稳定性的不同也决定了骨折之后治疗方式的差异。以往通过多种研究手段，已经对骨骼的基本力学性质、骨折愈合的力学特点及影响因素做了深入的研究。但早期的研究主要集中于力的作用机制，其研究手段与非生物体相同，忽视了骨的生物性，研究的层面是宏观的，而对于骨代谢及骨折愈合的微观层面研究较少。近年来力学生物学的发展将研究重点转移到力学机制与骨的发育塑形、重建和适应性的关系上。力学生物学认为基本的生物学过程都是通过信号调控实现的，信号是通过细胞对力的感知产生的。研究的内容是：机械力如何传导至组织内，细胞如何感受到信号刺激，信号如何刺激细胞的表达与分化。由此可见生物力学关注整个力学过程的后段，而力学生物学则关注前段。力学生物学的发展可以将骨骼的性质、骨折愈合的微观变化与宏观的作用力联系起来，从而促进药理学、分子生物学等学科的有机结合。

骨折的发生及治疗与力学密切相关，骨折的移位方式、复位手法及固定器械都是生物力学原理的体现。近年来器械的发展与骨折治疗的发展密切相关，药物及理疗等辅助方法也有较大的突破。但目前仍存在骨折迟缓愈合、不愈合等问题，在传统力学指导下只能解决部分问题。力学生物学及计算生物力学的发展为此提供有利的探索。计算生物力学是根据生物力学中的理论，利用现代电子计算机和各种数值方法，解决力学中的实际问题的一门新兴学科。目前对组织分化的力学调节模型已经开始应用于骨折愈合中，并取得可喜的效果。将力学、计算机及生

NOTE

物学相结合，从源头模拟骨折愈合的过程，建立细胞迁移、增殖、凋亡的计算机模型，并模拟不同力学环境下，局部组织性质的变化，从而有效解决骨折的愈合问题。故而多学科知识融合，可以为我们提供更为广阔的空间，有利于骨折的优化治疗。

思考题

1. 简述骨的组织结构及功能适应性。
2. 骨的基本力学性质有哪些，请简要分析。

NOTE

第五章　筋的生物力学

随着人类生活方式的改变及老龄化社会的到来，以肢体疼痛和功能失用为主要临床表现的筋病已发展成为临床常见病，近年来呈现出高发病率和年轻化的趋势。此类疾病发病机理复杂，医学界至今对其尚未形成统一认识。中医学将其统称为“筋病”，对其防治虽有丰富的论述，但未形成系统理论。从力学角度全面阐释筋病理论，可以为我们防治筋病提供全新的视角。

第一节　筋的概念

一、筋的定义

古代典籍对筋的认识较多，《易筋经》云：“筋乃人身之经络，骨节之外，肌肉之内，四肢百骸，无处非筋，无处非络，联络周身，通行血脉而为精神之外辅。”可见“筋”是广泛分布于身体各部而维持人体结构和维系人体活动的组织。《说文解字》对筋的解释：“肉之力也。从月从力，所以明其义也。从竹者，以竹之为物多节，所以明其形也。”“从竹”，说明筋可以有竹节样的外形变化。“从力”，指出了随着筋出现竹节样外形变化的同时，可以产生力量。“从月肉”，则明确了筋是软组织。在人体活动中，筋可随人的意志伸缩变形并产生力量，牵拉肢体产生相应活动，相当于西医学所指的骨骼肌。《灵枢·经脉》曰：“骨为干，脉为营，筋为刚，肉为墙，皮肤坚而毛发长。”说明筋与皮、肉、骨、脉共同组成人体的躯壳，维持人体形态，起到保护五脏六腑免受外来损伤的作用。《素问·痿论》又提出：“宗筋主束骨而利机关也。”《杂病源流犀烛》则曰：“筋也者，所以束节络骨，绊肉绷皮，为一身之关纽，利全体之运动者也。”束者约束也，束骨即指骨的关节联结，说明筋的功能主要是连属关节、络缀形体，主司关节运动。

中医理论中的“筋”与现代解剖学中哪些机体结构相对应一直存有争议。从现代解剖学来理解中医“筋”的概念，筋主要包括人体的皮肤、皮下组织、肌腱、筋膜、关节囊、韧带、腱鞘、血管、椎间盘、关节软骨等。筋是包含软组织系统和神经系统在内的、能够完成人体运动功能的综合体。现代生物力学认为，人体的骨、关节、韧带为静力性系统，而附着于其上的骨骼肌则为动力性系统，在神经系统的协调下，静力性系统和动力性系统协调配合才能保持人体的姿势和发挥运动功能，其中任何环节遭受破坏，均可引起或诱发平衡状态的失调，而导致筋病。

二、筋的生物力学特性

筋的生物力学主要研究生物软组织在生理状态和病理状态下的力学特性，包括应力－应变

NOTE

曲线、韧度、强度等一般力学特性及软组织特有的活性、黏弹性、各向异性等特征。自创立以来，筋的生物力学一方面逐渐向微观探索，另一方面则通过系统地收集实验数据，不断完善各组织的本构方程和丰富软组织数据库。与骨伤科临床紧密相关的筋如皮肤、肌肉、神经、血管、肌腱和韧带等，虽然解剖结构差异明显，但力学特点相似。通常情况下，除了具有弹性固体材料的某些基本性质外，还体现出蠕变、应力松弛及应力－应变曲线滞后等黏性材料的力学特性。

（一）皮肤的生物力学特性

皮肤作为人体最大的器官，其多种生理功能和病理改变均基于皮肤的黏弹性、非线性、各向异性、应力－应变曲线滞后、蠕变以及应力松弛等生物力学特性，而决定这些特性的主要成分是构成真皮的胶原蛋白、弹性蛋白和基质。其中，胶原蛋白主要与皮肤刚度有关，弹性蛋白主要与皮肤弹性相关，基质中的各种糖胺聚糖显示其黏性，而角质层提供了刚度、各向同性和不可延展性。

（二）肌肉的生物力学特性

器官水平的肌肉应力－应变曲线与皮肤相似，具有典型的软组织特性，作为一种非线性、各向异性的软组织已被广泛认同，与皮肤一样也具有黏弹性。

（三）肌腱和韧带的生物力学特性

胶原纤维约占肌腱干重的 80%，是其多层次精致结构的基础，其平行排列使组织具有刚度和弹性。与多数黏弹性材料一样，肌腱和韧带亦具有非线性、滞后的应力－应变曲线，同时体现出各向异性、蠕变及应力松弛等特点。

（四）神经的生物力学特性

神经组织作为一种黏弹性固体，与其他软组织相似，也具有应力松弛及蠕变等特性。中枢神经在人体内的位置相对固定且有大量结构保护，其承受的应力相对较小；而周围神经在体内走行复杂或位置表浅，易受体内外各种理化因素损伤，故其生物力学性质是骨伤科临床常需要考虑的问题。

（五）血管的生物力学特性

血管通常由内膜、中膜、外膜 3 层结构组成，故血管壁也属于黏弹性体，与其他软组织一样具有蠕变、应力松弛等力学特性。

第二节　肌肉的生物力学

肌肉是人体运动、循环和消化系统最重要的组成部分，它们不但能承载，还能兴奋而产生力。肌肉生物力学的主要任务就是要认识肌肉收缩的力学规律，建立兴奋状态下肌肉的本构关系。骨伤科生物力学主要从骨骼肌的结构、力学特点入手，深入探讨肌肉处于不同状态下的力学特点，分析损伤及修复的力学性质，从而为临床服务。

一、肌肉的生物力学性质

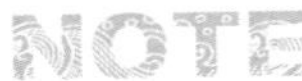

肌肉可以在神经的支配下，通过自身的主动收缩而产生运动，从而实现对外界环境及物

体的作用。肌肉是化学能转换成机械功的生物学机器。动物的肌肉分骨骼肌、心肌和平滑肌3类。它们组织成分相同、收缩的生化机理相近，但在结构、功能和力学性质上有着许多差异。

（一）骨骼肌的收缩机理

骨骼肌的结构单位是肌纤维，肌纤维是有数百个胞核的长圆柱形细胞。肌纤维的直径为10～100μm，长度为1～30μm。肌纤维由大量肌原纤维构成，外面包裹薄弱的浆膜，称肌纤维膜。肌原纤维由肌节构成，肌节内含有细肌丝（由肌动蛋白构成）、粗肌丝（由肌球蛋白构成）、弹性肌丝（由肌联蛋白构成）和非弹性肌丝（由伴肌动蛋白构成）。肌动蛋白和肌球蛋白是肌原纤维的收缩性结构，肌联蛋白和伴肌动蛋白是连接肌原纤维的细胞支架的一部分。肌原纤维是肌肉收缩的原单位。

每一纤维由被称为肌内膜的疏松结缔组织包裹，从而这些肌纤维构成了各种肌纤维束，这些肌纤维束又被肌束膜的致密结缔组织包裹。肌束组成肌肉并被纤维性结缔组织膜包裹，此纤维膜称为肌外膜。

通过电子显微镜技术、X线衍射技术、生物化学技术等，逐渐对骨骼肌纤维的微观结构和化学成分有了突破性的认识，认为肌纤维的横桥是肌肉收缩的力量所在。

肌肉静息时，肌浆球蛋白分子的头部贴近纤维丝，受刺激时，头部突起，连接于肌动蛋白微丝上，形成“横桥”，横桥产生张力，使肌浆球蛋白微丝和肌动蛋白微丝之间发生相对滑移。当肌纤维收缩或伸长时，两种肌丝的长度均不改变。但收缩时通过相互间的滑行使重叠部分增加，此时肌丝缩短，整个肌肉的长度也因此变短，拉伸情况则与此相反。由于在收缩状态下细肌丝与粗肌丝之间的重叠部分越多，则肌肉越是收缩，承载负荷的能力越强，因此所有肌肉在静息时都是处于部分收缩的状态。当肌肉完全收缩时，比静息状态还要再缩短1/3～1/2。横桥间距约45nm，只相当于半个肌节长度的5%。但是，骨骼肌和心肌主动收缩时可以缩短30%，所以每个横桥必须与原先接触的肌动蛋白微丝脱离，然后在另一处再次与肌动蛋白微丝接触，这样重复5～6次，就像人们一把手接一把手地拉拽绳索的动作一样。

松弛状态的肌纤维在肌浆球蛋白分子头与肌动蛋白之间隔有原肌球蛋白，它阻碍着肌动蛋白与肌浆球蛋白分子头接触。当肌纤维要收缩时，肌质网释放出钙，肌浆中钙浓度增高。钙与细肌丝的肌原蛋白结合，肌原蛋白的构型与位置发生变化，原肌球蛋白的位置也随之变化，这使得肌动蛋白与肌浆球蛋白分子头可以接触。在接触瞬间ATP酶被激活，它分解ATP并使储存于ATP内的化学能变为机械能，造成肌浆球蛋白分子头的运动，将细肌丝拉向M膜。当肌浆中的钙被肌质网收回，并有另一个ATP分子结合在肌浆球蛋白分子头上时，肌浆球蛋白分子头才能脱离细肌丝。两种肌丝又回复到原来的相对位置，肌纤维松弛。若细胞内缺乏ATP时，肌浆球蛋白分子头便不能脱离细肌丝以转动退回到原来的位置，细肌丝也不能返回原来的位置。这样肌纤维就一直处于收缩状态下，在生理学上称这种情况为肌强直。

（二）肌肉构造的简化模型

肌肉的构造比较复杂，很难对其做直观的描述，我们简单地把肌肉看作弹性元和收缩元的联合体，从而建立一个模型（图5－1），以便于对肌肉的构造进行生物力学研究。

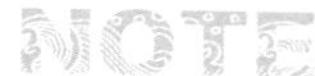

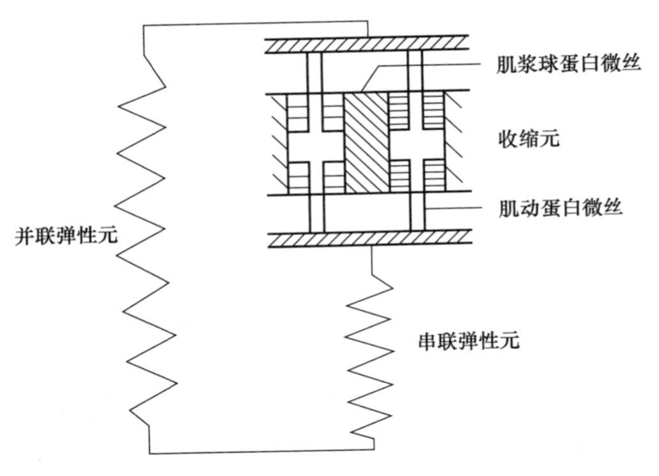

图 5－1 肌肉力特性模型

弹性元有并联与串联2类，其力学性质相当于弹簧，要使其发生形变，必须施以外力，力所做的功相当于弹性形变所需的能量，而这份能量在运动的下一时相内又转化为机械功，产生形变。并联弹性元表示肌肉在完全松弛后的力学性质；串联弹性元表示肌浆球蛋白微丝、肌动蛋白微丝与连接两种微丝的横桥所组成的结构的力学性质。

收缩元对应于肌原纤维节的另一些局部，在这些部位，肌动蛋白微丝与肌浆球蛋白微丝相互覆盖，当肌肉受激发时，两种微丝之间相对运动，形成的拉力引起肌肉张力和肌肉长度发生变化。

（三）骨骼肌的强直

骨骼肌是产生运动的部位。一块骨骼肌对一次适宜的刺激产生一次收缩，在短暂的收缩后随即舒张。收缩的过程取决于肌肉的类型，对同一种类型的肌肉则取决于温度。

收缩反应的大小也决定于刺激强度。刺激太弱，不能诱发反应，刺激强度超过阈值，产生微弱反应，随着刺激强度的不断增大，收缩反应逐渐增大，直至达到最大值为止。这种刺激强度与反应大小呈正比的关系，弱刺激只兴奋了刺激灶附近的少数肌纤维，最大刺激则兴奋了全部肌纤维。这样，我们在进行肌肉机械性质的实验时，必须使用最大刺激量以兴奋全部肌纤维，否则实验结果将无法统一。

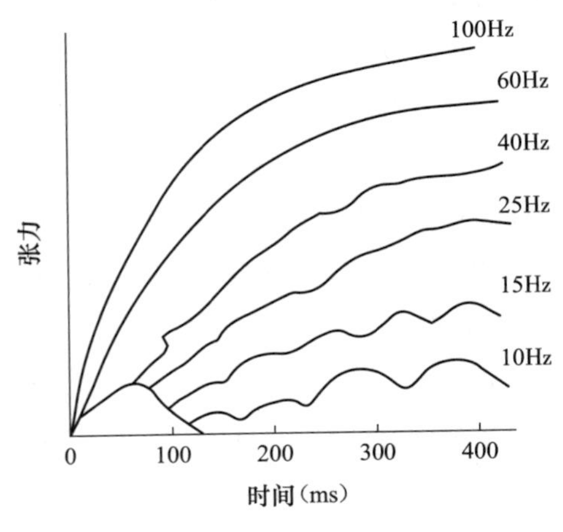

图 5－2 波形叠加和挛缩

如果我们在第一个刺激产生的收缩反应完全消失之前又给予第二个刺激，产生的效应将会叠加（图5－2）。在神经脉冲、电脉冲或化学刺激下，肌肉收缩产生张力，每次激发可持续数十至数百秒。而骨骼肌的特点是刺激频率越高，产生的张力越大，当频率足够高，达到100Hz时，张力也达到最大值，而且不再随频率发生变化，不随时间发生改变，这种状态称之为完全强直或挛缩。我们所进行的骨骼肌力学性质的实验大都是在肌肉完全强直的状态下进行的。

（四）希尔方程

希尔于20世纪30年代进行了骨骼肌的生物力学

研究，他的有关肌肉收缩与产生热能联系的方程式被人们称为“希尔方程”。

他是以青蛙的缝匠肌为研究试件，将其两端夹紧，使其长度固定为 L_0 。以足够高的频率和电压加电刺激，肌肉挛缩而产生张力 T_0 。然后将一端松开，这样使肌肉的张力降为 T , $T < T_0$ ，则肌肉纤维以速度 V 缩短。由此可以测定 T 、V 与 T_0 的关系，以及肌肉发生短缩时产生的热能与维持肌肉挛缩所需的热能。

根据热力学第一定律：$E = A + S + W$, E 代表肌纤维单位时间内释放的能量, A 代表肌纤维单位时间内保持的热量, S 代表肌纤维单位时间内的收缩热, $W = TV$ ，代表肌纤维单位时间内所做的功率。

当长度不变时, S 和 W 都为0，因此 $E = A$ 。

当长度改变时, $S + W = E - A = b(T_0 - T)$, b 是一个常数。

进而假设, $S = aV$, a 为常数，而已知 $W = TV$ ，那么 $b(T_0 - T) = aV + TV$,

则有 $aV + TV + bT = bT_0$ ，等式的两边分别加上一个 ab，就得出下面的公式：

$$(a + T)(V + b) = b(T_0 + a) \tag{5-1}$$

这就是著名的希尔方程。

当肌肉处于挛缩状态时, $V = 0$，则 $T_0 = \frac{a}{b}V_0$，张力是个常数，因此在单位时间内从化学反应获得的机械能是个常量；当肌肉缩短时, V 与 T 成反比，张力越大，缩短速率越小，张力越小，缩短速率越大。这与普通的黏弹性材料是完全不一致的。

（五）心肌的力学特性

1. 心肌与骨骼肌力学特点的差异　在力学方面，心肌和骨骼肌最重要的区别在于心脏正常工作时静息张力的重要性，心搏量取决于舒张末期的容积；而舒张末期的容积又取决于舒张状态时心肌的应力-应变关系。所以在正常骨骼肌力学中，它的静息张力可完全忽略不计，而在心脏中，这是不能忽略的。另外正常体内的骨骼肌的收缩都属于强直收缩，而心肌一般不能发生强直。

2. 松弛状态下心肌的性质　从力学的观点看来，心肌在静息状态是一个具有不同性质、各向异性和不可压缩的材料，它的特性随温度和环境状态而改变。保持伸长时表现出应力松弛，而在保持应力时产生蠕变。在循环加载和卸载时，要消耗能量，并具有滞后环。因此，心肌在静息状态时是黏弹体。

3. 激活状态下心肌的特性　为分析心脏的动力学，就必须知道心肌在收缩期，舒张期以及两期之间的本构方程描述肌肉的应力-速度-长度-时间之间的关系，它包括一些确定的材料常数。现在对于激活状态下心肌的本构方程仍不清楚。人们曾期望将骨骼肌的希尔模型和方程用于心肌。但经过一段时间的研究表明，只有在心肌收缩的情况下，其纤维很短，松弛状态的张力可以忽略不计时，希尔的理论才能应用。而正常生理条件下需要研究整个收缩-舒张过程，尤其是接近舒张阶段的情况。目前对这一情况虽然已做了大量工作，但还没有得到令人满意的结果。

（六）平滑肌的力学性质

人体中除了心脏，其他的内脏器官都是由平滑肌构成的，如胃肠道、血管以及其他内脏器官等。

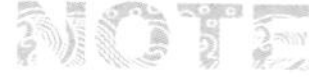

平滑肌的收缩机制与横纹肌是一样的。在电子显微镜下观察，平滑肌也具有肌浆球蛋白纤维和横桥。平滑肌细胞的排列不像横纹肌那样规则和平直，而是弯曲的，往往纠缠在一起，而且平滑肌中不存在规则的肌纤维节，这是平滑肌的收缩不规则以及速度较快的原因。此外，平滑肌还有一个不同于横纹肌的特殊现象是自主收缩。

二、骨骼肌损伤生物力学

（一）病因生物力学

多种因素可导致骨骼肌损伤，如直接的机械损伤、撕裂和局部缺血。根据受伤机制的不同可分为以下几种类型。

1. 肌肉撕裂　直接肌肉撕裂在创伤中并不常见。骨骼肌撕裂通常是锐器的直接损伤，也包括外科手术过程中的分离；肌肉裂开、手术切口外伤和失神经支配均可导致严重的肌力下降；撕裂伤也可导致肌力下降。这些损伤可能由直接因素导致，但肌肉抗阻力收缩时也可导致肌肉组织撕裂。

2. 肌肉挫伤　肌肉挫伤常由钝器所致，多数发生于事故意外或体育运动。肌肉挫伤后，早期有出血、肿胀和炎症。如果有肌肉挫伤的病史，肿胀则可能由于出现异位骨化导致。肌肉的钝性损伤使肌力下降，关节运动受限，最后导致骨化性肌炎。如果挫伤后在骨化性肌炎早期进行活组织检查，其组织学的变化特征与骨肉瘤非常类似。

3. 肌肉拉伤　肌肉拉伤在临床上最为常见，为肌肉的间接损伤。常发生于跨越两个关节的肌肉，Ⅱ型快启动肌纤维所占百分率较高的肌肉和原动肌－拮抗肌群中肌力较弱的肌肉，是由于肌肉被动承受过大的牵张应力或肌肉主动收缩时承受偏心负重所致。研究证实，肌肉在最大强度刺激收缩状态下和安静状态下都可以在相同的被拉长的肌肉长度下发生断裂，但是被刺激的肌肉在牵拉状态下维持较高的肌肉收缩力使得肌肉吸收的能量较安静状态下的肌肉吸收的能量更多，这说明肌肉在活动状况时可以通过能量吸收来防止损伤，而肌肉常以离心性收缩方式吸收能量。引起肌肉拉伤的一个因素是疲劳，疲劳使该肌肉吸收能量的能力减弱，因此抵抗牵张应力的能力也就降低。另一个能够引起肌肉拉伤的因素为肌肉本身的紧张程度，特别是跨越两个关节的肌肉，如腘绳肌、股直肌及腓肠肌。

4. 延迟性肌肉酸痛　延迟性肌肉疼痛（DOMS）被定义为发生剧烈运动后 24～72 小时的肌肉疼痛，这一损伤最初与肌肉的离心性收缩有关，并且随运动的强度和持续时间而变化。活动中的肌肉在受到牵拉时，肌节的动态变化与肌张力之间的关系异常。因为肌肉受到牵拉后，肌节的长度超过了粗细肌丝相互重叠时的长度，此时粗细肌丝之间已不能形成横桥连接。而当肌肉舒张时，这些肌节的粗细肌丝并不能回复原位，随后肌肉收缩又牵拉这些肌节，并对邻近肌节施加更大的牵拉应力，导致邻近肌节结构破坏。机械性因素启动 DOMS 的发生，在骨骼肌中产生的高张力损伤了组织结构，导致肌原纤维的走向改变、肌原纤维断裂、肌丝走向紊乱、肌丝稀疏，甚至局部收缩结构完全消失，进而激活了疼痛感受器，产生了 DOMS，影响骨骼肌的收缩和伸展功能。DOMS 可出现肌肉力量的丧失，有些病例中，肌肉的等长收缩力可下降 50% 以上。从中医学认识看，DOMS 病位在“筋”，当属筋病。根据其发病机制、临床表现和特点，当属中医文献中“筋痹”“疲劳”“筋强”“筋劳”“筋伤”等病名范畴。病因为形体过用而致劳伤，病机为过度劳累耗伤气血津液，形体过用致脏腑失调、虚实证候夹杂、经筋劳伤失养而

NOTE

致酸痛。

5. 骨筋膜间室综合征　Mubarak 将其定义为密闭的骨－筋膜间室内组织压力增高所导致的微循环损害。弹性较小的筋膜或骨结构间室最常累及，特别是小腿前间室和后深间室以及前臂掌侧间室，也会发生在任何被坚实筋膜包绕的骨骼肌处，如臀、大腿、肩、手、足、臂及腰椎棘旁肌等部位。肌肉的组织鞘膜，包括肌肉、肌外膜和覆盖其上的筋膜，是一种相当坚硬的组织，可以抵抗肌肉的收缩力。在组织鞘内肌肉组织的特殊排列方式易于导致损伤后筋膜间室综合征的发生。特别是高能量造成的损伤后，筋膜间隔内的局部空隙不仅受到外部压力的作用，也受到由于内部容积的扩张所产生的压力。组织内压增高导致毛细血管灌注量减少，妨碍肌肉内微循环，而肌肉内微循环的降低导致代谢需求的失代偿性增高，影响神经血管肌肉组织的功能。由于肌肉供养不足，不能满足组织代谢需求，导致无氧代谢，细胞内糖原的分解产生葡萄糖，进而转化为乳酸，造成组织酸中毒。而内皮细胞层通透性增高，造成液体外渗增加，进一步提高组织内压，从而加重肌肉的缺血性损伤。骨筋膜间室综合征的所有潜在病因最后都导致封闭的肌肉间隔内压力升高，这种情况下如果不能迅速缓解压力，就会引起各种并发症，轻者肌力减退和活动受限，重则失去整个机体。

（二）治疗生物力学

肌肉撕裂后，常需对撕裂部位进行修复以利于肌肉组织的再生，而肌肉撕裂部位的神经损伤也必须得到神经的再次分布。当功能重要的肌肉发生割裂或撕裂，特别是发生在青壮年或体力劳动者时，宜早期行手术修复。将两断端清创以便于健康肌肉组织能准确对合，按正常针距环绕肌肉用不吸收线紧密地间断褥式缝合，尽可能包括肌鞘在内。然后可移植筋膜条以加强缝合修补撕裂处，在移植的筋膜条上做数针深褥式缝合，或者用粗的不吸收线沿肌肉－肌腱单元的张力侧做数针张力缝合。研究者们指出肌肉撕裂修补后，主要依靠致密结缔组织进行修复，只有散在的再生肌肉越过缝合处，在断端远侧的肌纤维一般表现为去神经肌肉特点。临床研究还发现完全撕裂后肌力约为原肌肉的一半，收缩能力约为原来的2/3。不完全断裂的肌肉根据组织撕裂的程度，一般能有较好的功能恢复。临床研究介绍了将撕裂肌肉近端移植到肌腱远端的手术方法修复肌肉撕裂，获得了良好效果。而针对肌肉挫伤所导致的异位骨化常需待其成熟后行手术切除。

治疗肌肉损伤的方法主要有药物、理疗、针灸和推拿等。药物包括有抗炎药物、抗氧化剂和钙通道阻滞剂等。理疗方法包括冷疗、热疗、经皮电刺激、超声波、电离子透入、音乐电疗等。中医的研究主要集中在针灸、推拿、中药几个方面，其中针灸研究得最为深入。活血化瘀中药有抗氧化和消炎镇痛作用，健脾理气中药对骨骼肌代谢改善和疲劳的消除有促进作用。大强度力量练习后，对主要工作肌肉进行推拿按摩，缓解肌肉的僵硬状态，促进肌肉组织中代谢产物的排除，使损伤的组织尽快修复。推拿手法可将断裂的组织抚顺理直，使断面吻合，促进损伤部位新生毛细血管的形成和肉芽组织成熟，松解组织粘连，减轻增生，促进肌肉的组织修复和生物力学功能恢复。

对于骨筋膜间室综合征的治疗，常需进行间室压力的监测，如间室压力高于30mmHg并且有临床表现，则需立即行筋膜切开减压术。减压术后48～72小时后再回到手术室清除坏死组织。如肌肉无坏死迹象，则将皮肤松弛闭合。如伤口因张力过大不能闭合，48～72小时后再次清创，然后闭合皮肤切口或行植皮术。一般认为应在确诊后尽快行筋膜切开减压术，预后良好。

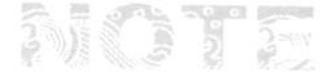

如诊断或治疗延迟，则功能基本无法恢复。

（三）肌肉重建

肌肉的废用和固定对肌纤维产生有害的影响，包括耐力和力量的减退以及在微观和宏观上的肌萎缩，比如肌纤维的数量和体积减小。运动训练可以增大所有肌纤维的横截面积，所以肌腹的体积增大肌力也会增加。牵伸训练能够增加肌肉的柔韧性，维持并增加关节的活动度并且增加肌肉的弹性和肌肉－肌腱单位的长度。

肌肉生物力学是运动生物力学的一部分，肌肉除自身的收缩、强直等生物力学特性外，分析骨骼肌时需要考虑骨骼及其他软组织之间交互作用，这就强调系统分析。目前对肌肉等软组织的分析上还不能完全量化，并且对肌肉韧带等的精确解剖结构了解较少，故而数学模型和计算生物力学分析逐步用于肌肉组织的量化的力学研究。同时对于肌肉损伤及疾病引起的生物力学改变基础研究也较少，治疗方法指导依据未能及时更新，这也制约了临床水平的进一步提高。

第三节　肌腱和韧带的生物力学

肌腱是条索状或膜状致密结缔组织，便于肌肉骨骼附着和固定。一块肌肉的肌腱分附在两块或两块以上的不同骨上，是由于肌腱的牵引作用才能使肌肉的收缩带动不同骨的运动。韧带是纤维样的弹性结缔组织，韧带连接骨与骨，或附于骨的表面或与关节囊的外层融合，以加强关节的稳固性，以免损伤，相对肌腱连接的是骨和肌肉。韧带的功能为加强关节，维护关节在运动中的稳定，并限制其超越生理范围的活动。当遭受暴力，产生非生理性活动，韧带被牵拉而超过其耐受力时，即会发生损伤。韧带部分损伤而未造成关节脱位趋势者称为捩伤。韧带本身完全断裂，也可将其附着部位的骨质撕脱，从而形成潜在的关节脱位、半脱位乃至完全脱位。了解肌腱和韧带的力学特点有利于明确各种损伤的性质，从而确定合理的治疗方案。

一、肌腱的结构与生物力学特性

韧带、肌腱都是致密、规则的胶原组织，主要由平行排列的胶原纤维束组成，这是维持强度和刚度的主要成分，此外还包括弹性纤维、蛋白多糖、水等，对韧带、肌腱在载荷作用下的延伸能力、滑行移动以及减少摩擦力等方面具有特定的作用。肌腱中有少量的成纤维细胞，通常称为腱细胞，对肌腱的损伤修复具有一定的作用。在运动过程中，关节运动产生的拉伸载荷主要作用在韧带上，而肌肉收缩的拉伸载荷主要作用在肌腱上，故而韧带、肌腱作为骨与骨、骨与肌肉的连接结构负责支撑和稳定关节的运动。

肌腱是作为一种特殊的结缔组织，其功能是使肌肉附着于骨或筋膜，并且将拉伸载荷传递给骨或筋膜，从而产生关节运动。肌腱有两种构造形式：有腱鞘肌腱和无腱鞘肌腱，腱鞘具有保护、固定、营养和润滑肌腱的作用。人们认为肌腱营养供应有两种方式，一种是血管供应方式，另一种对无血管区而言，属于滑液扩散方式。滑液扩散的方式具有重要的临床意义，即在肌腱缺乏血管区也可使肌腱愈合及修复。

NOTE

肌腱的强度由两个因素所决定：肌腱的大小形状和加载速度。有两个主要因素影响运动时作用在肌腱上的应力大小：肌腱所属肌肉的收缩量、肌腱与肌肉的体积比。

（一）拉伸性质

肌腱是体内软组织中具备最高拉伸强度的组织之一，它的主要组成成分是胶原纤维，尤其是Ⅰ型胶原纤维，占整个肌腱干重的65%～80%。而胶原是最强的纤维蛋白之一；同时这些胶原纤维沿张力作用方向平行排列，可以承受较大的拉伸载荷而不被破坏。

当肌肉收缩时，肌腱的应力增加，当肌肉作最大收缩时，肌腱上的拉应力很高，如果肌肉被迅速拉长，则作用在肌腱上的拉应力将进一步增加。例如，踝关节迅速背屈时，腓肠肌和比目鱼肌未能反射性松弛，使跟腱上的作用载荷超过屈服点，因而引起跟腱断裂。

肌肉收缩量取决于肌肉的生理横截面面积。肌肉的横截面面积越大，收缩所产生的力就越大，通过肌腱的拉伸载荷也就越大。同样，肌腱的生理横截面面积越大，它能承受的载荷也越大。虽然肌肉的最大拉伸破坏应力很难精确计算，但是测量表明：健康肌腱的拉伸强度可能比肌肉高两倍以上。临床上肌肉破裂比肌腱的破裂更常见，就是一个很好的证明。

只要知道肌腱横切面积以及组织本身的拉伸长度，就可用应力－应变关系描述肌腱的力学性质。应力－应变曲线与载荷－伸长曲线相似，为非线性曲线。通过应力－应变曲线，可获得弹性模量、极限拉伸强度、极限应变以及应变能量。通常大肌肉具有大横截面面积的肌腱，如股四头肌与髌腱、小腿三头肌与跟腱，但有些小的肌肉也具有大横截面面积的肌腱。

在活体中对肌腱承受载荷研究很少。动物类研究中证明，肌腱弹性模量的变化范围为500～1200MPa，极限拉伸强度的变化范围为45～125MPa。人类肌腱弹性模量的变化范围为1200～1800MPa。极限拉伸强度的变化范围为50～105MPa，极限应变的形变范围为9%～35%。

（二）随时性及与过程相关的特性

肌腱的伸长不仅与受力大小有关，也与力作用的时间及过程相关。这种黏弹性反映了胶原的固有性及胶原与基质之间的相互作用。

肌腱的随时性，是指肌腱的性质随时间变化而发生改变，可以用蠕变－应力松弛之间的关系来描述。肌腱性质随过程发生变化是指载荷－拉长曲线的形状会取决于前载荷的情况而变化。即加载曲线与卸载曲线均沿不同路径循环，形成滞后区。

肌腱的黏弹性也与其载荷有关。拉张的最初几次循环均比以后循环的滞后区面积大，表明能量损失较大。预载荷之后，在生理范围内加载的肌腱，每次循环时，其应变能量可恢复到90%～96%，表明肌腱在反复拉张中没有损失多少能量。

已确定有多种生物学因素影响着肌腱的力学性质。除黏弹性以外，解剖位置、运动水平、年龄、温度等都是影响肌腱力学性质的因素。

二、肌腱损伤生物力学

（一）病因生物力学

肌腱损伤常见的直接损伤为锐器伤，手及上肢肌腱损伤多见。单就从力学角度考虑，肌肉或肌腱的部分或完全断裂的最常见原因之一是肌肉－肌腱单元承受了偏心超应力。因肌腱附着肌肉，当肌肉收缩时，所连接的肌腱便会承受应力拉伸。当肌肉发挥较大收缩力时，肌腱所承受的拉伸应力就会更大，当应力超过肌腱的屈服点时就会发生肌腱断裂。研究数据证实，正常

肌腱的最高承受应力是它所连接肌肉的两倍，因此高应力下肌肉断裂要多见于肌腱断裂。不同的学者也通过试验证明，在不同应变速率下，当被动超负荷或偏心超应力时，正常肌肉－肌腱单元的断裂常发生在肌肉－肌腱远端结合部。

间接损伤与解剖位置、血供、骨骼情况及肌腱的受力程度均有密切关联。肌腱发生间接损伤时，常在承受超负荷应力之前就已存在病变。血供较差区域反复微小创伤及不完全愈合造成肌腱本身脆弱，承受应力下降，从而容易断裂，如跟腱、冈上肌肌腱及肱二头肌长头肌腱等。此外，如类风湿关节炎、系统性红斑狼疮、甲状旁腺功能亢进症等全身病理状态均可使肌腱强度下降，而类固醇肌腱局部注射也是诱发肌腱断裂的因素之一。

（二）治疗生物力学

1. 缝合材料　不锈钢丝、可吸收缝线因其自身的局限性，如钢丝容易撕脱肌腱、可吸收缝线强度减弱过早等，限制了它们在肌腱修复中的应用。研究发现聚酯缝线不仅可有效抵抗断裂应力和防止修复部位形成缺口，而且缝合较容易，线结特性也较满意，因此得到了广泛应用。

2. 缝合方法　缝合后的肌腱强度需足够应对早期的功能锻炼，并且使肌腱处于低受力状态以利于肌腱愈合，同时，合适的缝合方法能够更加有效地减少术后肌腱粘连的风险。学者们对缝合方法的研究很多，但不管使用哪种缝合方法，都应尽可能遵循缝合的肌腱能承受较大的应力，缝合材料外露少，又不致使肌腱发生劈裂的原则。目前较常用的缝合方法有：单线或双线改良 Kessler 缝合法（图 5－3）和改良 Bunnell 缝合法（图 5－4）。研究表明，4、6、8 股缝合修复后强度更大，能减少肌腱缺口形成，使修复后的肌腱可承受更大的主动应力，与传统双股缝合相比主动活动时间可提前。缝合时仅考虑修复时的力学强度是不够的，还应注意保护肌腱的血供。现代研究表明在肌腱掌侧缝合可避免损伤肌腱背侧的血管。另外还应保证缝合后的肌腱在腱鞘内的滑动功能，所以有学者推荐使用低位纵向缝合技术，使线结埋在腱鞘外侧。

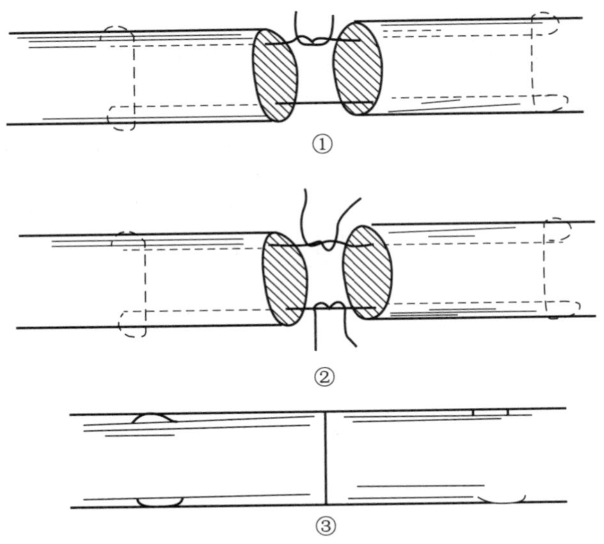

图 5－3　改良 Kessler 缝合法

NOTE

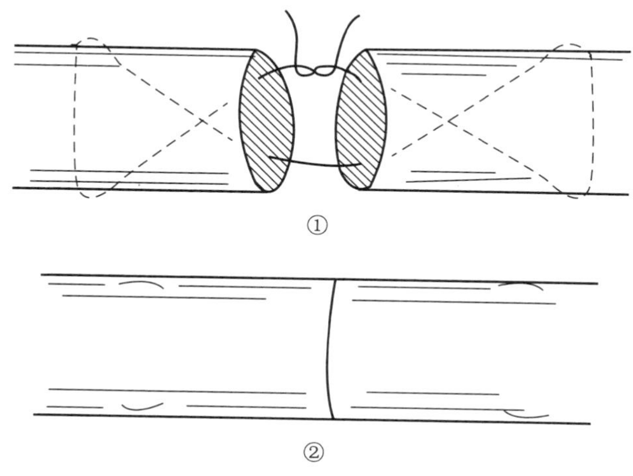

图 5－4　改良 Bunnell 缝合法

3. 肌腱病　是目前比较多见的运动损伤性疾病，多是因反复过度加载导致的疲劳损伤，常见的肌腱病有跟腱病、肱骨外上髁炎、肩袖损伤、肌腱自发性断裂等。研究表明，跟腱病与跟腱过度使用或过度承受载荷有关，而过度的牵伸载荷使肌腱组织中细胞功能明显减退，表现为所谓的"力学退变化"。肌腱纤维持续的微损伤，释放大量的生长因子和炎症因子，使新生血管形成和炎性因子增加，肌腱细胞和胶原数量减少，胶原纤维的紊乱，再生蛋白和蛋白水解酶 mRNA 水平的增加等病理变化，导致肌腱组织中出现异位骨化和脂肪组织形成。肱骨外上髁炎（网球肘）的发病机制与跟腱病相似，目前大多数学者认为过度反复劳损造成的桡侧腕短伸肌起点的微撕裂是本病的病因，但也可涉及桡侧腕长伸肌和指总伸肌腱。

肌腱粘连是肌腱损伤修复过程中常出现的并发症，与肌腱的愈合方式关系密切。肌腱损伤愈合过程包括内源性愈合和外源性愈合。内源性愈合是指肌腱表面的纤维细胞经过自身增殖直接促进肌腱的愈合，因而具有良好的生物力学效益，且并发症少；而外源性愈合是指肌腱周围的滑膜及皮下组织在肌腱断面产生肉芽组织，同时腱外膜中的成纤维细胞、炎性细胞增殖由周围组织向肌腱断端生长，引起肌腱外基质的重塑，形成肌腱与周围组织的粘连，这种愈合方式的特殊性是肌腱损伤后出现肌腱粘连的主要原因。针对肌腱粘连的防护与治疗是肌腱撕裂、断裂手术后恢复局部功能的重要环节。目前针对肌腱粘连的防治有物理治疗、功能锻炼、药物治疗等，以减少炎性渗出、加速局部血液循环、促进内源性肌腱愈合等，必要时可采取手术二次松解以及腱鞘重建。中医疗法对于改善肌腱粘连有良好效果，比如推拿、药物熏蒸治疗等能够松解局部粘连、加速代谢与炎症吸收、软化瘢痕等。

三、韧带的结构与生物力学特性

韧带同样属于致密结缔组织，多呈扁带状或条索状，主要功能是稳定关节并防止关节的过度活动。韧带主要由胶原纤维和弹性纤维构成，二者维持韧带的刚度、强度以及载荷方向的延伸功能。不同部位的韧带由于胶原纤维和弹性纤维比例不同，所表现出的力学特性不同，比如前交叉韧带中胶原纤维占 90%，负责维持膝关节的稳定以及协调其运动，而项韧带大部分为弹性纤维，能够防止神经根受到冲击，给椎间盘施加预应力，使脊柱产生固有的稳定性。韧带与肌腱类似，属于致密结缔组织，有许多相似之处，但也有许多不同之处。如生理结构不同，韧带是连接骨与骨的负重结构，肌腱是连接肌肉与骨的不负重结构；组织组成不同，韧带与肌腱

相比，前者的胶原比例较低，其他基质比例较高，后者则相反；生化结构不同，肌腱中的胶原纤维排列比韧带的更整齐，均为纵向排列，而韧带的纤维排列更为多样化，这样可以承受更多方向的载荷，以起到稳定关节的作用。

韧带本身的力学特性同肌腱相似，可以从应力拉伸强度、极限应变以及应变能量等参数得出韧带的力学性质，并从应变曲线中获得弹性模量。

韧带的力学性质，受胶原组成成分、次级组成结构之间的生化作用、结构中的波状弯曲等因素的影响。

（一）拉伸特性

研究韧带的拉伸特性，必须按照骨－韧带－骨这样一个复合体的结构来确定。这个复合体的结构性质不仅受到韧带的力学性质和几何形状的影响，还受到附着点组织的结构特性的影响。

与肌腱类似，载荷－拉伸曲线可被分为最初的强度较低区域、“延滞”关系区域以及有较高强度的线性区域，这样韧带就具有非线性、应变强度结构的特征。这种特征可能是由于胶原纤维具有波浪状弯曲而且个别纤维的排列方向不一致所致。拉伸过程中，最初只要有很小的力就可以产生较大的变形，这是因为波浪状弯曲很容易被拉直导致，之后则需较大的力才能进一步拉伸，使纤维本身得到拉伸。由于纤维中卷曲的程度和排列方向不同，所以拉伸不同长度时韧带中的每根纤维在拉直卷曲结构之后都存在不同程度的对抗拉伸。韧带受到拉伸时，一开始仅仅是那些排列方向平行于载荷作用方向一致的纤维被完全拉直并且承受最大的载荷，而那些同载荷方向不一致的纤维在他们被拉直之前只受到较小的载荷。随拉伸程度的增加，更多的纤维束被拉直并沿受力方向排列，这种纤维方向的重排使韧带的强度逐渐增加。此外，韧带的截面面积也影响韧带的强度，与载荷方向一致的纤维数目越多，纤维形状越宽厚，则韧带的强度越大。

（二）加载的速度和持续时间相关的特点

在不同的载荷条件下，骨－韧带－骨这个复合体结构的性能也不同，这是由韧带内胶原与基质之间的相互作用以及与时间、过程相关的黏弹性的特点决定的。这些研究对临床上评估关节损伤和治疗各种疾患有着很大的意义。

1. 持续载荷的影响 当关节受到持续载荷作用一段时间后，软组织产生缓慢变形或蠕变，在加载后的最初 6～8 小时，这种蠕变现象最显著，但在以后数月中蠕变将以很低的速率进行。持续低载荷长时间作用于软组织可产生这种蠕变现象，这对多种肢体畸形是很有治疗作用的。例如，对脑瘫儿童马蹄畸形足的治疗方法就是利用石膏在足上加一个持续载荷；在治疗特发脊柱侧凸时，也是利用石膏或其他支架施加持续载荷以使软组织伸长。

2. 加载速率的影响 与骨组合在一起时，单根韧带可贮存较多能量，需要大的力才能使其断裂。当载荷速度即变形速率增加时，可承受更大的伸长。对骨－韧带－骨组合作拉伸破坏试验时，可以看出它们具有更复杂的力学性能。不同载荷速率作用下，骨－韧带－骨组合中具有更大强度的部位也不同。通过对 30 只灵长类动物的膝关节前交叉韧带作慢速和快速加载的拉伸破坏试验发现，慢速加载比活体损伤机制慢得多，韧带的骨附着部分最弱故而造成胫骨棘撕脱。快速加载时相当于活体的损伤机制，此时 2/3 的试验样本显示韧带部分最弱。慢速加载时韧带达到破坏所需的载荷会小 20%，能量贮存则少 30%，但骨－韧带－骨组合则几乎不变，这些结果说明随着加载速率的增加，骨的强度增加多于韧带的强度增加。

上述性质在临床上有着广泛的运用。例如，在前交叉韧带重建术中，最初作用在移植物上的张力会由于应力松弛的作用而逐渐减少，移植韧带具有黏弹性的特点，经过预载荷可以有效地减少应力的松弛；在分离脊柱上的韧带时，将分离动作分解成几个步骤，而且分配一定的时间，这样由于韧带的蠕变作用，在椎体附着处和器械上的作用力的峰值都减少至50%；肩关节脱位的早期，韧带张力较大，难以复位，通过牵引或悬吊重物，使肩关节囊韧带及附属软组织发挥蠕变的特性，应力逐渐松弛，则有助于关节的复位。

韧带的特性受生物的种类、生物化学、固定情况、损伤类型、骨筋成熟程度、年龄等因素影响，对更为复杂的组织，不同的实验方法会得到韧带不同的力学特性测试结果。诸如韧带在接头处的固定、应变的测量、初长度的界定、横截面积的测量等因素，与影响肌腱特性的因素相一致；此外还有一些如温度、冷冻、灭菌技术、运动锻炼等外部因素也对韧带的特性有相应的影响。

四、韧带损伤生物力学

（一）病因生物力学

当韧带所受负荷超过其生理负荷时，会出现微断裂。而当负荷继续增加超出其屈服点时，韧带就会出现明显的断裂；韧带断裂可引起关节位移，周围的软组织如关节囊以及其他韧带也会出现相应的牵拉损伤。临床上常将韧带损伤分为三级：Ⅰ级损伤为轻度拉伤，韧带内的胶原纤维微断裂，患者感觉少许疼痛，查体有触痛，无关节不稳现象；Ⅱ级损伤时，韧带内胶原纤维相继断裂，韧带处于半撕裂状态，韧带的强度和刚度会减少50%或以上，患者感剧痛并出现关节松弛；Ⅲ级损伤最严重，韧带的胶原纤维全部断裂，患处疼痛肿胀有触痛，查体可发现关节明显不稳定。

（二）治疗生物力学

韧带损伤后的修复一直是临床治疗的重点，尽管治疗方法不断进步，但修复后的韧带生物性能在绝大部分情况下仍然难以与正常韧带相媲美。修复后韧带的胶原纤维数量较未受损的韧带增多，但纤维的直径却统一变细，同时胶原纤维排列方向在愈合后仍不能恢复正常，加上愈合后韧带中细胞外基质成分发生重要改变，从而引起力学性能改变。因此损伤后的韧带由于组织形态和生化成分发生改变，其生物力学特性始终难以与正常韧带相比。

动物实验研究显示，单纯内侧副韧带损伤手术修复与未修复48周后其张力强度均只能达到正常的60%，如果损伤断端有间隙，股骨－内侧副韧带－胫骨复合体结构的极限负荷和强度比缝合后要低25%。但是临床上内侧副韧带断端之间是否有间隙尚不清楚。不过最近的临床试验结果显示，对单纯内侧副韧带Ⅲ级损伤没有缝合的必要，这可能是因为断端之间的间隙较小，愈合后其强度接近正常的缘故，但研究发现1年内愈合的内侧副韧带的生物力学特性不如正常韧带，能够承受的负重力明显低于正常韧带。目前共识是对单纯内侧副韧带损伤应选择保守治疗并早期功能锻炼，但是如果合并前交叉韧带损伤，则应通过手术方法进行修复。

针对关节囊内韧带损伤的治疗以前交叉韧带为例。前交叉韧带损伤常不能自主愈合，因此膝关节有前交叉韧带损伤时，为防止后期引起的关节不稳以及创伤性关节炎，常需进行交叉韧带重建术，而手术时机应把握在急性损伤几周后进行。在重建术中选用的移植物需满足张力特性及长度尺寸，目前常用的自体移植物是骨－髌腱－骨及腘绳肌腱，而异体肌腱及合成材料的韧带重建方法的应用也日益增多。研究发现，重建后自体肌腱和异体肌腱均不能达到其原有强度，最大负重强度仅为原来的30%～40%。由于重建后移植物自身强度的减弱，所以应选择超

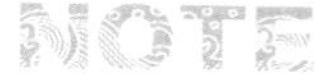

过前交叉韧带强度的移植物或联合移植物进行重建，以保证重建后韧带具有足够的强度。选择合适的移植物后，移植物的植入与固定方法及初始张力的大小均会影响重建后韧带的生物力学特性。重建术后移植物的愈合和重塑需要一定的应力，但不能过大，也不能具有破坏性，所以适当的康复锻炼也是重建成功的关键之一。

五、关节囊的生物力学

关节囊包在关节的周围，两端附着于与关节面周缘相邻的骨面，分为外表的纤维层和内面的滑膜层。纤维层由致密结缔组织构成，其厚薄、松紧随关节的部位和运动的情况而不同，此层有丰富的血管、神经和淋巴管分布。滑膜层薄而柔润，以薄层疏松结缔组织为主，具有一定的伸展性，周缘与关节软骨相连续。

关节囊损伤一般是在外力打击、砸压、碰撞或者是负重、扭转等这些活动的时候，导致的关节局部的肿胀、疼痛，皮肤出现瘀斑，肢体活动受限等症状。最常见的就是手指、膝关节、踝关节损伤，受伤当时我们要及时进行冰敷，局部制动。严重的要用石膏或者绷带进行外固定，固定时间一般为 2～3 周。如果伴有关节脱位，韧带断裂或者有开放损伤，则要进行手术修复，行韧带修补，或者是关节囊修补治疗。

第四节　神经的生物力学

人类的大脑是一个复杂的生物结构，由大约 10×10^{11} 个神经细胞（神经元）构成。虽然神经元可被分成多达 10000 个不同种类，然而它们都具有许多相同的性质，包括神经元独有的能力，能精细、快速地与较远处的其他神经元和靶器官（如肌肉）保持联系。

神经是具有特殊生物力学性质的软组织，但有关神经生物力学特性的研究尚不多。目前对其生物力学性能还缺少定量的依据，研究方法没有公认的标准，现着重对周围神经生物力学特性及研究现状进行阐述。

一、神经的生物力学性质

（一）中枢神经部分

最近几年才有少数报道涉及中枢神经系统的力学性质。实际上，力学现象在中枢神经系统中也起很重要的作用，如神经细胞在神经系统的发育过程中受牵拉变形（典型的例子是脊髓末段马尾的形成）。细胞在力的作用下如何变形，决定于细胞对力的感知和转导，以及细胞内在的力学性质。目前，关于神经细胞的力学性质的知识十分有限，这些细胞的生物力学性质可能影响神经组织结构的形成以及神经元、神经胶质细胞间的交互作用。为此，将初步探讨中枢神经系统的神经元以及神经胶质细胞的力学性质。

实验研究中，利用扫描力显微镜法定量检测神经细胞的黏弹性表明：①神经元的弹性常数约为 1000Pa，低于已报道的其他细胞的弹性常数（如纤维母细胞）。②神经胶质细胞比神经元软一半。③神经元和神经胶质细胞相比于黏性，它们的弹性占优势。这说明胶质细胞具有像屈从性的软弹簧一样的特性，神经元和神经胶质细胞展示了像很软的橡胶一样的力学性质。④以视网膜胶质细胞为例，检测了单个神经细胞不同部位的黏弹性。结果显示，神经元的突起比胞体软。这表

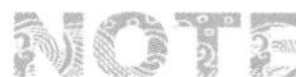

明，单个神经细胞不同部位的黏弹性可由细胞的亚细胞结构决定，但还需要进一步实验证实。

总之，中枢神经系统的神经元和神经胶质细胞的力学特性是很软的（具橡胶样弹性）且有相当大的黏性（耗散能量的）；神经元和神经胶质细胞的黏弹性比它们的弹性占优势；神经胶质细胞比神经元更软（更容易变形）。因此认为，神经胶质细胞的作用既不是中枢神经组织结构的“支柱”，也不是黏合神经元的“胶水”；实际上，神经胶质细胞像一种减震材料一样紧紧围在神经元周围，在受到机械性损伤时，神经胶质细胞可以防止或减轻神经元的受损。更重要的是，神经胶质细胞构成了一种很软的、适于神经元及其突起生长的底物，因此神经胶质细胞的这种生物力学性质利于神经元可塑性的形成。

神经被结缔组织基质所包绕，是具有黏性和弹性双重性质的生物软组织，具有软组织的生物力学特征。正常神经具有不同程度的抗拉性能，其可被拉伸，且具有弹性，能承受载荷。其生物力学特性包括抗张性、应力－应变关系滞后、应力松弛、蠕变等现象。

（二）周围神经部分

1. 周围神经的抗张性　在正常生理状态下，周围神经能在一定范围内适应外力的牵张，表现出一定程度的抗张性。这种抗张性存在如下结构基础：①神经干、神经束、神经纤维在其周围的组织床上均是迂曲存在的。②在神经内结缔组织膜中，均含有胶原纤维。③神经束在神经干内又分又合，彼此交错呈现丛状的排列方式，也提高了神经的抗张性。了解周围神经抗张性的结构基础，对深入研究周围神经牵拉伤的发生机制、神经损伤后张力缝合以及神经缺损后移植神经长度选择等方面的应用研究均提供有益的理论基础。

2. 应力－应变关系　同其他结构一样，周围神经被结缔组织基质所包绕，具有软组织的生物力学特征。例如，神经可被拉伸和承受载荷。如果以上实验在某些控制条件下进行，就可以证实神经有典型的应力－应变关系。在轻度拉长下，神经有顺应区间，在重度拉长下，神经的紧张性增加。这种关系在其他组织中（如骨、肌腱、韧带和肌肉）有明确定义。

其应力－应变关系不遵从胡克定律，在有限变形时，具有非线性的应力－应变特征。采用张力仪测定了神经张力和延长量后首先描绘了应力－应变关系曲线，排除了载荷－延长量关系中因神经横截面积不同所形成的差异。该曲线可分3部分，第一部分为正常生理作用范围的弹性阶段，应力与应变呈指数关系，曲线为凹形，对应应力成正比的最大应力即为该神经弹性极限；第二部分为近似直线，提示当超过神经的弹性限度，神经延长即便减少，张力却急剧增加，似直线上升；第三部分应力与应变的关系近似第一段，但曲线为凸形，此段最高点所对应的应力为该神经的强度极限。

神经应力－应变关系曲线的形状受多种因素的影响，不同种属、不同个体，或同一个体不同部位的神经，甚至同一根神经不同节段，其曲线形状都有很大差异。对于同一段神经，加载速度、施力方式，以及是在体还是离体都会影响到曲线形状。因此，对于神经应力－应变关系的研究，必须综合考虑其影响因素，尤其是比较不同神经的力学性质，必须在加载速度、施力方式等外部因素一致的条件下进行。

已经知道神经在静息组织中有一定的张力，且在正常的生理条件下，神经在其应力－应变曲线的低应力区间可保持功能正常。然而，在那些术后具有一定张力的神经残端处，这种关系会发生戏剧性的变化。在人类神经中，3～5cm的间距常常能被克服，而使近端和远端之间重新连接。此外，虽然神经可能被拉伸达20%，但在接近15%时可发生缺血损伤。

神经重获其结构强度的速度非常重要，因为为了保护修复部位，肢体在神经修复后要经历3～6周的制动期。在一项大鼠的坐骨神经实验研究中显示（图5－5），在其横断伤后立即予以端－端神经外膜修复术。修复术后（7天内），神经立即获得了其强度的66%，并在测试期中维持了相对稳定的极限应力和极限应变，这种情况维持了84天。这些数据对于原来认为的周围神经修复术后必须患肢制动的教条是一种挑战。然而，因为实验是在大鼠身上进行的，而大鼠的组织更新要高于灵长类和人类，所以这项实验结果的临床意义还不清楚。但结果却表示了神经的自身修复要快于韧带和肌腱。

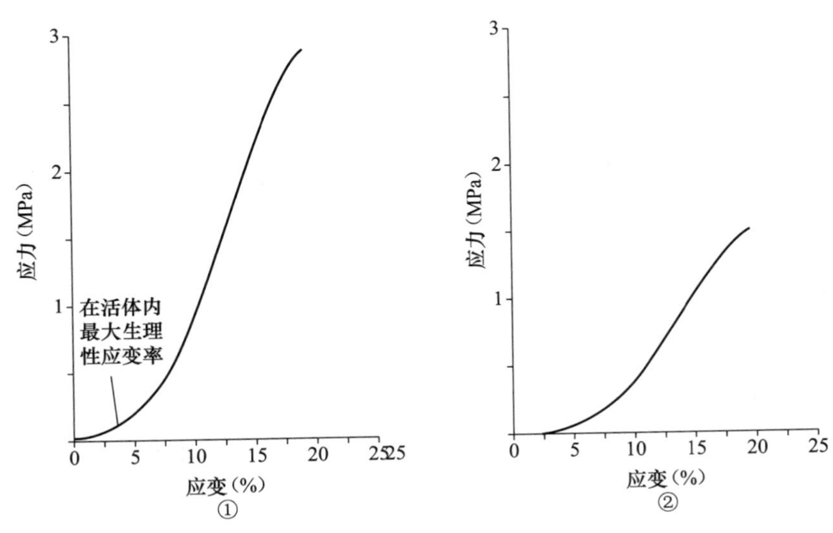

图5－5 体内原位大鼠坐骨神经的应力－应变曲线

许多研究要求对被修复神经的张力特性进行定义。周围神经损伤后常伴生物力学性能的改变，在修复神经时要加以考虑。研究表明神经钳夹伤后短时间内强度减小，长时间后强度明显持续增大，并认为是成纤维细胞活动引起的神经外膜和束膜结构组织增加所致。

张力性神经损伤的病理变化是基于以下因素共同作用的结果，即机械性牵拉引起神经组织结构损伤，牵拉使神经承受轴向张力的同时，还要承受环向压力使神经直径减少，神经束内血供障碍，导致血管通透性增加，神经内压增高。

3. 黏弹性 周围神经具有黏弹性物质的3个特点：应力松弛、蠕变和滞后。

（1）应力松弛：观察离体神经的应力松弛现象，发现开始5分钟内，张力下降最快，开始20分钟内，应力松弛大部分完成，30分钟后曲线变得极其平缓，松弛后的应力可下降为松弛前的30%～50%。但在活体上，应力松弛却比离体时要小。应力松弛是神经组织对变性的适应性反应，机制不清。研究其特性对于确定神经张力性损伤的临界点及预后有重要意义。研究者认为，可利用应力松弛的特性来治疗神经缺损。

（2）蠕变：蠕变是周围神经在生理极限内通过其本身的顺应性和横截面积的改变来适应张力损伤的表现。

（3）滞后：滞后现象是周围神经本身固有的特性（经计算得出，滞后现象的产生是由于外力对每单位体积的组织所做的功完全转变为热能，消耗于分子间的内摩擦，故滞后也称为滞后损伤或内耗）。

NOTE

如同其他的许多生物组织，神经有时间依赖性的生物力学特征（黏弹性）。常用来定量黏弹性的实验是“蠕变”实验和“张力松弛”实验（图5－6）。在“蠕变”实验中，神经予以快速负重，神经慢慢地伸长或“蠕变”到一个新的长度。用“蠕变”发生所需要的时间来测定神经自身的黏弹性。同样，对神经的负重立即增加，可使神经发生形变。当形变稳定时，负重慢慢减少，这种现象称为“应力松弛”，是对神经黏弹性另外的测量。和这些特性有关的参数是时间常数。这些来源于兔胫神经的特性数据显示，神经的黏弹性并不比肌腱和韧带的高。这些数据提示，肢体的快速运动引起神经的快速延长，将不会对神经所受的应力有主要影响，因而不会在神经损伤中起主要作用。

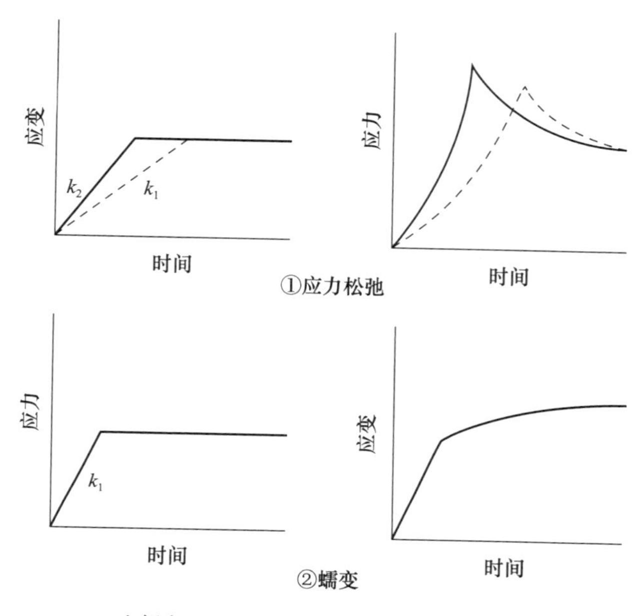

左侧为重力输入曲线，右侧为典型输出曲线

图5－6　应力松弛和蠕变实验的曲线

二、周围神经损伤的临床生物力学

神经受到外力造成损伤，常常是在外观仍保持完整时，内部却发生了可逆或不可逆的病理改变，因此神经的损伤、修复、再生及功能恢复过程均需要客观评价指标。通过神经生物力学研究，可以明确：①正常神经干受到多大程度的牵拉会引起损伤，神经损伤的病理类型与外力有何定量关系。②神经内各主要成分在神经干应力－应变规律中的作用如何。③神经断裂后，吻合口张力对神经再生质量与功能恢复有何影响。这些问题一旦阐明，对于彻底揭示神经牵拉伤的致伤机制及预防神经牵拉伤的形成，确定神经张力缝合的临界点，既具有理论意义，又具有临床应用价值。

（一）病因生物力学

周围神经损伤主要可分为两种类型，一是损伤部分轴突保持连续性，仅导致神经传导的临时性阻滞；二是损伤导致轴突中断或损伤达到一定程度致使损伤部位以下及损伤部位以上一定可变距离内的轴突变性，究其原因可分为张力性损伤及压迫性损伤。张力性损伤通常是由严重的事故造成的，作用于神经长轴方向的张应力会引起神经长度的增加，当张应力超过神经抗张强度时，神经纤维断裂，神经刚性增加而弹性降低。压迫性损伤主要有急性损伤和延迟发生或逐渐进展的慢性损伤，而神经损伤的程度与压力水平、压迫模式及持续时间有密切关系。

（二）治疗生物力学

损伤神经的修复不仅仅是恢复外形上的连续性，更重要的是最大程度地增加再生轴突对靶器官重新建立准确的支配。因此需要精确地对合神经束并使神经两端于无张力下缝合。因为神经缝合口的张力会诱发结缔组织增生，继之形成瘢痕，从而阻碍轴突成功再生。

神经吻合主要有神经外膜缝合及神经束膜缝合两种方法。神经外膜吻合术是指用细尼龙丝线间断缝合神经外膜，尽量精确对合神经断端（图5-7）。但是如果神经外膜松弛、神经束较短，吻合后神经束断端会残留间隙，影响神经束连续性；而如果外膜较短，神经束相对较长，吻合后神经束断端会发生卷曲，并且吻合后断端有时会有血肿存留，血肿机化后也会妨碍神经再生。因此，自从显微外科技术发展以来，神经束膜缝合方法就得到了广泛应用。神经束膜吻合术是指用细尼龙丝线缝合神经束膜，吻合神经断端相对应的神经束或束群（图5-8）。缝合口处应避免有张力，因神经束膜较薄，不能耐受张力缝合。如神经断端经适当游离，关节适当屈曲后，神经断端仍不能在无张力下吻合，则可通过神经转位、骨截除或神经移植等方法来确保神经断端在无张力下缝合。

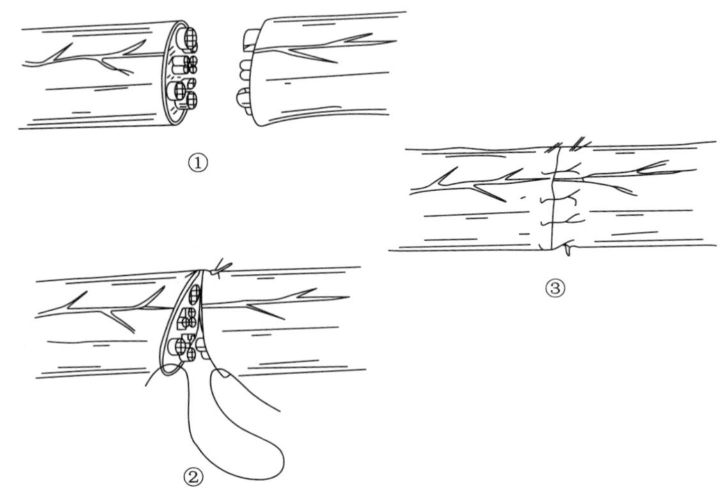

①将神经干断端清创切齐，外露正常神经束；②将神经两端做精确吻合；③缝合后神经干

图5-7　神经外膜缝合法

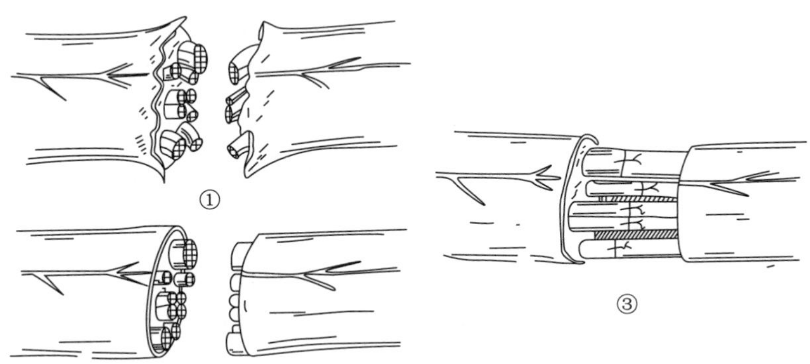

①断裂神经干；②将神经干断端清创切齐，外露正常神经束；③根据神经束大小、位置和形状进行精确吻合

图5-8　神经束间缝合法

NOTE

第五节 血管的生物力学

血管是循环系统中的主要部分之一，是血液流动的基础。在血管中发生的一些病变严重地威胁着人类的健康，因此对血管的研究成为现代生物医学的重大课题之一。流体动力学研究的是流体运动规律以及它与相邻其他物体之间相互作用的一门学科。生物体的许多活动过程，如血液和淋巴液的循环、养分的输送和废物的排泄以及呼吸过程，都与流体的运动密切相关。流体动力学是研究血液流变规律的重要基础。

一、血管的力学性质

（一）血管的主要成分与构造

血管的力学性质与血管壁的成分和结构密切相关。血管壁是一个中空的管道，它承受血管压力和管外组织的约束。血管壁具有多层复合结构，可简单分为三层：内膜、中膜和外膜。内膜由内皮细胞、基膜和一层散布的聚合物组成。越过一层内弹性膜便过渡到中膜。中膜是肌肉性的，分为若干个带有窗口的同心弹性薄层，胶原纤维和弹性纤维穿过这些窗孔，把组织三维地束紧在一起，平滑肌细胞常常和弹性纤维相连接，而胶原纤维则似乎是独立伸展的。如图 5－9 所示，其是所描绘的血管内各组织结构的简化示意图。平滑肌纤维呈节距很短的螺旋形排列，弹性蛋白纤维呈一些纵向裂缝的网络；而胶原纤维呈现为另一种交织网络，当应力低时，它处于皱缩状态，当应力较高时，此网络就被拉伸开来。根据这样的结构很容易推测出血管的应力－应变关系。在外弹性膜之外的外膜，是松散的结缔组织。

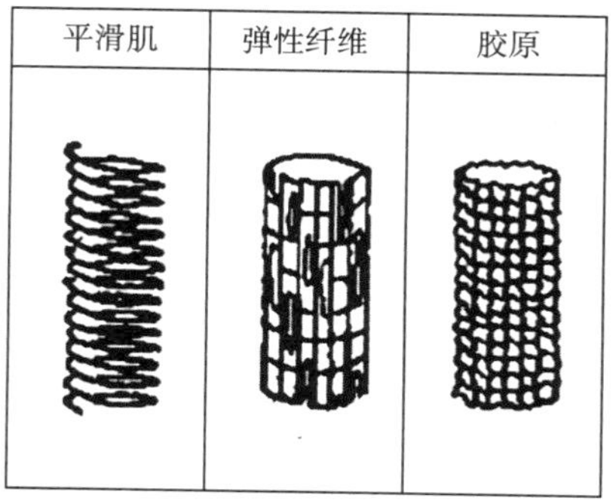

平滑肌	弹性纤维	胶原

图 5－9 静脉结构简图

构成血管壁的主要成分是内皮、弹性纤维、胶原纤维和平滑肌。血管的力学性质主要取决于弹性纤维、胶原纤维和平滑肌的性质、含量及空间构型。弹性纤维、胶原纤维和平滑肌在力学性质上有明显差异。如图 5－10 和图 5－11 所示，把项背韧带加热到 76°C，使其中的胶原失去本来的属性，它便代表弹性蛋白的属性，即具有低的弹性模量，非常小的滞后环，非常小的应力松弛，即弹性纤维接近于完全弹性体，弹性模量亦较低。腱则代表胶原的属性，它有中等的应力松弛特性，在循环加载和卸载时具有中等程度的滞后环，对较小的拉伸率有高的应力响应。平滑肌的特性以肠道最具代表性，它具有较低的应力响应和较大的变形。在循环加载时的滞后环非常大，并且经过较长时间后，应力松弛特性趋于零。当具有上述各种属性的成分组成复合材料时，我们可以想象，这种复合材料的性质不仅与其成分有关，还将要取决于它的结构。低应力区主要由弹性纤维承载，高应力区主要由胶原纤维承载。在低应力下承载的主要是弹性纤维和平滑肌，胶原纤维有明显的滞后环和应力松弛，不易变形，很高的应力才能引起很小的应变；在高应力时，胶原纤维是主要的承载体。

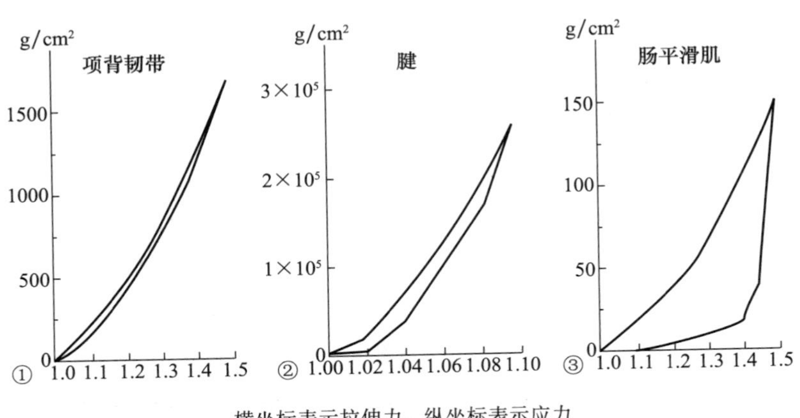

横坐标表示拉伸力，纵坐标表示应力

图 5－10　非血管组织的滞后环类型

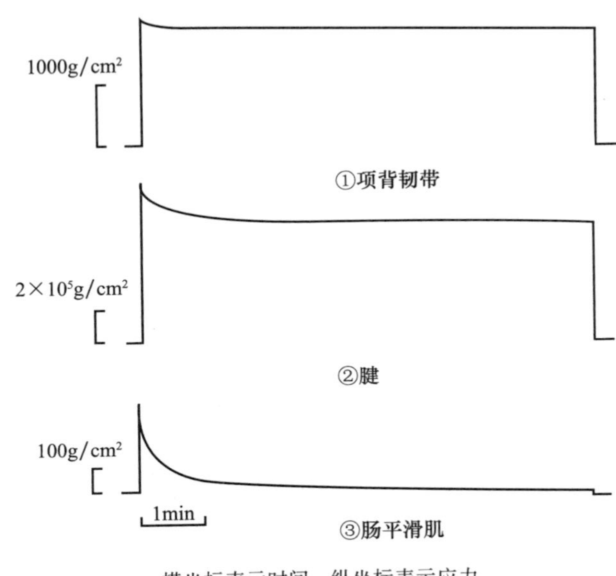

横坐标表示时间，纵坐标表示应力

图 5－11　非血管组织的应力松弛类型

（二）血管壁的力学性质

1. 血管壁的黏弹性　血管壁是黏弹性体。实验得知，血管试样会发生蠕变、应力松弛和滞后现象。

（1）滞后回线：通过对狗颈动脉试样等速加载、等速减载过程中测得的应力－应变关系曲线。可以发现试验时，对动脉管壁加载和卸载的应变历程往往是不同的，这称为滞后现象。

另外，用 100mL/min 或 10mL/min 的速率对离体主动脉做注入和抽出血液实验，并将所测血管的容积和跨壁压强 P_{TM} 数据作图得到（图 5－12）。当血液以一定的压力和流速进入血管时，将使血管沿周向和轴向扩张，由图可见，血管充盈或塌陷时跨壁压 P_{TM} 和血管 V 的关系近乎直线，但它们不重合，形成一个滞后环，说明血管具有黏弹性。

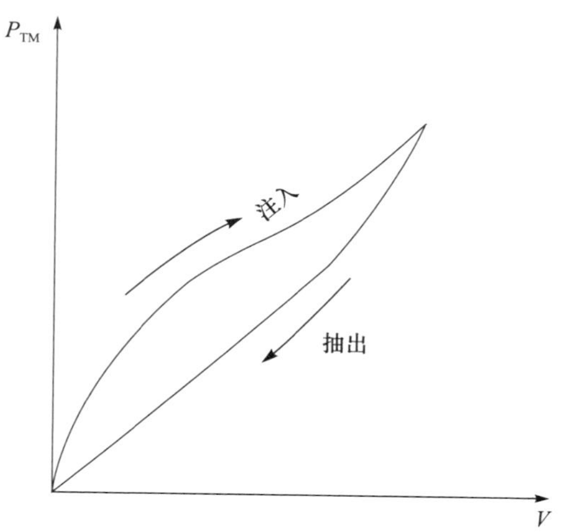

图 5－12　血管充盈和塌陷时的跨壁压

（2）应力松弛：当外力作用在动脉管壁试件上使之变形，然后如果保持应变一定时，发现其应力会随时间逐渐减小，这种现象称为动脉管壁的应力松弛，从升主动脉至股动脉其应力松弛将逐渐增大，而且动脉血管的应力松弛过程和初始应力的大小有关。在纵向和周向试样切片上进行应力松弛试验。观察到在动脉系统中有显著的差别，周向应力松弛往往比纵向应力松弛更为明显。

（3）蠕变：当一个恒定的负荷加载到动脉管壁的试件上时，其长度一开始迅速伸长，随后有一个缓慢的继续伸长的过程，最后才逐步达到其平衡状态，这种应变随时间变化的现象称为蠕变，动脉具有这一种特征。

2. 血管壁材料的不可压缩性和非线性　由实验可知，橡胶在大变形时，是不可压缩的，橡胶的体积弹性模量约为剪切弹性模量的 1 倍。一般认为材料是可压缩的还是不可压缩，取决于体积弹性模量与剪切弹性模量比值的大小。实验得知，动脉的体积弹性模量与剪切弹性模量之比为 3×10^3。显然，动脉是不可压缩的；并且血管壁在大变形时，血管的应力－应变关系呈明显的非线性。

3. 血管壁材料的各向异性　血管壁的组织学检查发现，它们的力学性质不是各向同性，而是轴对称的各向异性。为了研究动脉壁的轴向形变情况，以及它们的各向异性，对狗动脉的管状标本作了轴向形变的研究并发现：①在低应变率的范围内观察不到轴向力学性质与应变率的关系；②动脉轴力学性质取决于所施的内压强，其中腹主动脉影响最大；③在较低应力区，动脉壁的内外半径和管壁厚度随轴向张力之增加逐渐减小，而在较高应力区，虽然管壁厚度增加缓慢，但管径却迅速减小；④各向异性的力学性质明显可见，在低应力区，环向较轴向更易伸长，而在高应力区，出现相反趋势。

4. 血管的体膨胀系数、顺应性　由于动脉管壁富有弹性，当动脉管内的压力 P 增大时，将引起血管的扩张和动脉管容积 V 的增大。血管顺应性是指在压力或力的作用下，使容积增大而不破裂的一种特征。它通常为动脉管内压力改变一个单位时所对应的血管容积变量，它是一个量度动脉管可扩张度的指标，动脉顺应性 C 越大，说明同一压力变化量所引起的动脉管容腔体积的变化量也越大，也就是说，动脉的可扩张度大，或者说动脉的弹性好。血管的轴向弹性直

接影响着血管的顺应性，而血管的顺应性随年龄的增大而变小，即血管的弹性性能随年龄的增大而变差。和心室的情况一样，年龄增大时，血管出现“硬化”现象，一般来说，静脉的顺应性约为相应动脉的24倍。

5. 血管壁的张力

（1）周向张力和轴向张力：血管壁内的张力可分为周向张力和轴向张力两种。将血管看成中空的圆柱管，考虑两个与管轴垂直的管段。现取任一个通过管轴的纵剖面，它与管轴的交线为 $ABB'A'$，管壁两部分都有一个作用于另一部分的垂直于剖面的拉力，即周向张力，其指单位管长上壁纵断面所引起的张力 T_C. 其方向和圆周切向一致，如图5－13所示。轴向张力指作用于垂直血管轴线的断面单位周长上的张力 T_L. 其方向平行于管轴，如图5－14所示。

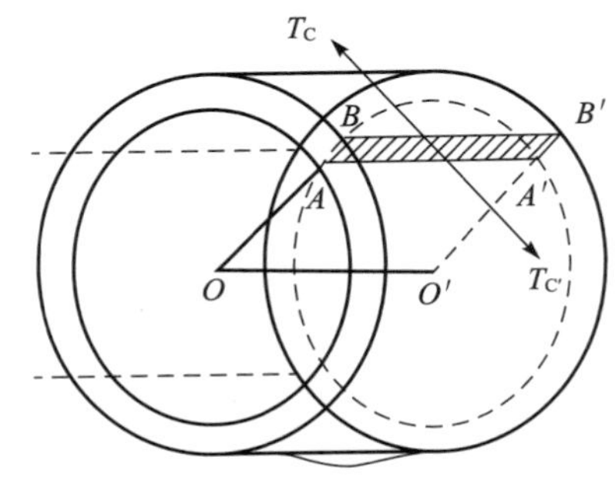

图5－13　周向张力

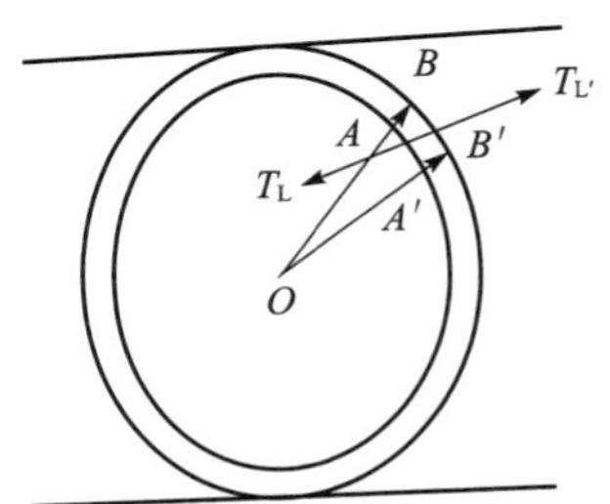

图5－14　轴向张力

（2）弹性张力与主动张力：在体血管的周向张力一般由两种不同的力组成。一种是由于血管壁的被动变形而产生的弹性张力，它是血管壁应变的函数；另一种是由于平滑肌在血管壁内收缩而产生的主张动力，它与组织的生理活性有关。

（3）周向张力与压力、半径的关系：如图5－15所示，为一段圆柱形动脉。其中P_V为血管内血液给予管壁的静压强，P_T为周围组织液对管壁的压强。$P_V - P_T$为血管的跨壁压。这个压强使血管扩张，并被血管的弹性回复力产生的附加压强P_{TM}所平衡。

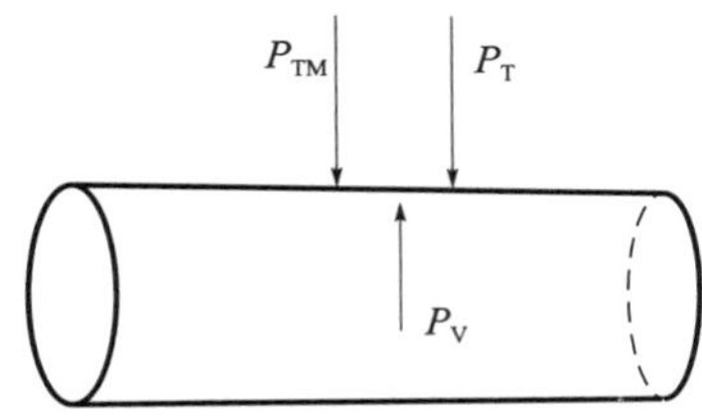

图5－15　圆柱形动脉的跨壁压

当不考虑血管厚度情况下，T_C与大血管平均半径 r 的关系：假设血管的周向张力为T_C，单位面积管壁的纵向曲率半径为 R_1（血管的半径），单位面积的横向曲率半径为 R_2（血管轴线的曲率半径），由拉普拉斯公式可知，弹性恢复力产生的附加压强为：

$$P_{TM} = T_C\left(\frac{1}{R_1} + \frac{1}{R_2}\right) \tag{5-2}$$

当 $R_2 \to \infty$，R_1 用血管的内、外半径平均值 r 代替，上式可以简化为：

$$P_{TM} = \frac{T_C}{r} \tag{5-3}$$

NOTE

式中：T_C 是弹性张力和主动张力的综合效应，故不是恒量，如在应力较低时，主要起作用的是弹性纤维和平滑肌，在高应力时，起主要作用的是胶原纤维。周向张力与血管半径的关系如图 5－16 所示，在低应力状态时 T_C 与 r 增长的关系几乎成正比，但因弹性纤维接近于完全弹性体，弹性模量也较低，所以张力比较小。在高切应力状态下，张力 T_C 与管径 r 不成正比，它随管径的增大而急剧增大。这是由于胶原纤维有明显的滞后环的应力松弛现象，很小的应变就会引起很高的应力，使血管内周向张力明显增大。平滑肌在应变不变时，应力几乎可以完全松弛，所以在上面的静态实验曲线中几乎没有影响。

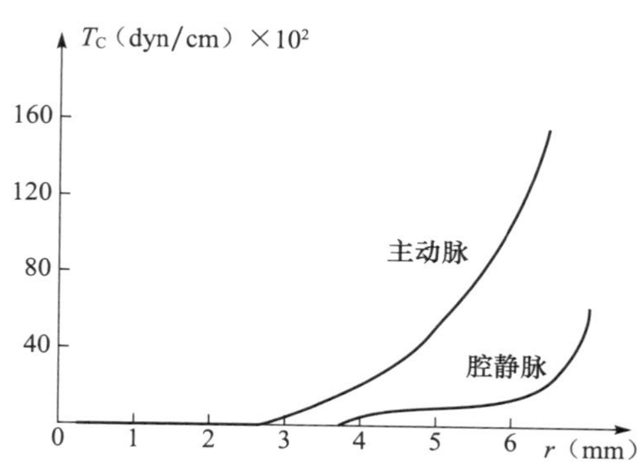

图 5－16　张力与半径增长关系

考虑血管壁的厚度，讨论 P_{TM} 与大血管管径之间关系：假设血管壁的杨氏模量为 E，血管壁的厚度为 h，血管没扩张时的平均管径为 r_0 扩张到平均管径 r 时，血管壁周向张力为 T_C，这是血管壁内周向应力 τ 为：

$$\tau = \frac{T_C}{h} = E\frac{\Delta l}{l_0} \tag{5-4}$$

其中，$l_0 = 2\pi r_0$，$L = 2\pi r$，$\Delta l = 2\pi\Delta r$ 代入上式：

$$\frac{T_C}{h} = E\frac{2\pi(r - r_0)}{2\pi r_0} = E\frac{r - r_0}{r_0} \tag{5-5}$$

得：

$$T_C = \frac{Eh(r - r_0)}{r_0} \tag{5-6}$$

$$P_{TM} = \frac{T_C}{r} \tag{5-7}$$

上式表明：当血管的平均半径一定时，血管的弹性恢复压强与血管壁的厚度、血管半径的增量成正比。当血管的平均半径、杨氏模量、管壁厚度的值已知，就可以用上式推算出管腔半径由 r_0 扩张到 r 时，周向张力及弹性恢复压强。

在正常生理情形下，动脉血管的弹性模量随着年龄的增长而增大，老年人的 E 增大，是因为动脉壁内的弹性纤维变性硬、胶原纤维增多、管壁增厚等老年性变化所致。

生物组织都有功能适应性，当血管长期处于一种高的拉应力状态，必将引起组织的增生变化，血压升高使血管壁的应力水平增高，长期作用的结果可能引起血管内皮增生，从而引起动脉硬化或动脉狭窄。这种现象在临床上是一个普遍公认的事实。另一方面，高血压引起血管壁应力升高，进而使壁的周向变形增大（膨胀），故使血管壁的通透性呈指数规律上升。导致血浆

NOTE

中的脂蛋白在血管壁上的沉积增加，造成动脉硬化。所以高血压引起动脉硬化的产生和发展的根本原因在于血管壁力学性质的改变。如果血管壁的拉应力再进一步增加，可能导致血管的损伤，此将会引起更严重的疾病如脑中风等的发生。血管壁的应力水平和血管硬化部位密切相关，在动脉分叉部位较易发生动脉硬化，因该处膜内易出现较强的应力集中。

（三）微动脉的力学性质

小动脉含有丰富的平滑肌，可以主动收缩，在某一压力范围内，管径可以不随压力变化，这和弹性反应完全不同，这是血管平滑肌主动收缩所致，不仅如此，当灌注压力低于某一临界值时，平滑肌的主动收缩将微小动脉闭锁。

（四）毛细血管的力学性质

毛细血管很细，其刚度的90%以上来自周围组织，只有不到1%来自内皮膜和基质膜。因此在考察毛细血壁的力学性质时，应将毛细血管与其周围组织看作一个整体。不同的器官和组织内，毛细血管具有不同的构造，因而其力学性质也不同，如肠系膜内毛细血管，周围组织比毛细血管大，且受张力，则毛细血管的刚度主要来自周围组织，毛细血管就像胶体介质内的孔道；又如肺毛细血管，周围组织与毛细血管相比不是很大，或很松弛，则毛细血管就比较容易扩张。

（五）静脉的力学性质

静脉血管壁的结构与其相应的动脉比较没有多大差异，但是在生理状态下，静脉内血压很低，这时静脉管的弹性模量很小，而且很大程度上依赖于管壁应力的大小。由于静脉的弹性模量小，柔顺性大，所以静脉的容量对姿势的改变，对神经、药物、机械刺激及精神状态相当敏感，这在生理上有重要意义。静脉血容量占人体总血容量的75%以上，压力或肌肉紧张程度的任何改变，都会很敏感地引起静脉血容量的变化，从而有效地改变着心输出量。由于静脉的弹性模量小，内压往往又低于外压，由此静脉管常常会失稳和塌陷。静脉血流的许多异常现象，原因多出于此。

二、血管损伤的生物力学

（一）病因生物力学

造成肢体创伤的因素均可造成肢体血管不同类型和不同程度的损伤。典型的血管损伤机制分为锐性伤和钝性伤。钝性创伤时，血管损伤是由于局部受压或者急剧减速作用所造成的。而锐性创伤时，血管损伤由锐性物体对穿通路径上的挤压和组织分离作用造成的。血管损伤的严重程度与创伤传导组织的动能（kinetic energy，E_k）大小成正比，一般用质量（mass，m）和速度（velocity，v）的函数来表示：

$$E_k = \frac{mv^2}{2} \tag{5-8}$$

该函数对血管的钝性损伤和锐性损伤机制均有效。血管损伤的生物力学机制中另一个重要概念是空腔形成。空腔形成是一种因致伤物运动造成接触的组织发生回缩的现象。在钝性创伤后，由于急剧的加速或减速造成瞬时组织空腔，在这些瞬时空腔形成的过程中，形成的作用力为沿着纵轴的牵拉或者压缩的张力和沿着横轴的切应力。这些不同类型的作用力导致组织变形、撕裂、组织破损或者骨折。锐性创伤后，致伤物将动能传导至邻近组织，导致暂时性空腔形成，随后组织移位造成永久性空腔。

（二）血管损伤的临床分类

1. 血管痉挛　由于钝性伤造成的空腔效应导致血管壁受到刺激，引起血管平滑肌长时间持续性收缩，引发创伤性血管痉挛，可以造成管腔狭窄、血流迟缓，甚至管腔完全闭塞，血流中断。

2. 血管挫伤　血管遭受钝性挫伤。血管内膜上的薄层内皮细胞遭到破坏，血管内膜变的粗糙不平，损伤处的基底组织暴露于管腔，容易使血小板聚集并黏附于上，形成血栓，使管腔狭窄和堵塞。

3. 血管裂伤　锐性伤引起血管壁裂伤或部分缺损，由于血管收缩使裂口增大，出血量常较血管完全断裂为多。

4. 血管断裂　锐性伤使血管完全断裂，断裂的血管向两端回缩、卷曲和痉挛，局部血栓形成。

5. 血管穿通伤　锐性致伤物伤及血管，可以造成血管的穿通性损伤。

6. 外伤性动脉瘤（假性动脉瘤）　常由动脉的穿通伤引起。

7. 外伤性动静脉瘘　由于伴行的动静脉同时被锐器所伤，使动静脉的血流互相流通，并在动静脉间形成一个共同的交通鞘管，成为动静脉瘘。

（三）治疗生物力学

1. 早期急救　血管损伤在急救时应注意及时有效的止血，但对于大动脉损伤，不宜用局部加压包扎和使用止血带止血，可用止血钳或无创阻血夹夹住血管残端止血，如伴有肢体的开放性骨折，应使用及时有效的制动，以便转运和避免加重组织损伤。此外，还应观察伤员有无其他重要器官损伤，如颅脑、胸、腹等其他部位重要脏器的损伤。伤员可因血管损伤引发的出血过多导致失血性休克，应紧急补充血容量，可输入全血、血浆或血浆代用品等。

2. 血管修复　对于肢体的血管损伤，特别是对肢体血液循环有重大影响的动脉损伤，应争取早期修复。即使因为伤后全身情况不允许，也应争取早日改善全身情况，为早期修复这些损伤动脉创造条件，尽可能避免发生肢体循环障碍和肢体坏死。血管损伤的修复方法如下。

（1）血管痉挛的解痉：血管由于创伤或在血管缝合后发生的血管痉挛，可用湿热盐水或温热的2%利多卡因或罂粟碱溶液湿敷。如仍不能解除痉挛，可采用液压扩张。

（2）血管修补术：适于大、中血管壁裂伤或部分缺损的修复。对于单纯整齐的血管裂伤，宜采用直接缝合。裂口为横行，采用纵缝合法缝合。裂口为纵形，则采用横缝合法缝合（图5－17）。对于大、中血管管壁裂伤较大或者部分缺损而不能直接缝合时，可采用补片法（图5－18）。

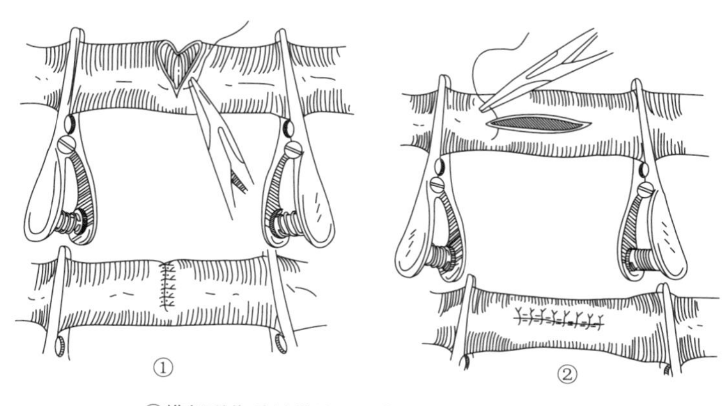

①横行裂伤采用纵缝法；②纵行裂伤采用横缝法

图5－17　血管壁裂伤缝合术

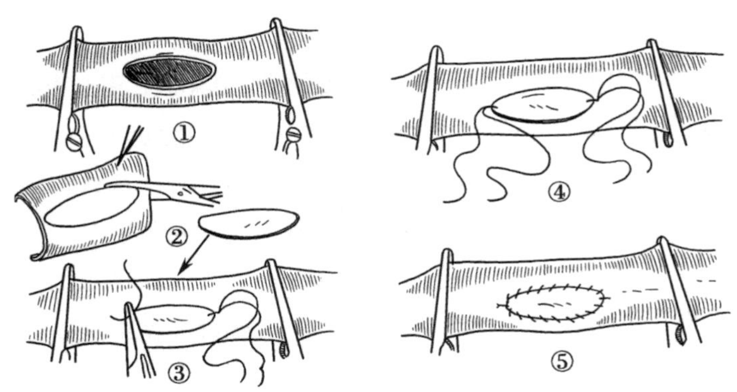

①部分血管壁缺损；②③采用自体血管壁或涤纶片，直接缝补于缺损处；④⑤采用连续缝合法缝合补片

图 5－18　血管壁缺损补片缝合法

（3）血管吻合术：血管吻合的质量是血管损伤修复成败的关键。因此应在正常的血管处吻合血管，并保证血管近端有充足的血流，而且吻合处的血管口径必须基本一致，吻合后血管无张力。缝合所用的材料需要光滑，创伤小，组织反应小，能承受一定的拉力。目前通用的缝合材料为尼龙单丝制成的无创缝合针线。断裂的血管如果没有缺损，可行端对端吻合。如果断端稍短，可将两断端稍加游离松动，或利用关节的屈曲以获得无张力缝合。吻合时可采用两定点缝合法（图 5－19）或三定点缝合法（图 5－20）。血管搭桥、血管移位吻合或带血管蒂游离组织移植，有时需做端对侧血管吻合（图 5－21）。

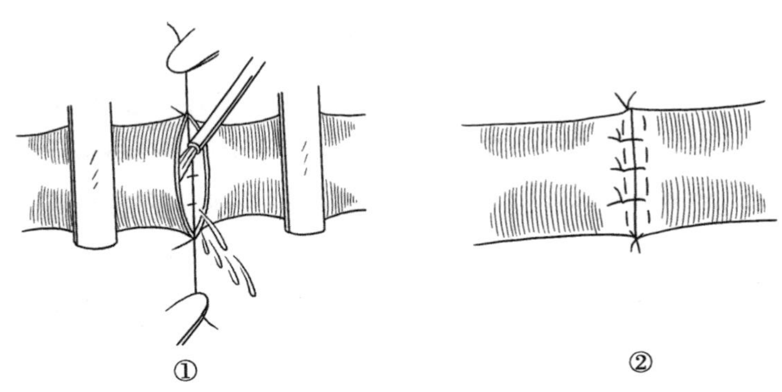

①缝合前以肝素盐水冲洗血管口；②缝合血管壁两侧，并确认缝合质量

图 5－19　血管的两定点缝合法

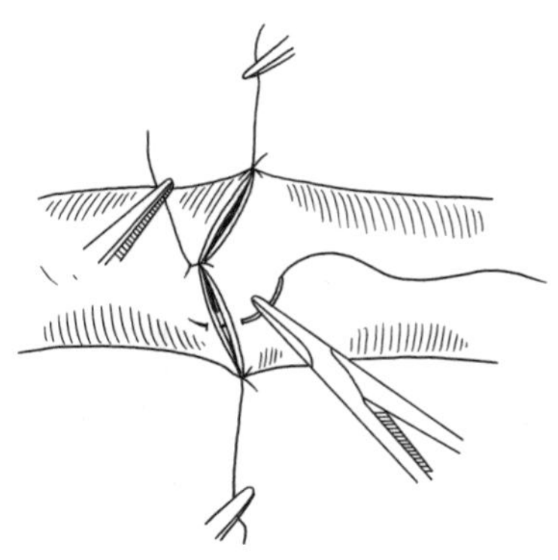

每 60°缝一针，然后三点间做间断缝合

图 5－20　血管的三定点缝合法

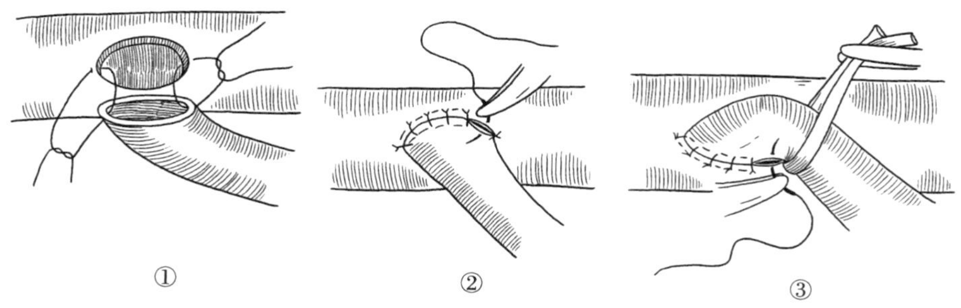

图 5－21 血管端侧缝合法

（4）血管移植术：如果血管缺损较多，切勿在有张力状态下勉强直接缝合，这样容易形成血栓，不如采用血管移植来缓解张力。移植血管的来源，有自体静脉和人造血管。移植静脉的管径应与所要修复的血管相仿。四肢静脉的管腔内有静脉瓣结构，因此将其移植到动脉时，必须将其倒置。移植血管时尚需注意张力，移植段不要过长和扭转，以免影响血液流速。

思考题

1. 简述肌肉损伤的分类及损伤后的力学分析。
2. 简述肌腱及韧带各有哪些生物力学特性。
3. 简述周围神经损伤的力学特性。
4. 简述血管壁的力学特性。

第六章　关节的生物力学

人体的机械运动，以骨为杠杆，关节为枢纽，肌肉收缩为动力，在神经系统的控制下协调活动。作为枢纽的关节，提供了骨杠杆的支点，同时这一支点的结构形式也决定了骨杠杆的运动表现。因此对于关节力学的研究，主要包括关节的运动、稳定性和力学特征等。

第一节　关节的力学性质

关节之间虽然结构不同，但有共同的特性，即运动灵活性强，一般均可做三维方向的屈曲和旋转，而且往往是多种运动同时发生；关节面摩擦系数很小，而且有较强的耐磨性；关节不但有一定的强度、刚度，而且有一定的稳定性。维持关节稳定性有 3 个主要因素，即组成关节的关节面构造形式、韧带和关节周围的肌肉。分析关节运动及受力状态的关键在于了解：①关节的瞬时旋转中心。②肌力的大小及方向。③在肌力或者外力作用下关节面的受力情况。

一、关节的结构和功能

关节可分为主要结构和辅助结构两部分。

（一）关节的主要结构

关节的主要结构包括关节面、关节囊和关节腔。

1. 关节面　构成关节的两块骨的相对面叫作关节面。关节面是一凸一凹的互相适应。凸的一面称为关节头，凹的一面称为关节窝。关节面表面覆盖一层光滑的透明软骨，称为关节软骨。关节面的生物力学特征主要表现在以下几个方面。

（1）关节软骨使关节头和关节窝的形态更为适应。

（2）软骨表面光滑，关节内有少许滑液，润滑关节，可以减小关节面间的摩擦系数。

（3）由于软骨具有弹性，可以减少骨面间的摩擦和缓冲撞击，增加关节的灵活性。

2. 关节囊　关节囊为一种结缔组织的膜性囊，附着在关节面周缘的骨面上，可分为内、外两层，外层为纤维层，内层为滑膜层。纤维层与骨膜相续，在某些关节，纤维层局部增厚，形成韧带，以加强关节的稳定性。滑膜层薄而光滑，紧密衬贴于纤维层内面，其周缘附着于关节软骨的边缘，含有丰富的血管和淋巴管，能分泌少量滑液，以滑润关节面和滋养关节软骨，同时有吸收作用。在某些关节，滑膜层穿过纤维层呈囊状向外突出，形成与关节腔相通的滑液囊。

3. 关节腔　关节腔为关节囊滑膜层与关节软骨之间所围成的潜在性腔隙，也称滑膜腔，内含有少量滑液。关节腔密闭呈负压，这对维持关节的稳定性有一定的作用。

（二）关节的辅助结构和功能

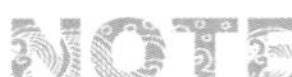

关节的辅助结构包括韧带、关节内软骨和关节盂缘。

1. 韧带　韧带由致密结缔组织构成，多呈扁带状或条索状，可分囊内和囊外韧带两种，分别位于关节囊的内外。有连接两骨、增加关节的稳定性及限制关节过度运动等作用。

2. 关节内软骨　关节内软骨由纤维软骨构成，位于两骨关节面之间，有关节盘和关节半月板两种，能增加关节的弹性，减少骨面的冲击和振荡，并可使两骨关节面互相适应，更有利于关节的运动。

3. 关节盂缘　关节盂缘为一纤维软骨环，附着于关节窝的周缘，有加深关节窝的作用。关节面、关节腔、滑膜层和关节腔内的滑液，均是维持关节灵活性的因素，而关节囊、韧带、关节盂缘及关节腔内的负压，则是保证关节稳定性的因素。所以关节的结构，包含了这两个方面的因素，而且两者相互制约，相互依存，从而实现了关节的运动功能。

二、关节的运动和轴

（一）运动轴

为了精确地描述人体关节的运动形式，需要建立一种直角坐标轴来描述人体在空间的方向和位置，这种直角坐标轴中的 x 轴、y 轴、z 轴就称为运动轴。

（二）关节的运动形式

关节运动的形式决定于关节面的形状。各种关节面的形状不同，其运动形式也就不同。每一关节的运动都可假设它是绕某一定轴实现的，根据轴的方位，可将关节的运动分为以下几种。

1. 屈伸运动　是关节绕着额状轴的运动。出现相关两骨之间的角度减小和两骨互相接近时的运动，称为屈；反之，则称为伸。

2. 内收与外展运动　是关节绕矢状面的运动，使运动的骨接近正中矢状面时的运动，称为内收；反之，则称为外展。

3. 旋转运动　是骨围绕垂直轴或其自身纵轴的运动，前者如寰枢关节，后者如肩关节。运动时，使骨的前面转向内侧者称内旋；反之，则称为外旋。有时运动的骨也可绕着与其自身纵轴不相平行（但相近似）的轴进行旋转，如前臂和手做旋前、旋后时，则是桡骨围绕尺骨的运动。

4. 环展运动　是骨的近侧端在原位转动，远侧端做圆周运动，使整个骨或肢体运动的轨迹（道）形成一个圆锥形。此运动是额状轴和矢状轴上的复合运动，故凡能绕额状轴和矢状轴运动的关节，都可做环转运动，如肩关节和髋关节。

三、关节的运动幅度和测量方法

关节灵活性的表现是关节运动幅度，在关节运动方法上骨关节运动极限之间的范围叫作关节运动幅度，由于关节运动属于转动，因此关节运动幅度用角度来表示。影响关节运动幅度的因素如下。

（一）两关节面弧度差

肱尺关节的肱骨滑车的弧度是320°，尺骨半月切迹的弧度为180°，这样肱尺关节在屈伸方向上的弧度差：320° − 180° = 140°，也就是说，肱尺关节的运动幅度是140°（图6－1）。两关节面弧度差越大，这个关节的运动幅度也越大。

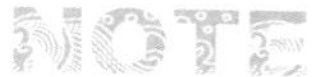

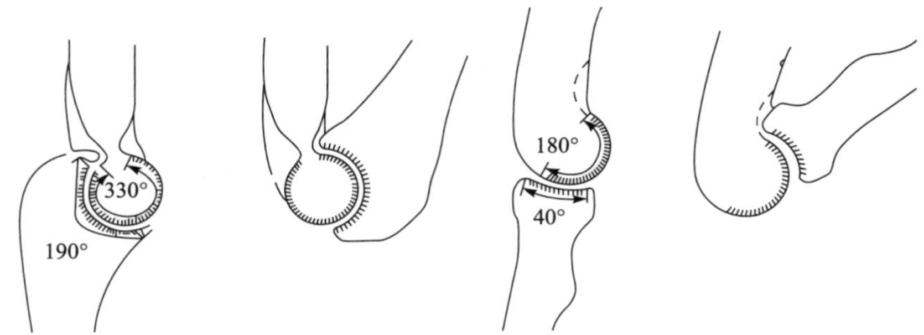

图 6－1　肱尺关节的运动幅度

（二）关节周围软组织的性质

有些关节运动幅度不受关节面弧度差的影响，如肱桡关节在旋内旋外时，由于不发生两关节面边缘互相阻挡的情况，所以它的运动幅度不受关节面弧度差的影响。这时，影响关节运动幅度的主要因素就为关节周围的韧带、筋膜、关节囊和肌肉等。一般来说，周围软组织对关节运动幅度的影响是始终存在的。关节囊厚、紧，韧带和筋膜多、强，肌肉伸展性和弹性差，肌肉长度短，关节运动幅度变小；相反，关节运动幅度就大。

（三）关节运动测量方法

关节运动幅度不仅在人体测量中是一个重要的项目，而且也是从运动学角度分析人体运动的重要内容。目前测量关节运动的方法大致可以分为 3 类。

1. 关节测角器　使用关节测角器测量关节运动时，测角器铰链的安放位置要始终一致，否则就无法比较几次测得的结果。

2. 摄影法　摄影法又可分照相摄影和 X 线摄影两种。如照相摄影法就是在被测关节的固定臂和活动臂上分别贴两个圆形标志点，再用数码相机拍摄标志点连线在关节旋转前后的两个定义位置，通过数学方法计算标志点连线之间的角度在旋转前后的变化，得出该关节的关节活动度。

3. 电子法　电子法实质上就是把关节运动转化成电信号，然后记录下来。例如，使用 2 只可变电阻装成的关节角度仪等。在计算关节运动幅度时，必须注意对运动开始点的确定，运动开始点是指关节从何位置开始运动。例如，膝关节屈 150°，若不确定运动开始点，就可能误解。以往多采用立正姿势时各关节的中立位为运动开始点，如膝关节伸直 180°位，踝关节 90°位各为其运动开始点。近年来多将关节中立位作为 0°，这样更方便计算关节的运动度。按膝关节伸直 180°位为运动开始点计算的膝关节屈曲 150°，与按关节中立位为 0°所测的膝关节屈 30°相同。

第二节　关节的力学分析

一、肩关节

肩关节广义上来说，它是一组连接上臂与胸的结构，是人体复杂的一个关节复合体，包含 4 个关节，即肩肱关节、肩锁关节、胸锁关节和肩胛胸关节（图 6－2、图 6－3）。肩肱关节由肩胛骨的关节盂和肱骨头构成，是典型的球臼关节。肱骨头的半球形关节面大于关节盂的关节面，

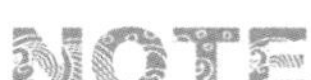

仅有1/4～1/3的肱骨头关节面与之相接触，故肩关节的活动范围较大，但其稳定性不足。肩关节囊极为松弛，关节腔宽大，而且韧带少而弱，是一个不稳定的关节，时常发生关节脱位。肩关节虽然稳定性不够，但其是灵活性最佳的一个关节，可作前屈、后伸、外展、内收、旋内、旋外以及环转运动。

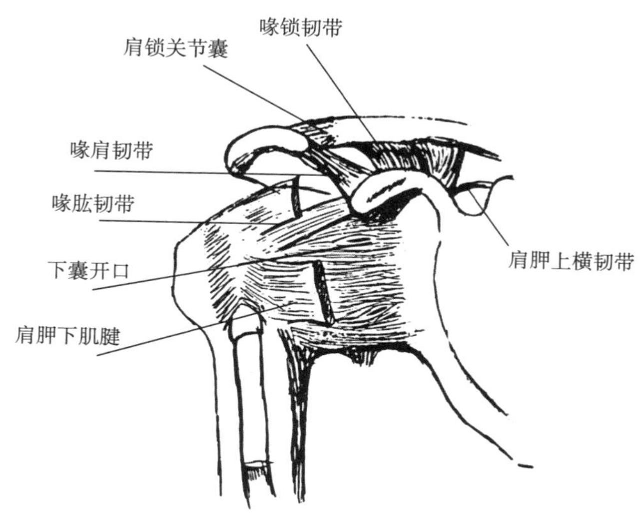

图6－2　肩关节结构

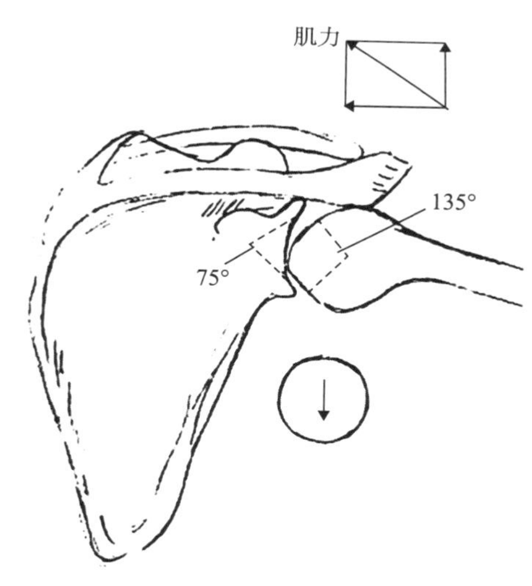

图6－3　肩关节构成

（一）肩关节解剖结构特征

肩关节是全身活动范围最大的关节，其稳定性主要依靠静态稳定结构以及动态稳定结构来维持。

1. 静态稳定结构　静态稳定结构主要包括肩盂几何外形、软组织、喙肩韧带、盂肱韧带、盂唇、关节囊以及关节面的相互接触，肩胛骨的倾斜和关节内压力。

（1）关节因素：解剖上肱骨头关节面有30°的后倾，这对于平衡关节周围肌肉力量显然是很有意义的。肩盂关节面有5°的向上倾斜，这与上部关节囊及盂肱上韧带一起对防止肱骨头向下方脱位有很大意义。关节内压力是另一个重要的稳定因素，正常的肩关节内总存在负压，负压对保持肩关节多方向的稳定性均有重要作用。

（2）关节囊和韧带组织的作用：肩关节的关节囊前下方很薄而且松弛，每个人关节的松弛程度不同，如果关节过于松弛则可能导致肩关节不稳定的情况。肩关节的韧带包括喙肱韧带、盂肱上韧带、盂肱中韧带及盂肱下韧带。喙肱韧带起自喙突基底的前外侧，有抵抗肩关节向下方脱位的作用，在肩关节外旋位时是重要的下方稳定结构；盂肱上韧带自肱二头肌长头自盂上结节的起点的前方发起，止于肱骨小结节基底的近端，该韧带与向上倾斜的肩盂一起到防止肱骨头向下方脱位或半脱位的作用；盂肱中韧带起自宽阔的盂肱上韧带之下，沿着盂前缘直达盂缘的下 1/3，斜向下外，在肩胛下肌位于小结节的止点内侧约 2mm 处汇入肩胛下肌，被认为是阻挡肱骨头向前方脱位的重要结构，对肩关节前部的稳定起到一定作用；盂肱下韧带起自盂唇前部，止于肱骨头关节面的下缘以及解剖颈。在上臂位于外展、外旋位时对于维持肩关节前方稳定具有重要意义。临床上常见的复发性肩关节前方不稳定，其原因常常是盂肱下韧带不完整所致。总之，肩关节囊及韧带组织是肩关节周围的重要静态稳定结构，整个关节囊韧带复合体作为一个整体，通过协同的作用来保持肩关节的稳定性。

2. 动态稳定结构 动态稳定结构主要包括肩袖肌群、肱二头肌及三角肌。肩袖肌肉群其本身的肌张力，有助于保持肩关节的稳定性；肱二头肌长头腱被认为是可使肱骨头下压的重要结构，在肩关节下方、前方及后方起到稳定作用，与短头腱一起起到保持肩关节前方稳定的作用；三角肌对肩关节的稳定性有一定的帮助。肩关节周围的肌肉在运动过程中通过收缩产生动态稳定作用，其作用机制体现在 4 个方面：①肌肉本身的体积及张力；②肌肉收缩导致关节面之间压力增高；③关节的运动可以间接使周围静态稳定结构拉紧；④收缩的肌肉本身有屏障作用。

3. 静态、动态稳定结构之间的相互作用 当肱骨头移位较小时动态稳定结构的作用更重要，而当肱骨头移位较大时，静态稳定结构的稳定作用更明显。关节囊韧带组织可感知位置、运动以及牵拉力，这些信号经由静态稳定结构通过反射弧传至动态稳定结构，影响了关节周围肌肉的运动，从而帮助关节保持稳定，这被称为本体感觉。在复发性肩关节前脱位的患者中这种本体感觉则被破坏。

（二）肩关节的运动

在正常活动范围，整个肩胛带的活动范围超过了人体其他任何一个关节的活动度，上肢可上举近 180°，内、外旋活动范围加起来超过 150°，围绕水平运动轴的前屈及后伸活动范围加起来接近 170°，这么大的运动范围是由胸锁关节、肩锁关节、盂肱关节及肩胛骨胸壁关节共同完成的。其中主要的运动发生在盂肱关节和肩胛骨胸壁关节上，而在运动范围的极限部分，胸锁关节的运动也很重要。

肩肱关节屈可达 70°～90°，伸可达 40°～50°，收展 90°～120°，还可以做 360°的环转运动。肩关节可以进行三维方向的广泛运动，其运动有如下特点。

1. 静息位 肩胛骨的静息位是相对躯干的冠状面向前旋转 30°，另外从后方看，肩胛骨长轴相对于躯干的长轴向上方旋转 30°，从侧方看，肩胛骨静息时相对于躯干的冠状面前屈 20°，肱骨头静息时位于肩盂的中心，肱骨头及肱骨干均位于肩胛骨平面内，肱骨头关节面相对于关节盂有 30°的后倾。

2. 关节面及其指向 肱骨头的关节面约占整个球形表面积的 1/3，并呈 120°的圆弧状，相对肱骨干长轴，肱骨头关节面有 45°的向上倾斜，相对于肱骨远端两髁之间的连线，肱骨头关节面后倾30°，肩盂的形状像一个反向的逗号。

3. 上肢上举 肩关节最重要的功能是使上肢上举。在上肢上举的过程中，盂肱关节及肩胛胸壁关节各自的运动范围有多大，也就是经常说到的肩胛骨、肱骨节律的问题，上肢在上举的前30°内，盂肱关节的运动范围占较大比例，而在最后60°上举活动中，盂肱关节和肩胛胸壁关节的运动度是基本相等的。在整个上臂上举的过程中盂肱关节及肩胛胸壁关节的总运动角度的比例约为2：1；对于接受过非限制性全肩置换手术患者，他们术后患肢上举时，盂肱关节和肩胛胸壁关节运动比例变为1：2。

4. 上肢外旋 在上肢极度上举时必伴随肱骨头的外旋以使肱骨大结节能避开喙肩弓从而避免发生撞击，另外上举时肱骨的外旋运动还可放松盂肱关节下方的韧带结构使上臂达到最大展度的上举，上肢可在不同位置上举。

5. 旋转中心 盂肱关节旋转中心位于肱骨头几何中心旁（6＋2）mm范围内，在盂肱关节旋转过程中，肱骨头的移位很小。在整个上臂上举的过程中，肱骨头仅向上移位约4mm。因此，若肱骨头向上移位过大，可能意味着存在肩袖的缺损或肱二头肌长头腱的断裂，上举过程中肩胛骨的旋转中心位于肩峰尖端。

（三）肩关节的力学分析

肩关节常被归类于“不负重关节”，这是不准确的。上肢重量为体重的5.6%，其对肱骨头的杠杆臂为34mm，而三角肌的杠杆臂大约为30mm，即使不将旋转轴的肌力计算在内，外展90°时关节力亦为0.6b·w（b·w代表体重）。新鲜标本的测定显示，关节力随上肢外展而增加，至90°时达2b·w，超过90°后，关节力因肢体力矩减小且三角肌杠杆臂增加而逐渐下降。肩肱关节力可分解为肱骨头中心的压缩分力和作用于关节间切线方向的剪分力。直到外展60°，压缩分力与剪分力接近相等，超过60°后，剪分力逐渐减小。于外旋位外展较内旋位外展所需的肌力小，外展90°时前者仅为后者的一半，而且外旋位外展时关节稳定性佳，剪分力一直保持在低水平。

分析肩关节上的受力情况，可简化为一个杠杆系统，如平抬手臂（图6－4）。

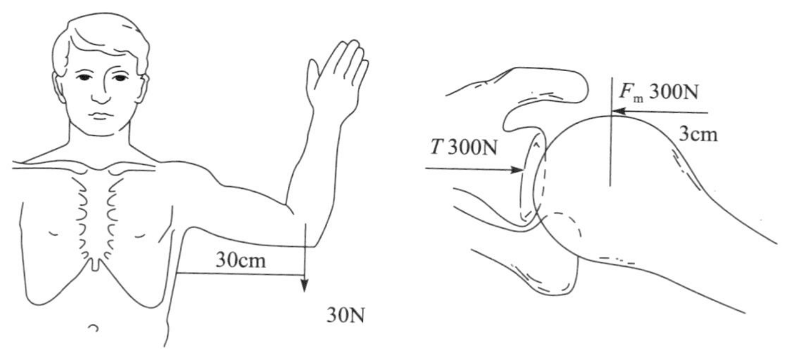

图6－4 肩关节简化为杠杆系统

手臂重量为体重的1/20，设体重为600N，则手臂重量为30N，设其重心作用在离肱骨头中心30cm处，为平衡手臂的重量，假设肌力F_m平行手臂并离中心3cm，依据平衡原理：$F_m=\frac{30\times 0.30}{0.30}=300N$，在肩关节上产生了反作用力$T=300N$。

这是一个很粗略的近似计算，实际上三角肌肌力并不与臂平行，假如肌力方向与水平轴呈15°夹角，力臂对旋转中心仍假设为3cm，手臂重为30N，重心距旋转中心30cm，同时手托有重

物 $L=10N$，重心距关节旋转中心 $d_L=66cm$。

依据杠杆平衡原理，得：

$$-F_m \times 0.03 + 30 \times 0.3 + 10 \times 0.66 = 0 \qquad F_m = 520N$$

有时用图解法来求出肌力及关节反力，例如手臂下垂，此时力如图 6－5 所示，可利用力三角形（图 6－6）求出 F_m 和 T 大小及方向。

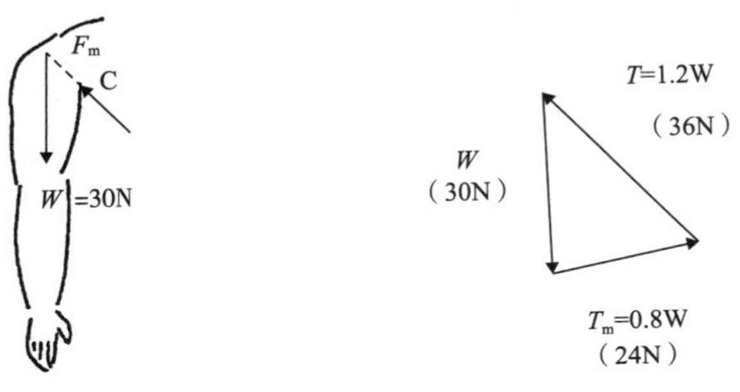

图 6－5　图解法求关节肌力　　　**图 6－6　图解法求关节反力**

但实际情况是三角肌肌力与臂不平行，而是呈一定的夹角，因此，精确的计算过程比以上要复杂。

二、肘关节

肘关节是个复合关节，由肱骨下端与尺骨和桡骨三组关节包在一个共同的关节囊内组成，属于蜗状关节，关节囊的纤维层在前、后方较薄弱，两侧韧带较强（图 6－7）。

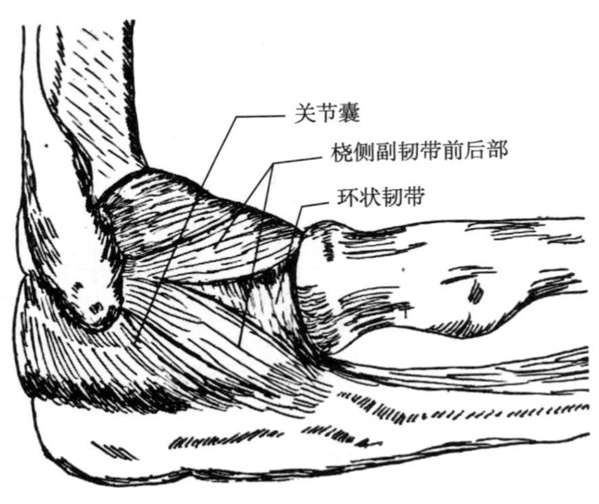

图 6－7　肘关节结构

（一）肘关节的解剖结构特征

肘关节是上肢的中枢关节，起着力学支撑和杠杆的作用。肘关节的伸屈运动可在单平面调节手到躯体的距离，同时参与前臂的旋转功能，调节手在空间的朝向，增加了上肢的活动范围。其由以下几个方面的结构组成。

1. 骨性组成　肘关节的骨性结构由肱骨远端和桡、尺骨近端 3 部分组成。尺骨冠状突可防止肘关节向后脱位，对于肘关节的前后方向的稳定性尺骨冠状突是不可或缺的结构。鹰嘴可防

NOTE

止肘关节向前脱位，如果临床上尺骨鹰嘴粉碎骨折需要切除，鹰嘴关节面需保持至少30%以上的长度，这也是侧副韧带附着的位置，才能维持肱尺关节的稳定。桡骨头具有传导负荷及稳定关节的作用，不管肘处于何种位置，桡骨头均传导手和前臂至肱骨的负荷。

2. 关节组成　肘关节是个复合关节，由肱尺关节、肱桡关节及上尺桡关节3个不同的关节组成。肘关节稳定主要取决于肱尺关节，它不仅保证了前后稳定，也提供了内外及旋转稳定。肱骨内髁的关节面则向内侧和外侧突出，增加了与尺骨近端所组成的肱尺关节的内在稳定性。当前臂处于旋前、伸肘位时，肱桡关节具有最大接触面积并传导最大负荷；即使将骨间膜切断，肱桡关节仍传导手和前臂至肱骨60%的载荷。侧副韧带损伤后，肱桡关节骨性结构对肘部稳定起重要作用。肱骨远端的前方有冠状突窝和桡骨窝，在完全屈肘时分别容纳尺骨的冠状突和桡骨头，增加屈肘位时肘关节的稳定性。肱三头肌的腱性部分较宽阔，止于鹰嘴后方；前方则有肱肌止于冠状突和尺骨结节。

3. 韧带组成及分布特点　肱尺关节、肱桡关节、上尺桡关节由肘关节的关节囊包裹在同一个关节腔内。肘关节囊在特定部位有纤维组织增强，形成肘关节周围的关节囊。桡骨头颈部有环状韧带围绕，控制桡骨小头的稳定性；肘关节侧方则形成侧副韧带。其中最为重要的是内侧（尺侧）副韧带的前束，它起于肱骨内上髁，止于冠状突内侧面的小结节；内侧副韧带的次要部分则止于尺骨鹰嘴的内侧面。而外侧副韧带则类似于扇形结构，起于肱骨外上髁，止于桡骨的环状韧带。

侧副韧带提供了近侧肘关节50%的稳定性（内翻和外翻），另50%由骨性关节面提供。内侧副韧带完整时，桡骨头对抗外翻应力的作用最小，桡骨头是防止外翻不稳定的辅助结构。内侧副韧带损伤后，桡骨头则成为一个重要的稳定结构。内侧副韧带后束及中间束仅表现为关节囊轻度增厚，但前束可以完整地解剖分离。内侧副韧带前束在不同屈肘状态下提供1/3～1/2抗外翻应力；完全伸肘时，前关节囊紧张，关节囊及周围软组织提供了40%抗外翻应力和1/3抗内翻应力，主要归功于前关节囊。在屈肘0°～20°时，外翻稳定主要由骨性结构维持，内侧副韧带的作用有限；屈肘20°～125°，内侧副韧带是维持外翻稳定的重要结构。

4. 肘部的肌肉　为肘关节活动提供了活力，按其功能可分为屈肘肌、伸肘肌、旋前肌与旋后肌4组。其中屈与伸是发生在肘的横轴上，是以尺骨鹰嘴为支点，尺骨干为杠杆，靠肘前屈肌与肘后伸肌进行屈伸运动，并依靠这两组肌肉的拮抗作用，使肘关节在生理活动范围内的伸屈运动得以稳定。旋转运动发生在前臂的纵轴上，以尺骨为轴心，桡骨绕尺骨做锥形转动。

（二）肘关节的运动

肘关节各关节面的弧度是肘关节运动范围的骨性基础。肱骨滑车关节面的弧度约为330°，尺骨滑车切迹关节面的弧度约为190°，两者相差大约为140°。肱骨小头关节面的弧度约为180°，桡骨小头关节面弧度约为40°，其差额也在140°左右，这正是正常肘关节的伸屈范围。肱骨滑车和肱骨小头的关节面轮廓在矢状面上接近正圆形。在肘关节伸屈过程中，其旋转中心的轨迹分布在肱骨小头中心1～2mm的范围，一般可把它看作一条直线。前臂的旋转活动是围绕桡骨小头中心到尺骨远端关节面旋转中心连线进行的。正常人前臂可旋前70°～85°，旋后75°～90°，活动范围约175°。前臂的旋转活动除上尺桡关节参与外，还有下尺桡关节参与活动。尺骨鹰嘴的开度是指鹰嘴间、喙突的连线与尺骨纵轴的夹角，正常约为30°。这个开角减小会降低肱尺关节骨性稳定。

肘关节主要进行屈伸运动，一般可达140°，过伸则可有10°～20°。桡尺部可做垂直轴上的旋前、旋后运动，可有10°～15°，女性可达25°左右，由于肱骨滑车关节轴斜向下内，在屈前臂时前臂与上臂中轴之间产生一个165°～170°的转动，称为提携角。

（三）肘关节的力学分析

肘关节力有以下几种。

1. 上肢伸直推物　推物时，肘关节一般保持伸直或稍屈曲，推物的方向和角度将明显影响关节力。在矢状面，如力沿桡骨长轴方向作用，则肘关节的伸屈力矩为零，而无须肌肉作用。推力如向上成角10°，则需要1.6倍于推力的三头肌力，而使总关节力达推力的2.7倍，在冠状面，当推力倾向任一侧10°时，侧副韧带即有张力，关节力约为推力的2倍，而韧带力与推力相同。

2. 提物　提物可施加负力，但越过关节的肌肉施加压缩力而使合力变小。

3. 上肢围绕身体活动　如穿衣、吃饭、拾物等，将按前臂位置相应对肘关节施力，此力通常相对较小，但屈肘90°时，前臂对肱骨轴的力对肘关节假体肱侧部分的固定有重要影响。

4. 前臂于水平位举起或握持重物　所需的肌力以及由此产生的关节力远大于所持物体的重力。屈肘越少，关节力越大，屈时45°时，关节力约为屈肘90°时的两倍，这主要是由肌肉的杠杆臂减少所致。

如图6－8所示，当前臂屈曲成某一角度时，肌肉力 F_m（主要为肱二头肌及肱肌）可以分解为两个力，一个力沿着前臂方向 S 压紧肘关节，起到稳定肘关节的作用，也称为稳定力，另外一个力垂直前臂轴线为 R，它起着前臂屈曲屈伸旋转的作用，也称为旋转力。肌力的作用点可认为不变而简化为一点，设其与肘关节之转动中心距离为 d_R（常数），从图6－10中可以看出，当前臂屈曲角度不同，旋转力 R 大小也不同，其数值在屈曲达到90°时 R 最大。力 R 与屈曲角度并非成正比，而是非线性关系，当接近90°时力 R 增大较快。

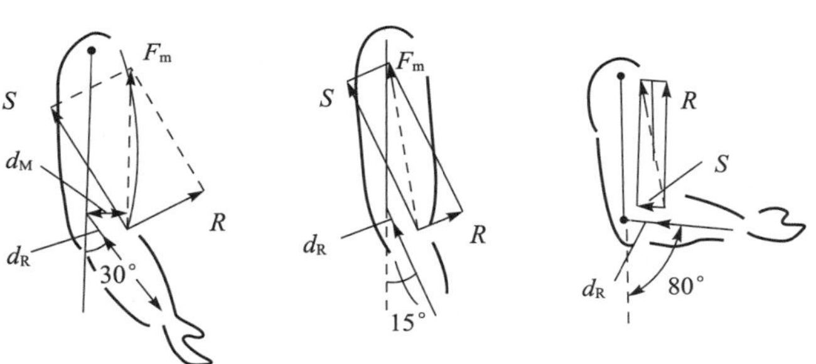

图6－8　肌力的稳定分量和旋转分量

如果忽略 S 对轴转动中心力矩的话，则必有 $R \cdot d_R = F_m \cdot d_M$。

最简单情况下是上臂垂直下垂，前臂屈曲90°，其受力情况如图6－9所示，此时肌力 F_m 几乎与前臂轴线垂直，依据杠杆原理则有：

$$-F_m \times d_M + G \times d_G = 0$$

如已知 $d_M = 0.05\text{m}$，$d_G = 0.15\text{m}$，$G = 15\text{N}$（前臂及手重）；

计算得：$F_m = 45\text{N}$；

肘关节反力垂直向下为 $T = F_m - G = 30\text{N}$。

如果手持重物（图6－10）$L = 50\text{N}$，屈曲角 $= 45°$，$d_M = 0.05\text{m}$，$d_G = 0.15\text{m}$，$d_L = 0.35\text{m}$，

则 $G = 15\text{N}$（前臂及手重）。

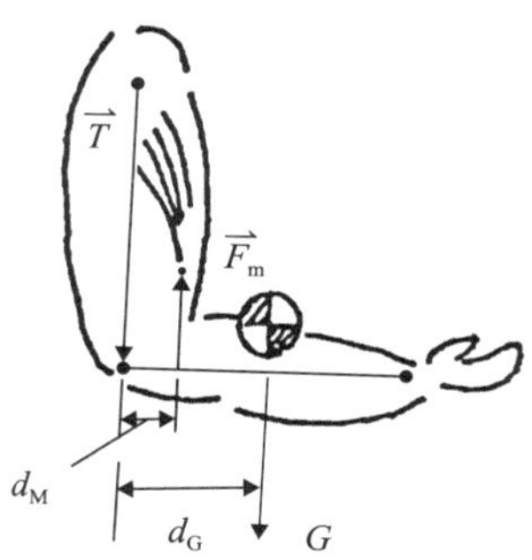

图 6－9　上臂下垂前臂屈曲 90°时的肌力和肘关节反力计算

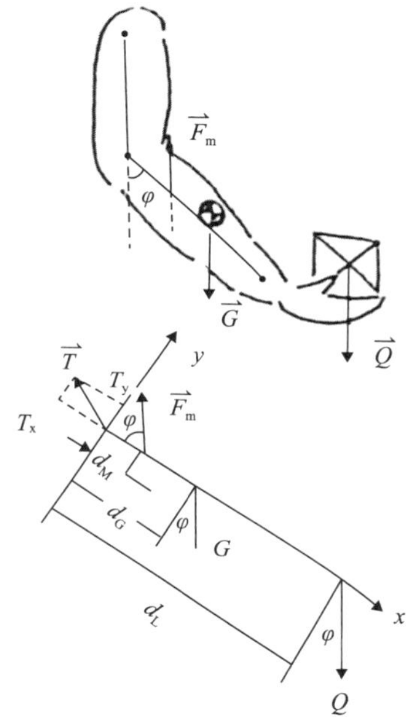

图 6－10　手持重物屈曲 45°时的肌力和关节反力计算

三、腕关节

（一）腕关节解剖结构特征

腕关节是一组骨与软组织结构的组合，它将手和前臂连接起来，具有较大的活动范围。腕关节主要由桡骨、尺骨远端，腕骨和掌骨基底，桡腕关节、腕中关节、下尺桡关节 3 部分组成。

腕关节是由舟骨、月骨、三角骨的近关节面及其间的韧带组成凸面的关节头，合成二轴性椭圆关节，可做屈伸、收展和环转运动。腕中关节位于远近两排腕骨之间，略呈一个横置的“S”形。下尺桡关节为尺骨头的环状关节面和桡骨的尺骨切迹组成的车轴关节，桡骨围绕尺骨可做 150°左右的旋转。下桡尺远侧关节有辅助结构关节盘存在，关节盘构成下桡尺远侧关节的底，封闭关节腔。

腕关节的稳定性主要由关节囊的包裹和腕骨间韧带的牵拉。桡腕部掌侧的韧带从桡到尺依次有桡舟韧带、桡舟头韧带、桡月韧带、桡舟月韧带。背侧有背侧腕间韧带。桡舟韧带又称桡侧副韧带，对舟状骨起固定作用，对舟骨稳定性很重要。三角纤维软骨与掌、背侧下尺桡韧带，是下尺桡关节主要的稳定结构。如果受到强大旋转力的作用，下桡尺关节过度旋转，三角软骨盘被过度牵拉而发生撕裂，掌背侧下尺桡韧带断裂，或合并桡骨远端骨折短缩移位、盖氏骨折时，亦可导致下尺桡关节脱位。

（二）腕关节的运动

腕关节运动理论有很多种：传统的两排理论、腕柱理论、铰链理论等。腕关节运动的大部分由桡腕关节来完成，腕骨分为远排腕骨和近排腕骨两组，远近两排腕骨各为一组并围绕各自的固定轴旋转，舟骨同属两排起着两排腕骨的桥梁作用。远排腕骨的结合较为紧密，彼此之间少活动；而近排腕骨的连接则相对比较松弛，各个腕骨关节间的运动幅度较大，又有多条韧带与桡骨、尺骨相连。腕关节做屈腕运动时，腕骨围绕头状骨的中心位点，在横轴上呈铰链活动。近排腕骨和远排腕骨则在同一个方向上做成角运动。头状骨和月骨均向掌侧倾斜并略微后移。腕关节做背伸运动时头状骨和月骨均向背侧倾斜。头状骨、月骨的近侧关节面均向前滑动，以致月骨背侧缘与桡骨腕关节面相贴，掌侧缘向远侧略翘起。腕关节桡偏时，近排腕骨向尺侧移动，而远排腕骨向桡侧移动。头状骨向外旋转，月骨向内移，舟骨整个近侧面与桡骨近侧面相贴。

腕关节中立位为手与前臂呈直线（0°），手掌向下。掌屈 70°，背屈 65°，尺侧偏斜 35°～45°，侧偏斜 25°～30°，旋前和旋后 80°～90°。

（三）腕关节的力学分析

在人体正常的生理活动中，腕关节所承受的轴向压缩力主要来自前臂屈伸肌肉伸缩产生的力，正常桡舟、桡月关节内有各自独立的应力承受区，其面积不等于实际的关节面积，而是随关节的位置不同而有变化。在功能位（背伸 20°）时，桡舟和桡月关节中的应力值和受力面积最大，平均压强较小。这反映了在功能位时腕关节具有较高的稳定性，可以适应各种强度的活动需求，这从生物力学角度说明了功能位的重要意义。屈曲过程随着屈曲角度的增加，桡舟关节内应力值、受力面积和平均压强均有不同程度的减小，而桡月关节内的应力先增加后减小，其中应力值和受力面积的转折点位于屈曲 40°，平均压强则位于屈曲 20°。背伸过程随着背伸角度的增加，桡舟关节内的应力值、受力面积先增大后减小；在桡月关节中，应力值不断减小，受力面积先增大后减小，而平均压强先减小后增加。背伸 20°时，桡舟和桡月关节内，应力值较大，受力面积最大，而平均压强最小。尺偏过程中桡舟关节内的应力值、受力面积、平均压强显著减小；桡月关节内应力值和受力面积均显著增加，平均压强轻微增加。桡偏过程，桡舟关节内的受力面积、平均压强和应力值逐渐增大，桡月关节间的受力面积、平均压强和应力值逐渐减小。

四、髋关节

髋关节是全身最大、最深且最稳定的关节。髋关节由球形股骨头、凹形的髋臼组成球窝状关节（图 6－11），具有相对稳定的骨性结构，并由坚强的关节囊与韧带以及强大的肌肉群保护。髋关节又具有较大的活动范围，它将躯干的重量传达至下肢，具有重要的负重和活动功能，髋关节受损后，骨及关节软骨的应力分布则出现变化，从而导致病理性改变。

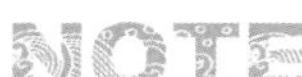

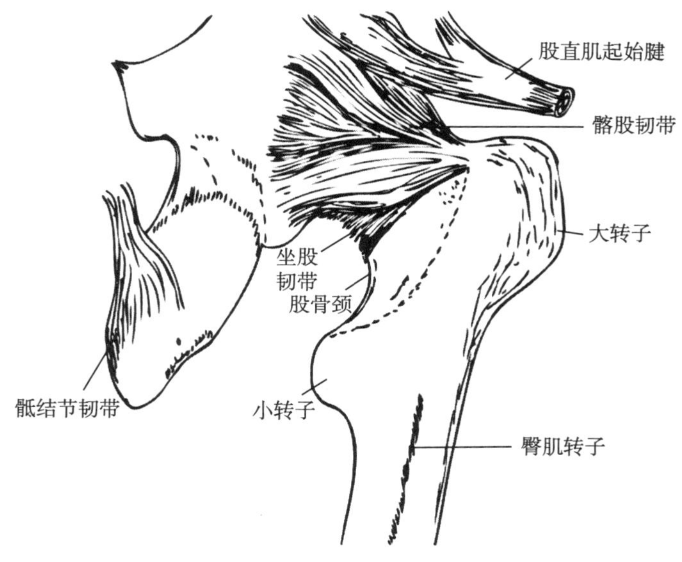

图6-11 髋关节组成

（一）髋关节的解剖结构特征

正常髋关节的稳定性依靠髋臼的形态和方向、髋臼对股骨头的覆盖以及髋关节周围肌肉的动力平衡等。髋臼盂唇像一条领带将股骨头套住，并增加了关节深度及稳定性。

髋臼表面被关节软骨覆盖，软骨周缘厚且主要在外侧，骨性髋臼很深以提供主要静态稳定，边缘被盂唇及横韧带加深。未负重时髋臼直径小于股骨头，负重时髋臼发生弹性形变与股骨头匹配。髋关节在冠状面的平衡，是外展肌与内收肌之间的平衡。臀中肌是主要的外展肌，内收大肌是主要的内收肌，阔筋膜张肌则是主要的冠状面的稳定肌。在矢状面的平衡主要是伸肌与屈肌之间的平衡，当重心落在髋关节前方时臀大肌收缩防止髋关节突然屈伸，当重心落在髋关节后方时，髂股韧带被动紧张，可以限制髋关节过伸。

髋关节的稳定性与关节活动的位置有关。当关节全伸时，由于同时发生少量的外展和内旋而产生交锁效应，此时关节最为稳定。当关节屈曲或内收时，股骨头进入髋臼的深度减小，关节的稳定性就相应减弱。

股骨上端的结构：该处主要有两个骨小梁系统，沿股骨颈内侧和外侧各有一个系统。内侧骨小梁系统始自股骨干上端内侧皮质，向股骨颈内侧呈放射状分布，最后终止于股骨头软骨下方。外侧骨小梁系统始自股骨干外侧皮质，沿股骨颈外侧上行，与内侧骨小梁交叉，止于股骨头内下侧1/4外软骨下方。内侧骨小梁系统称为压力系统，而外侧骨小梁系统称为张力系统。骨小梁的排列与股骨头的关节面呈直角。股骨距为股骨干皮质骨向上的延长，经过小粗隆并延伸至股骨颈下，从力学角度来看，相当于起重机的力臂。根据“骨的功能性适应”原理，骨小梁是按照应力作用方向进行排列的。股骨颈内侧的骨小梁系统受到压力作用，而外侧骨小梁系受到拉力作用，主要是外展肌和阔筋膜张肌作用。骨小梁的排列与所受作用力方向是一致的。

（二）髋关节的运动

髋关节可做前屈、后伸、内收、外展以及内、外旋转等活动。髋关节做屈伸活动时，股骨头沿横轴在髋臼内旋转，但大腿内外旋转时，是以股骨头中心至股骨髁间凹连线作为其活动的轴心。因此，股骨头在髋臼内尚有一定的滑行。人的股骨可屈伸达140°，外旋和内旋约为75°。

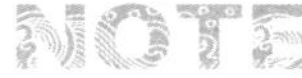

这些数字只说明髋关节活动的一个大致幅度，这种幅度因人而异，尤其是当发生关节病变时。

（三）髋关节的力学分析

髋关节面所承受的应力正常情况下应均匀地分布到负重关节面上，负重关节面积与所受的压力成反比。超负荷的应用将促使软骨面受损而形成骨关节炎。正常关节面骨端相互适应，所受应力分布面广，单位面积所受压力较小。当关节面不相适应时，压力传至有接触的关节面上；或当关节软骨面遭受破坏，臼头的半径不一致，传递外力的面积亦减少，均将产生应力集中的情况。

人体在行走或站立时，髋关节是主要的负重结构，主要为股骨头和髋臼。大量实验提示髋关节是一个轻度不和谐的关节，即髋臼与股骨头的不同部位并不承担相同的压力。如处于行走的摆动相时，髋臼仅在前部、后部与股骨头接触承受压力，顶部则几乎没有压力；当单腿站立时，髋臼产生弹性应变而与股骨头的关节面完全接触，达到和谐一致。

当双腿平衡站立时，股骨头承担上身和上肢的重量。由解剖学可知上身及上肢重约为总体重的2/3，亦即作用在单侧股骨头上的力为人体体重的1/3，1960年Rydell做的在体试验证明：单腿站立时作用在股骨头上的力为人体体重的2.6倍。在慢步行走时为人体体重的1.6倍，在跑步时作用在股骨头上的力约为人体体重的5倍。

对单腿站立时股骨头受力情况进行一个粗略计算。为了维持骨盆的水平位置，需外展肌力来平衡（图6－12）。外展肌力 $\vec{F}_m$ 与水平轴大约为60°夹角。首先假定 $\vec{F}_m$ 力作用点，股骨头中心及体力作用点在一条直线上。肌力臂 d_M 与体重臂 d_G 之比1∶2到1∶3.5，若取1∶3，其杠杆原理图如图6－12所示，再除去一条支持腿时，体重b·w约为5/6 b·w。

如人体重为660N，则b·w为550N，依据杠杆原理得 $F_m=1905N$。

在这种情况下，作用于股骨头上的力 $T=T_x^2+T_y^2=2397N$（3.6 b·w）。

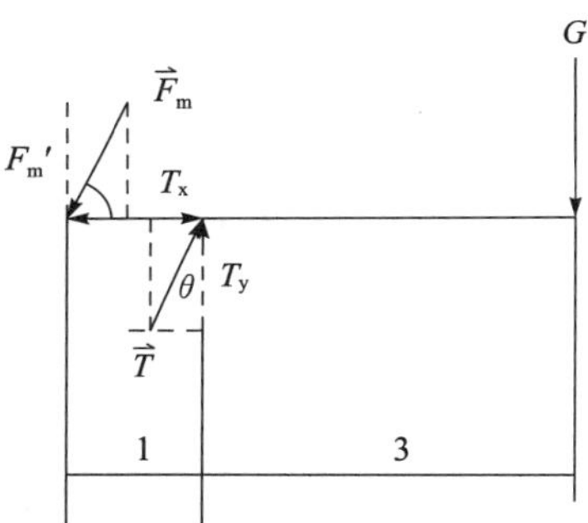

图6－12　单腿站立时股骨受力情况

从 x 线中分析，$\vec{F}_m$ 力的距离（图6－13）$d_M:d_G=2.5:1$，故取 $d_M=0.06m$，$d_G=0.15m$，$G=5/6b\cdot w=550N$，依据力矩平衡：$\vec{F}_m\times0.06+550\times0.15=0$，$\vec{F}_m=1375N$。

由此可以看出，力臂的确定是十分重要的，如图6－13所示，作用于股骨头上的力到底有多大呢？方向如何？这可以利用图解的方法，如图6－14和图6－15所示，在平面内，三力平衡必交汇于一点，这时可由图解法解出，作用于股骨头上的力相当于2.8 b·w，由于 d_M 和 d_G 可能存在不同数值的情况，那么这时也可能得出不同的结果，若假如 d_G 不变，一般的颈干角为125°，如果颈干角大于125°时，则 d_M 减小，从而外展，肌力增大；如果小于125°，则 d_M 增大而减小肌力。这在置换假肢的时候，是应当考虑的问题。

NOTE

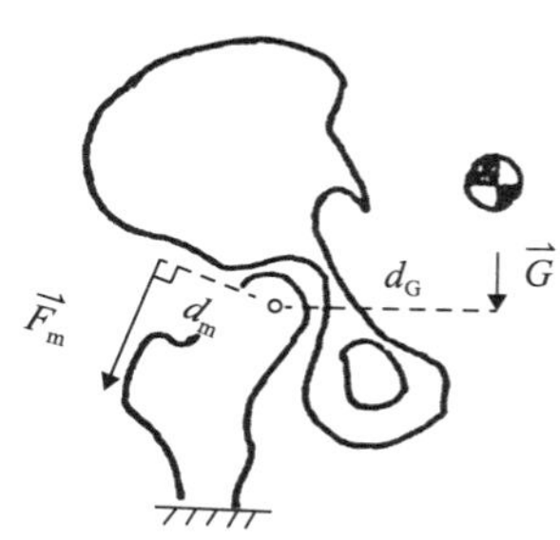

图 6-13　单腿站立时股骨头计算简图

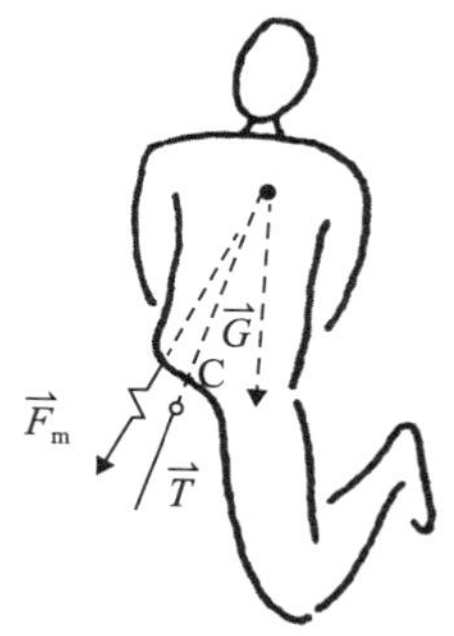

图 6-14　图解法确定股骨头受力情况

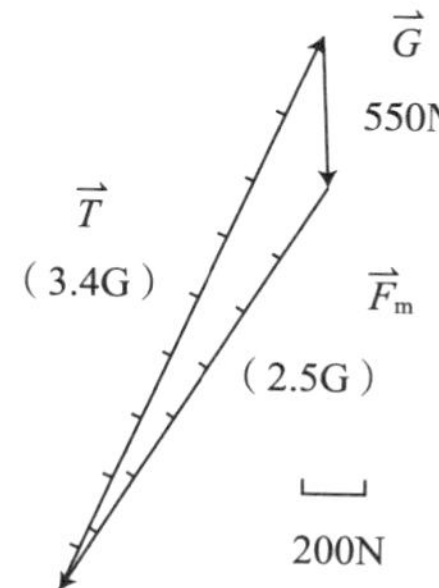

图 6-15　图解法确定股骨头受力情况

五、膝关节

（一）膝关节解剖结构特征

1. 骨和关节　髌骨是股四头肌发育中形成的种籽骨，是伸膝装置中的重要结构，对增加股四头肌的力臂和做功具有重要意义，并且可以保护膝关节的前面。由于股四头肌的力线与髌腱纵轴线之间存在一个外翻角度即股四头肌角（*Q* 角），因而，髌骨存在着向外侧脱位的倾向（图 6-16）。

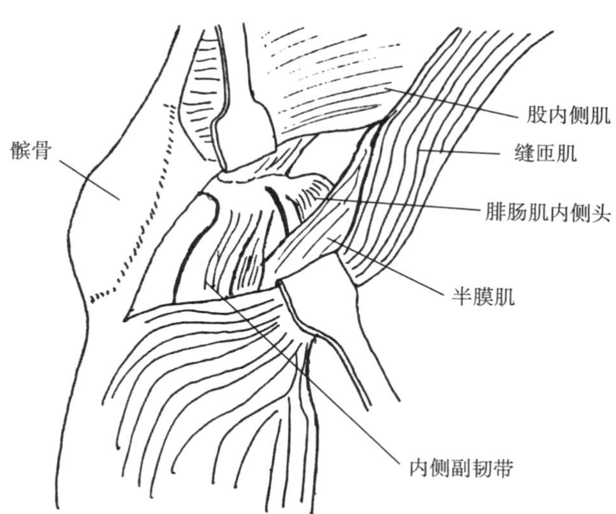

图 6-16　膝关节构成

2. 关节韧带　在膝关节的骨性结构、半月板、关节囊及附属韧带结构的共同作用下，膝关节可以保持静态与动态的稳定性。膝关节在完全伸直位，关节将发生扣锁，而获得最大的关节稳定性，这是因为膝处于完全伸直位时，股骨在胫骨上向内旋转；当膝关节屈曲的时候，旋转的范围随之增加，在膝关节屈曲90°时，旋转范围达到最大；而于过度屈曲位时，股骨则向外转，此时将通过关节面的咬合和交叉韧带的制导作用增加关节的稳定。因而，膝关节的稳定更多地依赖于关节周围结构的正常，尤其是侧副韧带的平衡。膝关节前方稳定性有赖于伸膝装置的稳定，尤其是股四头肌的力量。

3. 半月板　可分为内侧半月板和外侧半月板，有助于膝关节的稳定性，具体内容将在第三节详述。

（二）膝关节的运动

在日常生活中，膝关节屈伸在0°~14°和10°~15°内旋及外旋。正常行走屈伸约70°，下楼时屈伸角近于90°，上楼时比90°小，坐位时在90°~110°，最为适宜。

1. 胫股关节　正常膝关节的胫股关节几何中心行径呈半圆形。确定胫股关节的几何中心后，可描述面运动。确定胫股关节面的接触点（关节间隙的最窄点），将这个点与几何中心画一条连线，于这条线画一条垂直线，表明接触点的变位方向。从完全伸直至完全屈曲的每一个运动间隔，正常膝关节上的线与胫骨面呈正切，表明股骨在胫骨髁上的滑动（图6-17）。

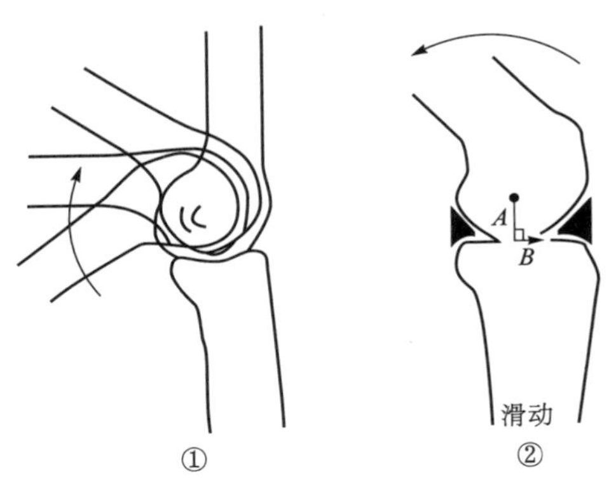

图6-17　股骨在胫骨髁上滑动

如果膝关节损伤致屈伸几何中心异常移位，胫股关节面不会在运动范围内有正切滑动，而是被拉开或挤压。这种膝关节很像门的铰链操作弯曲的面，门的边缘无法紧贴门框的侧壁。若膝关节保持勉强活动，它会逐渐适应这种变位几何中心的环境，或牵伸韧带及其支持的软组织，或在关节上施加异常高压。

胫股关节的内在紊乱将影响所谓旋紧功能，即膝的伸直和胫骨的外旋发生联合动作。胫股关节不是一个单纯的屈戌关节，而有螺旋形活动。胫骨在屈伸时的螺旋活动起于股骨内髁的形状。正常膝关节的内髁比外髁长1.7cm。膝关节从完全屈曲至完全伸直时的活动，股骨内髁的曲线先下沉，然后上升，同时外旋。自完全伸直至完全屈曲时的活动，运动方向与上述相反，这种旋紧功能可使膝在任何部位产生最大的稳定力，比单纯的铰链形状要稳定得多。

2. 髌股关节　髌股关节在额状面上的活动也可用几何中心方法来描述。自完全伸直至完全屈曲，髌骨在股骨处向下滑动约7cm。股骨的内髁与外髁在完全伸直和90°屈曲时，均与髌骨连接，超过 90°，髌骨外旋，只有股骨内髁与髌骨连接。在完全屈曲时，髌骨沉入髁间沟内。

在髌股关节中，股四头肌肌力随膝的屈曲而增大。在放松直立时，股四头肌只需最小的力来抗衡髌股关节的小的屈曲力矩，因为身体重力中心是在膝以上，几乎直接处于髌股关节的旋转中心之上，随着膝屈曲的增加，重力中心移离旋转中心，从而增加屈曲力矩，由股四头肌肌力来抗衡。

若髌骨被切除，髌韧带就比正常膝更接近胫股关节的运动中心。杠杆臂短时，股四头肌必须用更多的力，才能提供足够的转矩，使膝在最后 45°伸直时能维持膝部的一定转矩。这种摘除髌骨的膝关节在完全自动伸直时，需要比正常时多用 30% 的股四头肌肌力。这种力的增加不是所有患者都能够承担的，特别是年长者或关节内有病患的人。

（三）膝关节的力学分析

膝关节可以同时在三个面上发生运动，但是由于在一个面上的活动较大，以至于可以认为在这个面上的运动是全关节的活动，同时又由于许多肌肉产生力于膝关节上，在特定情况下，一群肌肉占据主要地位，它们产生的力之和可以认为是膝关节上的主要肌力，所以膝关节的基本生物力学分析可以限于一个面和一组肌肉所产生的力，也可以认识膝关节的动作和估计膝关节关节面上主要的力和力矩的幅度。

在直立位时，人体重心线在膝关节中心稍前一些通过。这种情况不需要很大肌肉力来维持，因此，可以认为膝关节只承受膝关节以上体重的力，如果站立位体态不正确时，则膝关节将产生力矩，这时候需要肌力来平衡。

在膝关节的受力分析中，半月板的作用不可或缺，半月板在胫骨间起到分散负载的作用，它可以把股骨传来的力分散到胫骨平台（图 6－18），如果没有半月板，从股骨传来的力则会集中到股骨某一点上，从而造成膝关节的损伤。

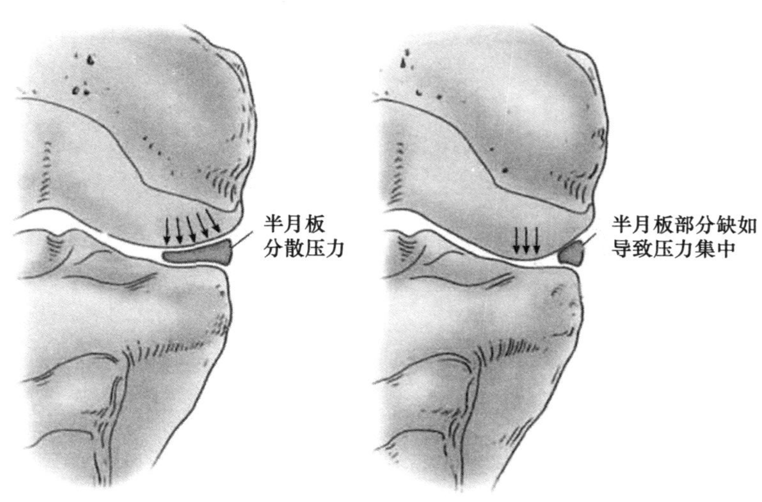

图 6－18　半月板把压力分散到胫骨平台

膝关节的受力分析可以先假设在人上楼时（图 6－19），前腿弯曲，在后腿离地时，求作用于膝关节上的肌肉力和关节力。

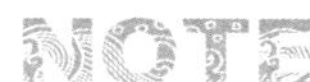

首先分析体重力 G，此时体重力 G 应该减去膝关节以下小腿及足的重量，此重大约为体重的1/15，故可以忽略不计，故认为 $G = b \cdot w = 600N$。假设在此状态下，$d_G = 0.2m$，$d_M = 0.06m$，此时取膝关节以上为自由体，建立平衡方程，则有：

$$F_m \times 0.06 - 600 \times 0.20 = 0$$

解得：

$$F_m = 2000N$$

此外，还可以用作图法求出膝关节作用力，如图6－19③这是髌韧带所需付出的力量，这样我们就可以求出作用在膝关节上的力，计算得 $T \approx 2580N$。

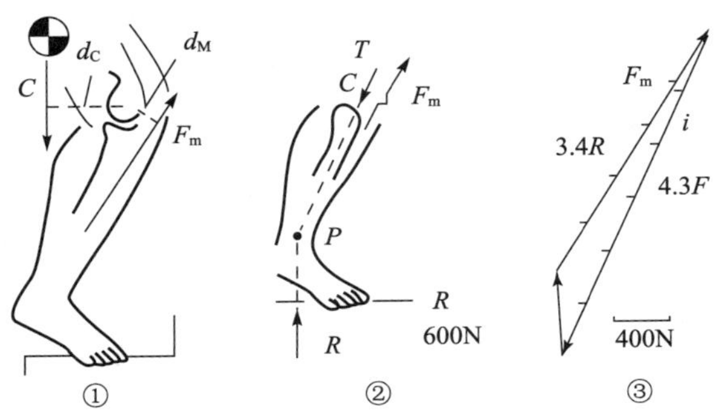

图6－19　上楼时作用在膝关节上的肌肉力和关节力

六、踝关节

踝关节由胫腓横韧带连接胫、腓骨的下端，夹住距骨而构成，其中主要组成部分就是距骨的马鞍形顶与胫骨远端关节面所构成的胫距关节，因此是一个典型鞍形关节（图6－20）。踝关节是人体负重最大关节，跳跃、行走等活动均依靠踝关节的背伸、跖屈活动。

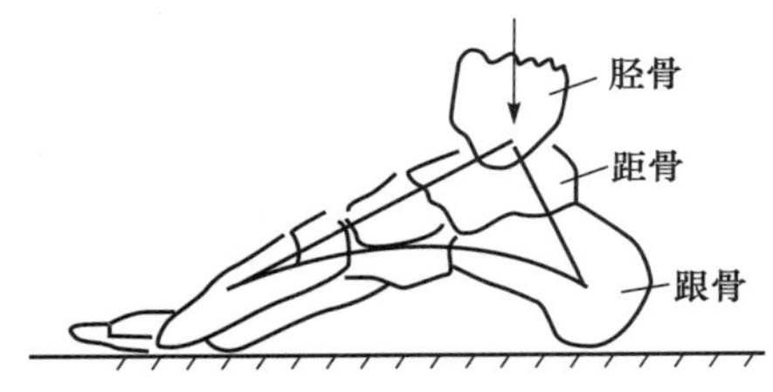

图6－20　踝关节组成

（一）踝关节的解剖结构特征

踝关节稳定性由骨、韧带、肌肉支撑。

距骨体呈前宽后窄形，决定了踝关节运动方式，距骨滑车为圆锥体，底面朝向腓侧，顶端朝向内侧，轴心线由内上向外下倾斜。踝关节背伸活动时距骨体外旋前部较宽部分进入踝穴，同时腓骨产生向后外侧的移动及外旋活动以适应距骨的运动，踝关节增宽1.5～2.0mm，下胫腓韧带紧张，踝关节稳定，易发生骨折。在踝关节跖屈活动时距骨体内旋后部较窄部分进入踝穴，下胫腓韧带松弛，因此在踝关节跖屈位不稳定减弱，容易出现踝关节韧带损伤。

踝关节韧带结构主要包括下胫腓联合复合体及内外侧副韧带。下胫腓联合复合体中，骨间韧带最为强韧，下胫腓后韧带其次，下胫腓前韧带最薄弱，因此下胫腓联合后方损伤多表现为撕脱骨折，而前方通常为韧带损伤。内外侧副韧带从两侧加强关节囊，阻止距骨在踝关节肉的内外翻倾斜情况，外侧副韧带防止足内翻，内侧副韧带浅层主要对抗后足的外翻应力，深层粗大，限制距骨侧方移位并对抗距骨外旋。

踝关节周围肌肉起于小腿前、后及侧方筋膜间隔。前方肌肉使踝关节背伸，后方肌肉使踝关节跖屈及内翻，外侧肌使踝跖屈及外翻。踝关节跖屈肌与内翻肌肌力强于踝背伸肌与足内翻肌，达到踝足的稳定平衡，对抗踝背伸与外翻的活动，减少踝关节损伤的机会。

踝关节的稳定性可以从背伸、跖屈两个运动方式来分析。

1. 背伸 ①骨的影响：当背伸至终极位时，距骨颈的上表面与胫骨的前缘相接触，限制了背伸的运动幅度，否则会引起距骨颈骨折；②关节囊和韧带的影响：背伸时关节囊和并行韧带的后纤维被拉紧，从而限制了背伸的幅度；③肌肉的影响：肌肉常在其他两个因素之前就开始限制踝关节的背伸运动，参与的肌肉主要有比目鱼肌和腓肠肌。

2. 跖屈 ①骨的影响：距骨的后结节（尤其是后外结节）压在胫骨表面的后缘限制踝关节的跖屈；②关节囊和韧带的影响：关节囊前缘和并行韧带的前纤维被拉紧；③肌肉的影响：背屈肌的强直收缩而产生的阻力是第一个限制因素。

在踝关节面，活动主要在胫距关节和腓距关节。在跖屈时，在远侧胫腓关节内可有一些活动，以适应距骨后方的狭窄。用多次 X 线摄片，测定几何运动中心，从完全跖屈至完全背屈，在整个运动范围内，胫距关节的面上运动几何中心行径均在距骨内。在正常踝关节内，关节面在运动开始时有一定分离，然后发生移动。关节面相互卡住后，运动乃停止，在相反活动时，开始时挤压面被拉开，在整个活动范围内显示滑动，然后再卡住。很可能在运动结束时，胫距关节面所发生的拉开和卡住，是关节润滑的重要作用。

（二）踝关节的运动

踝关节的运动主要是胫、腓骨在距骨滑车的前后转动，具有一个自由度，但直轴亦可有少许的转动和侧向位移，主要还是绕横轴转动。转动角度因人而异，一般可在40°～80°，平均为45°左右（其中背伸占20°～30°，跖屈占30°～50°），步行时一般为25°～35°。

（三）踝关节的力学分析

从膝关节到踝关节的压力一部分是经过腓骨传递的，步行时，踝关节的关节反力等于或大于髋膝关节，但踝关节的负重面积大于髋关节、膝关节的负重面，故经踝关节传递的单位面积压力低于髋或膝关节。然而，当双足站立时，每侧踝关节约承担0.5倍体重，如身体平衡涉及肌肉作用，则在踝关节上的关节反力将增加，关节反力的增加量与起平衡作用的肌力大小成正比。踝关节的受力主要是由胫骨传到距骨，下传至跟骨及前足，踝关节是一个典型的鞍形关节，胫腓骨在距骨滑车前后转动，具有一个自由度，但绕垂直轴亦可有少许的转动和侧向位移，主要还是绕横轴转动，转动角度因人而异，一般为40°～80°，平均为45°左右，步行时一般为25°～35°。

在胫骨受力时，踝关节呈一个不稳定结构（图6-21①），为了保持其稳定小腿前群肌肉及后群肌肉形成一个稳定力系（图6-21②），正如稳定旗杆一样，两边要用绳索套牢（图6-21③）。很明显由于要维持稳定就增加了在距骨上的压力。

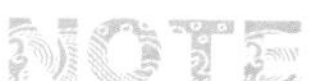

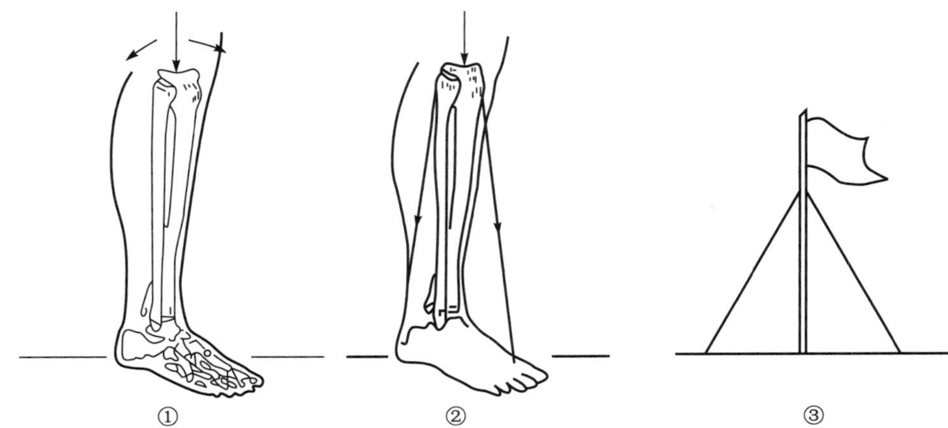

图 6-21 胫骨受压时小腿前群肌肉和后群肌肉保持踝关节稳定

例如，在身体向前倾时，重心前移，如体重为 600N，在每一只足上承受 300N，精确计算应是体重减去两足的重量，但其所占比例很小，故可忽略。根据力的平衡原理（图 6-22）可得：

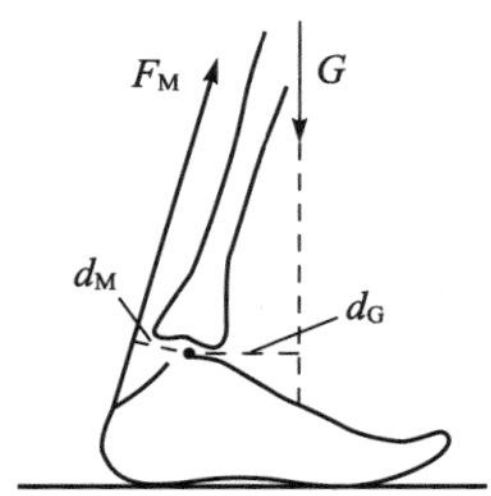

图 6-22 身体前倾时作用在距骨上的压力

$$G \times d_G - F_m \times d_m = 0$$

$$F_m = \frac{G \times d_G}{d_m} = \frac{300 \times 0.02}{0.03} = 200\text{N}$$

如粗略认为 F_m、G 平行，则作用在距骨上之反力 T 为：

$$T = F_m + G = 200 + 300 = 500\text{N} \quad (\text{相当于体重的} \frac{5}{6})$$

踝关节严重扭伤或骨折可造成距骨的侧向滑移，距骨滑移 1~2mm 就会使踝关节接触面出现显著变化，导致早期发生退行性病变。

第三节 关节软骨和半月板的生物力学

软骨由软骨组织及其周围的软骨膜构成，软骨组织由软骨细胞、基质及胶原纤维构成。根据软骨组织内所含纤维成分的不同，可将软骨分为透明软骨、弹性软骨和纤维软骨 3 种，其中以透明软骨的分布较广，结构也较典型。软骨是具有某种程度硬度和弹性的支持器官。在脊椎动物中非常发达，一般见于成体骨骼的一部分和呼吸道等的管状器官壁、关节的摩擦面等。半月板是两个月牙形的纤维软骨，位于胫骨平台内侧和外侧的关节面。半月板介于股骨髁与胫骨平台之间，就像是缓冲器，功能即在于稳定膝关节，传布膝关节负荷力，促进关节内半月板位置的营养。

一、关节软骨和半月板的生物力学性质

（一）关节软骨

关节软骨是组成活动关节关节面上有弹性的负重组织，可减轻关节反复滑动中关节面的摩擦，具有润滑及耐磨损的特性，并且还能够吸收机械性震荡，传导负重至软骨的下骨部分。没有任何合成材料能够替代关节面完成这些功能。根据所含纤维的种类与数量，可将软骨分为透明软骨、弹性软骨和纤维软骨3类。

1. 关节软骨的结构和功能 活动关节的关节软骨结构是由胶原、蛋白多糖与其他分子组成的一种强大、耐疲劳、坚韧的固体基质，其承受负重时组织中产生高的压力与张力。这种固体基质被描述成一种充满液体的多孔的、可渗透的、非常柔软的组织（类似包含水的海绵）。水分占正常关节软骨总重量的65%～80%，位于微小的孔中，水分可以由于压力梯度或基质的挤压在多孔－渗透性的固体基质中流动。

软骨和骨骼在材料成分上的差别在于它不含无机盐成分，所以它很柔软，易变形，但它和许多软组织材料在力学性质上也有所区别，它不仅能承受拉伸载荷，而且还能承受压缩、弯曲和剪切载荷。

软骨的力学功能包括维持某些器官的外形，避免骨骼与骨骼之间的局部硬接触而产生集中应力情况，在冲击载荷作用下利用自身的变形以吸收一部分冲击能量，同时在关节部位的软骨还能很好地起到润滑的作用。如椎间盘承受脊椎上的负荷，它具有弹性，使脊椎柔顺；肋骨端部的软骨，给予肋骨所要求的机动性；在长骨端的关节软骨不仅提供关节表面的润滑，对冲击载荷起减震器作用，并且在正常功能中作为一个载荷承受面，满足关节活动时需要弹性和刚性。

2. 关节软骨的生物力学性质 关节软骨的特殊结构展现了不同力学性能：双相性、渗透性、各向异性、膨胀性、黏弹性等。图6－23所示为关节软骨分布、构成及力生化关系。

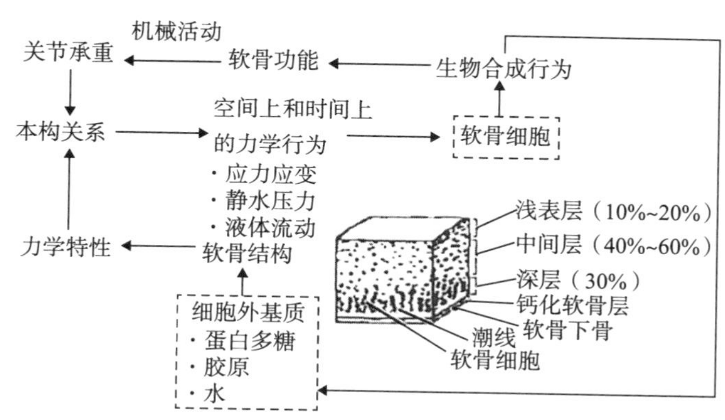

图6－23 关节软骨分布、构成及力生化关系

（1）关节软骨的双相性：软骨总重的65%以上是水，有的部位可以达到80%。1980年Mow等建立固液双相软骨力学模型是软骨力学模型发展过程的里程碑，奠定了描述软骨形变特性的理论基础。双相理论能够阐述材料内部基质结构与功能的关系，解释了液体流动摩擦力与黏弹性的关系。后来该课题组提出包括胶原纤维蛋白－多糖基体构成的固相、水组成的液相和离子相的三相构型，但由于技术的限制，目前在研究软骨性能时，大部分采用的还是二相模型。

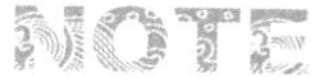

（2）关节软骨的渗透性：当含水的多孔介质与外界存在渗透压时，水分就可以在软骨内外交换。影响液体流量的因素主要与3个参数有关：渗透率、渗透面积和压力差。渗透试验测得软骨渗透率数量级一般在 10^{-15} 到 10^{-12} m^2/（Pa·s）之间，可见水分在软骨中流动会受到强大阻力；另外，实验中还测得关节软骨渗透率随应变和压力变化。在相同应变下压力越大渗透率越小，而且这种差距会随着应变的增加而逐渐减小；在相同的压力下应变的增加会导致渗透率减小，而且压力越大渗透性减小得越快。

（3）关节软骨的各向异性：软骨的组成和结构决定了其各向异性的力学性能，且具有明显的深度依赖性。如胶原在关节软骨中相互交错连接后具有较强的抗拉伸性能，分布在不同层区的胶原纤维在力学性能上也具有很大差异。浅表层胶原纤维密集排列在与关节面平行的平面中主要起抗剪切的作用。由浅表层到深层呈现抗压性能逐步增强的趋势，这些预示关节软骨各层区在承载机制中起着不同的作用。

（4）关节软骨的膨胀性：关节软骨膨胀性是由蛋白多糖产生的。蛋白多糖是一种亲水物质，带负电，由于负电荷聚集使得内部电荷的排斥力能形成一个渗透膨胀压，产生渗透压差，使得周围液体向组织内部流动，从而产生软骨膨胀。蛋白多糖的周围有胶原纤维的围绕，这些胶原纤维对其膨胀产生约束，使之达到一种平衡。对于小动物软骨的力学性能，由于软骨尺寸太小，无法通过普通的力学实验测量，故常采用渗透加载实验来替代拉压实验以获得其软骨的力学性能。采用渗透加载实验获得的单轴模量反映了软骨膨胀压与其力学刚度的平衡，而且与单轴拉伸实验获得的模量基本吻合。最新研究表明，渗透加载实验中，渗透介质的离子浓度对关节软骨压缩性能的影响大于对其拉伸性能的影响。

（5）关节软骨的黏弹性：黏弹性产生有流体和非流体两种相关黏弹性因素。流体相关黏弹性机制由软骨内液体流动和压力产生，典型特征表现为在载荷作用下出现蠕变和应力松弛的情况。蠕变是指材料在保持应力不变的条件下，应变随时间延长而增加的现象。应力松弛是指在维持恒定变形的材料中，应力会随时间的增长而减小。

在载荷作用初期，软骨中液体有被挤压出去的趋势。但是由于软骨的渗透性非常小，液体流动会受到很大阻力，困在孔隙中的液体即会受到一定的液压力，这时载荷主要是由液体承载的。对于健康的软骨，液体可以持续承受85%的总载荷达15分钟以上。当软骨组织受到持续载荷作用时，软骨被压缩，内部孔隙逐渐缩小，渗透性会降低，对液体流动阻力进一步增加，液体流动性更差，软骨变形速率会随时间显著减小。但是经过一段时间后，液体会缓慢地流出软骨，承载相也逐渐过渡到固相基质。这些机制解释了软骨蠕变和应力松弛现象。非流体机制的特性主要来自软骨内部蛋白多糖分子摩擦和胶原纤维的牵张，这种机制使软骨表现出抗剪切特性。软骨上表面摩擦力较小，剪切特性来自软骨受力变形产生的泊松比值效应。软骨固定在软骨下骨上，当软骨变形时下骨部分就有了相对移动的趋势，软骨下骨的束缚就会在潮线部位产生较大剪切应力。当软骨受到很大的冲击（如钝器的敲击）时可能会导致软骨从关节表面脱落，软骨张应力会导致表层胶原纤维和网状结构的破坏。

关节软骨在关节活动中主要承受压缩载荷，包括滚动压缩、滑动压缩和直接压缩3个部分，这些压缩应力作用到关节软骨表面时主要体现为剪切应力、压应力和拉应力，分别由关节软骨的不同组成成分和结构承载。关节软骨力学环境较复杂，对其力学性能研究有利于了解其作用机制，理解有关关节炎、关节软骨退化的病理过程，为软骨修复、组织工程的发展提出建议。

NOTE

（二）半月板

1. 半月板的结构和功能　半月板是位于股骨髁和胫骨髁之间的纤维软骨，用来加深胫骨平台的关节表面，以更好地适应股骨髁。半月板边缘增厚，附着于关节囊内侧面，游离缘则逐渐变薄。

半月板主要由胶原纤维编织成网状结构并由较多细胞嵌入其中而构成的纤维软骨组织，其还包括蛋白多糖、糖蛋白和水。胶原纤维的特定走向与半月板功能直接相关。胶原纤维的基本走向为环形，但股骨面和胫骨面有一小部分呈放射状走行，有助于提高结构强度，对抗由内缘向外缘方向的圆周应力，防止半月板在挤压时发生纵向劈裂。

半月板的力学功能包括：①能够传导膝关节负荷。膝关节伸直位时最少有50%的挤压负荷通过半月板传导，膝关节屈曲90°时大约85%的负荷通过半月板传导，而半月板切除后，骨质接触面积大约会减少50%，明显增加单位面积负荷。②吸收震荡。正常膝关节的震荡吸收能力比半月板切除后膝关节多20%。③润滑关节。半月板可以促进关节液在关节内均匀分布，从而增加关节液的润滑效能，并具有改善关节内营养的作用。④维持膝关节稳定及关节协调性。半月板可增加胫骨踝及股骨髁的适合度，膝关节活动时，半月板可前后移动，避免关节表面受损伤。⑤提供关节本体感觉。半月板前角和后角存在Ⅰ型和Ⅱ型神经末梢，可及时反馈关节的不稳定状况，平衡身体姿势。

2. 半月板生物力学性质　膝关节作为人体最复杂的关节，由关节外结构和关节内结构共同构成，具有极其复杂的生物力学特性。

（1）半月板自身的生物力学：半月板自身的生物力学呈各向异性和不均一性。在压力状态下，半月板前后部分弹性模量不均匀，前1/3部分较后1/3部分高；在张力状态下，纵形标本的弹性模量比横形标本的高，标本表层弹性模量比深层的高；内侧半月板前角胫骨韧带的弹性模量比后角胫骨韧带的高；在剪力状态下，低频率时，半月板纵形标本弹性模量比横形标本的高。半月板自身的这种生物力学特性使半月板在膝关节运动中适应各种力学要求。

（2）抗拉伸特性：半月板中胶原是基质产生张力的重要物质。半月板的超微结构中胶原纤维在体部呈环形和辐射状两种方式排列，环形纤维与半月板长轴平行，且构成半月板的主体，其纤维数量多、排列紧密，由软骨基质黏合在一起。半月板的抗拉伸强度主要取决于胶原纤维的数量和排列方向。半月板的抗拉伸强度一般要比关节面软骨大1～2个数量级，在拉伸作用下，表层较深层弹性模量大，且在表层表现为各向同性，深层才表现为明显的各向异性。

（3）抗压缩特性：正常的关节软骨内，胶原含量占软骨湿重的15%～22%，而蛋白多糖成分占软骨湿重的4%～7%，水分、无机盐、其他少量的基质蛋白成分、糖蛋白和脂质占软骨湿重的60%～85%。其中大部分水分位于软骨的微小孔中，水分顺着压力梯度在多孔－渗透性的固体基质中流动。因此，可以把半月板看成一种由液相（包括可溶性离子）与固相组成的双相型材料，双相共同作用决定了软骨组织的生物力学行为。作为液相的关节滑液在具有多孔结构和渗透性的半月板中流动产生黏滞性，其中提供黏滞性的为多糖类物质透明质酸，而蛋白多糖和胶原则在固相的半月板基质中起承受负荷的作用。通过二相理论，可以更充分地理解在多孔－通透性的固态基质中流动的液体所引起的黏滞反应以及固态基质形变所引起的弹性反应。

（4）剪切力学特性：半月板剪切力学特性，在发生不同压力应变时体现各向异性。半月板平均剪切弹性模量大约只是关节软骨的1/10，弱的剪切弹性模量对半月板生理功能非常重要，并易使半月板变形，吻合于股骨和胫骨关节这一解剖形态。半月板各向异性剪切特征，取决于胶原纤维的超微结构。胶原纤维蛋白多糖和其他基质蛋白质的相互作用，可能决定了所观察到的与剪切力特征相关的压力应变大小。当半月板受到快速应力作用时，其自身材料剪切力的大小被认为与是否发生半月板撕裂有关。

二、关节软骨和半月板损伤的生物力学

（一）关节软骨的退行性病变

正常软骨细胞产生细胞外基质，主要由Ⅰ型胶原、蛋白多糖和水组成。正常情况下，软骨细胞不断合成新的基质和降解衰老的基质，并受多种化学、力学及免疫学因素的影响，处于动态平衡中。关节活动时，关节透明软骨面之间时而相互压缩时而放松。压缩时，基质内液体溢出；放松时，液体进入基质内。如此反复交替进行，以保持关节软骨细胞的营养供给。这种营养供给渠道遭到破坏，即可发生骨基质改变，进而使软骨细胞退化和死亡，产生骨关节退行性改变。

关节软骨的退变主要原因有以下两项：一是外来的过度负重，或是由于整个应力太大，或是由于负重区域太小，或二者兼有；二是内在的软骨缺陷，软骨遭受单次重伤或多次轻伤使软骨损害，或是软骨病变，由于炎性疾患、代谢性疾患，软骨失去支撑而致血液供给缺乏。

关节软骨退行性改变是原发性病损，关节缘和骨裸露区的骨质增生是继发结果。关节软骨最先发生病理改变，继而软骨下骨质与邻近结构受累。软骨的基质首先受累，基质的液体缺失和变性，胶原纤维缺乏对抗正常活动的受压能力，以致易于破裂。同时软骨细胞也发生改变，主要改变的是细胞核肿胀，然后破裂，或软骨细胞变为致密。细胞死亡后，其周围基质溶解形成一个小囊腔，几个小囊腔融合形成一个大囊腔，少数病变区，软骨细胞增生以修补。关节压力区软骨光滑而半透明的表面变得干涩，失去光泽，显得黯淡，呈黄色，弹性降低，表面呈纤丝状如绒毛感，软化，粗糙，进而破碎，出现垂直裂隙，胶原纤维变性。之后软骨表面磨损、变薄，出现水平裂缝，以至表面软骨成为小碎块，脱落于关节腔内。在应力和摩擦最大的部位，软骨全层逐渐被破坏，使软骨钙化层甚至软骨下骨质裸露。骨面下骨髓腔内血管和纤维组织增生，不断产生新骨，沉积于裸露骨面之下，形成硬化层，其表面被磨光如象牙样，故称为牙质变。应力最小的部位骨质疏松。新生骨向阻力最小的方向生长，在关节边缘形成骨赘。骨赘在骨关节炎早期便可出现，覆盖骨赘上的软骨有新形成的透明软骨和纤维软骨，结构不规则，骨赘一方面通过增加表面积，有助于承受机械压力；另一方面也是关节活动受限和某些疼痛的原因之一。应力最大处的骨质由于承受压力的影响产生显微骨折、坏死，形成内含黏液性骨质、坏死骨小梁、软骨样碎片和纤维样组织的囊肿。后期软骨下骨塌陷变形，周围增生膨出，使关节面不能紧密贴合，出现关节变形、关节活动进一步受限，加重症状。

力学负荷对保持软骨稳态非常重要。过高和不及均是造成软骨退变的危险因素。适度的动态负荷不仅有利于健康，而且可以通过抑制炎症、减少分解代谢、增加合成代谢的途径来预防和治疗关节软骨退变疾病。适度力学负荷有抑制分解和促进合成的作用。适度动态负荷可以抑制促炎因子（IL－1β、IL－6、TNF－α）和炎性介质（COX－2、PGE_2、NO），减少基质降解酶（MMPs、ADAMTS）的活性，因而具有抗炎效应。力传导对软骨的保护，力感应机制的阐明使得我们有可能以药物来模拟适度力学负荷对软骨细胞的保护效果（图6－24）。

NOTE

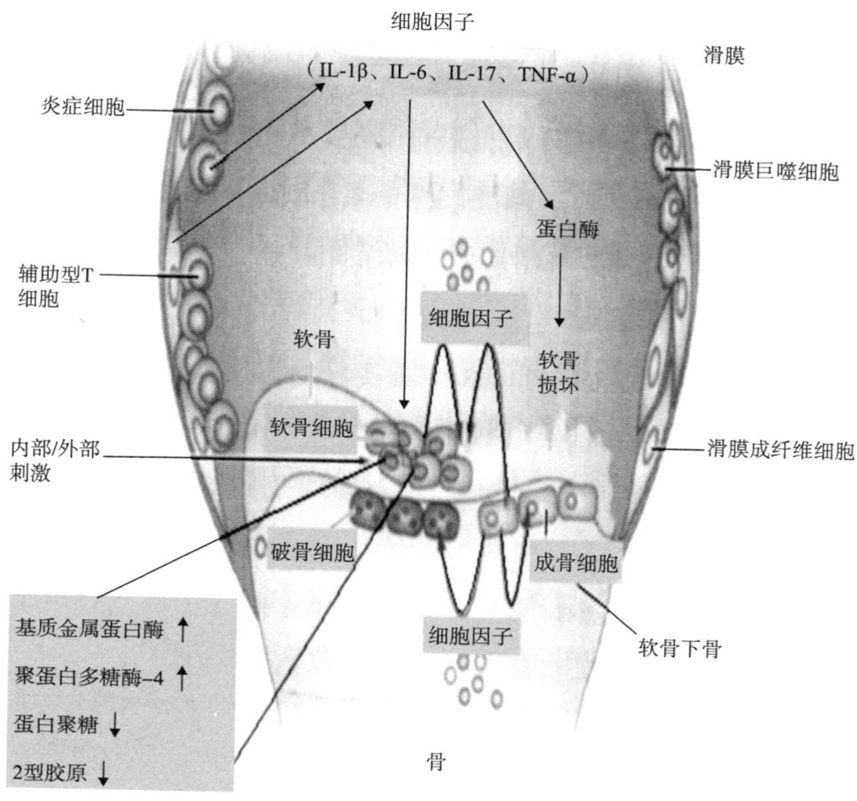

图 6－24 细胞因子与关节炎

（二）半月板的损伤生物力学

半月板损伤可分为创伤性损伤和退变性损伤两种类型。

1. 病因生物力学

（1）创伤性半月板损伤：创伤性半月板损伤主要包括：纵向撕裂、横向撕裂、辐射状撕裂、水平撕裂。半月板损伤必须有 4 个因素：膝半屈曲、内收或外展、重力挤压和旋转力量。如在打网球过程中，膝关节不但需要承受身体自身大部分的重量，还要提供发球的初始转动速度，这使得股骨髁对半月板不仅有由于体重而产生的压应力，还有膝关节扭转运动而给半月板施加的剪切力。重力的作用对半月板挤压使其移动、形变，远离中心轴，而半月板的前、后角与胫骨连接，造成连接的韧带上产生较高的张应力，张应力过高可能导致半月板的两个角撕裂。而扭转产生的剪切应力可能造成半月板的中心部位破裂。

①纵向撕裂，多数半月板撕裂为纵向撕裂，且常常累及半月板后部。内侧、外侧半月板均可发生纵向撕裂，桶柄样撕裂也属于本型。原因可能是半月板的环形纤维在周围附着部位较多，膝关节不完全屈曲时局部的旋转应力作用下，股骨将半月板挤向膝关节中后部，而内侧半月板与周围关节囊韧带连接较坚固，限制半月板的移动范围，在此情况下，突然伸直膝关节，内侧半月板将受到较大的应力，如此时半月板后角有细小裂伤，沿纤维走行方向则会延伸撕裂。如撕裂长度足够，则撕裂的半月板中央部分被卡在髁间窝后部，且无法回复到原始位置，从而导致桶柄样撕裂膝关节急性绞索症状。外侧半月板撕裂和内侧半月板相似，旋转时股骨髁将外侧半月板推向膝关节前部、中部。

②横向撕裂、辐射状撕裂，多发于外侧半月板，在应力作用下被沿前后方向牵拉时，中部承受了较高的纵向应力，半月板自前、后角方向发生横向撕裂。

③水平撕裂，多发生于老年人，由于长期蹲位或跪姿，造成半月板磨损，挤压引起内部退变，自游离缘向滑膜缘呈水平撕裂。

（2）退变性半月板损伤

①半月板退变是指由于年龄和运动因素，半月板的组织变性和微小破损等病理变化造成的损伤。随着年龄增加和反复使用，半月板在分子水平和细胞层面出现衰老，特别是水含量的降低，细胞失去基质的支持和保护，受到理化因素影响而凋亡，胶原纤维降解，蛋白聚糖增多，半月板黏液样变，脆性增加，甚至钙化。胶原纤维以Ⅰ型胶原纤维为主，Ⅰ型胶原纤维破坏，半月板抗轴向拉伸特性和半月板抗压特性等生物力学功能降低。水含量下降，黏液变使其吸收振荡能力和润滑能力均下降。进而影响了关节软骨保护功能，半月板退变损伤与膝关节内外侧间室软骨损伤程度的增加显著相关。

②半月板囊肿存在两种病变类型，第一种类型是半月板损伤后继发病变，尤其见于外侧半月板水平裂，其为半月板退变性表现。第二种类型是原发性半月板囊肿，由于半月板关节囊连接部位黏液样变性所致。

2. 治疗生物力学　半月板损伤的治疗方法很多，总体分为保守治疗和手术治疗。

（1）保守治疗生物力学：保守疗法有手法推拿、针刺（针刀）疗法、中药疗法、康复训练。通过手法推拿、针刺（针刀）疗法、中药疗法等干预措施以温通经络、行气活血、消肿止痛、散寒祛瘀，达到改善血液循环，加快新陈代谢、炎性因子吸收，改善膝关节功能，加快半月板修复速度的作用。通过膝关节功能训练增加患侧股四头肌内侧头肌力，改善髌股关节的接触面外侧倾斜，控制外侧的接触应力，提高膝关节的稳定性，增强肌群力量。

（2）手术治疗生物力学：手术包括半月板（部分）切除，半月板缝合修补，半月板移植及组织工程。

①半月板（部分）切除，分开放手术和关节镜下手术。无论是开放还是镜下切除半月板，对膝关节生物力学均有影响。切除半月板后胫骨软骨的接触压力、应力、拉力及孔隙压力分别会增加50%、44%、21%和43%，这些压力的增加主要出现在步态周期的前半步；同时半月板切除后胫骨软骨剪切应力增大，增大的比例与切除的类型及总量相关，而与切除的部位无关。切除超过65%的半月板后其最大剪切应力较正常膝关节增加225%。

在负重时，有50%～70%的负重区域在半月板上，这就大大降低了胫骨平台上的应力，从而保护了软骨。半月板（部分）切除后胫股关节接触面积发生改变，半月板切除面积与胫股关节接触面积成反比。半月板（部分）切除后，吸收震荡能力下降，摩擦系数增加，手术后膝关节的稳定性会受到影响。

②半月板缝合修复术，如果手术适应证正确，半月板损伤缝合修复术后的成功率达70%～80%。按时间点分为三期：修复后即时期（$t=0$周），愈合期（$t=0\sim12$周），愈合后期（$t>12$周）。对半月板修复后生物力学进行评估。

修复后即时期，半月板环形分布水平排列的胶原束特点，决定垂直缝合后弹性固定强度高于水平缝合。愈合期，在水解、往复应力、剪应力、压应力作用下，不同的修复器材和手术方式，生物力学特性会不同。愈合后期，弹性固定强度值可达到正常的80%。

③半月板移植，主要包括同种异体半月板移植和半月板替代物移植。同种异体移植生物力学的影响主要涉及3个方面：移植物外形和大小匹配，低温冷藏，手术技术。解剖固定对术后的生物力学影响较大。半月板替代物移植在解决了外形匹配、低温冷藏对生物特性影响等问题后，手术技术成为影响术后生物力学的关键。

④组织工程，组织工程化半月板具有无抗原性，来源不受限制，可按预先设计塑型，具有生命力等多种优点。

第四节　关节损伤的生物力学

一、肩关节损伤及治疗的生物力学

（一）肩关节损伤的生物力学

肩关节损伤主要是因为肩部不同组织退行性改变、反复过度使用肩关节或创伤等原因造成的肩关节周围组织受损。临床常见的肩关节损伤有肩关节失稳、肩峰撞击综合征、肩袖损伤、肩周炎、肱二头肌长头腱损伤、上盂唇撕裂损伤等。

1. 肩关节失稳　是指肩关节运动时，肱骨头不能正常的维持在肩胛盂内，而出现有症状的移位。临床上可表现为完全脱位、不全脱位或仅有疼痛表现。为了便于力学分析，肩关节不稳按部位分为：前方不稳定、后方不稳定和多方向不稳定。

（1）肩关节前方不稳定：是指因运动造成牵拉所引起的，肱骨头过度向前方移位，破坏了肩关节抵抗肱骨头向前方移位的静力约束装置或动力稳定结构，故而产生的肩部疾患。

肩关节前方的动力性稳定结构和静力性稳定结构破坏的主要病理改变包括 Bankart 损伤、骨性 Bankart、关节盂骨性缺损、肱骨头压缩性骨折（Hill - Sachs）、肩袖损伤、关节囊韧带复合体损伤、肩盂发育不良、关节囊及韧带过度松弛、肩胛骨骨折等。

（2）肩关节后方不稳定：较少见，包含了陈旧性肩关节后脱位到肩关节复发性后方半脱位等一系列病理改变。维持肩关节后方的生物力学稳定结构分为静力性稳定结构，主要包括上部关节囊韧带、喙肱韧带和肩旋转间隙；动力性稳定结构，主要包括肩袖肌群、肱二头肌和肱三头肌。损伤多发于急性外伤，直接或间接暴力作用于盂肱关节，导致肱骨头破坏后方稳定结构而发生脱位。

（3）复发性不稳定：复发性肩关节不稳的损伤机制与初次脱位的损伤机制相同，是由于严重的创伤或反复的微创伤导致肩关节稳定结构的损伤，如软骨盂唇的缺损和肩盂的较大骨性缺损，都会致肱骨头稳定性减小，因此造成脱位的外力会明显减小，严重的患者在穿衣服或者睡觉等轻微活动时甚至都会出现肩关节脱位。关节囊韧带复合体的损伤，不仅影响肩关节的机械稳定性，也影响本体感觉，患者多有肩关节不稳定的感觉。

2. 肩峰撞击综合征　肩关节解剖结构中，喙突 - 喙肩韧带 - 肩峰相连而成的喙肩弓构成重要的解剖间隙。喙肩弓下即肩峰下间隙，又称“肩峰下关节”或“第二肩关节”，肩峰下至肱骨头表面之间间距（10～15mm）因任何原因的狭窄，肩峰钩状突起都将引起严重的临床症状，这成为肩部诸多病种发病的重要病理基础，而肩袖腱性结构离其肱骨大结节止点近侧末端1cm区域内为解剖上的缺血管区，是引起肩袖退变、损伤、破裂的解剖学因素。肩部前屈、外展时，

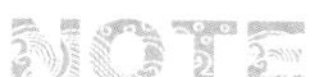

肱骨大结节与喙肩弓反复撞击，导致肩峰下滑囊炎症、肩袖组织退变，甚至并发肩袖撕裂损伤，引起肩部疼痛、活动障碍。

3. 肱二头肌长头腱损伤 肱二头肌长头腱损伤常发生在慢性退行性变基础上。在上肢活动时，肌腱反复拉伸与腱鞘摩擦或肩关节过度活动时，造成腱鞘充血、水肿、增厚，进而导致肌腱粘连和退变，引发肱二头肌肌腱炎。另外，肱二头肌长头在腱鞘内除做上下滑动外，同时做外展、内收等横向的运动，但腱鞘在肱骨结节间沟内被横韧带固定，两侧是肱骨大、小结节的骨性突起阻挡，使肱二头肌长头固定在结节间沟的位置不能离开，因此经常会受到剪切应力和摩擦力的损伤。

4. 肩周炎 可分为外力效应型、环境效应型和非平衡效应型3类。

（1）外力效应型肩周炎：系指肩关节周围炎的成因源于外力损伤所致。由于肩关节活动时，同一块肌肉往往同时受到几个不同方式作用力的叠加，而肌力矢量变换频繁，更成为软组织易损伤的条件。肩关节周围软组织出现损伤后，肩关节保持各功能态的平衡能力就出现了薄弱环节，影响平衡的稳定。因此，损伤往往有继续增大的可能。

（2）环境效应型肩周炎：是指由于机体不能适应外界环境的突然变化而导致的肩关节周围软组织病变。风、寒、湿等对机体的侵袭，尤其人到中年后，其软硬组织均发生退行性改变，适应能力减弱，应激反应迟钝，这不仅为外力效应型肩周炎的形成创造了条件，也为环境效应型肩周炎的形成提供了可能性。

（3）非平衡效应型肩周炎：系指肩关节周围某个或某些部分组织发生病变，使肩关节不能维持正常生理功能而导致的肩关节活动受限。骨骼虽是身体的支架、运动的支撑，但其动力还是来自肌肉配合及其他软组织的协调活动。一旦肩关节周围某部分软组织发生病变，就会使肩关节正常生理活动的平衡受到破坏，进而导致肩关节活动障碍。

（二）肩关节治疗的力学分析

肩关节常见损伤的治疗分为保守治疗和手术治疗。

1. 保守治疗 保守治疗包括手法复位、牵引、康复、推拿、运动疗法、针灸、针刀治疗、冲击波治疗等。非手术治疗主要是通过改善局部气血，使气血调和，筋经舒达而利关节，起到“以解为通，通则不痛”的目的。

如对肩关节不稳定的治疗，为保护关节囊、盂唇和相关韧带，早期应合理训练以加强动力性稳定结构，改善三角肌和肩袖的张力，并促进肩关节关节囊、韧带和盂唇的血液循环，缓解疼痛，促进损伤组织的愈合；加强盂肱关节的神经肌肉控制能力；建立“肩周肌－肩袖－关节囊韧带”的运动协调关系；再通过运动训练增强肩部肌力，调整韧带和关节囊的松紧来代偿受损的静力性稳定结构的功能，从而维持肩关节的稳定。

2. 手术治疗

（1）肩关节不稳定治疗：肩关节不稳定的手术治疗目的是恢复肩关节的静力性稳定结构和动力性稳定结构，同时恢复本体感受器的灵敏度，以达到肩关节的生物力学稳定。

①恢复静力性稳定结构手术，修复肩关节前下方的静力性稳定结构：通过重建盂唇的高度，恢复盂唇关节囊韧带复合体的完整性；提高其调节关节的主动稳定结构的活动能力。肩关节周围的关节囊韧带组织不仅有机械性的限制作用，而且这些组织中的本体感受器对调节关节的主动稳定结构的活动起重要作用。通过重建关节囊的正常张力，使其中的本体感受器的灵敏度获

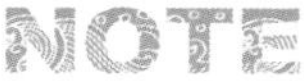

得逐步恢复。

②恢复动力性稳定结构手术，如肩袖直接修复术（修补术），修复原理是通过恢复肩袖的功能，以达到肩关节力偶平衡，使动力性稳定性机制恢复。同时通过扩大肩峰下的间隙，去除肩袖撞击的解剖因素，避免肩袖再损伤。术中松解粘连，促进缓解疼痛和肌力早期恢复。

③同时恢复静力性稳定结构和动力性稳定结构手术，通过肌腱或骨的移位，加强关节囊强度或增加肱盂关节覆盖面积，从而加强了肩关节的静态稳定性；肌腱位置的改变，加强了对肱骨头移位的阻挡作用，维持了肩关节的动态稳定性。

④人工肩关节置换术，当修复手术无法恢复关节生物力学稳定时可考虑人工肩关节置换术。

（2）肩峰撞击症治疗：需要行关节镜下肩峰下滑囊清理术，行肩峰成形术，并确定肩袖的撕裂损伤范围，关节镜下采用带线骨锚钉对撕裂肩袖进行缝合修复。

二、踝关节损伤及治疗的生物力学

（一）外踝易损伤的力学分析

踝关节侧副韧带损伤最常见的是外侧副韧带损伤，崴脚后，踝关节常出现外踝骨折和外侧副韧带撕裂伤，与外踝的解剖结构和力学特点有很大关系。外踝比内踝长1cm，外侧韧带不如内侧三角韧带坚强，足内翻肌群较外翻肌群强大，足内翻活动比外翻活动大。距骨体前宽后窄，当足背伸时，较宽的距骨体前部进入踝穴内，允许一定的侧向活动和较大的内翻活动，此时踝关节相对不稳定。足背伸时外翻的腓骨肌较弱，内翻的胫前肌较强，足内翻的力量较大。因此，外踝更易损伤。

踝关节跖屈位受到内翻应力时，距腓前韧带最为紧张，因此损伤首先表现为外踝前下方肿胀、疼痛，前抽屉试验阳性。在应力位下拍摄踝关节侧位片，甚至可见距骨凸向前方的半脱位。

（二）踝关节常见损伤及治疗的生物力学

踝关节损伤时，根据足部所处的位置、外力作用的方向以及不同创伤的病理改变，可分为旋后－外旋型、旋后－内收型、旋前－外旋型和旋前－外展型。

1. 旋后－外旋型

（1）损伤生物力学：临床上较多见，占踝关节损伤的40%～70%，系足处于旋后位受外旋暴力所致。其受伤机理是指受伤时足处于旋后位，距骨在踝穴内受到外旋的应力，距骨在踝穴内以内侧为轴发生向外后方的旋转移位而冲击外踝，并迫使外踝向外后方移位。Ⅰ度损伤为足处于内翻位，三角韧带松弛，距骨外旋挤压外踝，从而迫使腓骨外旋，位于外踝的下胫腓前韧带紧张，暴力传导至此位置完全释放，超越了下胫腓前韧带的承受范围，产生下胫腓前韧带损伤或其附着部胫骨前结节撕脱骨折。Ⅱ度损伤是在Ⅰ度损伤的基础上合并外踝在下胫腓联合水平部位的冠状面斜形骨折或螺旋形骨折，骨折线自前下方斜向后上方，其受伤机理是暴力传导至下胫腓前韧带腓骨附着点，到达腓骨远端后在坚强的骨间韧带和胫腓下关节韧带的抵抗下完全释放，其产生的剪切力超越了腓骨的承受能力，从而在冠状面形成斜形骨折，骨折后骨折端一般可保持解剖位置，这是由于腓骨远端借助外侧韧带仍与距骨相连，借助胫腓下联合后韧带与胫骨相连，腓骨近端则仍保存有完整的骨间膜和骨间韧带；Ⅲ度损伤为暴力继续传导，外踝在外旋的同时向外、向后及近侧移位，此时胫腓下联合遭受牵拉，产生后踝撕脱骨折，或下胫腓后韧带断裂，但如受伤合并有距骨向后上方的外力时，则后踝骨折较大，有时可以波及胫骨下端关节面。Ⅳ度损伤时前关节囊或前内关节囊有一定程度的撕裂，暴力继续传导，内踝三角韧带紧张，从而牵拉内踝，使内踝旋转，此时半脱位距骨的后内部分撞击内踝，产生内踝骨折，也可产生三角韧带断裂，少数患者可以合并有下胫腓分离（图6－25）。

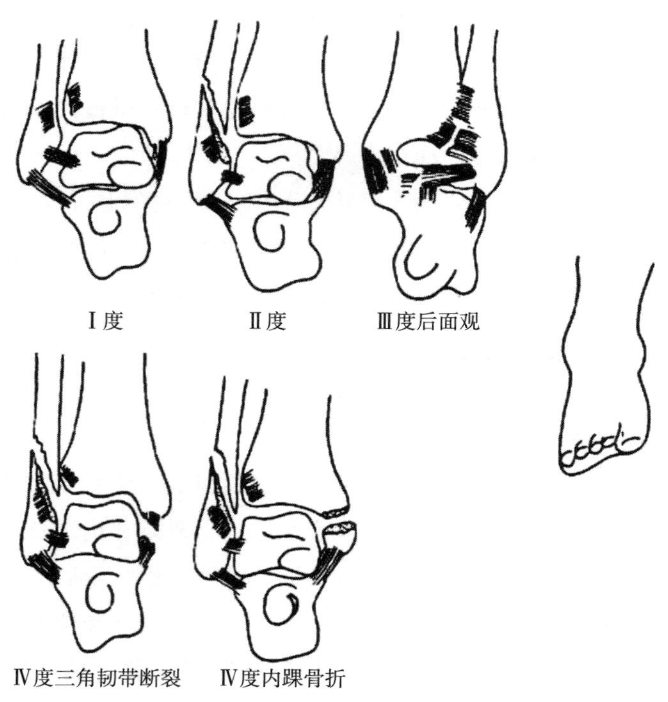

图6－25　踝关节骨折－旋后外旋型

（2）保守治疗力学分析：对于本型Ⅰ度、Ⅱ度损伤，一般不需要手法整复，行短腿管型石膏外固定踝关节于中立位4～6周，手法整复主要针对Ⅲ度、Ⅳ度损伤。整复方法：患者平卧位，屈膝90°，一助手牵拉小腿，另一助手牵拉患足，于足内翻外旋位轻度跖屈，缓缓用力牵引，目的是解脱骨折端的嵌插，恢复腓骨的长度，然后踝关节中立位牵引，胫骨下端向后压，同时提足跟部向前，纠正因后踝骨折造成的距骨向后脱位；助手内旋患足纠正外旋畸形，牵引足外翻，术者用拇指向下向前推腓骨远折端，使其复位，恢复踝穴正常结构，维持踝关节稳定性，然后推挤后踝骨折块向下。再于内侧内踝的骨折端向上、下推移，然后推内踝骨折块向内后复位。复位后，用小夹板或石膏于踝关节背伸90°足部内旋位进行固定。

2. 旋后－内收型

（1）损伤生物力学：此型损伤占踝关节损伤的10%～20%，此型的损伤机制主要因为足部在旋后位时，距骨在踝穴内受到强力内收或内翻的暴力，踝关节外侧结构受到牵拉，而内踝则受到距骨的挤压外力，一般受伤分为两度。Ⅰ度为外踝骨折（少见），或外侧副韧带断裂（多见），其受伤机制多为暴力传导至外踝韧带处，在外踝韧带的附着部发生外踝撕脱骨折或外踝韧带撕裂或断裂，其骨折线多位于踝关节或踝关节面水平间隙以下，多为横断骨折或为外踝顶端之撕脱骨折，韧带撕裂则多位于外踝处或在距骨和跟骨的附着部。Ⅱ度损伤为在Ⅰ度损伤基础上合并内踝骨折，暴力继续传导至内踝释放完全，骨折线位于踝关节内侧间隙与水平间隙交界处，且呈较垂直方向斜向内上方（图6－26）。

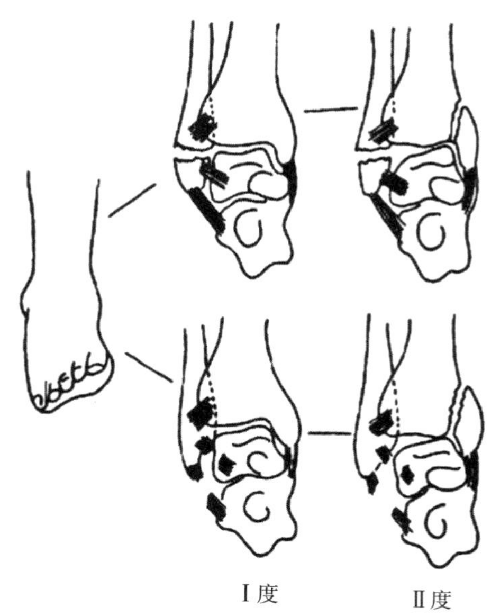

图 6－26　踝关节骨折－旋后内收型

（2）保守治疗力学分析：对于Ⅰ度损伤和除踝穴内上角压缩较为明显的情况以外的Ⅱ度损伤，闭合复位可以达到较为理想的治疗效果。患者平卧位，使膝关节屈曲 90°，使腓肠肌松弛，一个助手紧握患肢小腿近端，另一个助手于远端，术者一只手握足跟，一只手握前足，在踝关节内翻轻度跖屈位对抗牵引，纠正重叠移位推挤内外踝，使嵌入骨折端的韧带或者骨膜解脱。术者用拇指分别自骨折端向上、下轻轻推挤，因内翻骨折多有内旋畸形，牵引患足的助手将足外翻，同时改变牵引方向，将患足由内翻位牵引改为外翻位牵引，恢复踝关节软骨面应力分布。整复后可用短腿管形石膏或者踝关节夹板将踝关节背伸至 90°外翻位进行固定。

3. 旋前－外旋型

（1）损伤生物力学：此型损伤占踝关节损伤的 7%～19%，系足部处于旋前位再加外旋暴力所致；一般分为 4 度损伤。Ⅰ度损伤为足位于外翻旋前位，三角韧带处于紧张状态，同时距骨外旋，三角韧带遭受牵拉力增加，暴力在此释放，从而导致内踝骨折或三角韧带撕裂。Ⅱ度损伤为在Ⅰ度损伤基础上合并下胫腓韧带及骨间韧带撕裂，此型损伤机制是暴力传导至三角韧带后未完全释放，继续向下传导至下胫腓韧带、骨间膜及骨间韧带后释放，从而引起下胫腓韧带及骨间韧带撕裂及胫腓骨下端分离，暴力完全释放后，腓骨的向外移位一般可以回到正常的解剖位置。Ⅲ度损伤是Ⅱ度损伤合并骨间膜撕裂和腓骨下方螺旋形骨折（外踝上方 6～8cm 处），其损伤机制为暴力继续传导，距骨进一步外旋带动腓骨在纵轴旋转，骨间膜紧张，暴力在此位置释放，从而导致骨间膜撕裂和腓骨下方螺旋形骨折。Ⅳ度损伤是Ⅲ度损伤合并后踝撕脱骨折。损伤机制为持续的暴力使足继续外旋和向外移位，距骨撞击胫骨后外角，同时胫腓下关节后韧带受牵拉后紧张，张力到达一定程度，直至胫腓下关节后韧带撕裂或胫骨后唇骨折（图 6－27）。

（2）保守治疗力学分析：手法整复适用于本型Ⅰ度、Ⅱ度损伤。整复方法：患者仰卧位，屈膝 90°，一个助手握住患肢小腿，另一个助手握住患足，然后外翻跖屈位进行牵引，使骨折面分离以缓解折端嵌压软组织，恢复腓骨长度和胫骨后唇向近侧的移位。背伸踝关节，托足跟牵拉前足向前牵引，压胫骨远端向后，使距骨向后的半脱位得以纠正，纠正外踝和后踝的向后移

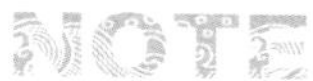

位；内旋患足以纠正距骨和腓骨的外旋，手掌内外挤扣使分离的下胫腓联合复位，同时推内踝向后以纠正内踝前移，最后将踝关节内翻，防止距骨向外移位及倾斜，用石膏或小夹板于踝关节内翻背伸90°位进行固定。

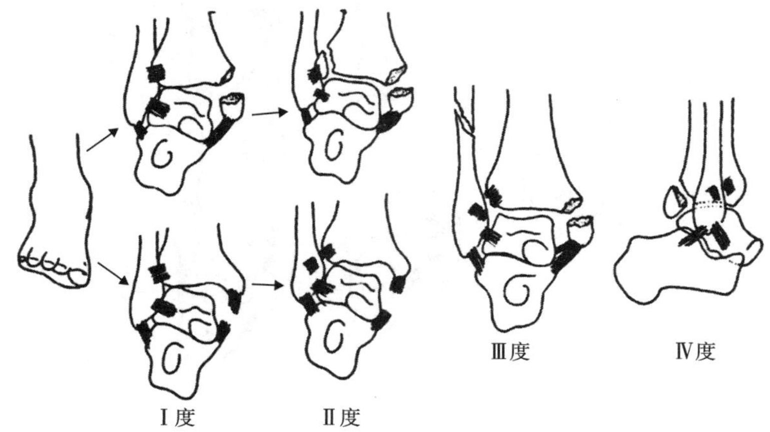

图6－27 踝关节骨折－旋前外旋型

4. 旋前－外展型

（1）损伤生物力学：此型损伤占踝关节损伤的5%～21%，发生机制为当足部处于旋前位时，距骨在踝穴内受到强力外展或外翻的应力，踝关节内侧结构受到牵拉外力，外踝受到距骨的挤压外力，使得损伤分为3度。Ⅰ度损伤为足外翻时，三角韧带紧张，暴力作用于距骨，从而引起内踝骨折，骨折线位于踝关节水平间隙以下，且为横形或内侧三角韧带撕裂伤。Ⅱ度损伤是在前者基础上，因外展暴力继续作用，使距骨向外推挤腓骨，从而使胫腓下联合前韧带及后韧带再暴力作用下撕裂，或后踝撕脱骨折。Ⅲ度损伤在Ⅱ度基础上暴力最终在腓骨释放完全，产生腓骨骨折，骨折线多位于踝关节近侧0.5～1cm处，骨折多为短斜形骨折或伴有小蝶形骨折片的粉碎性骨折，蝶形骨片位于外侧，同时可以合并下胫腓分离，但由于骨间韧带及骨间膜完整，近端腓骨与胫骨常保持正常解剖关系（图6－28）。

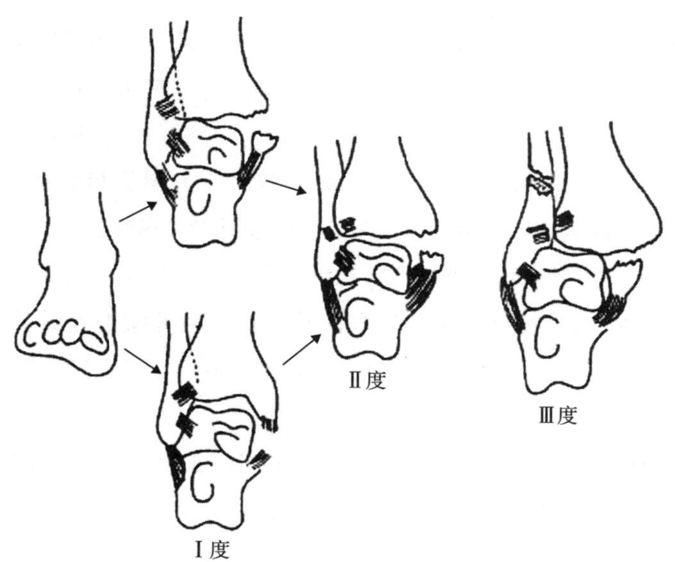

图6－28 踝关节骨折－旋前外展型

（2）保守治疗力学分析：本型骨折主要由外翻外力所造成，大都可以通过手法复位整复。患者仰卧屈膝后上下对抗牵引，先外翻位缓缓用力进行牵引，然后踝关节内翻，术者用两拇指推外踝向内，余指在内侧扳胫骨下段向外，以矫正侧方移位。若合并胫骨下端前结节撕脱性骨折时，术者用拇指在胫骨前缘外侧下胫腓联合处，用力反复向下方推挤，并用力扣挤下胫腓联合使其复位。用小夹板或者石膏于踝关节背伸90°外翻位固定。

5. 手术治疗　各型踝关节损伤在保守治疗难以达到良好的效果时，可行手术治疗。

（1）钢板螺丝钉固定：多用于腓骨骨折，选择螺钉长短一定要合适，如果固定外踝的螺钉过长，会影响关节面，影响踝关节活动。如伴随下胫腓联合分离者则需同时固定下胫腓联合。

（2）髓内穿针固定：髓内穿针是固定腓骨骨折的常用方法，主要是维持骨折对线，恢复腓骨负重的传递和调节机制。穿针固定过程中应注意保持外踝向外有10°～15°的倾斜，以免固定后踝穴变窄，踝关节的背伸功能受到影响。

（3）内踝骨折的固定：多采用松质骨螺丝钉固定，手术常规显露骨折端及内踝部，直视下复位，为了使断端产生压力，可选用松质骨螺丝钉固定，为了防止固定后内踝旋转，也可用两枚螺丝钉平行固定。在采用螺丝钉固定内踝的过程中，应将踝关节置于90°位，以维持踝穴力学稳定。

（4）后踝骨折的固定方法：手术常规切开显露出后踝骨折块以后，向前推足跟，背伸踝关节，将后踝骨折块向下推送使其复位，在骨折块的中上和中下部各拧入一枚松质骨螺丝钉加压固定，防止骨折块的旋转和移位。固定后，用前后石膏托固定踝关节于背伸90°位，保证踝穴力学稳定。

三、关节脱位手法复位的生物力学

脱位是指组成关节的各骨的关节面失去正常的对应关系。关节脱位后，关节囊、韧带、关节软骨及肌肉等软组织也有损伤，另外关节周围肿胀，可有血肿，若不及时复位，会导致血肿机化、关节粘连，使关节不同程度丧失功能。

古人很早就对脱位有所认识，历代有脱臼、出臼、脱骱、骨错等多种称谓。汉墓马王堆出土的医籍《阴阳十一脉灸经》记载了“肩以脱”，即肩关节脱位。唐·蔺道人《仙授理伤续断秘方》首次描述了髋关节脱位，将其分为“从档内出”（前脱位）和“从臀上出”（后脱位）两种类型，并介绍了“肩胛骨出”（肩关节脱位）的椅背复位法。在大关节脱位中，以肩关节为最多，其次为肘关节、髋关节及颞颌关节，这与局部的解剖特点及活动有很大关系。

（一）病因和分类

外伤性脱位多由直接或间接暴力作用所致。其中间接暴力（传达、杠杆、扭转暴力等）引起者较多见。任何外力只要达到一定程度，超过关节所能承受的应力，就能破坏关节的正常结构，使组成关节的骨端运动超过正常范围而引起脱位。主要分为外伤性脱位、病理性脱位、习惯性脱位、先天性脱位。

（二）复位手法的力学分析

脱位的整复因部位不同而手法不同，但明白其脱位的机制，可以根据不同的解剖特点、受伤及力学机制采取合适的方法。

1. 拔伸牵引　整复脱位的基本手法，起到“欲合先离，离而复合”的作用；可克服关节周

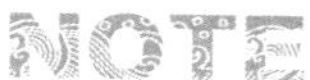

围肌肉因解剖异常与疼痛而引起的痉挛性收缩。关节脱位后，由于周围肌肉痉挛，脱位的骨端被弹性固定在关节外的某个位置上，如不施以牵引则脱位难以纠正。在牵引过程中，可同时施行屈曲、伸直、内收、外展及旋转等手法。操作中一个助手固定脱位关节的近端肢体，另一个助手握住伤肢远端进行对抗牵引，牵引力量和方向根据病情而定，只有充分牵引才能克服肌肉痉挛，有利于脱位的整复。在整复时一般先顺伤肢畸形方向牵引，然后逆伤力方向牵引复位。在牵引过程中，可同时施行屈曲、伸直、内收、外展及旋转等手法。

若关节脱位后骨端被撕裂的关节囊、韧带或肌腱组织卡住或锁住，如单纯施以拔伸牵引，则越是牵引脱位越是不易纠正，应采用屈伸回旋的方法。以髋关节脱位为例，操作时须在屈髋屈膝位牵引，同时内收屈曲大腿，再外展、外旋伸直患肢。采用本手法前要仔细分析受伤机制，手法逆创伤机制而施。对骨质疏松者，施法时要小心，以免引起骨折。

2. 端提捺正 该法的力主要以水平方向为主，而关节脱位常涉及旋转运动，所以在脱位中运用较少，因此常用于骨折脱位患者中。但某些肩关节脱位，可用手端托肱骨头使其复位。

3. 拔伸足蹬 肩关节脱位时，嘱患者仰卧，术者立于患侧，将一足置于患者腋窝内，两手握住患肢腕部在肩外旋、稍外展位持续牵引患肢，并逐渐内收、内旋，如有弹跳感，说明已复位。

综合各种脱位复位手法的机制得出：一是解除软组织的紧张痉挛，使脱位的骨端关节摆脱异常位置的阻挡；二是利用杠杆原理，以医者手足或器具为支点，通过屈伸回旋、端提捺正等法使脱位关节得以复位。

第五节　关节退变疾病的生物力学

骨关节退行性疾病临床上最常见的是膝骨关节炎，主要是指以膝关节软骨破坏、关节周围骨质反应性增生为主要病理特征的关节疾病。膝骨关节炎是力学因素与生物学因素共同作用下引起的膝关节失衡综合征，在病因病机及治疗的研究中既要注重生物学因素，又要注重力学因素的作用。本节以膝关节炎为例介绍骨关节退变的力学特点。

一、膝骨关节炎的生物力学

膝关节主要依靠关节“筋－骨”构成动力－静力系统，从而维持膝关节的稳定性及关节整体运动的平衡性。膝关节运动时筋性结构与骨性结构相互影响，且在缺乏骨性结构的稳定性时，可通过筋性结构来维持关节动态稳定。膝关节周围软组织的功能协调是保障膝关节稳定性的重要因素。

膝关节稳定系统存在生理结构不均匀的特点，即内侧薄弱，外侧坚强。正常膝关节，关节韧带和肌肉力量强、协调性好，关节维持在稳定状态下运动。随着年龄的增加，肌肉力量和协调性逐渐退化，内外侧稳定系统由生理性不对称逐渐演变为病理性不平衡，从而引起膝关节生物力学改变。

（一）膝关节应力失衡与力学轴线异常

关节应力失衡是指因膝关节周围软组织的功能失衡而使膝关节的稳定性下降，进而导致关节面磨损及关节周围骨赘形成。膝骨关节炎患者膝关节周围肌肉逐渐发生萎缩及肌力下降等情

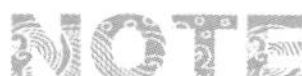

况，导致关节不稳，进而加重其临床症状。下肢力学轴线异常主要是指下肢机械轴发生的异常改变。膝骨关节炎的发生主要与膝关节的力学轴线异常有关。正常膝关节站立位时，负重力线通过髋关节，经股骨力学轴线传导至膝关节的胫股关节中线，再经胫骨传导到踝关节中点。静力负重下约60%的负荷通过膝关节内侧，40%的负荷通过膝关节外侧。当膝关节内外侧平衡的稳定性被打破后，表现为外紧内松，旋转轴线中心外移，外侧股胫关节间相对运动范围变小，内侧股胫关节间相对旋转运动范围变大。膝关节内侧不稳定，存在更多的磨损和不均匀应力，易导致内侧软骨面磨损变薄，内侧间隙变窄及下肢负重力线内移。力线发生变化使患者内侧间室负荷明显增加，关节载荷紊乱、受力不均匀。下肢力学轴线异常导致下肢应力传导异常，膝关节面的软骨发生磨损、破坏，使得退变加速。下肢力学轴线可作为评估膝关节平衡性的主要生物力学指标。

（二）膝关节肌力下降

肌力的改变在膝骨关节炎进程中有重要意义。关节疼痛和活动受限导致的废用性萎缩以及肌肉保护性抑制反应，均可导致肌力下降。肌力下降可导致关节吸收震荡的能力降低及关节稳定性下降。故任何导致肌力下降的因素都可能减弱关节主动保护机制，进而导致骨关节炎。患者因为膝关节疼痛而减少下肢运动，这又进一步加重股四头肌废用性肌力的下降，两者形成恶性循环。

（三）膝关节内收力矩

膝关节由内侧间室、髌股间室、外侧间室组成。膝骨关节炎通常是从内侧间室软组织和软骨的退化开始，然后发展为髌股间室或外侧间室关节炎。

膝关节内收力矩是衡量内侧间室负荷的良好指标。内收力矩主要是由向内的重力反作用力产生的。重力反作用力大小、重力反作用力与膝关节中心的力臂，以及下肢的重量和加速度都能影响膝关节内收力矩大小。如果力臂增大或者重力反作用力增大或两者均增大，膝关节内收力矩也会随之增大。由于膝关节软骨的退化以及软组织的松弛，内侧间室的膝关节对线向内侧偏移，即重力反作用力的压力中心向内侧偏移，增加了重力反作用力的力臂。增加的膝关节内收力矩使膝关节内侧间室压力增高。其增高程度与疾病的严重程度、膝关节的疼痛及疾病的进展有密切的关系。

二、保膝疗法概述

膝骨关节炎患者晚期常需行人工膝关节置换术，相对于膝关节置换而言，保膝疗法是一种保守治疗。一方面是通过药物、康复锻炼、控制体重、合理运动，理疗等治疗；另一方面为保膝手术治疗，主要包括截骨矫形手术、单髁手术等。通过这些方法，保留了自身的关节结构，改善或恢复膝关节的力学结构，达到避免或延缓膝关节置换的目的。

（一）足内外旋步态训练

早期膝骨关节炎患者经 6 个月的足外旋步态训练后，膝关节内收力矩的峰值可有效降低 15%以上，临床症状得到有效缓解。与内旋步态相比，足外旋步态除了能够显著降低膝关节内收力矩的峰值，还能够减小整个步态周期中膝关节所承受的应力总和。

（二）膝关节支具的应用

运用外翻支具增加额外的外翻力矩可以达到降低内侧间室负重和减轻疼痛的目的，同时可

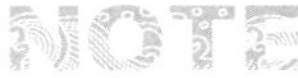

以降低内收力矩以及内侧间室负重，这对患者关节疼痛和活动度都有明显的改善。

（三）功能锻炼

关节的运动是关节软骨营养的源泉。股四头肌是维持膝关节稳定的重要因素。膝骨关节炎可造成关节周围肌肉的抑制、萎缩，肌力下降，尤其是股四头肌肌力的下降；膝屈伸肌力的下降直接影响膝关节的稳定性，加上膝周肌腱、韧带等组织的强度下降，使得关节的稳定性进一步下降；膝关节不稳同时导致胫股关节、髌股关节面应力分布异常，促使骨关节炎的恶化。因此，股四头肌肌力练习非常重要。通过股四头肌肌力锻炼，可有效地控制关节疼痛，减轻关节肿胀；及时有效地防止关节及附属结构挛缩并防止肌肉萎缩；纠正关节畸形及抑制骨性关节炎的发展。

（四）针灸推拿及小针刀治疗

针灸治疗骨性关节炎的机制主要是通过对穴位的良性刺激，改善膝关节的微循环，促进炎症代谢物质的吸收，对早期患者改善疼痛疗效确切。推拿能够解除粘连、滑利关节，增加关节活动度，改善局部血液循环，增加血流量，促进新陈代谢，降低膝关节内压力，从而在一定程度上恢复膝关节的应力和张力的平衡，使骨关节炎的症状得到改善。针刀通过对膝关节内部高应力点的松解，剥离周围粘连的肌腱、韧带，铲磨削平增生的骨刺，充分解除其所受的异常牵拉，理顺力的平衡关系，重建膝关节的动态平衡以达到治疗目的。

（五）截骨术

截骨术可通过截骨纠正关节力线，达到缓解疼痛及改善功能的作用。胫骨高位截骨术已被广泛应用于伴有内外翻畸形的患者。胫骨高位截骨术是一种成熟的手术方法，常用路径包括内侧开放和外侧闭合两种。内侧开放胫骨高位截骨术在矫正畸形同时可紧固松弛的内侧副韧带。外侧闭合胫骨高位截骨术在矫正畸形过程中向近端移动腓骨头以使外侧韧带松弛。其原理是通过矫正下肢的负重力线，使下肢的负重轴线向外侧转移，减少股胫关节内侧间室的压力负荷分布，这样可达到：①放松外侧稳定系统紧张状态，平衡内外侧稳定系统，恢复内侧塌陷及骨性平衡；②逆转负重力线和旋转轴线位移，将应力集中变为应力分散。胫骨高位截骨术可反转内侧股胫关节的过度负荷，使适度的负载量转移到相对正常的外侧股胫关节，以利于内侧间室关节软骨修复再造，从而消除或减轻疼痛，增强关节的稳定性。

三、膝关节不均匀沉降理论的力学分析

沉降是建筑学术语，指由于分散相和分散介质的密度不同，分散相粒子在力场（重力场或离心力场）作用下发生的定向运动。人体在体重负荷的作用下，脊柱、膝关节、髋关节与踝关节等负重部位骨质也会发生不同程度的沉降。胫骨近端为松质骨区，也是全身负重面最大的关节；由于胫骨平台周围无坚强软组织包绕，内侧间室压力大，受力分布不均匀，加之膝骨关节炎患者骨质疏松普遍较严重，应力的传递与分散功能减弱，骨质难以承受巨大的压力，骨小梁发生微骨折，从而导致沉降现象的发生。而胫骨外侧平台之所以沉降不明显，一是外侧间室的压力本身相比内侧小；二是胫骨外侧平台有腓骨支撑存在，而腓骨受骨质疏松的影响小，比较坚硬。

（一）膝关节不均匀沉降的结构基础

膝关节筋性结构由韧带、半月板、滑膜与关节囊组成，骨性结构由股骨髁、胫骨平台与髌

骨组成，筋性结构可改善膝关节骨性结构（股骨髁和胫骨平台）的匹配性差的情况，维持膝关节静态与动态的稳定性与平衡性。膝关节筋性结构与骨性结构的特点是引起不均匀沉降的结构基础。

1. 不均匀沉降的筋性结构基础　膝关节筋性结构所构建的平衡体系是膝关节力线的稳定因素，筋性结构特点是内侧肌群比外侧强大、胫侧副韧带比腓侧强大、内侧半月板比外侧大，为膝关节的不均匀沉降提供了筋性结构基础。长期的膝关节活动度受限，则出现部分关节囊、韧带挛缩，引起膝关节不均匀沉降，继发膝关节力线内移，出现内翻畸形，从而加重关节软骨与半月板退变，导致关节内侧间隙狭窄。同时，半月板移位导致股胫角增大，引起膝关节载荷的重新分配，从而加速关节软骨与半月板退变，引发膝关节不均匀沉降情况。

2. 膝关节不均匀沉降的骨性结构基础　膝关节骨性结构所构建的支撑体系是膝关节力线的结构基础，骨性结构特点是股骨内侧髁比外侧髁大、胫骨上端外侧比内侧骨性支持结构强（胫骨上端外侧与腓骨紧邻），为膝关节的不均匀沉降提供了骨性结构基础。关节软骨退变引起软骨下骨的骨髓水肿，改变了软骨下骨的力学性能，降低了软骨下骨吸收应力、缓冲震荡的能力，从而引起作用于关节面的应力分布不均匀。异常的力学刺激与传导，引发力学性能脆弱的软骨下骨出现微骨折，继发骨破坏、囊性变与骨硬化，导致关节软骨所承受的载荷增大，加重关节软骨退变，促进膝关节不均匀沉降。

（二）膝关节不均匀沉降的力学基础

膝关节生物力学与解剖结构的作用模式，为关节的不均匀沉降提供了力学因素与结构基础。膝骨关节炎临床多见不同程度的内翻畸形与关节间隙变窄。因此，不均匀沉降与关节应力特点、关节周围组织结构密切相关，是引起膝骨关节炎发病的关键因素。

1. 运动的复杂性是膝关节不均匀沉降的诱因　膝关节解剖结构的特点决定了关节运动的复杂性，膝关节的正常活动范围是屈曲约 135°，过伸 5°～10°，水平轴面上的内外旋转约 3°，且存在侧向与前后的小范围活动。在矢状面上，膝关节的屈伸运动并非围绕一个旋转中心的同轴运动，而是依据在运动中产生的多个瞬时旋转中心，这提示在结构上膝关节是一个不完全的铰链式关节。因此，膝关节的骨性结构特点，决定了膝关节的运动模式并非一个简单的屈伸运动，而是一个兼有屈伸、滚动、滑动、侧移与轴位旋转的多自由度的、复杂的运动模式，提示运动的复杂性是膝关节不均匀沉降的诱因。

2. 力线异常是膝关节不均匀沉降的病理因素　膝关节力线异常时，则力线上会产生一个偏距，从而加重软骨的压力，使软骨承受非生理性的载荷，加速软骨退变，引起膝关节不均匀沉降，最终导致关节畸形。

膝骨关节炎的“筋－骨”病理演变是一个由浅入深、由表及里、由局部至整体的渐进性病理过程，多种因素引起筋骨失衡，出现膝关节不均匀沉降，导致膝关节力线异常。生理情况下，筋与骨处于一种平衡状态，即“筋骨平衡”，若在各种内外界因素作用下破坏了这种状态，形成筋骨失衡的病理状态，则出现生物力学与生物运动学特性指标的改变。筋的病变是首发因素和主要因素，其重要性不可忽视。膝骨关节炎时筋先病变，随着疾病发展，再伤及骨。以不均匀沉降理论为指导，为深入研究及治疗骨关节炎提供了新理念。

（三）腓骨近端截骨

2014 年张英泽首次提出“不均匀沉降理论”，提出于腓骨中上 1/3 交界处截取 1.5～2.0cm

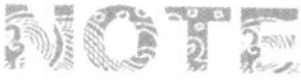

的腓骨块，通过截断腓骨来减弱其对胫骨外侧平台的支撑，使膝关节力线向外侧偏移，减轻内侧的生物应力，从而缓解患者症状。杨延江等对腓骨高位截骨治疗膝关节骨性关节炎进行了解剖学研究，提出了“弓弦理论”，认为其膝关节骨性结构为弓，其周围外侧的软组织为弦，截断腓骨后，比目鱼肌及趾长屈肌将近端的腓骨头向远端拉，使膝关节外侧周围软组织如外侧副韧带等绷紧，以胫骨外侧平台为中心将股骨内侧髁翘起，使膝关节的负荷从内侧平台向外侧进行转移。此术采用局部麻醉，切口长约3cm，通过微创截骨改善膝关节力线，达到治疗目的。

随着膝关节周围截骨技术的提高，以及对于膝关节骨性关节炎认识的提高，膝周截骨术在缓解中早期患者疼痛、延缓关节退变进程及避免早期行关节置换方面同样取得了满意疗效。

第六节　关节畸形的生物力学

关节畸形以髋关节发育不良最为多见，髋关节发育不良患者因发育不全的髋臼和股骨头失去同心圆关系，因而丧失了髋关节正常的力学特性，后期可表现为关节疼痛、活动障碍以及明显的关节畸形。包括：髋关节脱位、髋关节半脱位、髋臼发育不良 3 种病理状态，男女比例（1∶5）～（1∶7）。目前公认的病因有：臀位产、襁褓、性别（女性）、家族遗传和联合畸形等。

一、髋关节发育不良的力学分析

（一）力学生物变化

正常髋臼的发育以横行生长为主，6～8 岁后髋臼外缘向下生长。髋关节发育不良患儿横行生长稍快于正常，但是并无向下生长的趋势。这是造成髋臼发育不良的重要原因。在髋关节发育不良状态下，髋关节头臼之间失去同心圆关系，股骨头不能刺激髋臼“Y”形软骨骨化中心，软骨骨化迟缓，甚至停滞，髋臼的深度变浅、倾斜度增加，正常球窝状覆盖股骨头结构消失，进而髋关节的受力面积减小，髋臼顶部局部区域的应力明显集中增大，顶部应力高于前缘的 4～6 倍。负重力线偏移至髋臼外侧缘和股骨头内侧，应力分布不均。在这种应力差别作用下，使患者骨生长按照“Wolff 定律”重塑，最终出现结构性变化：髋臼浅平，前壁薄、后壁厚、前倾增加，高脱位者真臼萎缩消失，在髂骨翼上形成假臼。

髋臼对股骨头的覆盖减少，使正常状态下的界面接触发生改变，髋关节的稳定性降低，应力集中。股骨头脱位上移，外展肌肌力减弱、力线改变，力矩减小，使髋关节无法获得最大限度的外展功能，重力偏移至健侧而导致跛行，久而久之使患侧股骨头变形塌陷、股骨颈缩短、前倾角及颈干角增大、大转子向后移位，髓腔硬化狭窄，部分患者股骨干弧度增加。关节囊肥厚，外展肌呈水平位，髂腰肌肥大，内收肌、股四头肌、腘绳肌不同程度挛缩甚至纤维化，坐骨神经、股神经及周围血管缩短。

（二）生物力学变化

正常情况下，髋关节承载负荷后，产生压应力、张应力和剪应力，由于关节面摩擦系数很低，剪应力可忽略不计，所以股骨头和髋臼主要承受压应力。而压应力的大小和分布主要取决以下 3 个方面：①股骨头承受的承载应力；②关节承受面大小；③承载力在承受面上的作用点。髋关节发育不良时，股骨头承受的应力增大，髋臼对股骨头的覆盖面积减小，单位面积的压强加大，髋臼指数增加。股骨头外移，使髋臼与股骨头之间的应力线由正常的上内下外走向，偏移为上外下内走向，承载力的作用点集中在髋臼外缘和股骨头内缘。因此，患者髋关节的应力发生明显变化。

人体为了适应关节力学变化，保证变化后的平衡，增加髋关节外展肌力，因而引起髋关节内压力增加。患者髋关节的合力随着髋臼负重面倾斜角度、Sharp 角、颈干角的增大而增大。合力变为以垂直于负重面的压力及平行于负重面的剪切力两个分力为主。由于剪切力增大使股骨头外移加重，髋关节负重面积继续减小，股骨头脱位风险则会加大。

在髋关节中，髋关节中心边缘角（CE 角）越大，髋臼与股骨头的接触面积就越大。如果承受相同的压力，CE 角大的髋关节的峰值压力就小，CE 角小的髋关节的峰值压力大。有研究给予了量化，CE 角为 0°的髋关节峰值压力大约是 CE 角为 50°的髋关节的 2 倍。髋关节发育不良患者 CE 角小甚至为负值，髋关节长期承受高峰值压力。

（三）关节软骨生物力学改变

髋关节表面的关节软骨在压应力的作用下，组织间隙会产生一个张力性静水压，同时髋关节旋转运动时，还会对接触面积区域外软骨表面施加一个剪切张力。剪切张力与张力性静水压过高，刺激成骨指数增加，诱发软骨出现变形、破坏和骨化。生物力学因素对调节关节面软骨厚度的分布和维持成熟期软骨层的稳定性有重要作用。承重接触压应力越高的关节面关节软骨越厚，髋关节发育不良患者的关节压应力分布不均，致使髋关节软骨厚薄不均。髋关节发育不良患者随年龄的增长，对位不良逐渐加重，关节面受压区发生改变，所以会出现关节面下方广泛骨质硬化。

二、髋关节发育不良治疗的力学分析

髋关节发育不良的治疗原则是早发现、早治疗。临床治疗方式与患者的年龄密切相关，治疗时间越早，治疗方法越简单，越能获得正常或接近正常的髋关节功能。总的概括为保守和手术治疗两大类。保守治疗包括：Pavlik 吊带、闭合复位后髋人字位石膏固定等。保守治疗失效或错过保守治疗时机的患者需行手术治疗，较为传统的手术方式有单纯切开复位术、截骨术、人工关节置换术等。

各种早期治疗的目的都是恢复股骨头与髋臼的同心圆关系，恢复髋臼与股骨头的相互刺激以进一步促进两者正常发育，最终目标是恢复髋关节的正常生物力学功能，保证髋关节完整力学结构和关节稳定性。

（一）保守治疗

1. Pavlik 吊带治疗 Pavlik 吊带是目前学术界公认的出生至 6 个月发育性髋关节发育不良（Developmental Dysplasia of the Hip，DDH）患者治疗的首选方法，治疗效果理想。Pavlik 支具是一种用尼龙特制的吊带，保持髋关节于屈曲位置作为基础，同时允许髋关节在一定范围作内收和外展动作，是靠重力作用自动复位髋关节的支具。其生物力学机理是：用支具使髋关节与膝关节保持在非自然的屈曲位，髋关节周围肌肉疲劳，对抗作用降低，使患儿的下肢保持外展位；因其保持髋关节屈曲位的状态下，保留一定范围的内收、外展活动，从而使患儿在活动中自动复位。髋关节复位后，恢复了股骨头对髋臼“Y”形软骨骨化中心产生的生物力学刺激，髋臼会迅速发育，尤其在复位后 1 年内特别明显，其后发育速度逐渐缓慢，3 ~ 4 年后逐渐趋于平稳。

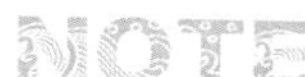

2. 髋人字位石膏固定 适用于7～18个月的患儿，由于患儿随着年龄的增长，下肢力量和活动能力逐渐增加，此时使用Pavlik吊带，患儿依从性下降，疗效欠佳，因而常选用闭合复位后髋人字位石膏固定作为保守治疗方法。髋人字位石膏固定是改良了Lorenz体系蛙式位石膏固定而来。改善了闭合复位后蛙式位石膏固定造成股骨头对“Y”形软骨压力大，影响股骨头血液运输，引发患儿股骨头坏死的问题；手法复位后，双髋关节于屈曲外展位固定，固定部位仅限于大腿至小腿，固定期间患儿髋关节可以自由活动。将髋关节“人”字位固定后，与站立位相比较，由于体位的变化使得股骨头和髋臼的接触部位发生了变化，力学集中区域位于股骨头顶前下方和髋臼的后壁部位。

（二）单纯切开复位

单纯切开复位适用于年龄小于18个月的患儿，闭合复位失败者。其生物力学原理是：充分松解妨碍髋关节复位的组织，恢复稳定的同心圆复位；避免髋臼外缘及髂骨骨骺不必要的损伤；减少股骨头缺血性坏死等并发症。无论采用内侧还是前侧手术入路，关节囊内及其周围妨碍复位的组织松解是手术的关键点。

（三）截骨术

1. 骨盆截骨术 常见的有髂骨截骨术、髋臼成形术、髋臼内移截骨术、游离髋臼截骨术等。各种手术适用于不同的年龄段患者，但基本生物力学原理一致：通过截骨，改变髋臼方向，恢复髋关节头臼的包容，从而恢复髋关节正常生物力学结构。

2. 股骨截骨术 目前对其适应证有诸多不同观点。手术通过股骨短缩和旋转，纠正股骨前倾角，使髋臼股骨头同心圆复位，减少髋关节周围组织张力，降低髋臼与股骨头间的压力，降低术后股骨坏死及再脱位的发生。

（四）人工全髋关节置换术

髋关节发育不良患者后期严重影响关节功能时，多需进行人工髋关节置换术。

思考题

1. 以解剖为基础试述肩关节的运动特点及力学分析。
2. 试述髋关节的结构及力学特点。
3. 简述膝关节运动特点及力学分析，请举例分析膝关节损伤的易损结构。
4. 简述外踝易损伤的原因及其力学分析。
5. 请举例分析关节软骨（或半月板）损伤及其治疗，探讨其损伤机制及治疗过程中，力学和血供的影响。
6. 分析关节软骨的力学特性，试述骨性关节炎中关节软骨的退变过程。

第七章　脊柱的生物力学

脊柱是由刚度较大的椎骨和连接椎骨且具有黏弹性的椎间盘及诸多韧带所组成的联合体，从枕颈联合到腰骶椎的各椎间，因其构成部分的椎体、椎间盘及关节突关节的固有形态不同而呈现不同的运动性和稳定性。了解并认识各部位脊椎的解剖和生物力学特性及其差异，对理解脊柱疾患和外伤的生物力学机制、病理转归、选择恰当的治疗方法及设计新的临床治疗方法有着重要的指导意义。

第一节　脊柱的结构和功能

脊柱由7块颈椎、12块胸椎、5块腰椎、5块融合为一体的骶椎，以及3~4块融合为一体的尾椎，借椎间纤维软骨、椎间盘和强健的韧带彼此相接，并形成对人体影响重大的4个生理弯曲，即前凸的颈曲和腰曲及后凸的胸曲和骶曲，这些生理弯曲与脊柱的生物力学性质息息相关，在脊柱的各类运动中起着非常重要的作用。同时，脊柱通过椎体与椎弓及其之间各种连接结构形成椎管，容纳着支配人体四肢运动和感觉的脊髓和神经。除此之外，脊柱也是上承颅骨、下通过骨盆接髋的承上启下的力学传递结构。

脊柱是人体躯干的中轴，帮助人体完成三维六个自由度的动作，起着承重、运动、吸收震荡、平衡肢体及保护脊髓和马尾神经的作用。

一、脊椎骨的结构和功能

组成脊柱的骨性结构称为脊椎，除寰椎外每块脊椎骨分为椎体和椎弓两部分。前方的椎体和椎间盘主要担负支撑和稳定的作用，后方的椎弓和突起担负力的传导和运动的完成。恢复和保持脊柱的稳定及力学性质是临床医疗的第一要务，这些都跟其解剖结构密切相关。以第三腰椎为例（图7-1），介绍规则椎骨的基本结构及生物力学性质。

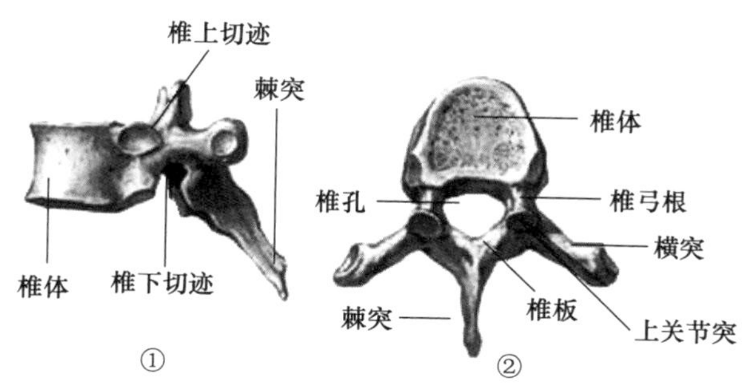

图7-1　腰椎椎体的解剖结构

1. 椎体 椎体是脊柱的主要负载部分，包括骨密质和骨松质，骨小梁按照压力和张力方向排列。以椎体前方为基底，椎体中心为尖顶，存在着一个骨小梁较稀疏的锥形区，因此椎体的压缩性骨折常为楔形。椎体的横断面积自上而下逐渐增大，从而保证其单位面积承受的压力基本一致。

2. 终板 分为软骨终板和骨性终板，软骨终板位于椎体中间。在儿童时期，终板充当着椎骨的生长板；在成年时期，终板逐渐变小，高度仅占每个椎间空间的5%。从人体发生学角度考虑，软骨终板属于椎体；而临床方面则把软骨终板看作椎间盘的一部分。骨性终板即在发育过程中形成的与椎体融合后的骺环，使椎体上下面的周缘突起。终板在承担和分散椎体的力的载荷方面起到重要作用。

3. 椎弓 由椎弓根和椎弓板组成，其交界处为峡部。椎弓根前端稍宽，接椎体，后端接椎弓板，是应力集中区，由骨密质组成，是椎骨最为坚固的部分，也是椎弓根螺钉植入的位置。椎弓板与椎体、椎弓根共同组成椎孔，若双侧椎板在发育中没有融合，则称为隐裂。

4. 关节突 每个椎体都有上下关节突，与相邻椎体形成关节突关节，是控制脊柱运动的方向、幅度及分担力学荷载的重要结构，也是脊柱功能单元保持稳定及运动的重要组成部分。横突和棘突是腰背部肌肉附着点，对脊柱的三维六自由度的运动起着重要作用。并且横突也常常在临床腰椎手术中作为重要的植骨床，使得损伤的脊柱重获稳定。

二、脊柱连接的结构和功能

（一）椎间盘

椎间盘由髓核、纤维环和软骨终板3部分组成（图7－2）。以椎间盘为核心，与上下两个椎体及关节、韧带等结构一起称为一个脊柱功能单位。它构成脊柱总高度的20%～33%，在人体运动中起着缓冲垫的作用，能吸收、分散及缓冲载荷。

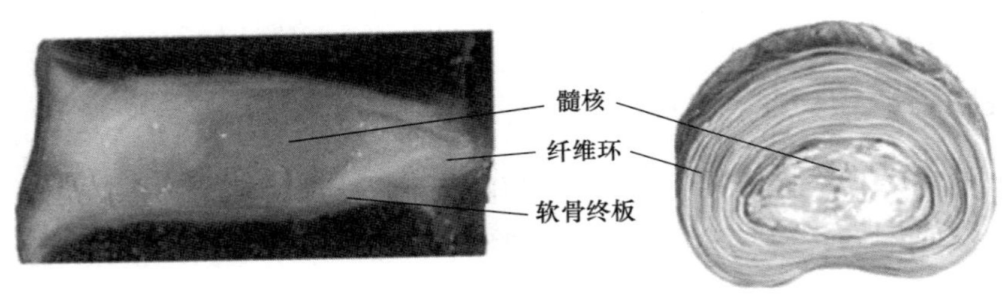

图7－2 椎间盘的解剖结构

1. 髓核 婴幼儿时期髓核位于椎间盘中央，成年时髓核位于椎间盘偏后侧，占椎间盘面积的50%～60%，由纤维环包裹，含有大量凝胶状黏蛋白和黏多糖。髓核内的水分含量达到70%～90%，各种成分结合在一起，形成立体网状胶样结构。髓核具有可塑性，在压力下变为扁平状，使压力向各个方向传递。正常髓核中心区的压力在无任何负载时也是存在的，其本身存在张力。在椎体活动中，髓核起到支点作用，随着脊柱的屈伸而向前或者向后移动。

2. 纤维环 纤维环分为外、中、内3层。外层由胶原纤维组成，内层由纤维软骨带组成，各层之间通过粘合样物质牢固地结合在一起。纤维环的前侧部和两侧部较厚，几乎等于后侧部的2倍。内层纤维与细胞间质相连，与髓核无明确界限。整个纤维环呈同心圆排列，其外周纤维较垂直，称为Sharpey纤维；在内部区域，纤维环附着于终板，纤维环非常坚固，紧密附着于

NOTE

软骨终板上，保持脊柱的稳定性。

3. 软骨终板　软骨终板由纤维软骨组成，平均厚度约1mm。软骨终板内有很多微孔，是髓核营养和代谢产物的通路。最深层的胶原纤维具有垂直排列的倾向，有将基质固定于软骨下骨的功能。软骨终板如同关节软骨一样，可以承受压力，保护椎体，使椎体不会因压力因素而发生骨吸收现象。

（二）脊柱的韧带

椎体之间的连接韧带主要是前纵韧带、后纵韧带、黄韧带、棘间韧带和棘上韧带（图7－3），另外横突间也有横突间韧带，关节囊也有关节囊韧带。脊柱的这些连接韧带与脊柱的椎弓、关节突及其关节一起形成强大的脊柱后柱结构，这些韧带在临床上通称为脊柱后柱的韧带复合体，对脊柱的稳定起着非常重要的张力带作用，有着非常重要的临床意义。

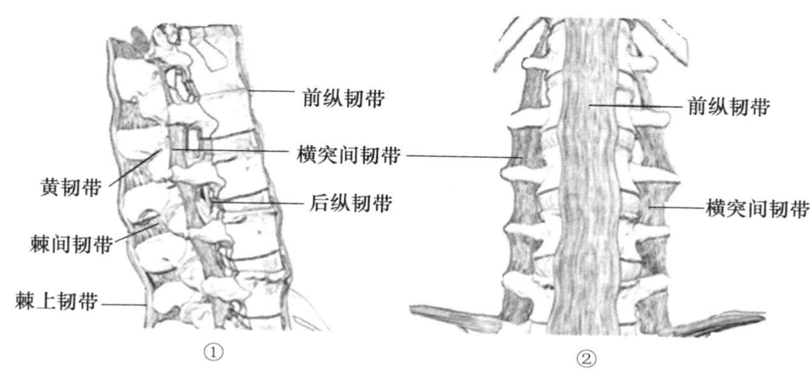

①脊柱的矢状面视图；②脊柱的额状面视图

图7－3　脊柱韧带与连接

1. 前、后纵韧带　前纵韧带上起颅底，下至骶骨，附着于脊柱椎体前方，上窄下宽，枢椎以上呈索状。前纵韧带在椎体前方上、下及椎间盘纤维环处连接较紧密，在椎体部位较松弛。其深层纤维附着于相邻椎体，浅层则可跨越4个节段椎间盘。后纵韧带起自枢椎体背面，向下附着于骶管前面，至腰椎渐成窄条，末端尖细。后纵韧带在椎间盘处变宽，贴附紧密，而在椎体后方变窄，且较松弛，故椎间盘多在其两侧突出。

据测定，前纵韧带的预张力比后纵韧带小约1/3，但前纵韧带承受的拉力却是后纵韧带的2倍，可高达3000N以上。前纵韧带主要防止脊柱过伸，后纵韧带防止脊柱过屈；前纵韧带厚而纤维致密，椎间盘连接紧密，对限制脊柱过屈也起一定的作用。

2. 黄韧带　黄韧带在上、下椎板之间，颈、腰段为长方形，胸段者为蝶翅形。黄韧带分为椎板间部分和关节囊部分，前者纤维呈纵列，后者纤维自外上向内下斜列。黄韧带在脊柱中位时处于绷紧状态，过伸位时可缩短10%并变厚，过屈位时可延长35%～45%。

3. 棘上、棘间韧带　棘上韧带起自第7颈椎棘突，向下附着于L_3或者L_5，纤维成束，分层附着情况与前、后纵韧带相似。束内的胶原纤维呈波浪状，脊柱前屈时纤维被拉伸，后伸时复原。L_5～S_1棘突之间无棘上韧带，也是此处活动度较大的原因之一，但也形成了结构的薄弱区，腰前屈时该处承受很大张力，极易损伤。

棘间韧带在颈椎、胸段较薄弱，在腰段最为发达。腰棘间韧带左右各一，附着于上位椎体棘突下缘的纤维斜向下前，称为腹侧部；附着于下位椎体棘突上缘的纤维仍为从上向下前，称

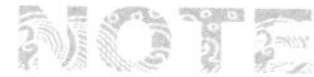

为背侧部。腹、背两部纤维之间，正常存在一近乎水平位的裂隙。腰棘间韧带是腰部屈伸调节结构的一个组成部分，主动参与了其伸屈过程，并对椎间关节起保护作用。

（三）椎间关节

$C_2 \sim C_3$椎间关节面与水平面夹角向前开放 40°～45°，中下颈椎关节面趋于水平位，加之关节囊较宽大松弛，故活动范围较大，当受到暴力时，脱位较常见，而较少导致骨折。由于关节突较平，脱位时牵引较易使之复位。胸段椎间关节面呈冠状位，关节突较高，受暴力时关节突易骨折。若发生跳跃性脱位，由于交锁较紧，牵引不易复位，常需要手术复位。腰段椎间关节面与地面垂直，关节间隙斜列，至腰骶部则趋于冠状位。关节囊紧张，容许屈伸和侧屈运动，但旋转不易，受暴力时关节易骨折，脱位较少见。若发生跳跃性脱位，由于关节突的前缘较后缘间距短 1cm 左右，故脱位时极易出现嵌顿情况，造成复位困难。

关节突关节面软骨的厚度与其承受重力的大小相关，腰段可达 2～4mm。与其他关节软骨一样，在承受持久压力的时候厚度逐渐变薄，这是水分外溢所致。当压力去除后，关节软骨从关节滑液吸收水分，厚度又恢复正常。关节软骨的这种特性不但可以吸收营养，而且是腰段关节对力的缓冲和传递的重要机制。关节软骨的损伤以切线上的磨损为主，在持续的压力载荷作用下逐渐变薄或变形，其深面骨质也会随着关节软骨的变形而吸收变形，使上关节突丧失拮抗前剪力的功能，这也是椎间关节前脱位的形态学和力学基础。

关节面的形态和方向决定其力学性能。腰段椎间关节利于屈伸和侧屈，但是对旋转产生很大的拮抗力。腰段每对关节的旋转约为 1°，冠状位的关节面对脊柱前滑脱起阻抗作用，矢状位关节面则阻抗较小。但无论冠状位还是矢状位关节面，均对脊柱后脱位无明显拮抗阻力。

腰椎椎间关节与黄韧带关系密切，黄韧带不但构成了腰椎关节囊的前部和内侧部，还参与构成关节窝。在站立位时，$L_3 \sim L_4$、$L_4 \sim L_5$和 $L_5 \sim S_1$关节突关节处的黄韧带受到较大的剪切力；此处黄韧带与上关节突在重力作用下共同参与了椎间关节的退变过程。

（四）钩椎关节

Von Luschka 于 1858 年首先描述了颈椎钩椎关节的概念，故又称 Luschka 关节。该关节位于 $C_2 \sim C_7$椎体两侧，椎体上缘两侧骺环增厚突起，形成钩突，与上位椎体下缘两侧的斜坡形成钩椎关节。钩椎关节由关节软骨覆盖，前、后方和侧方均有关节囊包绕，关节囊的后外侧部纤维层增厚，形成钩椎韧带。钩椎关节的内侧为椎间盘纤维环的外侧缘，钩突构成颈椎椎间孔的前内侧界，骨质增生时可压迫神经和椎动脉。

第二节　脊柱的生物力学特点

脊柱的运动特点与其解剖结构的力学性质密切相关，椎体与椎间盘及其连接又有其本身的力学特点。

一、脊椎骨的生物力学性质

（一）椎体

椎体的强度随着年龄的增长而减弱，特别在 40 岁以后，这是由于骨量随年龄增大而减少造成的。椎体的骨量每减少 25%，其强度会减弱 50%。

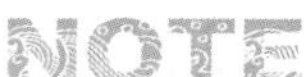

1. 皮质骨与松质骨　椎体是脊柱的主要负载成分，在 40 岁以前，皮质骨承载比例为 45%，而松质骨为 55%；40 岁以后，皮质骨承载为 65%，而松质骨为 35%。椎体松质骨在压缩载荷下破坏前的变形为 9.5%，而皮质骨极限变形量小于 2%，这说明在压缩载荷下，皮质骨首先骨折，而松质骨在压缩载荷继续增加的情况下才出现破坏。骨髓的存在有助于增加松质骨的抗压强度和吸收能量的能力，在较高的动力性载荷下，松质骨不仅与皮质骨一起分担载荷，并且还是抵抗动力性峰载的主要因素。

2. 终板　生理状态下，压缩载荷从椎体上方的终板通过椎体传递到椎体下方的终板。运动节段的疲劳试验显示，有 1/3 的标本发生终板断裂。终板的断裂有 3 种形式：中心型、周围型及全板断裂型。椎间盘正常时终板最容易出现中心型骨折，压缩载荷使髓核产生液压力，该压力使纤维环的外层纤维拉伸并使终板中心承受压缩载荷，因应力与弯矩成正比，终板中心的弯矩最大，所以最容易骨折。当椎间盘退变时，髓核不能产生足够的液压，压缩载荷大部分传递到下一椎体的周围，从而导致终板边缘性骨折，且终板中心变形很小。当载荷非常高时导致整个终板骨折（图 7－4）。

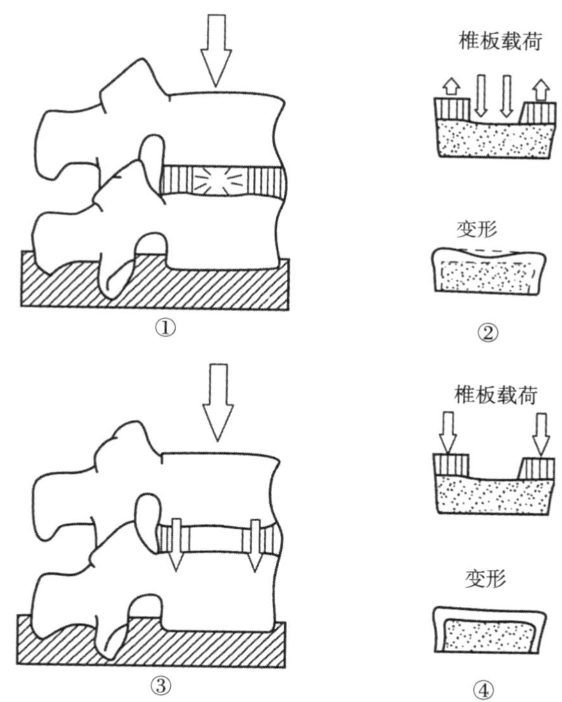

①～②无退变的椎间盘受压，在髓核内产生压力，终板的中心部位受压；

③～④退变的椎间盘由纤维环传递压力，终板边缘承受载荷

图 7－4　终板的断裂机制

（二）椎弓

对椎弓（神经弓）进行的生物力学实验如图 7－5 所示，三种不同的加载方式作用于整体椎弓，结果显示 Lamy 实验条件下椎弓根最容易骨折，关节突关节骨折占 1/3，加载速度加快时，关节突关节骨折增加。性别和椎间盘退变对椎弓骨折无影响，但年龄与椎弓强度呈负相关。

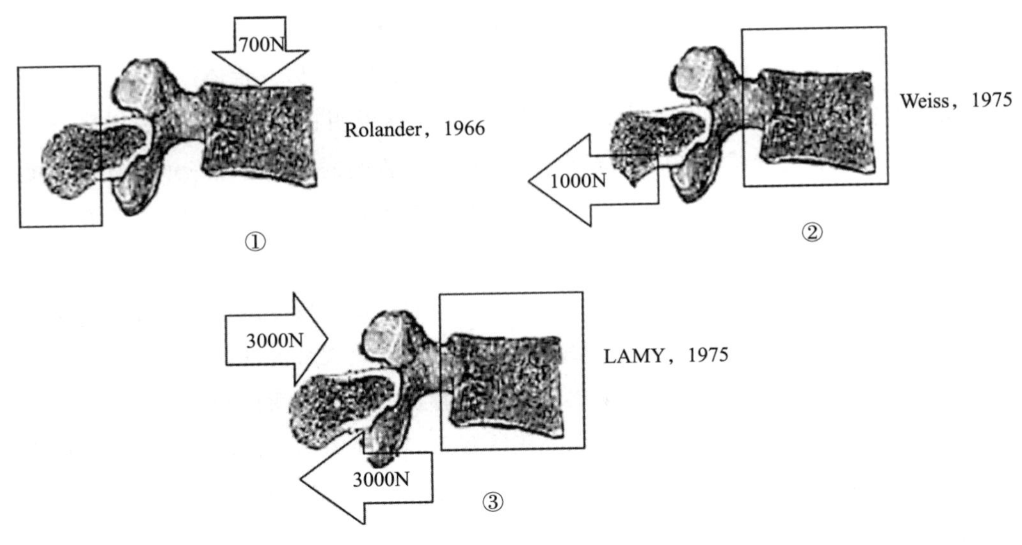

图 7－5　三种不同载荷条件下的椎弓

（三）关节突

关节突关节对脊柱的稳定性起重要作用，脊柱各节段的关节面方向不同，所承受的载荷也有所区别。并且关节突关节的方向与椎间盘病变之间的重要关系已经逐步得到认识，关节突关节不对称与椎间盘病变的相关性非常高。研究表明，压缩载荷在椎间盘与关节面之间的分配因脊柱姿势的变化而变化，关节面承受 0～33% 的载荷。脊柱过伸时，关节面承受的载荷较多；在极度前屈时，关节突关节不承受载荷但关节囊韧带会被拉伸。扭转试验发现，椎间盘、前后纵韧带与关节突关节囊、韧带各承担 45% 的扭转载荷，余下的 10% 抗扭强度由棘间韧带提供。

二、椎间盘的生物力学性质

椎间盘的主要生物力学功能是对抗压缩载荷，并且其对脊柱的运动具有决定性作用。椎间盘与后方的关节突关节共同承受躯干的所有压缩载荷，并且椎间盘承受的压缩载荷远大于人体躯干的重量，例如：在坐位时，腰椎间盘承受的压缩载荷约为人体躯干承受载荷的 3 倍。而活动时还要加上动力性载荷，椎间盘承受的载荷约为静态时的 2 倍。椎间盘的抗压缩能力很强大，但是在压缩、弯曲和扭转等载荷联合作用时，会对椎间盘造成很大危害。

椎间盘具有各向异性的特点，即其机械性能与结构和作用力的方向有密切关系。椎间盘的整体结构有利于对抗压缩载荷，但是对其他载荷，如对张力特别是对扭力的耐受能力较差。

1. 抗压缩特性　椎间盘在承受轴向压力的时候，主要表现为纤维向四周膨出，即使在很高的载荷下，去除载荷后产生永久变形时，也没有出现哪一个特殊方向的纤维破裂。在脊柱的运动节段承受压缩试验中，首先发生破坏的是椎体而不是椎间盘。这说明，临床上的椎间盘突出不只是由于受压，更主要的原因是椎间盘内应力分布不均匀。

2. 抗拉伸特性　在脊柱前屈、后伸或侧弯活动中，椎间盘的纤维环承受轴向张应力。在围绕脊柱纵轴的旋转活动中，也产生与轴线呈 45°角的张应力。可以认为，在所有的不同方向和载荷条件下，椎间盘都承受张应力。

3. 抗弯曲特性　弯曲及扭转暴力是椎间盘受损伤的主要原因。有人在实验中发现，脊柱在矢状、额状或其他垂直平面内弯曲 6°～8°时并不发生椎间盘的损害，但是去除后纵韧带后，弯

NOTE

曲 15°时椎间盘就发生破坏。在脊柱侧弯时，椎间盘向凹侧面膨出。

4. 抗扭转特性　在脊柱的运动节段轴向受扭的实验中发现，扭矩和转角变形之间的关系曲线呈“S”形，明显地分为 3 个部分，初始部分为 0° ~ 3°变形，只要很小的扭矩即可产生。在中间部分为 3° ~ 12°的扭转，这部分扭矩与转角之间存在着线性关系。最后部分为扭转 20°左右发生断裂。

5. 抗剪切特性　椎间盘的水平剪切强度大约为 260N/mm²。这一数值说明单纯的剪切暴力很少造成纤维环破裂。纤维环的破裂多由于弯曲、扭转和拉伸的综合作用而致。

6. 松弛和蠕变特性　椎间盘在承担载荷时有松弛和蠕变现象。在 3 种不同载荷下观察 70 分钟发现，较大的载荷产生较大的变形及较快的蠕变率。退变的椎间盘则相反，这表明退变的椎间盘吸收冲击的能力减退，也不能将冲击均匀地分布到软骨终板。

7. 滞后特性　椎间盘和脊柱的运动节段均属于黏弹性体，有滞后性能。这是一种结构在循环加载卸载时伴有能量损失的现象。当一个人跳起或落下时，冲击能量通过下肢由椎间盘和椎体以滞后的方式吸收，这可以看作一种保护机制。滞后与施加的载荷、年龄及椎间盘所处的位置有关。同一椎间盘在第二次加载后的滞后比第一次加载时下降，这表明反复的冲击载荷对椎间盘有损害。

8. 疲劳的耐受　在体的椎间盘的疲劳耐受能力尚不知道，从离体的脊柱运动节段疲劳实验中看到，施加一个很小的轴向持续载荷，向前反复屈曲 5°，屈曲 200 次时，椎间盘出现破坏迹象，屈曲 1000 次时完全破坏。

9. 椎间盘内压　Nachemson 等首先用一个脊柱运动节段来做离体的测试，将一个微型压力传感器装在一个特制的针尖上，当针刺入髓核后，压力便通过传感器反映出来，试验发现髓核内压与轴向加载有直接关系。

10. 自动封闭现象　由于椎间盘缺乏直接的血液供应，一旦发生损伤，就需要通过一种特殊的方式——“自动封闭”来修复，在椎间盘的 3 种损伤类型的轴向加载试验中观察到，单纯纤维环损伤的标本第一次加载的载荷 - 变形曲线与纤维环完整者不同，但加载 2 ~ 3 次以后其载荷 - 变形曲线则会接近正常情况。

三、脊柱韧带的生物力学性质

脊柱的韧带承担脊柱的大部分张力性载荷，多数由胶原纤维组成，呈单轴结构。当载荷方向与纤维方向一致时，韧带承受载荷能力最强。当脊柱运动节段承受不同的力和力矩时，相应的韧带被拉伸，并对运动节段起稳定作用。脊柱的韧带既允许两椎体间有充分的生理活动，又能保持一定姿势，并且使维持姿势的能力消耗降至最低。其次，脊柱的韧带可以将脊柱运动限制在相对恰当的范围内并同时吸收能量，从而保护脊髓免于载荷损伤。

前纵韧带和后纵韧带是人体内两条最长的韧带，对于稳定椎体起着重要的作用。单纯的屈伸活动不能撕裂它们，其力学强度随着年龄的增长而降低，同时吸收能量的能力也下降。前纵韧带的强度是后纵韧带的两倍，但两者的材料性质却是相同的。它们的载荷 - 变形曲线均为非线性，随着载荷的增加而坡度变陡。韧带在脊柱的功能活动中起着两种相当不同的作用：以最小的抵抗及能量的消耗保证脊椎在功能范围内的一些和缓运动，而在创伤环境中则为脊髓提供最大的保护。

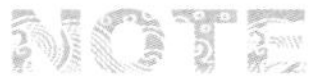

黄韧带主要由弹性纤维构成，可以允许较大范围的活动而不发生永久变形。这一点具有很重要的临床意义，当脊柱从完全屈曲突然变成完全背伸时，高弹性的黄韧带可以减少脊髓的损伤。

四、肋骨框架和肌肉的生物力学性质

对脊柱而言，肋骨框架具有 3 种生物力学功能：①保护脊柱使其免受前方和侧方打击；②肋椎关节即周围韧带的存在，增强了脊柱抵抗位移和能量吸收的能力；③肋骨框架增加了脊柱的惯性力矩，使胸段脊柱对抗旋转的能力极大增强。

肌力是保持体位的必要条件，神经和肌肉的协同作用完成脊柱的运动。支持躯体重量的脊柱在中立位时具有内在的不稳定性，躯体重心在水平方向的移动，要求对侧有一个有效的肌肉活动以维持平衡。因此，躯体重心在前、后、侧方的移动分别需要背肌、腹肌和腰大肌的活动来保持平衡。在没有依靠的坐位时，腰部肌肉活动与站立时相同，胸背部肌肉的活动比站立时稍高。腹肌和腰部肌肉可使脊柱的屈曲开始启动，然后躯干上部的重量使屈曲进一步增加，随着屈曲亦即力矩的增加，骶棘肌的活动逐渐增强，以控制这种屈曲活动。当脊柱完全屈曲时，骶棘肌不再发挥作用，被伸长而绷紧的脊柱后部韧带向前的弯矩获得被动性平衡。脊柱侧屈时骶棘肌及腹肌都产生动力，并由对侧肌肉加以调节。脊柱旋转动作由两侧背部肌肉协同产生，腹肌仅有轻微活动，但臀中肌和阔筋膜张肌有强烈活动。

五、脊髓的生物力学性质

脊髓的生物力学特性对其自身也有重要的保护作用。脊髓的载荷 - 变形曲线有 2 个明显不同的阶段。第一阶段，很小拉伸力即可使脊髓产生很大的变形，而到第二阶段，相对较大的拉伸力只造成脊髓较小的变形，两个阶段之间的变形转变为突变。第一阶段造成脊髓变形的力小于0.01N，而第二阶段脊髓在断裂前可维持 20 ~ 30N。脊髓受压时，开始很小的压缩力即可使脊髓造成明显的短缩变形，随后其弹性阻力渐增，直到塌陷。第一阶段脊髓极大的伸缩性是脊髓的手风琴样可折叠性结构造成的，而第二阶段时脊髓的展开或者折叠已经达到极限，此时脊髓承受的阻力将以 10^3 指数性增加。

在脊柱做生理性伸屈和侧屈时，骨性椎管的长度随之改变。颈、胸、腰段椎管在屈曲时伸长，而伸直时缩短。脊柱做轴向旋转和水平移位时，椎管的有效横截面积也在不断变化。椎管长度改变时伴随着脊髓的相应变化，脊髓的折叠与展开机制可满足从脊柱完全伸直到完全屈曲所需的 70% ~75% 的长度变化，而脊髓组织本身的弹性变化来完成其生理活动的极限部分。脊髓在长度改变的同时，同样伴有横截面积的变化，后者受压时增大，而拉伸时减小。当脊髓由完全屈曲转为完全伸直时，其横截面积从接近圆形变为椭圆。

脊髓借助齿状韧带悬挂于硬膜内，神经根亦提供部分支持。脊柱完全屈曲时，脊髓、神经根和齿状韧带处于生理性牵张状态。由于齿状韧带向下倾斜，故其对脊髓的牵张力可以分为两个力，即轴向分力和横向分力。轴向分力有助于减少对脊髓的牵拉，而成对的横向分力则相互平衡保持脊髓处于椎管近中线处，这个位置可最大限度地防止骨性碰撞或震荡。此外，硬膜外脂肪和脑脊液亦通过减少摩擦和吸收能量的作用而对脊髓进行保护。

第三节　脊柱运动的生物力学

脊柱运动是脊柱功能的重要体现。了解脊柱运动的生物力学，不仅有助于脊柱临床问题的分析和影像学特征的评价，还有助于对脊柱疾病治疗的理解和处理。

一、运动学的基本概念

1. 脊柱功能单位　包括临近两个椎体及其间的椎间盘、韧带，是维持稳定性的基本单位。脊柱的整体运动由各功能单位的运动复合而成。

2. 笛卡尔坐标系　作为生物力学测试的标尺，由 Panjabi 在 1981 年提出沿用至今：坐标系的 x 轴指向左侧，y 轴向上，z 轴朝前（图 7－6）。

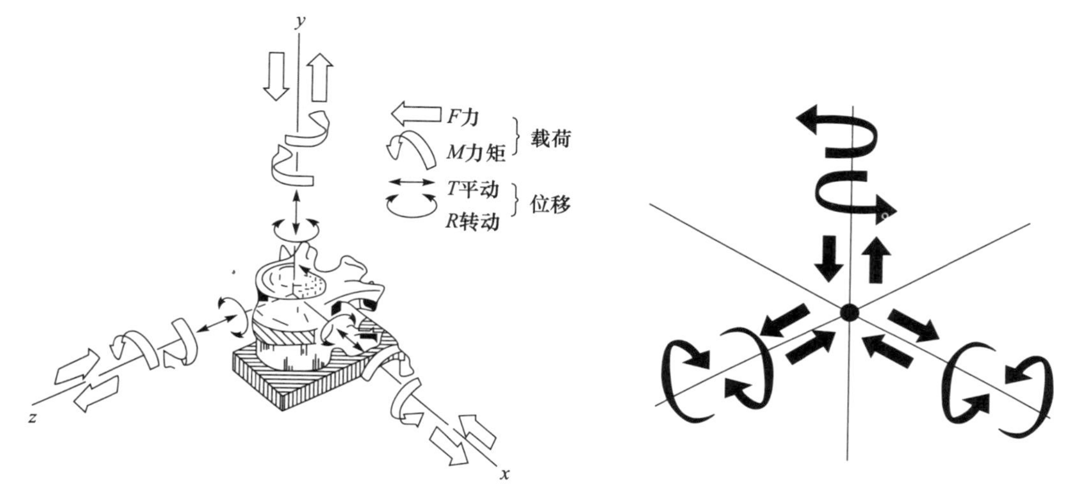

箭头表示正向应力方向（＋F），弧形箭头表示正向扭力方向（＋μ）

图 7－6　笛卡尔坐标轴：x 轴、y 轴和 z 轴

3. 旋转运动（转动）　是指某一物体所有的质点都围绕一个轴线运动，或是某些物体绕一固定轴运动并发生角位移。转轴可以位于物体的外部或内部。

4. 平行移动（平动）　某物体在运动时，体内所有质点相对一个固定点在同一时间内其运动方向不变。

5. 自由度　决定一个物体在空间中的位置所需要的独立坐标数，称为该物体的自由度数。脊椎椎体在 3 个坐标轴中均具有旋转运动（转动）和平行移动（平动），故共有 6 个自由度。

6. 运动范围　常划分为中性区和弹性区。中性区表示零载荷与中立位之间的运动范围；弹性区表示从零载荷至最大载荷的脊柱运动范围。

7. 共轭现象　是指同时发生在同一轴上的平移和旋转运动，或指在一个轴上的旋转或平移运动，同时伴有另一轴的旋转或平移运动的现象。通常将与外部载荷方向相同的脊柱运动称为主运动，把其他方向的运动称为共轭运动或耦合运动。

8. 瞬时旋转轴　对于一个在平面上运动的刚体，任一瞬间，它的内部必有一条线，这条线上各点的线速度均与刚体的角速度矢量平行，这条线就是瞬时旋转轴。平面运动完全由瞬时旋转轴的位置及围绕它旋转的数量所决定。

9. 运动的螺旋轴 刚体在三维空间的瞬时运动可用一个简化的螺旋运动来解释。它是在围绕和沿着同一轴旋转和平移基础上叠加而成的，与围绕 x、y、z 轴旋转的三个力的合力方向一致。对于一个给定的空间运动刚体，这个轴的位置、平移和旋转的量可以完全精确地解释三维空间的运动。

二、脊柱运动的特点

脊柱的整体运动由各功能单位的运动复合而成。运动的幅度随着脊柱节段的不同而各异，主要取决于椎间关节面的朝向。由于解剖结构的差异，颈椎段、胸椎段、腰椎段及骶尾段的运动特性是不同的。

（一）颈椎

颈椎良好的柔韧性可以允许颈部有很大的活动范围，可抬头看天花板，低头时下颌可触及胸壁。颈椎整体活动范围：屈伸约145°，轴向旋转约为180°，侧弯约为90°（表7－1）。有学者采用电子角度测量仪对颈椎联合运动进行测量，结果为：轴向旋转活动度为144°±20°，屈伸活动度为122°±18°，侧屈活动度为88°±16°。随着年龄的增长，退变的逐步加重，颈椎活动度逐渐减少。

表7－1 颈椎活动度

运动单位	运动形式	运动范围
枕寰关节	屈伸（$\pm Q_x$）	13°
	侧屈（$\pm Q_z$）	8°
	轴向旋转（$\pm Q_y$）	0°
寰枢关节	屈伸（$\pm Q_x$）	10°
	侧屈（$\pm Q_z$）	0°
	轴向旋转（$\pm Q_y$）	47°
$C_3 \sim C_7$	屈伸（$\pm Q_x$）	40°，－24°
	侧屈（$\pm Q_z$）	49°
	轴向旋转（$\pm Q_y$）	45°

1. 上颈椎 亦称为枕－寰－枢复合体，包括枕寰关节和寰枢关节。无论是解剖学还是运动学方面，由枕－寰－枢椎组成的上部颈椎关节都是人体最复杂的关节。枕寰关节和寰枢关节参与屈伸活动的范围基本相同，但侧屈活动集中发生在枕寰关节，而轴向旋转则主要发生在寰枢关节。

寰枕关节的解剖结构限制轴向旋转，其原因在于枕骨的拱形关节面与寰椎的杯状关节面在矢状面形成一个拱状或杯状结构。临床上要利用寰枕关节缺乏轴向旋转的特点，进行枕－寰－枢椎复合体损伤的X线检查和评价：头在三维空间的活动是通过枕－寰－枢复合体完成，即屈伸活动（Q_z），发生在枕环和寰枢关节，轴向旋转（Q_y）发生在寰枢关节，侧屈活动（Q_z）发生在枕寰关节。

寰枢关节的轴向主动旋转活动度为27°～49°（平均39°），被动旋转活动度为29°～46°（平均41°），占整个颈椎旋转活动度的50%。通常在颈椎旋转过程中，最初的45°发生在寰枢关节，然后是下位颈椎参与旋转。寰枢椎的耦合运动特点：当寰椎旋转时，伴随着椎骨的位移（图7－7）。

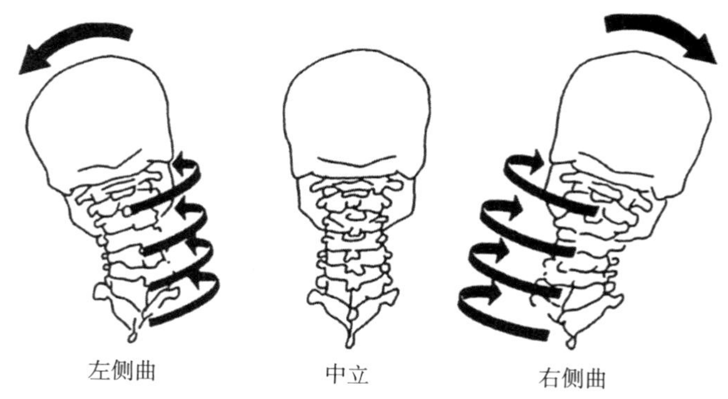

当头颈向左侧弯时，棘突偏向右侧，表示有旋转运动产生，反之亦然

图 7－7　颈椎的耦合运动

2. 下颈椎　由 $C_3 \sim C_7$ 椎体组成。作为一个整体来看，下颈椎的轴向旋转活动度约为 90°，每侧各 45°。侧屈较大，各侧约 49°，共约 98°。屈伸活动度约 64°，屈曲约 40°，后伸约 24°。在每一个平面上，活动度平均分配于整个活动节段。下颈椎的耦合运动特点是侧屈时棘突必然凸向对侧。

（二）胸椎

由于胸椎参与胸廓的构成，其运动幅度比颈椎和腰椎要明显减小。由于椎间关节面的解剖特性，上、下位胸椎的运动状态分别与颈椎和腰椎的相似。具体而言，上位胸椎（$T_1 \sim T_5$）的平均屈伸运动范围为 4°，中位胸椎（$T_6 \sim T_{10}$）为 6°，下位胸椎（$T_{10} \sim T_{12}$）为 12°。上、中位胸椎的侧弯运动范围相似，均为 6°，下位胸椎则提高到 8°～9°。胸椎小关节面由上至下逐渐转为矢状面，因而上位胸椎的轴向旋转运动大于下位胸椎。上位胸椎的轴向旋转为 8°～9°，而下位胸椎每个椎间隙的活动范围只有 2°。

上胸椎的耦合运动方式与颈椎相似，其特征是侧方弯曲和轴向旋转运动的相互耦合，如侧屈活动是胸椎棘突同时转向凸侧。中、下胸椎与上胸椎的共轭现象则相反。

（三）腰椎

腰椎和骨盆的运动构成了躯干的活动。腰椎在后方的后纵韧带、黄韧带、棘间韧带、棘上韧带等的限制下，一般只能前屈 45°左右，为整个弯腰活动的 1/3～1/4，脊柱的进一步前屈则需要依赖于骨盆的前倾。腰椎后伸范围略小，为 30°左右，主要是受前纵韧带及后方突起的小关节、棘突等骨性结构的限制。左右侧屈的活动范围为 30°左右，侧屈时椎间隙左右不等宽，韧带的牵拉是主要的限制因素。左右旋转的正常范围为 45°左右。

腰椎的屈伸运动范围自上而下是逐渐增加的，其中 L_5/S_1 节段最大，而 L_5/S_1 侧弯运动和轴向旋转运动是最小的，其他腰椎节段的侧弯及轴向旋转运动则较为相近，腰椎的耦合运动以侧弯活动和轴向旋转相互耦合较为明显。值得注意的是，侧弯伴轴向旋转运动时，棘突转向同侧，这与颈椎及上位胸椎的棘突移向是相反的。

腰椎运动节段的瞬时运动中心位于腰椎间盘内。腰椎矢状面（屈伸）的旋转轴在椎间盘的前缘附近。在侧弯活动中，如果向左侧弯，轴心落在椎间盘的右侧，向右侧弯，轴心落在椎间盘的左侧。当椎间盘退变时，旋转轴心的位置则比较离散。

（四）骶髂关节

正常人测量结果，骶髂关节的旋转角度为 0.5°～1.2°，骶骨的前后旋转范围为 0.3°～0.6°，

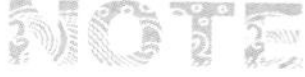

横向平移范围是0.5～0.9mm；采用立体照相测量技术分析，骶髂关节平均旋转2.5°，平均平移0.7mm，该运动幅度在有关节症状和无关节症状的人群之间无明显差异。

（五）骨盆

骨盆可以通过增大倾斜角度增加躯干的活动。正常站立位时骶骨角与水平线的夹角大约为30°。骨盆可依赖横轴倾斜并在两髋关节间运动，其位置的变化可以改变骶骨角的度数（图7－8）。骨盆后倾时骶骨角减小，且腰椎前凸变平。骨盆前倾时骶骨角增大，腰椎前凸和胸椎后凸随之加大。骨盆的前后倾斜均可通过脊柱上静态负荷的变化调整保持姿势肌群的活动。

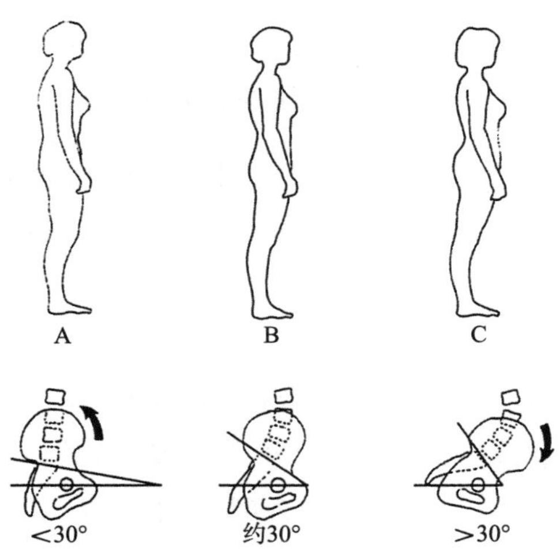

A 骨盆后倾，腰骶角变小，腰凸变平直；B 放松站立时，骶骨角大约为30°；
C 骨盆前倾，骶骨角增大，腰凸加大

图7－8　位置变化所改变的骶骨角度数

三、脊柱在不同体位下的受力特点

身体处于不同姿势时，脊柱的形态特性和受力情况均不同，如图7－9所示。我们可以把每种体位看作身体复杂运动中的各个单独的位相，以便理解在脊柱运动过程中的力学变化。

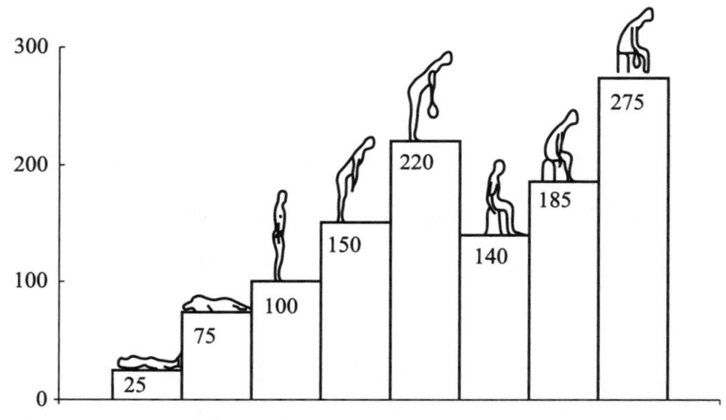

平躺、侧躺、站立、前屈20°站立、负重20kg并前屈20°站立、坐位、坐位并前屈20°、坐位前屈20°并负重20kg

图7－9　不同姿势下第三腰椎间盘承受的压力（从左向右）

（一）站立位

正常人在直立位时，从侧身看脊柱身体上部的重心位于脊柱的前方，躯干的重力线一般是通过第4腰椎中心的腹侧，即脊柱各节段承受着恒定的前屈力矩。因此使脊柱所受到的压力并不只是人体本身的重量，还包括为了平衡重力的背部肌肉的收缩力。人体垂直站立时，脊柱各段所受的压力从上而下逐渐增加，但在脊柱稍向后伸展时，一部分压力则由关节突关节承受且由于骶棘肌和髂腰肌的收缩以及髂股韧带的紧张，使骨盆向前的倾斜程度增大，脊柱腰段的弯曲也随之增大。

（二）坐位

人处于坐位时，脊柱除要受到垂直方向的重力作用和它的偏心力矩外，还要受到由下肢传来的与偏心力矩方向相反的集中力矩。如果采取向后斜靠的坐位时，则躯干重力可分为两部分：一部分是沿着躯干轴的作用分量，它使脊柱受到压缩应变；另一部分是与躯干轴垂直的作用分量，该力可由靠背（如椅背）上的反作用力平衡。由于各部分的重力方向与脊柱不共线，所以还有一部分偏心力矩作用在脊柱上。

（三）卧位

1. 仰卧位 仰卧时的脊柱像一个平放着的弹性曲梁，要受到头部和下肢传来的弯矩和剪力，两端的弯矩使脊柱的前面受拉而后面受压，腰肌的作用也可产生对腰椎的负荷。由髋关节和膝关节的弯曲使腰肌放松，这减弱了对腰椎的牵拉，从而使腰部脊柱的受力得到部分改善。在床较硬的情况下，在腰椎以下部分的床板不会产生支持应力，只有该部分的躯干重量形成弯矩，此弯矩能减低两端弯矩的作用。软床虽然使身体表面的载荷分散，但增加了腰段脊柱的力，故患有腰部疾患时应以硬床板最佳。

2. 侧卧位 侧卧位时由于重力作用使脊柱的下胸段和上腰段向下弯曲，使该部位脊柱的椎体上面受压而下面受拉，而颈段脊柱由于头部的重力作用使头端向下产生弯矩。因此，使用高度适宜的枕头可减轻或消除颈部脊柱受到的弯矩，使侧卧时脊柱大致在同一水平线上。

（四）其他体位

当人弯腰抬重物时，脊柱实际上是一个机械效率（负荷重力与所需施加的外力之比）很小的杠杆。在这种情况下，可以把脊柱看作固定在骨盆上的一根带有枢轴的悬梁。骶骨相当于枢轴，此时第5腰椎及其与骶骨相连接的椎间盘（L_5/S_1）位于悬梁的根部，所以最容易受到损伤。躯干、上肢和头部的重力（约为整个身体重量的65%）的方向与脊柱呈直角，并且其力臂很长，而背部肌肉的作用力的方向与水平线所成的夹角约为12°，即肌肉的作用线非常靠近枢轴，所以它的力臂很短。

第四节 脊柱损伤的生物力学

脊柱损伤包括脊椎及其相关组织结构的损伤。

脊柱损伤与脊柱的材料特性、结构特性、载荷形式、载荷大小以及加速度有关。脊柱损伤分为直接暴力损伤、间接损伤及疲劳损伤。直接暴力损伤可以理解为“损害”，即对一个给定结构的获得性缺损或断裂，力学表现为不可复性的变形。由于脊柱具有黏弹性，因此脊柱对载荷的反应随加速度的快慢而不同。载荷量越大，加速度越快，所具有的能量越大，对脊

NOTE

柱造成的损害越严重。间接损伤是由于载荷的传导而引起的脊柱损伤，其力学损伤机制同样与载荷的大小及方式密切相关。疲劳损伤是由于微损伤积累而产生的，多因重复载荷的施加所致。

引起脊柱损伤载荷的基本形式包括：屈曲、伸展、侧屈、垂直压缩、纵向牵张、旋转和水平剪力等。临床上，脊柱损伤往往是多种载荷形式联合作用的结果。为更好理解脊柱损伤的生物力学特性，接下来从常见脊柱损伤的力学机制进行着重阐述。

一、屈曲暴力

由过度屈曲暴力产生的损伤，损伤时脊柱前方承受压缩性应力，后方产生张力性应力（图7－10）。屈曲暴力主要引起椎体楔形压缩骨折、后部结构撕裂、椎间盘突出，严重时引起双侧关节突关节和椎体脱位。

以瞬时运动中心为轴心，椎体前缘至轴心距离是椎体后方棘突尖至轴心距离的3～4倍，因此前屈时椎体前柱承受的压缩载荷是后部韧带张力载荷的3～4倍。当脊柱承受屈曲暴力时，首先造成了椎体前部压缩骨折；当暴力较大时，椎体前方压缩高度大于50%，后部韧带复合体受到牵张应力而撕裂，甚至中柱破坏，从而失去稳定性。脊柱屈曲运动时产生的剪力作用于关节突关节。通过关节突关节的拮抗作用，避免了椎间盘受到过大的剪应力而发生滑脱。当屈曲暴力超出承受极限时，将进一步引起椎间盘突出、脱出，导致关节突骨折和椎体滑脱。

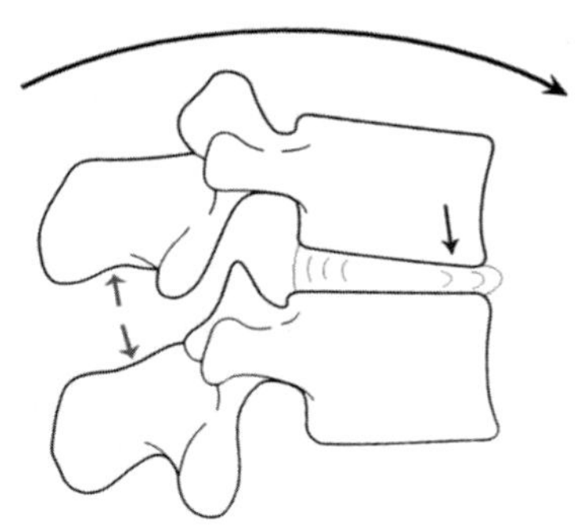

图7－10　屈曲暴力对脊柱的力学影响

屈曲暴力导致的脊柱损伤常发生在颈椎和胸腰段。一方面因为颈椎灵活性大导致；另一方面胸腰段椎体（T_{10}～L_1）由于关节突关节面的变化，前后屈曲活动范围较其他胸椎明显增大，再者，T_{11}～L_2节段是脊柱正常的后凸生理弯曲，具有自主向前屈曲的动力倾向。

二、伸展暴力

由过度伸展暴力产生的损伤，与过度屈曲暴力产生的损伤机制相反，损伤时脊柱后方会承受压缩性应力，前方产生张力性应力（图7－11）。伸展暴力可引起以下损伤：①椎间盘损伤。②后部结构不同类型骨折，包括单纯椎板、棘突、关节突和椎弓根的骨折。如果没有椎体移位，一般这些骨折比较稳定。③前部结构的损伤，如前纵韧带断裂或椎体前缘撕脱性骨折。④椎体向后移位，即过伸性脱位或创伤性后滑脱。⑤颈椎过伸时，椎管出现一过性狭窄，即使没有明显的骨性破坏，也可能出现严重的脊髓损伤。

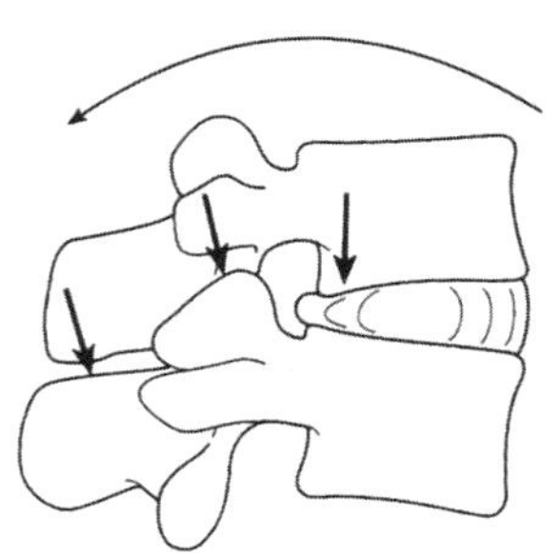

图 7－11　伸展暴力对脊柱的力学影响

三、压缩暴力

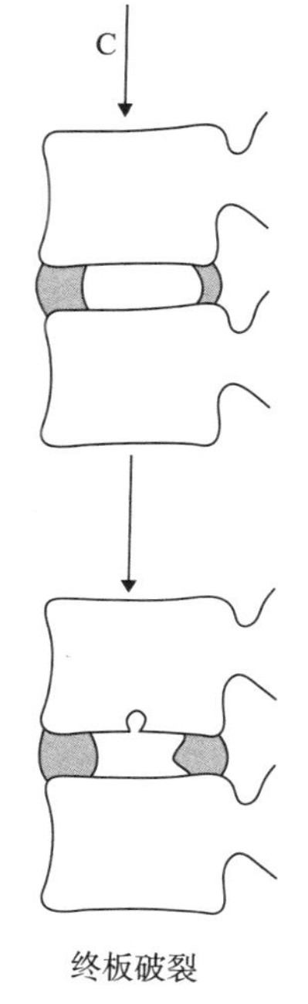

图 7－12　轴向压力负荷（C）在椎间盘受损前损伤椎体终板

压缩性损伤来自轴向的压缩暴力。压力负荷大部分由椎体和椎间盘构成的前柱来承受。正常的椎间盘抗压能力很强，高于邻近的椎体。即使纤维环出现裂缝，在单纯压力下，也不会导致髓核组织自裂缝中脱出。椎体终板是脊柱压迫中的薄弱环节。当压力升高到损伤阈值时，首先出现损伤征象的是椎体终板。Schmorl 结节的产生就是典型的终板骨折的结果（图 7－12）。上终板骨折较下终板骨折常见。因此，在轴向压缩载荷作用下，首先出现终板骨折，形成 Schmorl 结节。当暴力超出椎体承受范围时，椎体将发生爆裂骨折，椎体前柱和中柱均发生破坏，中柱骨片甚至会突入椎管，造成神经损伤。中柱受到破坏的脊柱骨折属于不稳定性骨折。

在直立位时，关节突关节承受一小部分轴向压力，约 15%，但随着椎间盘高度的降低，关节突关节的轴向负荷将逐步增加。在退变导致椎间盘高度严重降低时，严重的压力负荷才可能损伤关节。

由于寰椎结构的特殊，轴向压缩暴力是引起寰椎骨折的最常见原因。其致伤机制为：当高处落下的物体撞击头顶部或高处坠落头顶垂直触地时，枕骨髁陷入寰椎而导致寰椎骨折（图 7－13）。垂直于寰椎前后弓与侧块组成的环状结构的瞬间纵向暴力作用于两侧块或寰椎前后弓与两块交界皮质骨薄弱处而导致寰椎骨折。另外，寰椎骨折后，除后弓骨折外，

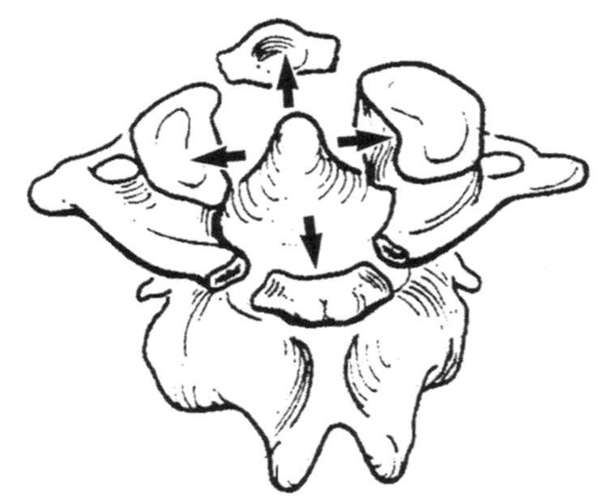

图 7－13　寰椎前后弓骨折（Jefferson 骨折）多系单纯垂直暴力作用（压缩）所致

其他类型的骨折均会对上颈椎的稳定性产生明显的影响。

四、侧屈暴力

当脊柱极度侧屈时，在侧屈方向一侧椎体和后部结构产生压力，而在对侧产生张力。侧屈暴力可致受压侧椎体骨折、附件骨折，甚至骨片突入椎管而损伤神经，张力侧可有关节突关节脱位、横突骨折和韧带撕裂。单纯前柱楔形压缩骨折时属于稳定性骨折，当有中柱和（或）后柱破坏则属于不稳定性骨折。侧屈暴力损伤可导致颈椎、钩椎关节的骨折脱位。

五、扭转暴力

扭转暴力可引起椎间盘损伤、关节突骨折和脊柱旋转脱位（图 7－14）。由于纤维环的抗扭转能力差，扭转暴力可直接引起椎间盘的损伤。关节突是拮抗扭转的主要结构。初始的扭转损伤可能涉及受压的关节突关节的关节软骨损伤或软骨下骨损伤。如果扭转暴力过大时可引起压力侧关节突骨折，张力侧韧带撕裂。下段脊柱常见的扭转损伤出现在胸腰联合处。其原因是：T_{12}～L_1为过渡区，既无胸廓附加的保护，也没有腰椎关节突关节的拮抗作用，扭转应力主要集中于胸腰联合处。

寰枢椎是颈椎旋转的主要结构。在扭转暴力作用下，可导致寰枢椎发生旋转脱位。在寰椎横韧带完整时，寰枢关节旋转超过 65°可造成双侧寰枢关节完全脱位，常合并一侧或双侧侧块的骨折，并继发椎管显著狭窄，存在脊髓损伤的可能。在寰椎横韧带缺失时，寰枢关节仅旋转 45°就可以造成单侧寰枢关节完全脱位。

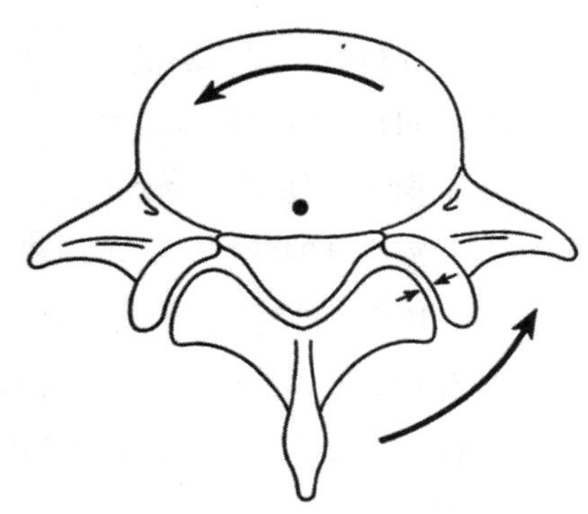

图 7－14　扭转暴力对脊柱的力学影响

六、剪切暴力

由过度剪切暴力引起的损伤。脊柱所承受的剪切力方向平行于椎间盘中间平面，与压力呈 90°（图 7－15）。剪切暴力损伤常与其他暴力相伴而极少单独出现。

椎间盘和椎间韧带抵抗剪切力的作用较差，椎弓以及关节突关节才是抵抗作用于脊柱剪切力的主要部位。在不同方向的剪切作用下，椎体可发生前后或左右位移，当位移大于 25% 时，关节突和所有的韧带（包括前纵韧带）常发生断裂，脊柱的稳定性常被严重破坏，绝大多数有神经损伤症状。由于下腰段腰椎椎体（L_4、L_5）相对于水平面向前倾斜，因此垂直的重力负荷就可以在腰椎椎体上产生向前的剪力。这也解释了为何外伤引起的腰椎峡部断裂和腰椎椎体滑移常发生在下腰段的原因。

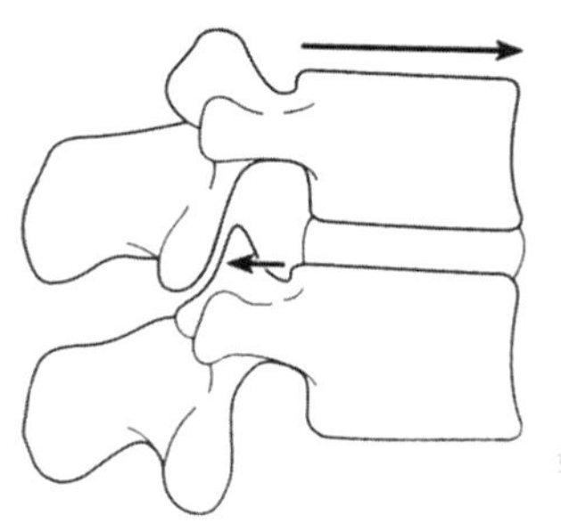

图 7－15　剪切暴力对脊柱的力学影响

寰枕关节脱位的损伤机制亦为强大的剪切力所致。寰椎横韧带将齿状突固定在寰椎前弓，并组成寰齿关节。横韧带允许齿状突旋转，但限制其前移。寰椎横韧带是防止寰枢椎前方半脱位的最主要因素。一旦横韧带断裂，寰椎将发生向前移位。生物力学研究结果显示，横韧带完整时寰椎最多可前移 3mm 距离。因此临床上，通过测量寰齿间距是否大于 3mm 作为了寰枢关节前移位的诊断依据（儿童不少于 4mm）。

七、复合暴力

1. 屈曲分离暴力（安全带型损伤）

安全带型损伤（图 7－16），是交通事故中常见的胸腰椎暴力损伤类型。在交通事故的突然减速过程中，由于安全带的限制，造成上部躯干受到屈曲牵张性损伤。该类损伤可引起：①单纯骨性破坏，水平骨折从棘突开始，经椎板、横突、椎弓根，一直延伸到椎体，即典型的 Chance 骨折，常发生于 $L_1 \sim L_3$，伴有急性不稳定性，但预后较好；②骨和韧带结构同时破坏，一般为韧带断裂伴有一侧或两侧小关节突的脱位和（或）骨折，为不稳定骨折类型；③单纯韧带撕裂或椎间盘损伤。

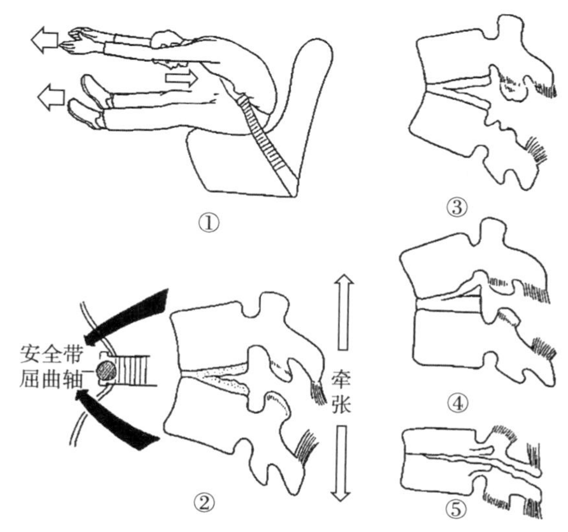

图 7－16　腰部安全带型损伤

2. 伸展分离暴力

伸展分离暴力可对整个脊柱产生纵向分离性破坏，造成与屈曲压缩暴力相反的损伤类型。最经典的伸展分离暴力损伤是 Hangman 骨折，又称为“绞刑者”骨折，因常见于绞刑中使用颏下绳结造成的损伤而命名。Hangman 骨折是由于暴力作用导致枢椎椎弓根、峡部、关节突的骨折，常伴有周围韧带和椎间盘的损伤，继而出现枢椎椎体不稳或脱位，常伴有脊髓受压。类似的损伤还可见于车祸及跳水损伤。

3. 伸展－屈曲分离暴力（挥鞭样损伤）

挥鞭样损伤是由加速－减速所产生的惯性力所致的间接损伤。在典型的汽车尾部撞击过程中，头颈部首先因惯性力引起颈椎的过伸，当头触及靠枕时，颈部达到最大后伸，然后因汽车的减速或前方的阻挡而导致头颈产生前屈运动（图 7－17）。

近年来通过模拟生物力学实验，发现整个颈椎在汽车尾部撞击时呈典型的双相反应：在第一时相中（撞击后的 50～75ms），颈椎会变为一个夸张的 S 形曲线，下颈椎伸展，上颈椎屈曲；在第二时相中（75ms 后），颈椎均处于伸展位，且 100ms 后达到最大的伸展。整个过程导致了复杂的病理改变。颈椎的每个组织和结构在颈椎挥鞭样损伤中都会受损，常包括棘间韧带撕裂、棘突骨折、椎间盘破裂、黄韧带损伤、关节突骨折和肌肉拉伤等，甚至出现脊髓损伤的症状。

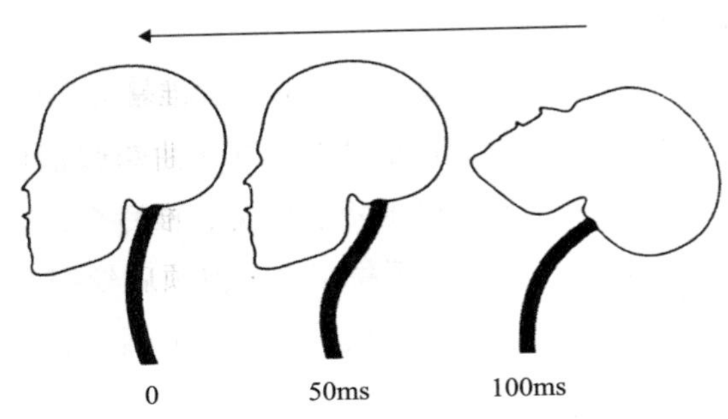

图中粗黑线表示颈椎的空间方位，箭头表示作用于施加在肩膀上的撞击力的作用方向

图 7－17　颈椎挥鞭样损伤的运动机制

挥鞭损伤的程度并不与临床表现相一致。因为许多挥鞭样损伤后具有髓型症状的患者采用头颅及颈椎 MRI 检查并未找到明确的脊髓损伤迹象。病理检查发现在挥鞭样损伤死亡者中有大量的隐匿性损伤。挥鞭损伤的程度与撞击时车速快慢没有直接相关性。预警时颈肌反应对于预防颈椎的挥鞭样损伤具有重要的保护作用。通过生物力学研究表明，正确的靠枕位置应该在脑后。在该位置时，颈部挥鞭样损伤的比例将降低到 28. 3%。

4. 屈曲旋转暴力

屈曲旋转暴力引起的脊柱损伤多由交通伤或高处坠落伤引起。在屈曲状态下合并旋转暴力，常导致脊柱严重损伤、椎体骨折脱位、韧带和关节囊断裂等，导致不稳定，容易合并脊髓损伤。在这类损伤中，屈曲暴力和扭转联合作用于前柱，而扭转和拉应力作用于后柱，可造成广泛的韧带和骨结构破坏，小关节常发生骨折脱位，前纵韧带常自椎体上剥离而其他所有韧带均被撕裂，并对神经组织产生进行性损害。

NOTE

成人的寰枢椎旋转脱位（图 7 - 18）也是屈曲旋转暴力引起的典型损伤情况。在寰椎横韧带完整时，寰枢关节旋转超过 65°可造成双侧寰枢关节完全脱位，常合并一侧或双侧侧块的骨折，并继发椎管显著狭窄，存在脊髓损伤的可能。

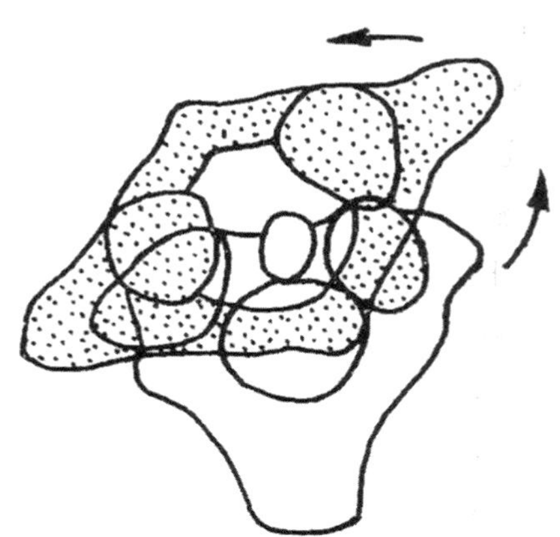

图 7 - 18 寰枢椎旋转脱位

八、脊柱损伤治疗的力学分析

单纯从力学角度分析，脊柱损伤治疗的目的是维持脊柱的稳定性，常见有卧硬板床休息、制动、牵引、手法复位及内固定手术 5 种治疗方法。临床上，治疗方法的选择既要考虑脊柱损伤的严重程度、骨折是否稳定、是否存在神经损伤等因素，也要根据患者个体情况进行综合判断。其中，脊柱稳定性的判断是治疗方法选择的重要力学因素。

无论哪种类型的脊柱损伤，卧硬板床休息都是适用的。其力学原理：避免了重力对脊柱损伤的进行性加重，为损伤修复提供良好的环境。对于不具备手术条件的屈曲型单纯胸腰椎压缩骨折患者常采用卧硬板床休息（配合伤椎下方垫枕）进行治疗。垫枕的目的是通过垫高伤椎，使骨折处两端躯干的重力转换为椎体前纵韧带的横向张力，从而逐步恢复椎体高度的作用，达到椎体复位的目的。但长期卧床会继发坠积性肺炎、压疮、下肢血栓、泌尿系感染、肌肉萎缩、心肺功能下降等并发症，而且卧床垫枕疗法所垫高度有限，也难以长时间维持，故复位效果不佳，因此该疗法不作为首选方法。支具制动亦是脊柱损伤的常用保守治疗方法，其力学原理主要是限制脊柱损伤部位的活动，在一定程度上维持其稳定性。支具制动适用于韧带肌肉损伤、纤维环撕裂、骨挫伤等无神经系统损伤的脊柱损伤轻症患者。

脊柱牵引通过力学影响，试图用牵引力（拉力）改变病变部位的力学环境，并通过功能适应性原理引起生物材料的力学特性、几何特性、生化特性等特性的改变，并相应地产生一系列生理效应：脊柱机械性拉长、关节突关节等椎体小关节的松动、脊柱肌肉的放松、缓解疼痛。牵引可起到复位、固定和休息的作用，其具体力学作用过程分为 3 个阶段：①总体几何特征的改变阶段；②病变部位脊柱节段的几何关系的改变和塑形阶段；③卸载阶段。第一阶段主要承受牵拉的是肌肉和软组织，此时主要松弛紧张的肌肉群，并起到制动的作用。第二阶段，牵引力主要作用于前纵韧带、后纵韧带、黄韧带、椎间盘和椎骨和骨折部位，引起相应韧带和小关节囊的牵伸、脊柱小关节的滑动，使椎间孔增宽、脊柱生理曲度变直，并可促使骨折两端往相反的方向移动以纠正重叠移位，达到和维持复位，进而促使骨折愈合。在急性期，由于存在着损伤和炎症，故推荐采用低强度（无明显牵拉感觉）牵引，以达到休息、制动的目的，并且牵引时间也相应缩短。亚急性期和慢性期的牵引力量大小和时间长短可逐渐地增加。在牵引的使用过程中，还应注意分析患者的体位、牵引部位的重量、牵引床的摩擦力、牵引方法、患者放松的程度、牵引装置等影响因素的力学作用。

对于无脊髓神经损伤的稳定性脊柱骨折可采用手法复位治疗。中医学自元代就有手法复位方法治疗脊柱骨折的记载，元代危亦林《世医得效方》介绍了"双踝悬吊法"，明代《普济方·折伤门》介绍了"攀门拽伸法"，清代《医宗金鉴·正骨心法要旨》介绍了"攀索叠砖法"，这些方法的力学原理至今仍指导着现代的临床治疗。目前临床上应用较多的是俯卧过伸牵引配合手法按压复位治疗屈曲型胸腰椎压缩骨折，其原理是在过伸牵拉状态下按压受伤椎体为中心的胸腰部，使脊柱形成拱桥形状，骨折椎体前方皱褶的前纵韧带被拉伸，加大了前纵韧带和椎间盘纤维环的张力，促使压缩椎体牵开，达到复位目的。还有在颅骨牵引下配合手法复位治疗下颈椎骨折脱位的临床报道，其力学原理依旧是通过"欲合先离"的牵引作用下，配合与损伤载荷相反方向的手法作用，达到骨折脱位复位的目的。

脊柱内固定手术是治疗脊柱损伤的重要手段，其目的是矫正畸形、缓解疼痛、稳定脊柱和保护神经。所有脊柱手术都符合生物学和力学原则：①保存骨的血液供应。②维持骨的生理和力学环境。随着生物力学研究的深入，目前已由强调坚强内固定的"AO"手术原则转变为恢复生物特性的"BO"原则。脊柱内固定手术的发展趋势是在牢固固定骨折的同时最大限度地保留脊柱的运动功能。

从力学角度出发，不稳定的脊柱骨折脱位需要选择脊柱内固定手术。单纯椎体压缩骨折（椎体压缩不超过1/2，不合并附件骨折或韧带撕裂）或单纯附件骨折为稳定性骨折；椎体压缩超过1/2或椎体粉碎，或骨折伴有脱位、附件骨折及韧带撕裂等为不稳定性骨折。根据Denis的三柱理论，脊柱任何两柱断裂均为不稳定损伤。虽然中柱在生物力学上稳定作用并没有前柱和后柱那么重要，但中柱损伤骨折块向后移位是造成脊髓损伤的最主要机械性因素。当涉及中柱破坏并有骨折块突入椎管时，则具有明确的手术指征。在复杂的暴力损伤中，既往并不重视后柱结构损伤的重要性，近年来，随着对脊柱生物力学研究的发展，后柱结构在椎体压缩骨折中的重要作用得到了重视。后柱结构损伤时，脊柱将会出现进行性的后凸畸形和慢性不稳定。目前，后柱结构损伤与否已成为判断脊柱骨折稳定性的重要依据。存在脊髓神经的脊柱损伤亦要考虑采用脊柱内固定手术治疗。手术减压可有效解除脊髓和神经根的压迫，但由于减压手术进一步破坏了脊柱稳定性，因此均需要进行内固定植骨融合以重建稳定性。

从生物力学观点上讲，手术入路选择则应选择在伤侧，这有利于保护脊柱残存的稳定结构。例如，脊柱前方结构破坏为主时应选择前方融合；后方结构破坏为主时应选择后方融合。另外需注意的是，脊柱内固定物手术存在应力遮挡导致植骨不融合、继发性骨质疏松、融合后加剧邻近节段退变等力学问题，这些问题一直是脊柱内固定生物力学研究的热点。

九、骨质疏松椎体压缩骨折的生物力学

骨质疏松性椎体压缩骨折是骨质疏松造成的常见病症，好发部位为胸腰段脊柱。骨骼的基本代谢过程是塑形和重建。骨质疏松性骨折骨组织的力学顺应性表现为：骨重建阈值＜正常应变峰值＜骨塑建阈值≤病理性或微损伤阈值≤骨折阈值。

NOTE

（一）椎体结构的生物力学

1. 松质骨　椎体的松质骨在脊椎载荷中起重要作用，松质骨的质量决定于它的力学特性。诸如表面的强度和表面的弹性模量，这些又与它内部的骨小梁形状、方向、密度和结合性等微结构以及组织层面的韧性相关。

骨质疏松发生时，骨量的降低使椎体内骨小梁的分布、结构以及生物力学性发生变化。实验表明，骨质疏松椎体的骨小梁更多地分布在垂直方向，用以代偿骨丢失的效应，然而垂直方向增加的骨小梁使得骨质疏松结构对侧向的剪切力抵抗变小。

2. 皮质骨　椎体皮质骨在椎体的载荷中具有承重及分散应力的作用，并且通过形成封闭腔室强化松质骨的硬化效应。皮质骨壳平均厚度（0.38±0.06）mm，占整个椎体骨量的21%～39%，但是占整个椎体韧性的38%～68%。骨质疏松时，椎体骨皮质变薄导致骨强度的降低。

3. 终板　当椎体承载压缩负荷时，接近终板和终板内的组织是初始衰竭的高危位置。骨质疏松性椎体压缩骨折早期，常见椎体明显的双凹变形，提示终板和终板内的骨组织破坏塌陷变形。

（二）椎体负荷与骨质疏松椎体压缩骨折的关系

1. 蠕变效应与负荷的关系　非创伤性的椎体骨折可能与长期的蠕变效应有关。与循环负荷导致的疲劳效应相对应，蠕变效应通常由静态负荷引起。

2. 负荷方式　脊柱的前屈活动是最容易发生椎体骨折的负荷方式，脊柱矢状面不平衡导致椎体前部的应力集中是骨质疏松椎体压缩骨折和再次骨折的重要原因。

（三）经皮椎体成形术的力学分析

随着社会老龄化，骨质疏松症患者数量在人口占比越来越高，由于骨强度的降低极易发生骨折，脊柱椎体骨折是骨质疏松性骨折的高发部位。一旦发生椎体骨折，患者会出现顽固性的腰背疼痛，椎体骨折常常难以愈合而致椎体高度进行性丢失，脊柱出现后凸畸形，从而影响脊柱的生物力学，更进一步导致骨折的再发生，包括原发骨折椎体和其他椎体。自20世纪80年代以来，人们采用经皮椎体成形术（图7－19）治疗骨质疏松性椎体压缩骨折，取得了良好的临床疗效，逐渐成为骨质疏松性椎体压缩骨折的主要治疗方法。该手术的主要操作方法：在影像设备导视下，将注射针经皮、椎弓根插入椎体，向椎体内注入骨水泥而对骨折塌陷的椎体内成形加固。椎体成形术治疗机制尚不清楚，多数的观点认为：①骨水泥的聚合反应的热效应，可使椎体内部及椎体周围的末梢神经对疼痛的敏感性降低；②骨水泥注入椎体后能够加固椎体结构，恢复（或增高）骨折塌陷的椎体高度，恢复椎体的强度和刚度；③矫正脊柱后凸畸形，改善脊柱的生物力学结构。另外，骨水泥单体的生物细胞毒性作用也杀伤末梢神经细胞，减轻疼痛的敏感性。

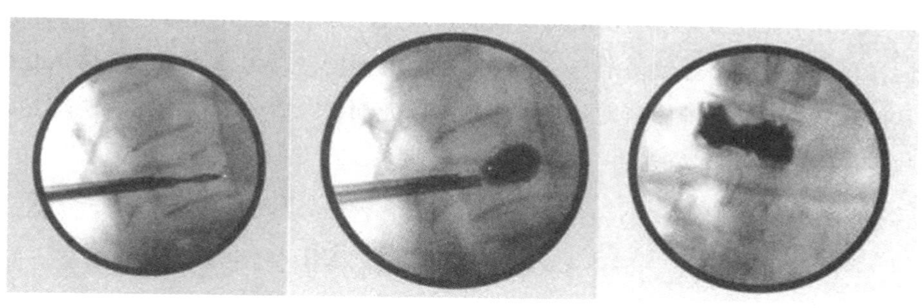

图7－19　经皮椎体成形术示意图

NOTE

椎体成形术虽然已在骨科临床中应用近30年，注射的充填材料仍在不断研制中，现阶段主要充填材料包括以下几种。

1. 聚甲基丙烯酸甲酯（PMMA） 骨水泥PMMA是目前最常用的充填材料，其具有可塑性强、强度大等生物力学特性，能迅速地稳定病变椎体、缓解症状。但存在明显不足之处：①PMMA在聚合时会释放热量，损伤邻近组织，包括脊髓和神经根。②PMMA较高的刚度和强度，成形椎体和相邻非成形椎体的强度、弹性模量不同，导致力学上的应力遮挡，可能造成继发性脊柱不稳而引起疼痛。③PMMA的外泄造成局部压迫，由于PMMA单体可以被吸收，故可能在注射过程中造成血压下降、脂肪栓塞等并发症。④PMMA不能降解和替代，长时间是否会在骨与骨水泥之间松动而导致机械不稳，尚不得而知。

三维有限元力学分析表明PMMA在稳定椎体、恢复强度和刚度的同时，可能使其后部结构及相邻腰椎出现应力集中现象。

因此，研究者正在努力寻找替代品来弥补或改善PMMA骨水泥的不足，提高修复材料的生物相容性，比如在PMMA的基质中加入一些人体骨粒或具有活性成分的羟磷灰石类物质，以及开发的生物活性骨水泥等。

2. 磷酸钙骨水泥 磷酸钙系列材料的化学成分与人体骨组织的主要成分极为相似，生物相容性良好，是基础材料之一，其中具有代表性的是羟基磷灰石（HA）和磷酸钙生物活性骨水泥（CPC）。

CPC具有可注射性和很好的椎体成形能力，还具有组织相容性和可生物降解性。因此在临床应用中不会产生严重的炎症反应和异体细胞反应，磷酸钙最终会被吸收，并在骨重建过程中被正常骨取代。

CPC的生物学特性可以总结为：①相似性（与骨的化学组成相似）；②可吸收性（能随着时间逐渐吸收，并被宿主骨所替代）；③生物活性（可以在骨的表面形成CPC与周围的松质骨形成紧密、直接及突起样结合）；④可促进细胞的功能和表达；⑤骨传导作用（能提供新骨形成的支架或模板）。另外也有人认为CPC对蛋白具有很强的亲和性，并有合适的三维立体几何构型，可结合和聚集循环系统中的内源性的骨形态发生蛋白，是生物活性肽、骨生长因子、骨髓间充质干细胞以及骨细胞的理想载体，从而具有骨诱导性。

磷酸钙骨水泥性能的优点在于生物相容性好、可塑性好以及与成骨活性相协调的降解活性，而缺点在于强度低、力学性能较差，无法满足实际应用的要求。目前，材料学研究者正在研发各种CPC复合材料，即将两种或两种以上具有互补特性的生物材料按一定的比例和方式组合，构造出新型CPC复合材料，使材料的力学性能得到一定的提高。

伤椎内注入骨水泥，虽然可明显提高伤椎的极限抗压强度，但邻近椎体的极限抗压强度并没有得到同样程度的强化，导致伤椎与邻近椎体之间的强度差增大，使相邻椎体承受的应力载荷增大，从而容易导致邻近椎体新发骨折的出现。因此如何改善术后应力遮挡、继发邻椎新发骨折、寻找更佳的填充材料是该术式研究的热点。

第五节 脊柱退行性变的生物力学

NOTE

脊柱退行性变包括椎间盘、椎体、小关节及其附属韧带的退行性病变。随着现代工作和生活方式的改变，发病越来越广泛且趋于年轻化。从生物力学的观点分析，脊柱腰段的地位十分重要，是生物力学研究的重点。腰椎活动节段是腰椎最小的功能单位，呈现出腰椎一般的生物力学特性，完整、全面地认识腰椎活动节段在生理和不同病理条件下的受力状况，一直是骨科研究者感兴趣的课题方向之一。随着有限元法在这一领域的应用，对腰椎活动节段的应力分布及其变化规律有了逐步的认识。

一、椎间盘退变的生物力学

椎间盘退变是一系列脊柱退行性疾病的前提和基础病理过程，目前认为椎间盘退变是一个营养代谢等多因素参与的综合性疾病，往往是多种机制共同作用的结果。

（一）椎间盘组织营养代谢因素

随着年龄的增长，椎间盘组织发生明显的变化，髓核中的纤维成分逐渐增加，纤维环中的纤维网状结构也在发生着变化。髓核和纤维环中蛋白多糖含量和相关固定电荷密度减少，髓核和纤维环的含水量的减少，进而影响了组织的力学、化学及电学特性。

（二）椎间盘退变的生物力学因素

椎间盘退变进程中，椎间盘的生物力学性能发生变化，反之，生物力学的变化影响椎间盘的退变。

1. 脊柱负荷的变化 退变的椎间盘高度下降，可使小关节的转移性负荷增加，加速小关节的退变；也可使关节囊和韧带松弛，韧带静力性稳定的预应力效能减弱，导致脊柱稳定性下降，椎节间出现异常活动，椎体边缘水平状骨赘形成，关节突关节等也可有骨赘形成。

2. 生物力学性能变化 椎间盘属于黏弹体，有滞后性能，椎间盘退变后，降低了对水的亲和能力，以致弹性降低，逐步失去贮存能量和分布应力的能力，抗载能量也因此减弱。髓核的剪切模量在退变时会增加 8 倍，而相关能量耗散的减弱，表明随年龄增加和退变的发生，髓核经历了从“液态”到“固态”的转变。随着椎间盘退变程度的发展，纤维环的压缩模量增加，径向渗透率减少而剪切模量中度增加。椎间盘退变后，蠕变的力学性能发生变化，正常的椎间盘蠕变很慢，退变的椎间盘则相反，表明退变的椎间盘吸收冲击力的能力减退。

3. 负荷状态的改变使得椎间盘易于损伤 脊柱形态的变化导致脊柱负荷失衡，如脊柱侧弯时，可引起椎间盘的胶原、水分和蛋白多糖的与部位相关的特异性下降，以及胶原类型的改变。在侧弯的凹侧，总胶原浓度和Ⅰ、Ⅱ型胶原比率均达到其最大值。长期慢性负荷状态可引起椎间盘组织成分特性的改变。

4. 小损伤引起椎间盘内部结构和代谢的改变 纤维环的撕裂后，椎间盘释放一些蛋白质作为伤害因子刺激软骨终板和纤维环上的神经纤维。应用弹性有限元模型对椎间盘的行为的模拟研究结果表明，椎间盘蛋白多糖成分的丢失降低了流体静力压及椎间盘中的电势，增加了固体基质的应力，并会对液体传输产生长期的影响。

（三）生物力学对椎间盘细胞退变的影响

生物力学因素是腰椎间盘退变和突出的重要因素，可通过影响腰椎间盘组织的生物学特性，导致腰椎间盘细胞代谢出现紊乱。对人体椎间盘内压进行了测量，结果显示当人体保持坐姿时腰椎间盘内压约为人体体重的3/5，当人体姿态变为前屈20°站姿时，椎间盘髓核内压可达到自重的2 倍左右，而当负重 20kg 的重物时，则达到人体自重的 3 倍。椎间盘细胞来源于胚胎时期

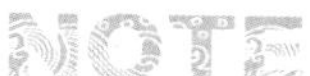

的脊索，出生后分化为脊索细胞和类软骨细胞，包括髓核细胞、纤维环细胞及软骨终板细胞。椎间盘退变实质为椎间盘内有机结构进行性减少，体现在椎间盘细胞的再生与凋亡的紊乱、活力细胞数量减少、细胞形态变异等方面。单纯的椎间盘内压力变化即可对椎间盘细胞代谢产生显著影响。

（四）生物力学对椎间盘细胞外基质退变的影响

椎间盘退变还表现在蛋白多糖、Ⅱ型胶原及水分等细胞外基质的结构、功能、含量和分型的改变，这些细胞外基质具有高弹力及抗张力特性，对维持脊柱稳定及生理弯曲有着极为重要的意义。外力作用下，纤维环、髓核含水量不断下降，软骨终板钙化，物质交换通道丧失，使椎间盘内营养供应被阻断，同时代谢产物不易排出，增加了细胞外基质的废物沉积，合成和降解失衡诱发椎间盘退行性变的发生。蛋白多糖、Ⅱ型胶原及水是椎间盘黏弹特性的物质基础，保持其生成及代谢平衡至关重要。

二、颈椎退变的生物力学

由于颈椎解剖结构以及人体活动的特点，颈椎是整个躯体活动中灵活性最大、活动频率最高的节段，除人体的营养代谢因素以外，颈椎容易遭受各种静力和动力因素的急、慢性损害，引起颈椎的退变。

颈椎退变的起始因素是颈椎间盘的退变，根据颈椎的解剖特点，临床上常划分上颈椎（C_1～C_2）和下颈椎（C_3～C_7），颈椎退变主要发生在下颈椎。下颈椎分为5个运动节段，自C_2～C_3至C_6～C_7，其中运动最大的是C_5～C_6，最小的是C_2～C_3，因此临床上多见于C_5～C_6的退变，与之相邻的C_4～C_5、C_6～C_7也是退变的高发节段。颈椎退变后，主要表现为颈椎不稳定以及所引起的一系列颈椎的改变。

三、腰椎退变的生物力学

腰椎退变后，主要表现为腰椎不稳定以及所引起的一系列腰椎的改变。

（一）腰椎关节突关节退变的生物力学

腰椎关节突关节是腰椎连接结构之一，是脊柱唯一的滑膜关节，具有维持脊柱节段稳定的作用，与腰椎间盘一起辅助腰椎运动。腰椎关节突关节作为腰椎应力传导和运动控制的重要组成部分，其复杂的解剖结构决定了独特的生物力学特性。腰椎关节突关节的生物力学特性会影响其退变过程，进而影响整个腰椎的退变过程。临床工作中常见的腰椎失稳、腰椎滑脱、腰椎管狭窄和退变性脊柱侧弯等都与腰椎关节突关节的退变相关。

脊柱运动是三轴六向的复合运动。运动节段由椎间盘和相应平面的两侧关节突关节将相邻椎骨连接而成，构成了脊柱结构和功能的基本单位，称之为“三关节复合体”。腰椎在整个脊柱中负重和活动范围均较大，L_4/L_5和L_5/S_1椎间盘承载了人体约20%的载荷。腰椎关节突关节的受力占轴向压缩载荷的比例因姿势而异。在中立位时，L_4/L_5腰椎关节突关节受力占轴向压缩载荷的15%；前屈10°和20°时，受力占压缩载荷的比例减为9%和5%；后伸10°和20°时受力占压缩载荷的比例增至23%和33%；侧弯时，同侧腰椎关节突关节受力减小，对侧腰椎关节突关节受力增大；轴向旋转时，同侧腰椎关节突关节不受力，对侧腰椎关节突关节受力增大。腰椎间盘及小关节退变与年龄密切相关，早期以腰椎关节突关节退变为主，后期以腰椎间盘退变为主。腰椎关节突关节可以防止腰椎过度活动，在过度的剪切力和扭转张力中对椎间盘予以保护。当腰椎关节突关节退变时，脊柱节段的稳定性受到影响，腰椎关节突关节对椎间盘的保护作用将减弱，从而诱发或加速椎间盘退变，两者互为因果。

（二）腰椎椎体退变的生物力学特性

腰椎椎体骨组织随年龄的增加而明显退化，这些与机体的衰老和性激素变化有关。因为男性活动量大且脊柱受激素水平变化的影响相对女性较小，在男性脊柱中椎骨的骨矿含量、椎间盘及周围韧带强度是和所受负荷相关的，椎骨强度和腰部负荷相适应。脊柱异常的负荷会导致邻近椎体明显的硬化和骨小梁数目增加。椎体边缘、小关节周围的增生骨赘提示：椎体试图通过增大面积上的传导力以减少应力和应变效应。

（三）腰椎黄韧带退变的生物力学

黄韧带是一个功能活跃、易受损伤的组织。随着年龄的增长，黄韧带逐渐出现退变，并导致肥厚、钙化甚至骨化，造成相应节段的椎管狭窄而压迫脊髓和神经根。黄韧带主要由弹力纤维、胶原纤维组成，胶原纤维使胶原组织具有一定的强度和刚度，它的形状随受载情况而变化，不受载荷时胶原纤维呈波浪状，而随着载荷的增大，胶原纤维会逐渐拉长，直至与载荷方向不一致的波浪状纤维被拉直。而此时被拉直的纤维在生理允许的范围内承受最大载荷，而那些与载荷方向不一致的纤维并未被完全拉直，因此仅承受较小的载荷。一旦载荷超过屈服点，胶原纤维将产生非弹性变形直至被破坏，其伸长范围仅为6%～8%；弹力纤维使韧带组织在载荷作用下具有延伸能力，被拉长到一定程度后仍能恢复原状。当载荷较小时弹力纤维很容易发生拉长变形，所承受的拉力仅为胶原纤维的1/5左右。黄韧带的生物力学特性除取决于弹力纤维和胶原纤维的含量比例外，韧带中与载荷方向一致的纤维数目越多，纤维越宽越厚，韧带的强度越大。脊柱处于最大屈曲位时黄韧带可比中立位拉长30%左右，而位于最大伸展位时最增厚，并缩短10%。黄韧带的应力－应变曲线与弹力纤维相近，当黄韧带受到牵拉时，弹力纤维被拉长处于蓄能状态，同时胶原纤维的抗拉性能又能防止弹力纤维的过分牵张。外力去除后，弹力纤维内蓄积的能量又能立刻释放使组织恢复原状，这一组织特性具有重要的生理意义：一方面有助于限制相邻椎体间的过渡和异常活动，另一方面可以将拉伸载荷在椎体间传递，由于黄韧带至椎间盘内活动中心有一定的距离，从而可以产生对椎间盘的预张力。有利于保持脊柱的稳定，有助于椎间盘的营养供给。由于有预张力的作用，尽管有脊柱后伸时黄韧带的缩短、增厚，但其本身不至于发生皱褶或弯折而突入椎管内使脊髓或神经受压，生物力学的特性使黄韧带在一定范围内自如活动而不被破坏，从而保护了脊髓和神经。各种使黄韧带骨附着部负荷异常增加的因素均能造成黄韧带的损伤，而反复的损伤和修复是黄韧带肥大、骨化的基本病因之一。随着年龄增加，脊柱发生退变而导致的椎体不稳，会引起黄韧带所受机械牵张力的增加，脊柱活动较大的下胸段黄韧带骨化的发病率明显高于中上胸段，说明受力的改变可导致黄韧带退变。

（四）腰椎矢状位力线及其生物力学意义

脊柱－骨盆矢状面平衡参数是目前脊柱外科生物力学研究领域的热点之一。伴随着腰椎退行性疾病发病率的增加，腰椎矢状力线分析研究表明多种腰椎退行性疾病与矢状面失衡密切相关，恢复重建生理曲度是维持正常腰椎生物力学功能的基础。研究生理状态下的腰椎矢状序列特点及其退变趋势有助于从病理状态的腰椎序列逆推分析，通过干预重建生理状态的腰椎矢状力线，可能有益于减轻邻近节段退变。腰椎矢状位退变过程中受到多种因素影响，脊柱代偿机

制复杂，尚需进一步探究。

（五）腰椎后路椎间融合术对邻近节段退变的生物力学影响

腰椎退变经过正规保守治疗无效患者可考虑进行手术治疗。无论何种术式均对脊柱生物力学结构产生影响，负荷的吸收与传递发生改变，尤其是脊柱融合技术，融合节段活动度的丢失，则邻近节段代偿性活动度增加，致使邻近节段应力集中，导致或加速邻近椎间盘退变。由此引入了邻近节段退变的概念，邻近节段退变是影像学上的改变，而邻近节段退变性疾病才是需要干预的真正疾病。年龄并非是导致邻近节段退变病的重要因素，腰椎小关节的严重增生退变才是导致邻近节段退变病患者再次手术的重要原因。为减少腰椎融合术后邻近节段退变性疾病，脊柱动态固定概念不断被提出，即利用腰椎非融合技术在赋予腰椎稳定性的同时，保留其部分活动性，减少对相邻节段应力和运动的影响，理论上可以避免或延缓邻近节段退变性疾病的发生。

脊柱融合术是通过手术方法使 2 个或 2 个以上有病变或丧失稳定性的脊柱节段在生理状态下融为一体，融合的上下两端为正常活动节段，从而使脊柱能发挥正常功能。脊柱融合术后融合区邻近节段（上或下）的退行性病变可以涵指所有脊柱融合术后融合区邻近节段的异常改变。退行性变可发生在融合平面以上或以下的邻近节段，而且两者的类型和发生率也不尽相同。上方邻近节段常比下方邻近节段更容易发生退行性变。腰椎融合术后融合平面以上比融合平面以下的节段更容易发生退行性脊柱前凸、椎间隙变窄以及椎间盘退行性变，考虑可能与术中进行内固定时对头侧节段后侧结构（如小关节、韧带等）的破坏有关。在导致融合后发生邻近节段退变的各种因素中，其中一个重要的因素就是邻近椎间隙承担过多超出生理范围的异常活动。融合后邻近节段抗剪力作用减弱，相邻节段尤其是小关节的载荷增加，上下椎间盘内压力的增加及脊柱后部韧带张力改变；腰椎由于解剖结构和生物力学性质上的差异，单节段融合固定比多节段融合固定更易引起邻近节段的退行性变，在其随访的腰椎融合患者中，邻近节段关节突肥大性关节炎及节段性不稳情况均发生于单节段融合者，而且单节段融合术后无症状期较短。邻近节段退变以椎间盘退变、小关节增生退变致椎管狭窄、腰椎滑脱等最为常见，考虑与内固定融合术中对邻近节段后柱结构破坏，导致邻近节段活动度增加、应力增大有关。

第六节　特殊脊柱疾病的生物力学

一、脊柱侧弯的生物力学

脊柱侧弯又称为脊柱侧凸。脊柱侧凸是复杂的脊柱三维畸形，主要表现为冠状面上脊柱的侧弯，合并横断面上椎体的旋转。脊柱侧凸是躯干的畸形，其特征是脊柱的侧向偏移和轴位旋转。应用 Cobb's 法测量正位全脊柱 X 线片角度大于 10°称为脊柱侧凸。脊柱侧凸可划分为功能性侧凸和结构性侧凸。其中，特发性脊柱侧凸约占 80%，是最为常见的一类。在学龄期青少年人群中，青少年特发性脊柱侧凸发生率为 0.5% ~3%，其中约 10% 侧凸角度大于 40°，需要进行外科矫正。

（一）特发性脊柱侧凸的生物力学发病机制

能够导致躯干生长不平衡的因素均有可能导致脊柱侧凸的发生和发展，这些因素包括骨骼、椎间盘和软骨终板结构的异常。由于脊柱后柱膜内成骨延迟致使前柱软骨内成骨和后柱膜内成骨失衡，从而使得脊柱前柱生长过快而后柱生长缓慢，进而导致脊柱生长过快与脊髓生长比例失衡，而这种比例失衡可导致脊柱侧凸发生。在许多特发性脊柱侧凸病例中存在矢状面上胸椎生理后凸的减少以及肋骨变形的情况。脊柱侧凸还包括椎弓根、棘突、横突、椎间盘以及椎体本身的变形。青少年特发性脊柱侧凸患者多处于青春期，人体在该时期生长迅速，脊柱侧凸椎体两侧承受的压应力不对称，压应力可以抑制骨骺的生长，而张应力可以促进骨骺的生长，这就导致脊柱两侧生长的不对称，长此以往使得脊柱两侧应力改变持续发展并随着时间进程而加重。

青少年特发性脊柱侧凸患者顶椎区椎间盘纤维环中Ⅰ型、Ⅱ型胶原的含量在凹侧明显低于凸侧，凹、凸侧胶原含量的差异与侧凸 Cobb 角有明显的相关性，而且青少年特发性脊柱侧凸患者Ⅰ型、Ⅱ型胶原的含量均较正常人下降。由于青少年特发性脊柱侧凸的椎间盘存在着基质合成代谢的异常，不能产生足够量的正常Ⅰ、Ⅱ型胶原来维持椎间盘的生物力学功能，使得脊柱在正常的应力或轻微的非正常负荷下出现脊柱的畸形。

特发性脊柱侧凸其最初的畸形涉及初期椎体的旋转，初始矢状面平衡的不稳、冠状面失衡，以及轴位、冠状位黏弹性的改变。在快速生长期脊椎不对称生长的自身生物力学调节导致了特发性脊柱侧凸的持续进展。不平衡的肌肉导致脊柱不平衡地生长。神经肌肉控制系统微小缺陷，可能导致横突棘肌不对称生长，引起脊柱局部的侧向偏移及轴位的旋转，从而使得局部的微妙平衡被打破，产生微小的侧凸，接下来便是脊椎与肋骨的变化，此后在脊柱生长过程中，脊柱侧凸不断加重。建立脊柱三维有限元生物力学模型，把几种公认可造成脊柱侧凸的因素分别加在此模型上，通过实验得出冠状面 3mm 的侧移就可以导致典型的脊柱侧凸畸形，包括颈椎的旋转及楔形变，胸椎对冠状面的失衡更敏感；轴位的旋转可造成一个较小的不典型的侧凸，从而认为脊柱冠状面的失衡在特发性脊柱侧凸发病中起主要作用。大部分患者胸椎椎体的楔变程度与侧凸的严重程度一致，脊椎的轴向旋转改变了小关节面的角度取向，其结果是改变了椎体及其周围结构的生物力学性能，促进了脊椎的进一步变形，加重了侧凸，且脊柱侧凸的凹侧负荷更大。根据脊柱生物力学的特点，恢复和维持胸段正常的生理后凸可以增加脊柱的稳定性。如果椎体前方生长速度快，就会使得正常的胸椎后凸减少甚至产生胸椎前凸，脊柱的负重点向后移的情况，这样就产生了脊柱旋转不稳的力学基础。脊柱侧凸的易感因素有胸椎前凸或后凸不足、凹侧肋骨头的过度生长情况。脊柱的生长是侧凸进展的原始因素，并且在脊柱快速生长期可观察到发生侧凸的进展。脊柱快速生长期时 $T_4 \sim T_{10}$ 前柱生长过快会导致胸段脊柱侧凸。利用运动分析系统分析脊柱侧凸患者的脊柱、骨盆及下肢运动学上的差异及对脊柱侧凸的影响，提示可以从动态的力学分析入手研究脊柱侧凸的发病机理及病因。

（二）治疗脊柱侧弯的生物力学原理

1. 非手术治疗　非手术或手术治疗的方法均靠外力矫正畸形，这种机械外力矫正脊柱畸形的方法，包括在矢状面上水平的外力、分散的外力、侧曲和屈伸的运动和水平面上的运动。用支具治疗脊柱侧弯，通常要提供 3 方面的力量。在侧弯的顶点为一个作用点，其上、下有反作用点，这样可以试图在正面和矢状面上控制侧弯。但在临床的实际治疗中，这只能对轻度的脊柱侧弯起到矫正作用或延缓发展的作用；对较为严重的脊柱侧弯，则难以在三维空间矫正畸形。

目前常用的支具类型如下几种（图 7－20）。

（1）Milwaukee 支具：常用的胸腰髂骨型矫形支具。

（2）腋下矫形支具：此类支具上方在腋下，下方贴附于骨盆之上的。

（3）SpinCor 矫形带：是一种动力性支具，既能防止侧弯加重，又能让小儿正常运动。设计分两部分，第一部分为锚定点，包括骨盆点、大腿带和交叉带；矫正部分为一个短上衣和矫正带。基本原理：对右侧胸段的侧弯，施加外力在胸和肩部，使侧弯变直；对左侧的胸腰段侧弯，外力来于骨盆；对左腰侧弯，来于骨盆的外力是躯干右移；对右胸段侧弯和左腰段侧弯，肩和骨盆的外力在水平方向使侧弯变直。

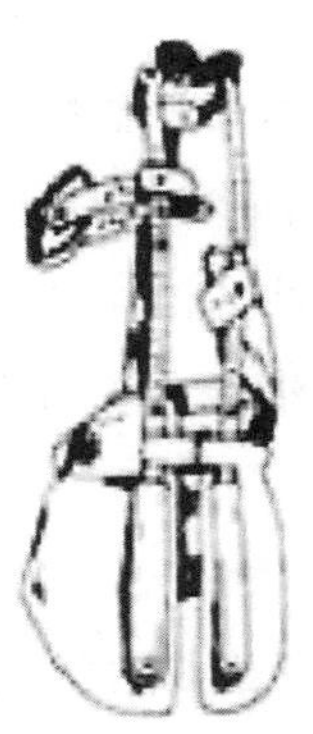
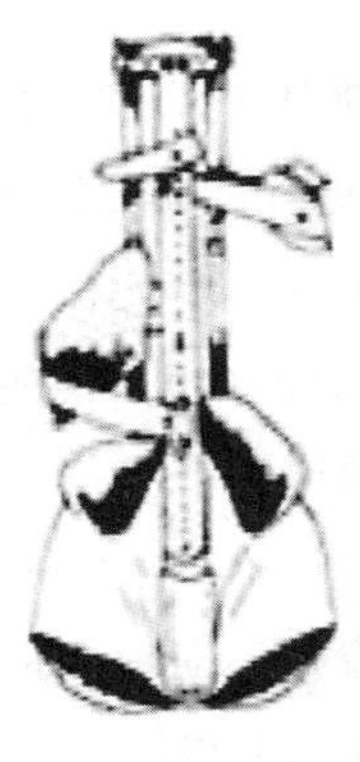
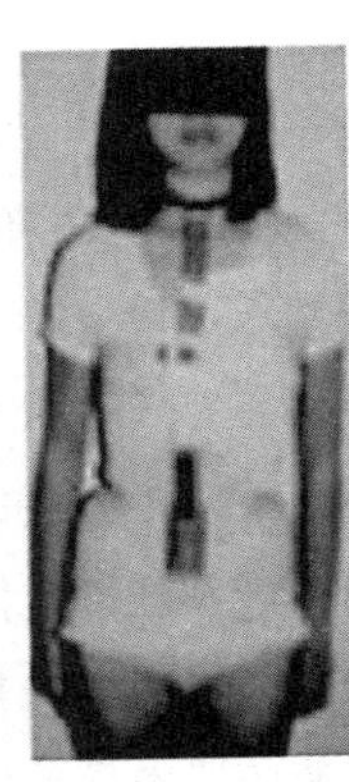
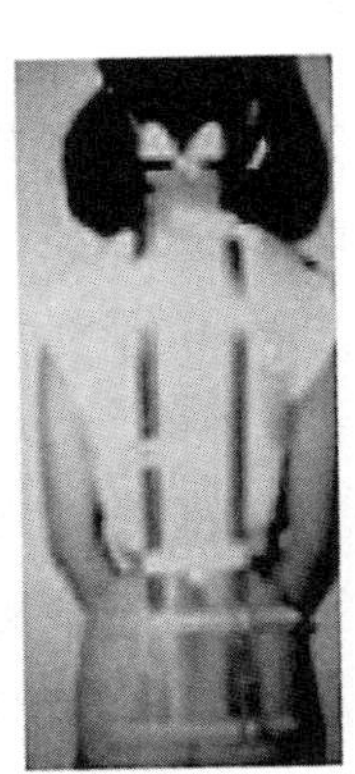

Milwaukee支具（胸髂骨型矫形器）

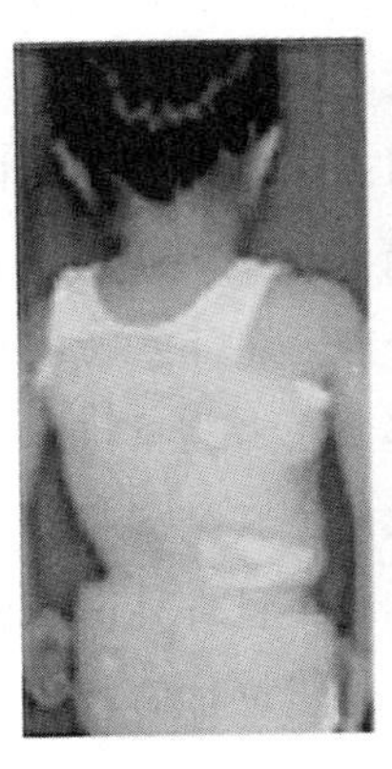
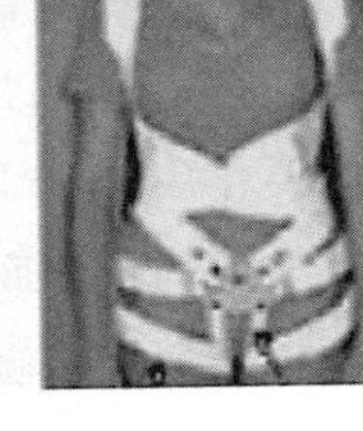
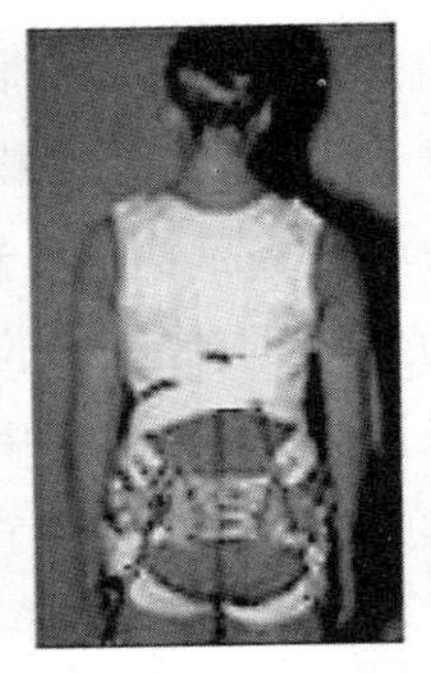
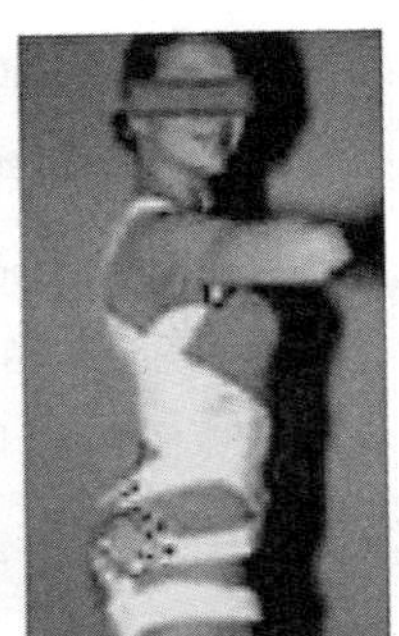

腋下矫形支具　　SpinCor矫形带

图 7-20　常用的支具类型

2. 手术治疗　在 1960 年前，骨科治疗脊柱侧弯手术方法多采取后路脊柱融合术，Harrington 器械的应用标志着骨科治疗脊柱侧弯方面的革命性进展。其后，脊柱矫形的器械不断改进，提高了脊柱矫形、融合、固定的临床效果。

脊柱矫形器械可分为两大类：①前侧器械，主要有 Dwyer、Zielke、TSRH、ISOLA、Kaneda、Halm - Zielke。②后侧器械，其发展演变分为三代：第一代为 Harrington 器械；第二代为 Luque 和它的变型如 Harri - Luque 器械和 Harri - Wisconsion 器械等；第三代为 Cotrel Doubousset、TSRH、ISOLA 和 Moss - Miami 等。

治疗脊柱侧弯的器械的基本原理是通过器械对脊柱畸形施加矫形的外力，使畸形在不同程度上得到纠正。后侧器械从第一代发展到第三代，矫形固定的原理从二维矫形向三维矫形演变；根据 Denis 三柱理论分析，从脊柱的单纯后柱固定向三柱固定演变。

NOTE

（1）脊柱侧弯二维矫形原理：应用 Harrington 器械矫形的基本操作方法，是在凹侧进行轴向撑开，凸侧进行轴向加压，该器械仅固定于上下两点，对畸形仅在二维空间产生矫正力（图 7－21）。

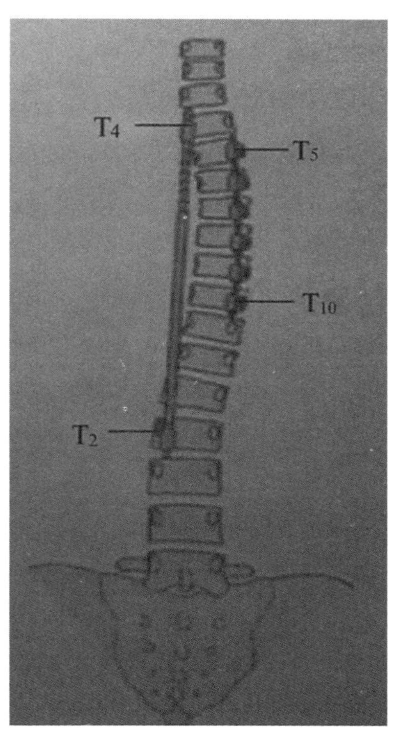

图 7－21　脊柱侧弯二维矫形原理

（2）脊柱侧弯三维矫形原理：第三代的脊柱后侧器械具有三维矫形原理，包括去旋转技术、间接去旋转三维矫形技术。

①去旋转技术：操作时将固定棒按照矢状面理想曲度预弯并置于侧凸范围内，然后将固定棒旋转 90°，使脊柱冠状面的畸形转向矢状面，此时，固定棒在冠状面上呈一条直线，在纠正冠状面畸形的同时重建矢状面曲度。

②共平面排列技术：是一种间接去旋转三维矫形技术，操作时，术中在凸侧椎弓根钉尾部安装带槽孔的套管，将一根棒插入套管槽孔的尾端并始终保持原位，将另一根棒向下方分离，同时达到椎体横向移位的复位和去旋转，在此过程中通过在套管尾端间保持分离，获得并维持正常胸椎后凸。

二、脊柱不稳定的生物力学

（一）脊柱不稳定的概念

稳定与不稳定是反映结构状态的一个力学概念，Pope 和 Panjabi 认为不稳定在力学上是指一个力学实体失去了最佳的平衡状态，脊柱不稳定是指由于维持脊柱稳定的结构损伤，致使运动节段的刚性丢失。1985 年美国骨科医师学会对此的定义为节段不稳定是指对所加的载荷的异常反应，以运动节段超出正常活动范围为特点。从临床的角度观察，脊柱不稳定不应局限于力学范畴，还应包括由此引发的脊柱疼痛及一系列相应的临床表现，并且这种不稳定具有加重畸形

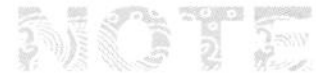

并使神经结构受损的潜在可能性。

目前，学者们对脊柱不稳定的定义描述尚不统一，但是有3个共同点：①脊柱不稳发生于脊柱失去在生理载荷下控制异常活动的能力；②脊柱不稳意味着这些异常的活动将导致进一步的损伤；③脊柱不稳意味着脊柱无法实现保护神经结构的基本功能。

（二）脊柱稳定系统

脊柱作为人体的支柱，从生物力学方面分析，主要是承受和传递重力负荷，缓冲震荡的作用，在脊柱周围的韧带和肌肉协调下，脊柱具有相应的稳定性和灵活性。

脊柱的稳定系统由3部分构成：①被动子系统或称内源性稳定系统：由椎骨、椎间盘、脊柱韧带构成；②主动子系统或称外源性稳定系统：由脊柱周围的肌肉、肌腱、内压组成；③神经子系统：神经子系统控制被动子系统和主动子系统，使它们协调起来，实现脊柱稳定。

如果三个子系统中的任何一部分破坏，则可能引起以下结果：①立即从其他系统中得到补偿，恢复脊柱的正常功能；②导致一个或多个子系统的长期适应性反应，虽然恢复了脊柱的正常功能，但改变了脊柱稳定系统的状态；③产生一个或多个子系统的损伤，造成脊柱功能的丧失。

目前，多数生物力学研究是在离体状态下进行的，研究多集中在内源性稳定系统上，而对外源性稳定系统以及涉及协调功能的研究尚有待深入。近年来，随着计算机技术和数字骨科的不断进步，有限元分析法在脊柱生物力学研究领域中已得到日益广泛的应用，进一步推动着脊柱生物力学研究的发展。

（三）脊柱不稳定的原因

临床上引起脊柱不稳定的常见原因有以下几种。

1. 外伤性 如脊椎骨折、脱位等。

2. 退变性 脊柱退变，尤其是椎间盘退变是引起脊柱不稳定的重要原因。椎间盘退变发生后，纤维环和髓核脱水、体积变小及弹性降低，椎间隙变窄，小关节载荷增高，椎体周围以及后关节韧带松弛，受累椎体滑移或旋转，致使脊柱不稳。

3. 峡部性 脊椎峡部不连或疲劳骨折不愈合而致脊椎滑脱。

4. 医源性 由于各种原因手术切除关节突、椎板等，因结构的改变造成脊柱不稳定；脊柱融合内固定手术，引起相邻节段的应力集中造成脊柱不稳定。

5. 破坏性 如脊柱结核、肿瘤、感染等致脊柱结构破坏，从而发生不稳定。

（四）脊柱不稳定的生物力学因素

1. 异常位移 脊柱不稳定的基本力学现象，是在生理载荷下，脊柱某部分的异常位移，位移可能是平移、旋转或者是二者的某种组合，类似的生理载荷，可以是力、力矩，或二者的某种组合。

（1）平动引起的位移：研究一个运动段，下脊椎固定，生理载荷加在上脊椎上，同时测量位移，如果脊椎运动段是不稳定的，上脊椎平移，比承受同样生理载荷的稳定运动段的平移要大。如双侧关节面断裂错位后 C_5 对 C_6 的向前位移。

（2）旋转引起的位移：不稳定脊椎与稳定脊椎在承受同样的生理力矩时，前者比后者有更大的旋转运动。如脊柱发生单侧关节面错位和椎间盘的部分断裂，当此脊柱承受轴向力矩时，上脊柱将会出现围绕靠近完整关节面的轴向旋转。

2. 移位和髓核侵占　不稳定的运动段，可以用两个一样的方块（脊柱）和圆孔（脊髓腔）来代表，在理想的脊椎排列时，脊髓腔空间最大，方块之间的任何相对位移，结果都使脊髓可占用的空间减少（图 7－22）。

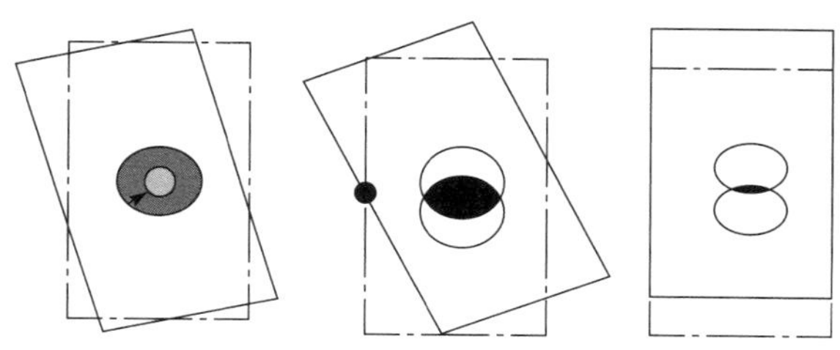

图 7－22　移位和髓核侵占

3. 韧带与脊柱稳定性　韧带提供静力性的稳定作用，脊柱周围的韧带维持脊椎固有的平移和旋转稳定性。韧带的作用与韧带的生物力学性质、解剖位置、载荷状况、韧带的张力相关。

假设全部韧带是由同一种材料制成的，则韧带的抗载荷能力与韧带的横截面积成比例相关，当运动段承受生理载荷时，横截面积大的韧带，将提供比较大的稳定性和比较小的位移。纤维环比棘突间韧带的横截面积大，因而提供的稳定性更大。

脊柱韧带所处的不同的解剖位置上，承受不同的载荷能力，对不同方向的稳定性的作用不同，如棘突间韧带对弯曲旋转稳定性有显著作用，但对前后方向的平移稳定性作用较小。

韧带的张力对脊柱稳定性也很重要，它起到一种预应力的作用，当脊柱退变等原因引起韧带的松弛（或断裂）时，则会减弱韧带维持稳定的作用。

4. 肌肉与脊柱稳定性　肌肉的收缩提供动力性的稳定作用，并增强脊柱的稳定性及承受作用于躯干的外力，脊柱的运动及不同姿势需要肌肉和肌群的外源性支持。当肌力不平衡、肌肉劳损或肌肉瘫痪时可引起脊柱的畸形和不稳定。临床上，通过合理的脊柱功能锻炼，增强相关肌群的力量，将有助于增强脊柱的稳定性。

（五）脊柱不稳定的临床问题

脊柱的稳定系统的破坏会引起脊柱生物力学失衡，影响脊柱的正常生理功能，故而导致一系列脊柱不稳定的临床问题，这往往是颈、背、腰痛的重要原因。在脊柱结构里，颈椎、胸椎下段、腰椎受脊柱不稳定的影响尤为突出。

1. 颈椎不稳　颈椎不稳是指各种原因导致颈椎结构功能减退，在生理载荷下出现过度和异常活动，引起相应临床表现和潜在颈椎进行性畸形及神经损害。从生物力学方面分析，按颈椎移位方向可分为前屈不稳、后伸不稳、侧方不稳和轴向旋转不稳；前两种多见下颈椎，后两种多见上颈椎；按解剖部位可分为枕颈不稳、寰枢椎不稳和下颈椎不稳。

（1）寰枢椎不稳：寰枢椎是构成头颅旋转运动的重要结构，其稳定性主要依赖于本身骨性结构的完整性及位于齿状突后方的横韧带和翼状韧带的连续性。枕寰椎解剖结构较为薄弱，活动范围大，外力造成骨折或韧带断裂而引起寰枢椎半脱位、脱位。此外，肌肉痉挛、骨质疏松、韧带松弛、炎症等原因，均可造成寰枢椎不稳，如少儿的寰枢椎半脱位（图 7－23）。

NOTE

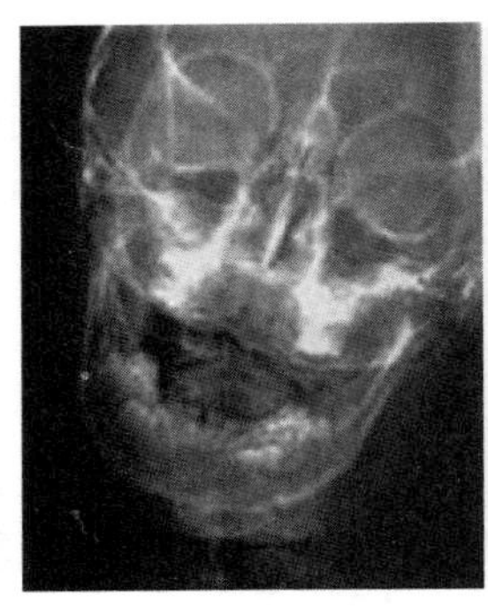
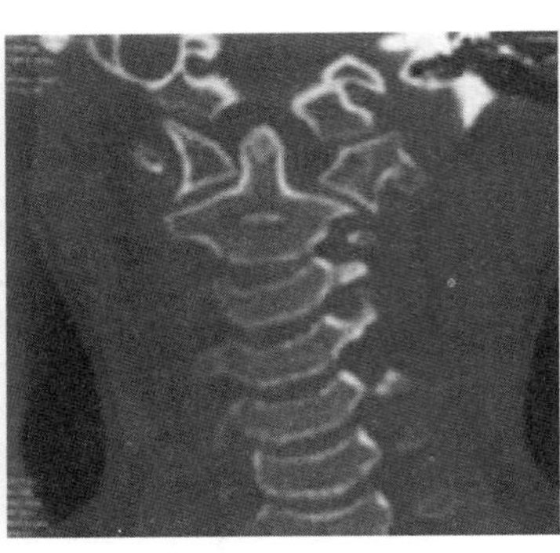
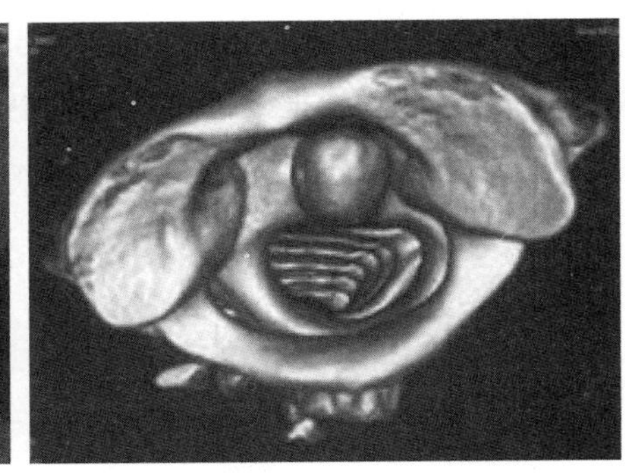

病例：女，8岁 寰枢关节半脱位。

图7－23 寰枢椎半脱位

寰枢椎不稳是引起上颈部疼痛的原因之一，在临床上，寰枢椎不稳常被认为是眩晕的重要原因。在解剖学上，椎动脉的第3段是由C_2横突孔穿出后经寰椎后弓上面的椎动脉沟走行，然后向上行至枕骨大孔内，有4～6个弯曲。尤其在枢椎横突孔的内侧，以及上方的弯曲及在寰椎横突孔上方、侧块外侧弯曲，其达90°或呈锐角。当寰枢椎不稳时，头颈的活动可使椎动脉或受到牵拉或发生扭曲和受压，从而造成椎动脉的痉挛、狭窄甚至闭塞，引起椎－基底动脉供血不全症状，如头痛、眩晕等（图7－24）。

对于寰枢椎不稳引起的眩晕的治疗原则应该针对病因纠正颈椎的不稳定因素，消除椎动脉通路在寰枢椎上的异常因素，以改善供血，缓解临床症状。

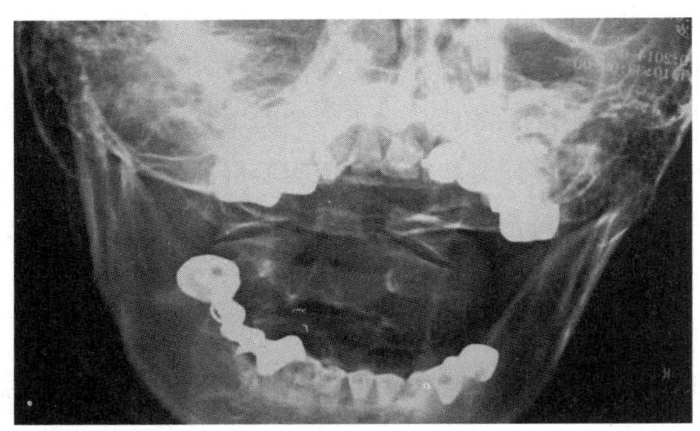

图7－24 寰枢椎不稳

（2）下颈椎不稳：下颈椎的稳定性取决于完整的椎体结构和椎间盘，同时依赖于韧带、肌肉、关节囊、筋膜等的协同作用，其中任何环节遭受破坏都可导致脊柱的不稳定。影响颈椎的稳定性的主要因素有退行性变、外伤劳损、脊柱感染和肿瘤、先天性因素、颈部手术等。下颈椎不稳主要表现为前屈不稳、后伸不稳。

2. 胸椎（T_1～T_{10}）不稳 胸椎（T_1～T_{10}）段，由于肋骨胸廓的协同作用，显著地增加了脊柱结构的横向大小（*X*、*Z*平面），这样就增加了惯性矩，因此增加了矢状面和额状面内对弯曲的抵抗能力，具有较强的稳定性（图7－25）。

NOTE

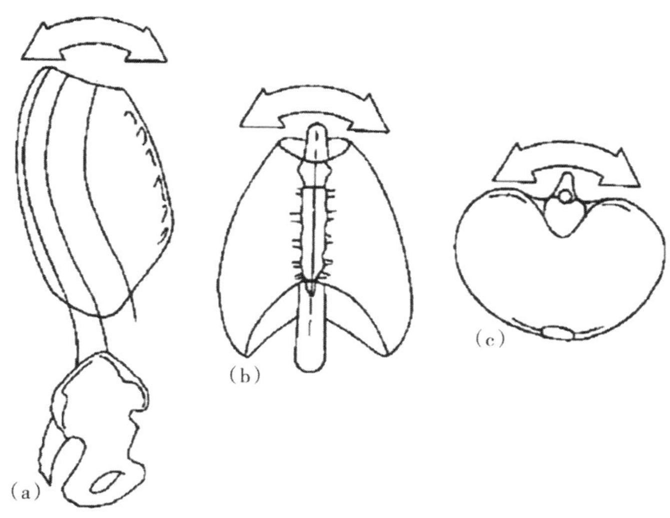

图 7－25　胸腔增加抵抗弯曲与扭转能力

3. 下胸椎（T_{11}～T_{12}）和腰椎不稳　下胸椎（T_{11}～T_{12}）的肋骨为游离肋，不具有肋骨胸廓的协同作用，其稳定性机制与腰椎大致相同。多种因素均可引起腰椎不稳，随着人口老龄化，腰椎退行性变因素引起的腰椎不稳尤为突出，其病理基础是椎间盘退变。由于椎间盘退变，椎间高度减低，椎体间载荷分布紊乱，小关节突载荷增加而发生退变，椎体间的韧带、关节囊松弛，椎体间的不稳范围增大，常表现为关节突向性不稳定与旋转不稳定等病理改变，引起腰椎退变性脊柱侧凸、退变性腰椎滑脱（图 7－26）。

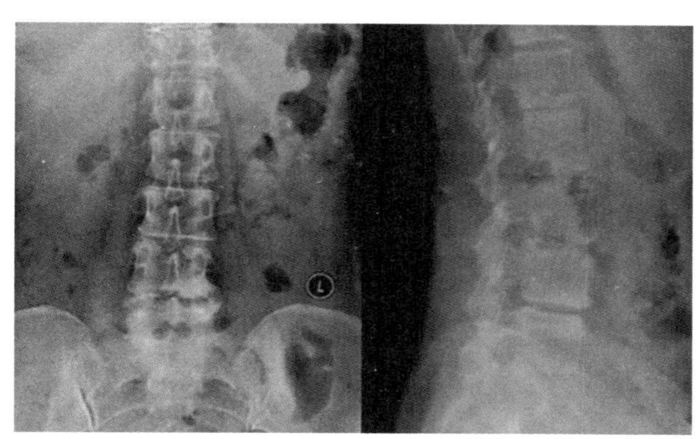

图 7－26　腰椎退变性不稳

小结

本章主要讲解脊柱结构和脊柱运动的生物力学特征。首先基于解剖结构对脊柱整体的力学特性以及生物学功能进行了系统的讲解，并进一步阐述了脊柱运动学主要针对脊柱运动形式和规律进行研究。脊柱运动学的理论为人们研究脊柱生物力学、疾病诊断等提供了有力的工具，但也应该清楚地认识到脊柱运动学中依然存在着许多有待解决的问题，如年龄、职业、疾病等与脊柱运动功能变化的确切关系等。通过本章的学习，学生能够了解到脊柱运动生物力学有助于脊柱临床问题的分析、疾病的处理、X 线片的评价，并学会用脊柱生物力学的原理分析、理解脊柱损伤、脊柱退变等脊柱疾病的病理改变过程及治疗方法中的生物力学问题。

NOTE

思考题

1. 请简要回答椎骨、椎间盘以及脊柱韧带的生物力学特点。

2. 请简要叙述枕－寰－枢椎复合体的运动特点以及颈胸腰脊柱的运动特点。

3. 请简要阐述不同损伤方式对脊柱造成的力学影响及治疗的力学特点。

4. 请结合临床实践阐述骶髂关节的生物力学与腰骶痛、下腰痛的关系。

5. 简述椎体负荷与骨质疏松椎体骨折的关系，以椎体成形术为例介绍其治疗特点。

6. 脊柱退变的因素及其力学特点。

7. 简述脊柱侧弯的生物力学定义。如何从脊柱侧弯三维畸形的特点理解脊柱侧弯治疗中的生物力学原理？

8. 试述脊柱不稳定的因素并举例说明。

第八章　骨伤科材料生物力学

生物材料学是应用生物学和工程学的原理，对生物材料、生物所特有的功能，定向地组建成具有特定性状的生物新品种的综合性的科学技术。生物材料包括金属材料（如碱金属及其合金等）、无机材料（生物活性陶瓷、羟基磷灰石等）和有机材料三大类。有机材料中主要是高分子聚合物材料，高分子材料通常按材料属性分为合成高分子材料（聚氨酯、聚酯、聚乳酸、聚乙醇酸、乳酸乙醇酸共聚物及其他医用合成塑料和橡胶等）、天然高分子材料（如胶原、丝蛋白、纤维素、壳聚糖等）；根据材料的用途，这些材料又可以分为生物惰性、生物活性或生物降解材料，高分子聚合物中，根据降解产物能否被机体代谢和吸收，降解型高分子又可分为生物可吸收性和生物不可吸收性；根据材料与血液接触后对血液成分、性能的影响状态则分为血液相容性聚合物和血液不相容性聚合物；根据材料对机体细胞的亲和性和反应情况，可分为生物相容性和生物不相容性聚合物等。骨伤科的发展与材料发展密切相关，骨伤科生物力学研究的侧重点为材料的力学性质及临床力学特点，充分理解各种材料的来源构成的力学性质，才能合理地应用于临床。

第一节　生物材料基本力学性能

一、分类与性能

生物材料是生物组织相容性材料或生物医学材料的简称，通常指人体植入材料。国际标准化组织（ISO）对生物材料的定义，是指“以医疗为目的，用于和活组织接触以形成功能的无生命材料”，包括具有生物相容性的材料。

（一）分类

生物材料的分类有多种方法，按其化学性质，骨外科应用的生物材料可分为医用金属材料、医用高分子材料和医用无机非金属材料。另有一类是复合材料，它是由两种或两种以上不同组分互相组成的材料。而根据生物材料与活体骨组织之间的结合方式，可以将其分成两大类：可降解骨生物材料和不可降解骨生物材料。如根据来源与用途，它包括金属、陶瓷、植骨材料、聚合材料、组织工程等，本节将按此进行讨论。

（二）性能

1. 生物相容性　是指生物材料绝对不能引起机体局部乃至全身的炎症反应，绝对不能具有抗原性和细胞毒性，是骨组织甚至所有组织工程支架的首要标准。在体外实验中，细胞应能在支架表面或其内部迁移、增殖和分化，并能够黏附于其上。在体内试验中，支架亦不能引起免疫排斥反应及炎症反应，以免影响组织再生和切口愈合，不被机体排斥。若生物材料不引起明显的临床反应，能耐受宿主各系统的作用而能够保持相对稳定、不被破坏和产生排斥，则被称为生物相容性良好。

2. 生物可降解性 对可降解骨生物材料而言，在一定时间后会逐步降解，由新生的机体组织所取代。它仅仅是为机体骨缺损修复提供有利条件的模板，并不是作为一种永久的体内植入物，因而它应当具有良好的生物可降解性。

生物可降解材料其降解机制主要包括：①水解：材料与水分子之间相互作用，化学键断裂，小分子链不断脱落，如聚酯类、聚酰胺类就以此种方式进行降解。②酶解：人体内产生的一些酶对包括胶原蛋白、聚多糖及合成蛋白类等材料进行降解。③氧化降解：材料进入体内后引发炎症，炎细胞产生的氧化剂扩散到植入物内部进行降解。④物理降解：是由外力作用下植入物的摩擦引起的降解，降解产物溶于周围体液后排出体外。

3. 力学性能 生物材料应该具有与缺损部位相当甚至更强的力学性能，需要所使用的生物材料与相邻组织的力学性能相匹配，还必须足够坚韧，这样才能满足手术植入过程中的局部力学需要。与生物材料有关的力学性能指标主要有弹性模量、屈服强度、疲劳强度、塑性变形和硬度等。

（1）弹性模量：又称杨氏模量，指对弹性体施加一个外力，弹性体所发生的形变，即应力除以应变。以下是常用材料的弹性模量（表 8 – 1）。

表 8 – 1 常用材料的弹性模量

生物材料类型	弹性模量（MPa）
聚乙烯	410 ~ 1240
PMMA	3000 ~ 10000
不锈钢	200000
纯钛	107000
钛合金	110000
钴铬合金	220000

（2）屈服强度：指应变超过弹性区 0.2% 时的应力值，称为条件屈服极限或屈服强度，大于此极限的外力作用，将会使材料永久失效，无法恢复。

（3）疲劳强度：金属材料在无限多次交变载荷作用下而不破坏的最大应力称为疲劳强度或疲劳极限，通常情况下载荷的交变次数为一千万次，这大约是髋关节假体 10 年内所承受的周期性载荷。

（4）塑性变形：当应力超过材料的弹性极限，则产生的变形在外力去除后不能全部恢复，而残留一部分变形，材料不能恢复到原来的形状，这种残留的变形是不可逆的塑性变形。

（5）硬度：指材料表面抵抗局部硬物压入其表面的能力，包括抵抗局部塑性变形、压裂和划痕的能力。

4. 生物材料的界面应力 界面应力有 3 种形式：压应力、张应力和剪应力。张应力和剪应力有使界面破坏的趋势，张应力使界面分离，剪应力则使界面错位，因而它们需界面存在结合力来抗衡。如果界面结合力太低，一旦超出骨的耐受生理程度，就会发生骨吸收、坏死或骨折，继而导致植入物松动，进一步加剧，甚则脱落。骨界面不仅存在咬合的机械固定力，还存在着骨组织与涂层梯度的化学（键）力，等离子喷涂的梯度复合材料植入人体骨组织后可获得良好的界面骨结合。生物材料植入能否获得良好内固定的稳定性是防止内固定松动的重要因素，植入物/骨界面间持续的微动是引起骨吸收的原因，当这种微动应力大于骨生长耐受限度时，骨组织不能长入界面，而为纤维所包绕，使得结合强度明显减少。骨在应力刺激下能激活细胞环/磷酸腺苷含量，使骨中钙盐产生某种动力学影响，沉积在植入材料周围，达到坚强的骨性结合。

二、金属

金属与合金具有良好的机械性能，容易加工和成型，常用于替代或修补某些硬组织，特别是支撑强度较大的身体部位，如牙齿、骨骼等。目前临床应用的金属植入材料主要包括：①不锈钢：不锈钢为铁基合金，根据其微结构可分为四类，其中第三类316L型为最好的不锈钢合金，即超低碳铬钼奥氏体不锈钢，价廉且易加工，一直作为器具材料而广泛使用，比重约为人体骨骼的2倍。不锈钢具有较好的机械性质，但同钴基合金相比有较大的局部腐蚀敏感性，适合于作为暂时性的内置物，如接骨板、骨螺钉、髓内钉等。②钴基合金：钴基合金是钴基奥氏体合金，从耐腐蚀性和机械性能综合评价，它是目前医用金属材料中最优良的材料之一，已列入ISO国际标准，其耐腐蚀性能比不锈钢高40倍，但机械性能方面低于不锈钢，且加工困难、价格较贵，多被选择为永久性植入材料，如人工关节。③钛合金：钛合金较不锈钢和钴基合金而言，质轻，组织相容性良好，生物界面结合牢固，在人体内惰性和抗腐蚀性极高，是理想的植入材料，缺点是耐磨损性差。在医用金属材料领域，钛及其合金凭其优良的综合性能，成为人工关节及骨创伤系列固定产品、脊柱矫形内固定器材等医用内植物产品的首选材料。④镍钛记忆合金：镍钛记忆合金具有形状记忆效应，重量轻、耐腐蚀、耐磨、耐疲劳，具有良好的生物相容性及低生物蜕变性、植入人体安全可靠，方便。镍钛记忆合金对温度具有形状记忆功能且具有超弹性双重功能，在低温下（0～5℃）可随意变形，温度升高至40～45℃时，可恢复至设定时的形状，同时产生适当的形状恢复力量。利用记忆合金随温度改变产生的恢复力，可以使骨折端牢固固定，在骨折端产生动态、持续性的压应力，从而使骨折端获得足够的稳定性，且压应力不随骨折线的吸收而消失。可用于骨伤科矫形和固定等，如临床最常见髌骨爪用于髌骨骨折复位内固定。

（一）金属的刚度

金属的刚度是金属抵抗变形的能力，即外在负荷大小与弹性变形大小之间的关系，金属的基础刚度也即是其弹性模量。根据物理学的原理，内植物的刚度取决于其弹性模量的大小和内植物的形态及直径。比如纯钛的弹性模量大约是不锈钢材料的一半，因而在相同的载荷下，其变形程度应为不锈钢的2倍（图8－1）。

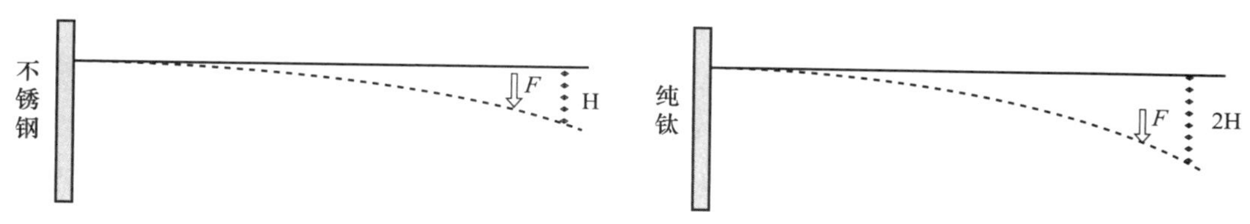

图8－1 相同载荷不锈钢与纯钛变形程度的比较

NOTE

（二）金属的强度

金属的强度是指材料在不发生形变的情况下对抗外负荷的能力，它决定了内植物所能承受载荷的大小。强度决定了材料所能承受应力（指单位面积上的压力）的最大值，超过该值则可引起材料变形。材料的尺寸比材料的强度更为重要，例如纯钛的强度大概比不锈钢低10%，但通过增加内植物的横截面可以消除材料强度的差别。

（三）金属的韧性

金属的韧性是反映在金属发生断裂之前可被塑形的程度。一般来说，铁合金和高级冷加工纯钛的强度较高，韧性要低于不锈钢。因此纯钛在其断裂前的表现不明显，这就要求骨伤科医生必须有足够的经验以把握术中的操作。

三、陶瓷

生物陶瓷按照其在生理环境中发生的生物化学反应被分为3种类型：惰性生物陶瓷、表面活性生物陶瓷及可吸收性生物陶瓷。①惰性生物陶瓷主要为氧化物结构陶瓷，其耐腐蚀性好，强度较高，摩擦系数和磨损率低，可以长期置于生理环境中保持化学稳定。缺点主要是不具有生物活性，同组织的结合是依靠植入体不平整表面所形成的机械嵌合而成。这类陶瓷材料具有稳定的分子结构及较强的分子间力，具有较高的机械强度和耐磨度。由于具有高的断裂韧性、强度、硬度和耐磨性等优良性能，常作为抗摩擦性能更好的人工关节假体。②表面活性生物陶瓷，生物表面活性陶瓷通常含有羟基，还可以做成多孔性，生物组织可长入并与其表面发生牢固的键合，它可以作为多种物质的外壳或用于填充骨缺损。生物活性陶瓷具有骨传导性，可以作为一个支架，在其表面进行成骨。这类陶瓷在生理环境中将发生化学反应，形成一层覆盖其表面的羟基磷灰石层，使其表面和周围组织形成化学性键合，如羟基磷灰石陶瓷、生物玻璃陶瓷等。③可吸收性生物陶瓷，目前广泛应用的生物降解陶瓷为β－磷酸三钙，是磷酸钙的一种高温相。β－磷酸三钙的最大优势就是生物相容性好。完全可吸收生物陶瓷植入体内后，起着空间构架和临时填充的作用，它们可以被逐步降解和吸收，最终被新形成的骨组织所替换。β－磷酸三钙陶瓷更类似于人骨和天然牙的性质和结构，并且依靠从体液中补充钙和磷酸根离子等形成新骨。可在骨骼接合界面产生分解、吸收和析出等反应，实现牢固地结合。

由陶瓷制备的生物材料基本上或极少出现塑性变形，通常会以脆性状态失效。脆性断裂多源自晶体面的裂纹，裂纹通常是由于晶粒之间的剪切应力形成的。在静态应力作用下，原有裂纹的尖端会出现应力腐蚀，从而导致临界裂纹进一步发展，最终导致了陶瓷断裂，这种断裂称为陶瓷的疲劳。在陶瓷中通常发生的是静态疲劳，它与载荷作用的时间长短、循环作用的次数以及载荷速度有关。通过降低陶瓷材料的表面应力可以有效防止临界裂纹向临界尺寸发展，从而有效防止陶瓷假体在使用过程中出现断裂。

陶瓷具有很高的弹性模量以及很强的耐磨和耐腐蚀性能，这些优异的性能使得其常用于制成人工股骨头和髋臼假体。陶瓷假体的长期摩擦系数随着时间延伸而逐渐下降，并逐渐接近正常人工关节的摩擦系数。据测算陶瓷假体关节面的磨损比金属聚乙烯关节面的磨损低约90%。不同的磨损机制产生出不同的陶瓷磨损颗粒，在正常活动下，假体产生很小的碎屑，而当陶瓷股骨头与臼杯之间发生轻度分离撞击时，会产生晶间和晶内的断裂，从而生成较大的磨损颗粒。因此手术中必须将假体安放在正确的位置，以避免过度磨损。

四、植骨材料

目前临床常用的植骨材料包括自体骨、同种异体骨以及人工合成骨移植材料。使用自体骨移植效果可靠，无排斥反应，但自体骨在获取和应用方面有较多不利因素，如需要进行额外的手术操作取骨，获取骨量有限，而且取骨后相关并发症的发生率较高。自体松质骨较自体皮质骨拥有更好的成骨能力，其多孔结构利于营养物质播散及微血管吻合重建，使得自体松质骨能与周围组织快速整合。自体皮质骨移植物在植骨早期能提供更好的力学支撑，基本无骨诱导及骨传导能力，但其上存活的成骨细胞可以提供一定的成骨能力。同种异体骨是很好的骨传导性材料，可提供骨替代支架，但新骨的爬行替代过程较慢，存在较高的骨不愈合率，还可能会传播疾病及引起排斥反应。

人工合成骨移植材料目前已应用于骨伤科临床植骨中。理想的人工骨材料应当满足以下几个要求：①植入人体内不会引起免疫排斥反应。②术中易于修整而与不同形状的骨质缺损相匹配。③材料本身能够提供一定的机械强度支持。④植入物应具有骨诱导和骨传导功能，促使血管及间充质细胞迅速长入材料而成骨。同时在新骨形成过程中，人工合成骨移植材料应逐渐被改建和吸收。

作为骨移植替代品的人工骨按照组成成分可分为羟基磷灰石人工合成骨、硫酸钙人工合成骨、生物活性玻璃和骨水泥等，使用时人工骨的形态多为粉末状、颗粒状及可注射式人工骨。

羟基磷灰石人工骨：已被确定为骨诱导生长因子及成骨细胞的良好载体。这种骨移植替代材料的抗压强度比较好，具有很高的弹性模量，其泊松比为0.27，与骨的泊松比较为接近，但其抗剪切和抗扭曲的能力比较弱。羟基磷灰石人工骨与骨中矿物质成分相似，具有良好的组织相容性和骨传导性，植入人体后与骨组织直接相连接，无纤维组织界面。

医用硫酸钙人工骨：是治疗骨缺损的良好材料，已广泛地应用于骨缺损填充以及脊柱创伤、矫形及退变等脊柱融合的手术治疗中。作为填充骨缺损的植入物，医用硫酸钙人工骨有许多优点：稳定，易于获得，吸收速度与新骨的生长速度相当，适合于修补大块的骨缺损。医用硫酸钙人工骨所产生的骨组织在质量上与自体骨比较相似，其机械力学稳定（抗压缩强度约为50 MPa），生成骨组织的应力强度和自体骨填塞强度无差异。医用硫酸钙人工骨在填充于骨缺损后防止软组织长入，为骨细胞及血管长入充当支架作用。医用硫酸钙人工骨粉末可与固化液调匀后注射使用，常用于椎体后凸成形术中，在人体内数分钟后固化，10分钟以后其强度即可超过松质骨，固化时放热为30℃，完全固化以后其强度介于松质骨和皮质骨之间。生物力学研究表明，伤椎内注入硫酸钙人工骨后能完全恢复椎体的强度及部分刚度。能使病变椎体达到即刻稳定，无毒无热损害，X线下显影良好，13周左右达到生物降解，吸收速度与新骨的生长速度一致。降解时局部形成的微酸性生物环境有利于成骨细胞的长入，具有比较好的骨传导性和成骨诱导性。

生物活性玻璃：生物活性玻璃主要成分为二氧化硅、氧化钙、氧化钠以及磷酸盐等。其有良好的组织相容性、骨传导性，最早由Hench等制作。生物活性玻璃表面含有水化剂，在人体组织液的作用下，其界面发生一系列的反应，形成一层与人体骨骼无机盐相似的碳酸羟基磷灰石，与骨中矿物质成分比较接近，并能与人体硬组织或软组织达到紧密结合，在体内被缓慢吸收。用玻璃基生物材料修复骨组织缺损长期以来一直是生物材料专家和骨伤科医师不断探索的

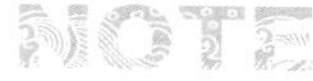

领域，用于填充骨缺损方面已经取得了很好的临床效果，可制备为多孔及无孔形态。生物玻璃的弹性模量在30～35GPa，与皮质骨接近。生物活性玻璃的无定形结构影响了其机械强度和韧性，其抗张强度为40～60MPa，因而不适合用于负重部位。

纳米材料人工骨：是一种活性多孔状纳米复合材料，模仿了天然骨的成分和微结构特征，具有骨传导性能，其主要用途是修复骨缺损时作为细胞外支架材料和骨折的固定材料。纳米材料由尺寸小于100nm的超微颗粒所构成，当物质的结构单元小到纳米级后，其性质就会发生显著的变化，出现新的理化特性和生物学效应：表面效应，小尺寸效应和宏观量子隧道效应，即所谓的纳米效应。这些效应使得材料具有许多优异性能和全新的功能，研究发现其颗粒越小，材料的扭转模量、拉伸模量及拉伸强度就越高，抗疲劳能力也越高。纳米材料人工骨植入人体后，能与宿主骨胶原蛋白末端的氨基或羟基结合而形成具有生物活性的化学结合界面，从而使该材料本身具备与骨键合的能力。纳米材料人工骨具有与天然松质骨相类似的三维孔洞网络结构，形成多孔状的骨基质材料、孔隙率达90%左右。由于其比表面积（表面积/体积）的增大而且具有良好的细胞亲和性，有利于微小血管、纤维结缔组织的长入以及细胞营养和代谢产物的输送，从而引导成骨细胞的贴壁、生长和迁移，促进新骨的沉积。

五、聚合材料

医用聚合材料具有良好的物理－机械性能、较好的生物相容性及较简便的生产、加工成型等特性，在医用材料中占有重要地位。20世纪80年代以来，虽然已经有数十种聚合物被提出作为可降解的生物材料，但能够满足临床所需要的力学性能、加工性能以及生物降解性，得到医药管理部门批准，并真正在临床上得到应用的至今只有很少的几种，其中以聚羟基乙酸（PGA）、聚乳酸（PLA）、聚己内酯及其共聚物尤为重要。可降解高分子材料可以制成棒、针、螺钉和接骨板等，受聚合材料降解速度限制，固定材料在愈合期间不能承受较大的应力。目前临床上聚合材料因其临床愈合所需时间较长，骨折端应力大，不适于长骨干骨折固定，它多用于固定骨折愈合相对较快的骨骼，也可用于关节镜下膝交叉韧带的损伤后重建及半月板损伤的修复，同时在骨组织工程学领域也是一种很有前景的细胞培养支架材料。生物可降解材料作为内固定材料有其独特的优点，在手术操作过程中不易损伤软组织，即使在加压情况下也不会损伤松质骨。可降解高分子材料在所固定的骨组织愈合之前能够保持足够的强度，其机械强度可随其在人体中的降解吸收而逐渐衰减，从而使得骨折断端得到正常的应力刺激，消除了金属材料存在的应力遮挡、化学腐蚀等弊端。另外可降解高分子材料的可吸收性使得患者避免第二次手术取出植入物的情况，亦不影响MR或CT等影像学复查。

（一）羟基乙酸

羟基乙酸是人体在新陈代谢的过程中产生的，羟基乙酸的聚合物形成聚羟基乙酸（PGA）。高分子量的聚羟基乙酸是丙交酯和乙交酯通过开环聚合而得到的，对于分子量达到10000以上的聚羟基乙酸，其强度完全可以达到可吸收缝线的临床使用要求，但此时还难以满足骨折的内固定强度要求。在聚羟基乙酸平均分子量达到了20000～145000后，聚合物可以拉成纤维状，并且可以使聚合物的分子排列具有方向性，从而增加了聚羟基乙酸的强度。聚羟基乙酸是一种具有良好生物降解性和生物相容性的生物高分子材料，作为医用生物可吸收高分子材料聚羟基乙酸是目前生物降解高分子材料中研究最活跃的领域，它是生物可降解高分子材料中结构最简单的一个，同时也是体内可吸收高分子材料中最早商品化的一个，但用作可吸收固定物，比如内固定板、棒、螺钉、针等，其力学强度不够坚强。1984 年，Tormala 首先引入了熔融的自增强技术。经过自增强后的聚羟基乙酸（SR－PGA）其力学强度大幅度提高，一般为聚羟基乙酸母体强度的 2～3 倍或者更多，从而使得其在临床中的应用更加广泛。自增强物一般是由定向加固单元组成的一些聚合物材料所制成的复合结构材料，如人造纤维、动物纤维或者黏合基质等，它们都具有相同的化学结构。通过这种技术，将坚固的纤维状聚合物单元胶合成大型的内植物，从而增加了结晶性聚羟基乙酸内植物的强度，生产出了力学强度较之前更高的内植物器械。

（二）聚乳酸

聚乳酸（PLA）是一种无毒、可以完全生物降解的聚合材料，它具有较好的化学惰性、易加工性及生物相容性，而被广泛应用于骨折内固定材料、手术缝线以及药物控释等诸多方面。聚乳酸（PLA）包括 PLLA、PDLA、D，L－PLA 3 种形态。PLLA 和 PDLA 是部分结晶高分子，因力学强度比较好，而常用作医用缝线、外科矫形材料以及组织工程支架材料。D，L－PLA 是非结晶高分子，主要用于药物控释载体。高分子量 PLA 可以用熔融或者溶液纺丝制成临床应用手术缝线，在聚合物中加入少量的骨胶原、低分子量 PLA 及其他各种无机盐可使缝合线更加柔韧。另外，在缝线中掺入非类固醇类抗炎药物能够抑制局部炎症以及异物排斥反应，缝合局部产生的各种大细胞反应，如纤维细胞、组织细胞及毛细血管等组织反应，会随着时间的推移而逐渐减弱。对 PLA 在人体内长期植入后进行的研究发现，非晶态 PLA 的降解速度和生物力学行为较为符合生物降解内固定装置的需要。然而由于 PLA 的绝对力学强度不够高，所以还不太适合用于较大负荷处的骨折内固定。研究证实，PLA 更适用于负荷较小的部位骨折的内固定。典型的可降解内植物装置是由 PGA 纤维增强的 PLA 基质材料所制成的，其性能、时间的依从性可通过调节其中 D－旋光体和 L－旋光体的比例来进行调整。同时 PLA 在用于韧带和肌腱损伤的修复也表现出其独有的优越性。

（三）聚己内酯

聚己内酯（PCL）是由己内酯在引发剂的存在下在本体或者溶液中开环聚合而得到的高分子聚物，是一种生物相容性较好的可降解材料，同时具有优良的药物通过性能，可以作为体内植入材料以及药物的缓释胶囊。由于其分子链比较规整而且柔顺性比较强，因而具有比聚乙交酯及聚丙交酯更好的疏水性，在体内降解较慢，完全降解需 2～3 年，是内植物材料的理想选择。PCL 材料初始强度为 30MPa，接近或稍高于 PLA 和 PGA 的水平。由于 PCL 应力屏蔽作用比不锈钢小，力学强度也较小，而且有一定的柔韧性，一般用于非承重部位，应用到负重骨常会导致骨不连接。因为 PCL 降解速度较慢，所以力学性能维持时间较长，这也是 PCL 的一个特点。通过不同的加工工艺以及与不同的可生物降解材料聚合后，能得到不同特性的材料，从而满足生物医学工程的不同要求。

六、骨水泥

骨水泥是一种适用于外科植入用的，以聚甲基丙烯酸甲酯为主要材料的自凝树脂。它是 20 世纪 20 年代中期发明的，最早用于牙齿固定，直到 20 世纪 50 年代，才将其应用于关节假体固定。骨水泥有以下两种：第一种为“面团状”骨水泥，这主要是早期产品；第二种为“低黏度”骨水泥，适用于骨水泥枪，它能很好地嵌入骨小梁间隙之间，达到稳定假体的目的。

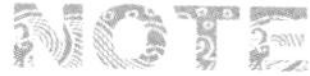

（一）概述

骨水泥是由聚合粉剂和单体液体两部分组成。粉剂主要成分为甲基丙烯酸甲酯（PMMA）-苯乙烯共聚物（MMA/S）及适量的引发剂过氧化二苯甲酰（BPO）组成。液体为甲基丙烯酸甲酯单体（MMA），加入适量的促进剂N,N-二甲基对甲苯胺（DMPT）。MMA为无色液体，有刺鼻的气味，具有易挥发性、易燃性、亲脂性以及细胞毒性。

骨水泥聚合时容易成形，固化后相当坚固，有很强的固着力。它可将人工假体牢固地固定在骨组织上，但它不是真正的黏合剂，不能与表面光滑的人工假体粘合，而是仅在骨与假体之间起到填充锚固作用，避免骨与假体之间发生移动，并将假体所承受的应力均匀地传递到骨组织上，使单位面积承受的应力均衡，避免应力集中。

骨水泥在人工关节置换、填补骨缺损等临床应用中起着非常重要的作用，但由于它本身的理化特性引起的不良反应，又使骨外科医生忧虑重重。因此，骨水泥问世60多年来，经历了用与不用、肯定与否定、兴盛与衰落的曲折发展过程。然而随着骨水泥的研究不断深入，骨水泥生物力学试验、新型骨水泥材料、骨水泥改性、骨水泥使用方法以及骨水泥使用装置等方面均已取得重大进展。使我们有理由相信，骨水泥材料及其应用将会达到令人满意的境地。

（二）骨水泥技术与发展

1. 第一代骨水泥充填技术 自1958年应用骨水泥固定人工髋关节开始，到1973年骨水泥枪问世的这段时间，骨水泥固定人工关节均用手工操作，即为第一代骨水泥充填技术，调制骨水泥与粘固人工关节假体均用手工操作，用一般方法冲洗和吸引骨髓腔，对其处理不够重视，对假体未做任何相应改进，又称为传统骨水泥粘固技术。

第一代骨水泥充填技术特点：①低黏稠度的骨水泥；②手搅拌骨水泥；③指压法填入髓腔；④不重视髓腔冲洗（其结果充填不均匀，厚薄不一；充填不充分，出现中断，骨与假体之间无骨水泥充填；注入压力不够，骨水泥与骨相嵌不充分；冲洗不彻底，血液碎屑混入骨水泥中）；⑤假体是铸造的，假体内侧缘有锐角，可以切割骨水泥，未用合金材料。

2. 第二代骨水泥充填技术 自1973年骨水泥枪问世后，到20世纪80年代后期，对骨髓腔冲洗开始重视，应用骨水泥枪充填骨水泥，即为第二代骨水泥充填技术。搅拌骨水泥仍然用手工方法操作。对骨髓腔应用脉冲冲洗，清理较干净。髓腔远端使用髓腔栓，以利加压。用骨水泥枪将浆状骨水泥由深到浅注入髓腔，假体置入后保持加压至骨水泥固化为止。

第二代骨水泥充填技术特点：①低黏稠度骨水泥；②手搅拌骨水泥；③髓腔远端使用髓腔栓子（骨质、生物栓子等）；④水泥枪加压注入；⑤假体由合金锻造而成，假体内侧缘呈圆形，多数有颈领。

3. 第三代骨水泥充填技术 是在保持第二代技术的基础上继续改进而成的，其特点：①低黏稠度骨水泥（流动性好，细沙期骨水泥更深入骨组织间隙而与其交织）；②脉冲加压冲洗髓腔；③应用髓腔栓子；④采用中置器（使假体柄下2/3始终位于髓腔正中，其四周留下的空隙被骨水泥填满后形成骨水泥层，厚度均匀）真空离心搅拌；⑤骨水泥枪加压注入。

第三代充填技术与前两代相比优点是：①由于应用真空泵搅拌骨水泥是在真空状态下进行，能排出混入骨水泥内部的气体，提高了机械性能。②由于应用中置定位技术，使假体柄位于髓腔中央，充填的骨水泥在其四周更为均匀、致密，提高了骨水泥对假体的锚固能力以及骨水泥的抗疲劳性能。

NOTE

（三）骨水泥的力学特性

1. 短期强度　通过实验研究得到骨水泥短期强度值为：抗张强度：35.3MPa，切变强度：42.2MPa，耐压强度：93.0MPa，弯曲强度：64.2MPa，弹性模量：2552MPa。但这些数值是根据大量样本得出的平均值，单个骨水泥的特性会根据其使用时间、环境、孔隙率等相差很大。从强度数值中可以看出，骨水泥的抗张能力弱，耐压能力强，弯曲弹性模量低。因此尽可能地使骨水泥承受压力，应该由皮质骨来支持骨水泥使其承受压力并限制张力。

2. 长期强度　骨水泥在关节置换中可以长期起作用，有研究表明：从术后15～20年患者体内取出的骨水泥样品的弯曲弹性模量和1年期的相同，加上关节置换在长期使用方面获得的成功，这些结果增强了临床使用的信心，即骨水泥在患者体内即使长期存在也会起作用。

3. 蠕变　蠕变被定义为骨水泥样品在持续负重状态下，随着时间出现张力改变。聚合物在体温下能发生显著的蠕变，这一重要特性使它们在骨中具有很高的适应性。所以在使用或评价骨水泥型假体时，一定要考虑到骨水泥的蠕变。针对骨水泥的蠕变进行了一系列的实验，得出的结论：所有的PMMA骨水泥均发生蠕变，蠕变可以使骨水泥向任意方向移动，随着骨水泥使用时间的增加蠕变速率降低，蠕变速率受骨水泥周围环境影响，蠕变速率随温度的升高而加快，蠕变速率随压力增加而加快。

4. 应力松弛　是指在持续的受压情况下出现畸形，应力随时间发生改变。和蠕变一样，在体温下应力松弛对聚合物较为重要，对金属不重要。骨水泥应力松弛的发生与引起蠕变的聚合物内部分子松弛的过程相似。应力松弛在压力、剪力和张力下都可发生，但是它最容易发生于骨水泥的高张力情况下。

5. 疲劳　是指以低于单次使用即可导致材料破坏的负重力量，反复作用产生的效应。很多金属有耐疲劳限度，即临界应力水平，低于这个应力水平无论如何重复施压均不会破坏材料。聚合物没有这个限度，只要达到足够负重循环次数，无论每次负载力量多大均会破坏材料。因此，骨水泥型关节置换后若干年将不可避免地发生疲劳性失败。疲劳性失败开始于高张应力集中点，如果条件适宜，骨水泥的张应力可以很快发生应力松弛，这种应力松弛是患者体内骨水泥的一种自我保护状态。

6. 回缩　在聚合过程中，很多单体分子结合成较短的聚合体分子。分子之间的相互接近不可避免地导致骨水泥体积缩减。单体聚合过程中，约有21%的容积收缩。标准骨水泥混合时，单体的量大约是总量的1/3，因此从理论上讲，单体由于聚合而引起的最大容积的回缩率大约为7%，但由于骨水泥中存在孔隙，体积缩减达不到上述比例。在机体内骨水泥体积的缩减主要由骨水泥吸水来补偿。

（四）临床应用

骨水泥在骨伤科临床中起着非常重要的作用。目前主要用于关节置换及翻修，填补骨缺损，含抗生素骨水泥珠链治疗骨与软组织感染等，骨水泥还用于椎体压缩骨折椎体成形术、骨质疏松患者骨折后钉道强化。

七、组织工程

组织工程（tissue engineering）是指利用生命科学及工程学的原理及方法，构建及培育活组织，研制出生物替代物来修复及重建组织器官的结构，从而维持或者改善组织器官功能。

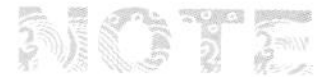

骨组织工程包括3个基本生物学要素：支架材料、种子细胞以及成骨因子。生物支架材料是骨组织工程的核心，骨组织工程研究的重要环节是研制能够作为细胞移植及引导新骨生长的生物支架材料，以此作为细胞外基质的替代物。

在骨与软骨组织工程领域，制造出具有良好力学性能与生物活性的支架一直是一个巨大的挑战。目前，提高骨组织工程支架力学性能的方法主要有两种：一是能够制造出与天然骨及软骨结构相当的仿生支架；二是使用纳米尺寸的化学表面活性剂来增加复合材料界面之间的键合以有效地提高生物材料的生物力学性能。通过对现有的多孔骨组织工程支架与天然骨之间的力学特性相对比后发现，现有的多孔材料力学性能与人体天然密质骨以及松质骨之间相比还存在着不小的差距，如何构建出高孔隙率而且具有足够力学强度的骨组织工程支架一直都是本领域的难点。另外，如何满足个体化的需求也是对骨组织工程领域的挑战，如在年轻人群中，骨折后6~8周通常可以开始承重，大约1年后骨折部位的力学性能可以恢复至伤前水平。而老年个体恢复相对缓慢，骨组织工程材料的力学性能应有足够的时间让支架从植入至机体修复完成始终发挥完善的功能。

支架的力学特性是决定组织工程内植物在体内作用是否成功的重要因素。在骨和软骨的替代过程中，压力、剪切力、扭转力对新生组织的顺利形成都十分重要。能够达到机体骨强度的支架结构通常是由无弹性的刚性材料制成，这可能导致支架材料内部发生微小骨折，最终阻止该处新骨形成。对于软骨组织，支架的力学特性对于软骨细胞的存活以及防止纤维化、裂隙形成等有着决定性的作用，其重要性在膝关节自体软骨细胞移植中得到了很好的证明（图8－2）。因为这一部位主要是压应力的作用，并且得到周围关节软骨的良好保护。而对于较大的缺损和髌股关节面缺损，由于其承受的巨大剪切应力超过组织工程支架所能承受的极限，软骨移植物无法与机体组织充分融合，从而形成较高的失败率。

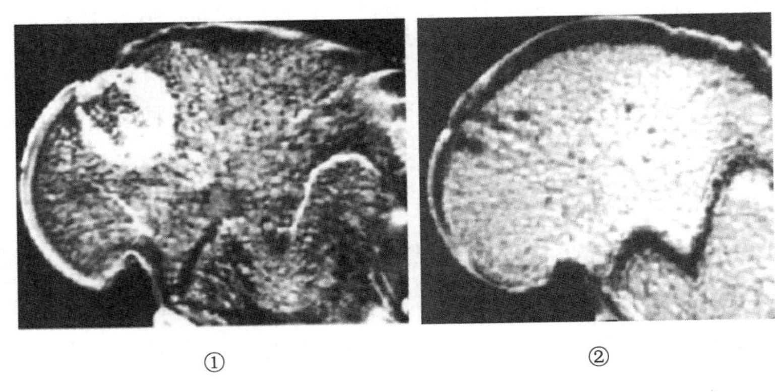

图8－2　骨软骨移植术后12周②与术后1周①相比较MRI信号明显改善

优良的骨组织工程支架材料应当具备适当的孔隙率、孔径以及孔隙连通率，同时应具有与再生骨组织相匹配的降解速度和一定的骨诱导特性。如要修复负重部位骨缺损，还必须具备一定的机械强度来满足部分承重的需要。从目前应用的各种生物支架材料来看，单独的某一种生物材料均无法较好满足上述需要。生物来源的异体脱钙骨基质虽然具有较好的孔隙率和骨诱导特性，但其机械强度较低。而人工合成的高聚物如PLGA则不具有骨诱导作用，而且机械强度较低。生物陶瓷类材料抗折断及抗冲击性能远远不能满足人工骨的高负荷机械强度要求，而且其疲劳强度低、脆性较大。珊瑚类材料则机械强度差、体内降解比较缓慢。因此，近年来生物

NOTE

支架材料的研发一直是组织工程学领域的研究热点。目前虽然单一生物支架材料存在各种问题而难以达到理想的标准，但是多种支架材料复合后则有利于更好地发挥各自的优点。有学者将羟基磷灰石和β－TCP复合后制备负重骨的支架，其相应的机械强度得到大大提高，甚至能达到松质骨需要的最高压缩强度，其黏附性也较之前提高了70%，同时其原有的孔隙率也得到较好地保留。生物玻璃具有很好的生物活性及成骨能力，但是其韧性不够，脆性太大。将α－羟酸聚合物和生物活性玻璃按照一定比例混合制备后的骨组织工程支架则韧性大大提高，其降解速率可以通过调节两种材料的比例来实现与骨组织再生速率一致，而且生物活性玻璃的骨诱导活性得以保留。

八、3D打印技术

3D打印技术近年也逐渐被引入到骨组织工程领域中来。3D打印学名是“快速成型技术”，于19世纪80年代诞生于美国，也被称为“增材制造技术”，它先将设计好的物体转化为三维设计图，再采用分层加工、叠加成形的方式逐层增加材料来制造真实物体，此技术可以加工内部结构十分复杂的物体。3D打印不再需要传统的刀具、夹具和机床就可以打造出任意形状的制件，其工作原理与传统打印机原理相似，只不过3D打印机不使用纸和墨。目前，可以用作3D打印的原材料有很多，包括树脂、塑料、陶瓷以及金属等，甚至还包括细胞培养液。用于3D打印的打印机种类多种多样，根据目前的应用可以将其分为喷塑3D打印机、粉末3D打印机和生物3D打印机。

在骨伤科学领域，可以将3D打印技术与逆向工程技术及人体骨骼解剖学结合起来，基于离散－堆积成型原理，在计算机控制下打印出实体的三维模型，根据得到的模型指导手术及模拟手术。它先将骨折部位的扫描数据经相应软件转换后直接输入快速成型机，即能打印出骨折部位骨骼的实体三维模型。凭借模型术者在术前能更加直观地体会到患者骨骼结构的空间特征，从而能准确掌握复杂骨折的情况，并能预先决定植入物的型号及确定手术方案，为达到术后骨折处良好的生物力学稳定性保驾护航。比如在肱骨近端骨折中，在螺钉深达软骨下骨时可以获得最大生物力学稳定性。术前手术者可以在三维模型上进行模拟测量，准确掌握肱骨头的尺寸大小，在实际手术时就能选用理想长度的螺钉，达到最佳生物力学效果。在复杂骨盆及髋臼骨折手术中，术中进行内固定物的选择和塑形将导致手术时间明显延长。在实物模型上可以进行长度测量及内植物的个体化塑形，这样能缩短手术时间，而且还能大大提高内植物的贴合率，从而取得良好生物力学效果。同时，通过三维模型还可以更加明确地了解骨盆及髋臼的破坏程度及移位程度，从而决定手术入路、复位方式、固定方案的选择、术中风险的评估及手术效果的预后等。

快速成型技术同基于CT、MRI扫描数据的三维重建技术相结合，从外形仿生能够实现填充骨质局部缺损的个性化假体制造，从而更加适合骨组织工程支架的需要。近来研究比较多的是利用快速成型技术来打印生物支架材料，采用该方法可以做到仿生骨骼的大体外形与人体一致，从而适应局部的生物力学需要。同时在微细结构方面可以直接制造出骨骼内部的仿生微结构，打印出可控孔隙结构的细胞载体框架，并能够实现孔隙之间完全贯通以及孔隙梯度结构的成型，以适应种子细胞的生长需要。另外，不同组织的孔隙率还不太一样，传统的加工方法很难做到。通过使用此方法，能够根据孔隙率及微孔的大小需要，在调整支架材料粉末颗粒大小的时候通过改变切层的网格填充方式来达到所需的孔隙率及微孔大小，从而也更精确地模拟体内的微观生物力学环境。

生物材料是材料科学的一个重要分支。近30年来，生物材料发展迅猛，从金属、陶瓷等无机材料到塑料、硅胶等有机材料，从高强度的合金到柔软的人造纤维、人造血管等，涵盖了几乎材料科学的所有领域。本节对骨伤科临床常用生物材料的生物力学特点进行了概述。

不同的生物材料具有不同的生物力学及生物学特点，因而决定了其用途各异。金属与合金具有良好的机械性能，因而常用于支撑强度较大的身体部位。陶瓷具有很高的弹性模量以及很强的耐磨和耐腐蚀性能，常用于制成人工股骨头和髋臼假体。聚合材料因其临床愈合所需时间较长，骨折断端应力大，多用于固定骨折愈合相对较快的骨骼。骨组织工程材料和3D打印技术的应用则弥补了个体在治疗过程中的个性化骨组织需求。

第二节 骨折固定生物材料及力学分析

一、夹板

（一）夹板生物力学原理

夹板外固定的力学效应分为外固定力与内部稳定因素，外固定力由布带约束力、夹板的弹性固定力和纸垫的效应力构成，内部因素则包括肌肉的收缩力、软组织的束缚力和骨折端的啮合力。

1. 布带的约束力 夹板固定力的直接来源。在布带约束力的作用下，骨折远近端可与夹板联结成一个整体。布带对夹板的约束力依靠布带的张力来维持，其大小决定着夹板固定的稳定性及并发症的发生率。夹板的固定力与布带约束力成正比，当布带过松时，约束力不足，不能产生足够的固定力，常会造成骨折的再移位；当布带过紧时，夹板对软组织的压力迅速增高，超过软组织的生理承受能力，从而出现皮肤压疮、缺血性肌挛缩等并发症。

在骨折固定过程中，布带的约束力随伤肢周径的大小而变化，而肢体周径随伤后时间推移也存在规律性的变化。在受伤后12～96小时，由于外伤性反应及复位时的继发损伤，初期静脉回流受阻以及疼痛引起的肌肉痉挛，使肢体的周径增加。而布带的弹性较小，势必造成布带的张力增大，使约束力急剧增高。伤后1周左右，由于外伤性反应减轻，疼痛性肌挛缓解，以及静脉回流改善和肌肉的轻度萎缩，使伤肢周径减小，布带变松，因而约束力逐渐下降。由于约束力在治疗过程中随时间而变化，在治疗早期12～96小时必须密切观察布带的松紧度，容易出现皮肤压疮、缺血性肌挛缩等并发症。固定4～5天后，随着伤肢周径的缩小，约束力逐渐下降，布带松动，因而需及时调整，防止骨折的再移位。骨折固定2周后，伤肢周径的变化较小，但由于功能活动量的增加，亦可使布带松动而降低约束力。

2. 夹板的弹性固定力 夹板的固定力来源于布带的约束力。常用的夹板具有一定的弹性和韧性，在固定所需约束力范围内，夹板形变不会过大，因而能发挥其预想的固定作用。夹板的弹性在预防骨折的再移位和纠正残余畸形上起着重要作用，骨折复位固定后，在布带约束力的作用下，利用夹板的弹性恢复力，在骨折端产生一个持续的固定力，保持骨折的对位对线。当肌肉收缩时，肢体周径变粗，夹板依靠其本身的弹性“中和”肌肉膨胀所带来的过大挤压力，将肌肉的动能转化成夹板的弹性势能，当肌肉松弛时，肢体周径变小，夹板恢复形变，将储存

NOTE

的能量释放出来，形成纠正残余侧方移位和维持骨折对位对线的弹性回位力。

夹板同时必须具有一定的刚度，固定后才能使夹板与骨折远近端组成几何不变结构，形成一个新的平衡体系，保持骨折端的相对稳定。如果刚度不足，则固定后夹板会发生较大的弯曲变形，骨折端则不能达到相对稳定，可使骨折端间产生较大剪切应力，造成骨折畸形愈合或迟延愈合，甚至导致骨不连接的后果。如果刚性过大，固定时夹板不易与肢体充分接触，而且在固定和功能锻炼过程中夹板不易产生适当的变形，不能充分利用夹板的弹性力来维持固定及纠正残余畸形。

3. 压垫的效应力 效应力是压垫作用到骨折端的力，它是纠正和防止成角或侧方移位的直接作用力。它来源于布带的约束力和夹板的弹性固定力。骨折在整复固定后，常因骨折远端肢体重力的影响和骨折远、近端的肌肉牵拉力的作用而发生再移位。由于骨折部位、骨折类型及骨折局部软组织损伤的程度不同，骨折发生再移位的倾向力也各有不同。夹板的固定力是接近均匀分布的，不能直接有效地对抗骨折的移位倾向力。在夹板下加压垫，改变了夹板固定力均匀分布的状况，使压垫处的作用力高于其他部位。使效应力的大小随纸压垫的大小及厚薄而改变，压垫越厚则效应力越大，相反，压垫越薄则效应力越小。同样厚度的压垫其效应力值随面积而改变。由于皮肤所能承受的压力有限，因此压垫的厚度及大小要适当，既保证固定的需要，又要防止压疮的发生。由于效应力的作用点较集中，有很强的针对性，其对骨折端的作用取决于压垫的位置，如果压垫放置的位置适当，位于骨折移位方向的对应部位时，则效应力能对抗骨折的移位倾向力，起稳定骨折及纠正残余畸形的作用。如果压垫位置不当，效应力不但不能对抗骨折的移位倾向力，还有可能起相反的作用，使骨折出现再移位。

4. 肌肉收缩的内在动力 肢体骨折后，骨折移位是被动的，而肌肉收缩是主动的。肌肉收缩可能引起已经整复的骨折断端发生再移位，而肌肉的收缩活动又是不能制止的，所以我们必须在适应其生理功能的基础上通过应用夹板局部外固定疗法加以控制。这样经过处理后，断端的力学环境发生变化，原本不平衡的肌肉牵拉力可转变成一种稳定固定的内在动力，有利于发挥肌肉在维持骨折固定中的作用，保持骨折对位。

临床治疗过程中，应当鼓励患者在骨折固定后进行功能锻炼，受伤肢体在进行功能锻炼时，肌肉收缩，肢体变粗，产生施加于纸垫和夹板的压力，同时纸垫和夹板也给肢体一个反作用力，因此，肌肉收缩的程度越大，相应的反作用力越显著，抵消了功能活动而增加的骨折移位倾向力，因而成角及侧方移位不会增大。另外，肢体功能锻炼，肌肉不断收缩，有助于肢体静脉血回流加速，防止肌肉萎缩，促进骨折修复。

5. 软组织在骨干骨折复位固定中的作用 在正常情况下，骨干在肢体的运动中起杠杆作用；经脉具有运行气血，营养四肢百骸的功能；韧带肌腱则具有连接关节、主司运动的作用；肌肉除作为肢体运动的动力外，还能像墙体一样包裹骨干及经脉，起保护的作用；皮肤筋膜较坚韧，覆盖在肢体的表面，使肢体形成一个密闭的筒状结构。骨干骨折时，利用肢体的这种筒状结构，在肢体外用夹板固定，加强了肌肉的“夹板”作用，使骨折端保持稳定固定。由于“筋有束骨”作用，骨折后骨折端之间靠肌肉及筋腱的作用互相靠近，牵引复位时，通过这些组织的牵拉及联结作用可帮助骨折复位。

6. 骨折端的啮合力 骨组织由有机物及无机盐两大部分构成，骨折时骨折端常为锯齿状，故整复后骨折端间互相啮合，产生啮合力，对稳定骨折端有一定的作用。因此，在治疗骨折时应注意保护骨折端的骨锯齿。如果反复整复或整复过于粗暴，将细小的骨锯齿磨平，则啮合力减弱，骨折趋于不稳定，易于发生再移位。因此，为保持骨折端整复后的稳定，采取轻柔的手法是必要的，适当的过牵后再整复是很有利于保护这种啮合力的。由于骨组织成分的比例不同，同一类型的骨折在不同年龄的啮合力大小也不同，年轻人骨中相对有机成分多而无机盐少，骨折后折端的锯齿较多，故啮合力较大。相反，老年人骨中有机成分少而无机盐较多，骨折后折端的锯齿粗而少，故啮合力较小，这是老年人骨干骨折不稳定的原因。

7. 必要的牵引力　必要的牵引力是对抗骨折重叠移位和短缩畸形的固定力。对于不稳定性骨折或骨折部软组织厚、肌张力强、肢体重力大，单纯使用夹板不能防止和矫正移位的倾向时，需要利用牵引来加以对抗。目前采用的是等张牵引，而非静态的等长牵引，即在牵引的同时，鼓励患者积极地进行有节制的功能锻炼，在肌肉收缩与舒张活动时，牵引力和肌张力能较好地达到动态平衡，防止因过牵所造成的骨端分离或因牵引重量不足致使断端又重叠移位。由于骨折部位、骨折类型、骨折部软组织损伤程度的不同，骨折端再移位的方向和倾向力也各不相同。因而，局部外固定形式应随之而异。但局部外固定的原则是相同的，即对动制动，以力抗力，以外固定装置的杠杆来对应肢体内部骨折断端移位的杠杆。夹板的固定力是外力通过内力而起作用的。加上肌肉的"血泵"作用，使静脉回流得到改善，促进了患肢的血液循环，有利于骨折的愈合。可见，肌肉收缩的内在动力既可以加强外固定的固定作用，又可促进患肢的血液循环，促进骨折愈合，但若活动不当，也可促进骨折的再移位。因此，功能活动必须根据骨折部位特点、骨折的类型和部位的特殊要求，在医务人员的指导下进行，应以不影响骨折的固定为前提，进行有利于骨折固定的活动，这样才能充分利用肌肉收缩活动产生的内在动力，达到骨折愈合与功能恢复齐头并进的目的。

综上所述，应用小夹板外固定治疗骨折之所以取得良好的疗效是有其力学基础的，通过布带对夹板的约束力，夹板对肢体的固定力，压垫对骨折端防止和纠正成角畸形和侧方移位的效应力，软组织对骨干的"夹板"作用，协同肌肉收缩活动时产生的内在动力，使由于肢体骨折所致的不平衡得到恢复。用外固定装置的杠杆来对应肢体内部的杠杆。通过外固定装置把肌肉收缩活动造成骨折移位的不利因素转变为稳定骨折、矫正残余畸形以及对骨折端施加生理应力促进骨折愈合的有利因素。同时注意保护骨折端的啮合力，控制肢体重力对骨折端的不良影响。为患者早期主动的功能锻炼创造良好的条件，既促进了骨折的愈合，又有利于功能的尽早恢复。

（二）夹板材料

1. 柳木夹板　夹板作为一种外固定器材，必须具有一定的弹性和刚度，其弹性及刚度的大小直接影响其固定的疗效，合适的弹性和刚度是外固定器材的必备条件。人们通过加载检查以及描绘卸载时的应力–应变曲线和一定压力下随时间变化的材料反应方法证实了柳木夹板具有和人体骨骼、肌腱、肌肉类似的黏弹性。但因为柳木作为一种木材其机械性质与木材的组成、纹理走向、生长条件、温度、湿度、树龄有很大关系，其机械性质具有不稳定性，从而导致其弹性模量波动范围较大。

2. 杉树皮夹板　杉树皮具有弹性、韧性和塑性，可就地取材，简便而价廉，为我国南方特别是广东传统的正骨外固定材料。早在 20 世纪 80 年代，人们就通过实验测得杉树皮夹板的弹性接近于竹板和柳木板，是符合外固定器取材要求的外固定材料。杉树皮小夹板有足够的支持力，完全能起到四肢骨折的外固定支架作用，可维持折端骨位的压力。通过长期的临床实践，人们发现杉树皮小夹板具有如下优点：①具有一定的弹性和韧性，对已复位的骨折可起到良好的固定作用；②质地较柔韧，板的头尾容易压软，可避免挤压摩擦肢体，不易产生压迫性溃疡；③简易、轻便、柔韧，不妨碍肢体进行适当的功能锻炼；④制作简单方便，不受环境限制，不需要特殊设备；⑤材料来源容易，费用低廉。但由于衫皮板本身密度不完全均匀，其纤维大致为纵行排列，若选材制作不好，容易发生纵裂，其可塑性稍差，且若库存时间过长，或经雨水浸渍，容易变脆、发霉等而影响到其临床应用。

3. 纸压垫　夹板局部外固定系统的重要组成部分，纸压垫的放置将有效地改变夹板固定力的均匀分布状态，大大提高纸压垫放置部位的效应力值。作为一种结构材料，纸压垫具有黏弹性，并且其弹性模量并非为一个常数，而是会随应力的变化而变化。因此，针对骨折移位的倾向，合理地放置纸压垫，将能起到固定骨折和纠正残余畸形的效果。

4. 布带　布带的约束力是夹板固定力的直接来源，通过实验测定，布带在拉伸载荷作用下其应变大致可分为三个阶段：①弹性阶段；②非线性阶段；③强化阶段。此外，布带具有和纸压垫、夹板类似的蠕变性能，其第一天的蠕变率最大，以后则渐趋平缓。

二、石膏

（一）石膏托

石膏托固定最突出的优点是具有良好的塑形性能，也可以利用三点固定的原理控制骨折的移位趋势，可以有效地抵抗肌肉收缩时在骨折远端所产生的剪切力。骨折后骨折断端间依靠软组织的作用互相靠近，从而帮助骨折复位。另外，由于骨折端的断面呈锯齿状，而不是光滑的，所以整复后骨折端可互相啮合，产生啮合力，从而阻止复位后的骨折进一步移位。当肌肉收缩时，石膏托在三点加压的情况下，通过外固定的杠杆来对应患肢内部骨折再移位的杠杆。这一点与小夹板具有生物力学相似性，所产生的力学效应作用于骨折端周围的软组织，远离骨干的中轴。同样是在三维空间上保持几何位置的不变形，对骨折端的纵轴受力没有遮挡。肢体骨折后，骨折的移位是被动的，但肌肉的收缩活动是主动的。当肌肉活动时，再移位的倾向力被石膏托消除，最大限度地保持了收缩所产生在纵轴骨干上的轴向压应力。而且功能活动所带给骨折端的压应力紧随着功能活动的运动程度时大时小、时有时无地变化，这对加速骨折愈合，提高愈合质量很有帮助。另外，石膏托的三点加压使骨折端保持相对稳定，在垂直骨折纵轴上消除再移位的倾向力，保持几何位置恒定，使骨折断端间相互挤压，保持紧密嵌插，提供了一个恒定的生理应力，缩短了新生骨细胞的爬行距离。随着肢体的肿胀消退，石膏的稳定性会因为三点加压的减弱而降低，而且如果过松还会因为所产生的剪力导致骨折的再移位。

（二）管型石膏

管型石膏要求三点固定，可以通过用简单的方法塑形未干的管型石膏来实现。这三点中的两点是用手做到的，但二力单独作用不能稳定骨折，必须提供第三个力。第三个力是通过覆盖肢体的近端处的管型的某处来提供的，这样在软组织的对侧为三点固定的中间力点，同侧的骨干上下端各为一个力点。当骨折具有复位后的内在稳定性，石膏管型才能符合三点固定原则。这种外夹板样作用可使骨折断端产生解剖对线，其在肢体静止时和功能活动（肌肉收缩）时的作用机制亦与夹板作用类似，在活动中或肌肉收缩的情况下，可能会加大断端活动，但同时和骨的软组织相抵的石膏管型的环形压力也同样影响固定的稳定性，肌肉和皮肤作为不可压缩介

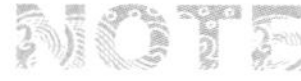

质，其上的加压有助于抵消肌肉收缩造成的不稳定倾向，在骨折愈合的早期阶段，150N 的轴向载荷，因骨折类型不同会导致 1～4mm 轴向位移，旋转和角位移分别为 1°和 3°，随着骨痂刚度的增加，外力下位移逐步降低，8 周以后，位移只有 0.5mm。

三、矫形器

矫形器用于改变神经、肌肉和骨骼系统的功能特性或结构的体外使用装置。矫形器又称为支具、支架、矫形装置、矫形器械等。

（一）矫形器的作用

矫形器应用于人体躯干、四肢和其他部位，通过力的作用以预防、矫正畸形，治疗骨折和关节、肌肉、神经、血管等组织由于各种原因所造成的疾患，并能起到直接代偿它们功能的作用。

矫形器应用对象很广泛，如小儿麻痹后遗症、脑性瘫痪后遗症畸形、截瘫、骨折、脱位、关节炎、椎间盘突出症、脊柱侧弯、颈肩腰腿痛和肢体畸形都可通过使用矫形器进行治疗，特别是对神经、肌肉、骨骼等运动损伤的治疗，有很高的使用价值。

（二）矫形器的分类

美国在 20 世纪六七十年代，将与矫形器具体有关的人体各关节名称（英文）的第一个字母连在一起，最后再取上矫形器（orthosis）的第一个字母 O，从而构成矫形器的名称。

1. 上肢矫形器 按上肢矫形器所包含关节的名称，主要分为以下几类：①手指矫形器（FO）；②手矫形器（HO）；③腕矫形器（WHO）；④肘矫形器（EO）；⑤肘腕矫形器（EWHO）；⑥肩矫形器（SO）；⑦肩肘矫形器（SEO）；⑧肩肘腕手矫形器（SEWHO）。

2. 下肢矫形器 按下肢矫形器所包含关节的名称，主要分为以下几类：①足矫形器（FO）；②踝足矫形器（AFO）；③膝矫形器（KO）；④膝踝足矫形器（KAFO）；⑤髋矫形器（HO）；⑥髋膝矫形器（HKO）；⑦髋膝踝足矫形器（HKAFO）。

3. 脊柱矫形器 按矫形器所包含关节的名称，主要分为以下几类：①骶髂矫形器（SIO）；②腰骶椎矫形器（LSO）；③胸腰骶椎矫形器（TLSO）；④颈椎矫形器（CO）；⑤颈胸椎矫形器（CTO）；⑥颈胸腰骶矫形器（CTLSO）。

（三）矫形器的三点压力系统原理

在矫形器中，无论是固定或是矫正，都广泛采用了三点力原理，所谓“三点力原理”就是三点压力系统的力作用原理。它是指处于同一平面但不在同一直线的三点受力，其中一点的受力方向在与另外两点受力方向相反的情况下，根据作用力与反作用力、力的分解定律以及杠杆平衡原理，三点力的相互作用而产生固定和矫正作用（图 8－3）。

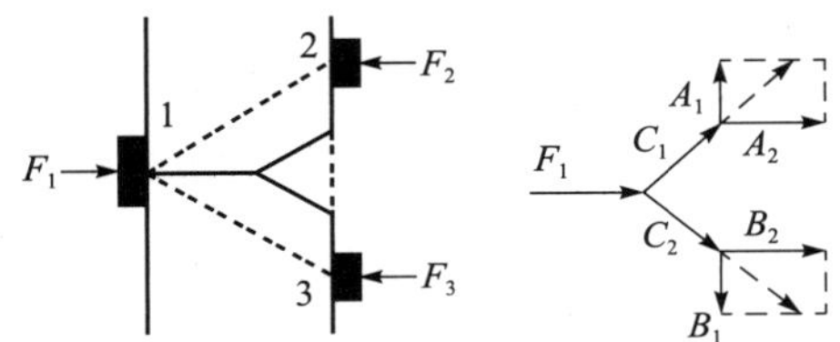

图 8－3 三点压力系统

（四）生物力学原理在矫形器中的应用

1. 上肢矫形器中的应用 从力学角度来看，要使矫形器发挥较好的作用，必须有一定长度的力臂。以手背伸矫形器为例，可将其视为平衡杠杆（图 8－4）。图中 F 为动力，R 为阻力，加在前臂支撑部的力 F 与前臂支撑部的长度 L 成反比。

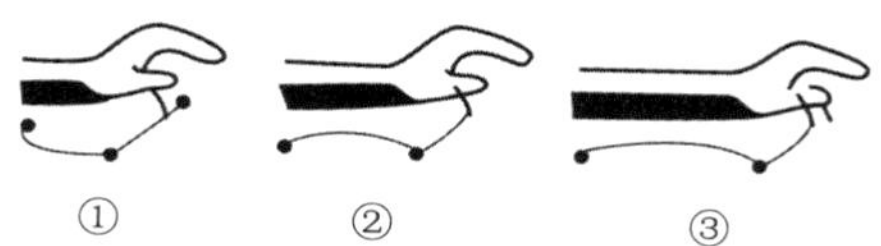

图 8－4　杠杆原理在手背伸矫形

2. 下肢矫形器中的应用　按照三点压力原理，充分考虑作用力与反作用力的相互作用，只有正确选择矫正力的作用点（压垫的位置），才能使变形的肢体尽可能地恢复到正常位置。如下肢矫形器关节铰链转动中心和半月箍的位置设置，对矫形器的功能发挥着重要作用，如果位置不当，不但影响正常生理关节的活动范围，而且穿戴矫形器后还会影响行走功能（图 8－5、图 8－6）。

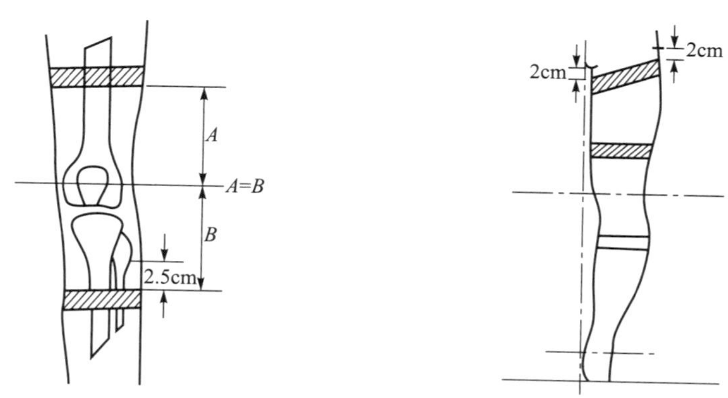

图 8－5　膝下箍与膝上箍的位置　　**图 8－6　腰髂箍的安装位置**

3. 脊柱矫形器中的应用　在脊柱矫形器的设计中主要采用机械牵引和三点压力原理，其矫正方法（图 8－7、图 8－8），包括纵向牵引、局部压迫、三点扭转及平行移动等。脊柱侧凸症时常伴有脊柱的扭转，为此，在侧凸矫形器中利用压垫来减少水平面上的扭转（图 8－9）。另外，提高腹内压力可减少脊柱伸肌的负担及胸椎和腰椎上方的垂直负荷，如软性围腰、塑料脊柱矫形器的腹部压迫及采用各种腹托等，都是提高腹压作为支撑躯干的主要手段。对于脊柱侧凸角度较大的患者，往往采用纵向牵引力与侧向施压相结合的矫正方法（图 8－10）。

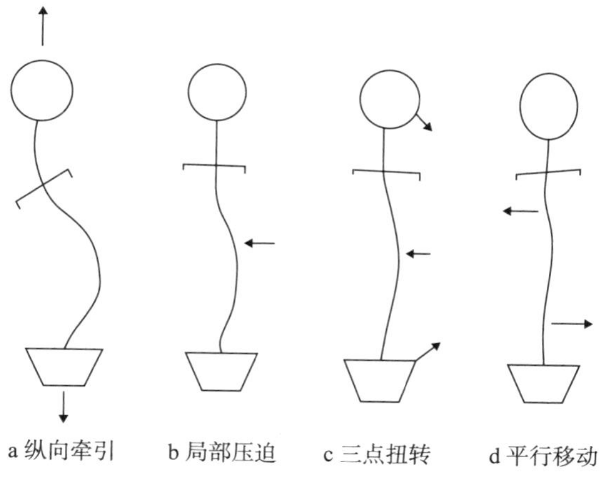

图 8－7　脊柱矫形器的矫正方法

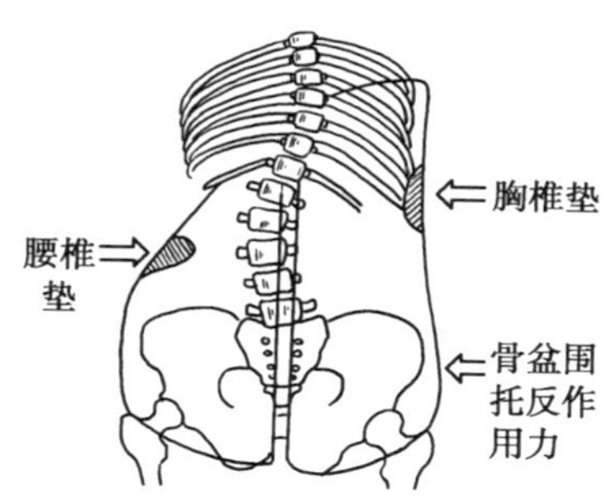

图 8－8　三点压力在脊柱矫形器中的应用

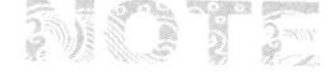

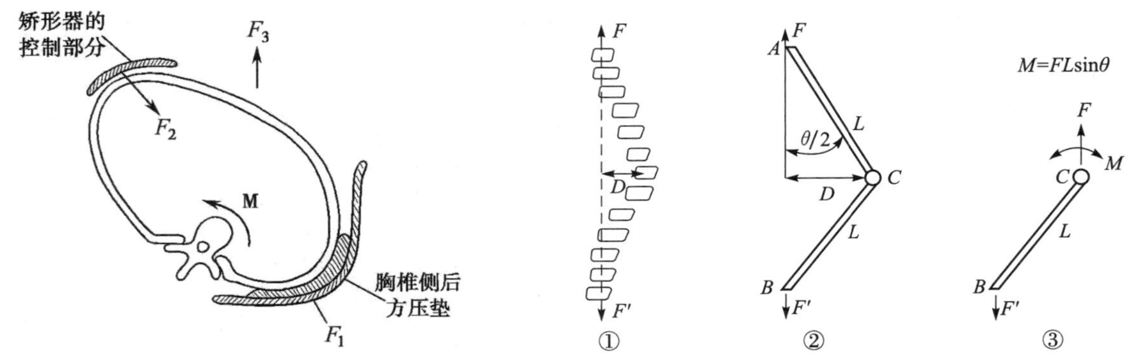

图 8-9　压垫的抗扭转作用　　　　图 8-10　纵向牵引力的矫正原理

四、牵引

牵引在骨伤科及整形外科治疗中被广泛应用，它利用持续的牵引力，向肢体的一部分或多个部位施加拉力，对减少局部压力对神经的干扰、骨折脱位进行复位和固定、炎症肢体的制动、肢体挛缩畸形的矫治、功能锻炼等都有一定作用。牵引的效果直接体现在肌肉-骨骼系统的变化，也经常被用作康复及运动损伤后的伸展和放松治疗。牵引疗法因其微创的特点及出色的疗效至今仍然是非手术治疗的主要方法之一。

（一）皮肤牵引

皮肤牵引是通过软组织施加在受影响的身体部位上，依靠介质传导产生作用，牵引载荷均小于 50N。皮肤牵引时一般使用商用的皮肤牵引套件，或通过自制的柔性织物经合理设计后使用。由于存在皮肤损伤和过敏反应的危险，不建议长时间使用黏合剂辅助牵引。在施加任何皮肤牵引之前，检查患者皮肤并确定是否存在过敏是至关重要的。如有擦伤、裂伤、开放伤口、皮疹或表面感染，皮肤牵引均应列为禁忌。对于静脉曲张、神经或血管疾病、糖尿病或皮肤脆弱的患者同样不建议使用皮肤牵引。

（二）骨牵引

骨牵引是利用钢针或牵引钳穿过骨质，直接通过骨骼而抵达损伤部位，并起到复位、固定的作用。它不仅可以作为骨折复位的手段，也可以作为治疗的最终方案。其基本原理是利用牵引力和反牵引力，作用于骨折部位，使两骨折块往相反的方向移动以纠正重叠移位，达到和维持复位，进而促使骨折愈合。

骨牵引可分为滑动牵引和固定牵引两大类，滑动牵引的牵引力来自悬垂重量，而以身体体重为反牵引力，在骨折早期对骨折部起到牵拉的作用，可以纠正不稳定骨折因肌肉挛缩造成的重叠，亦可维持稳定骨折的对位，滑动牵引常需根据牵引的部位、骨折类型、移位程度决定悬垂的重量，其特点是在骨折早期过后因肿胀消退、肌张力下降容易造成过度牵引，使骨折端分离，不利于骨折愈合，应在做适当检查后酌情减轻重量。固定牵引下牵引力和反牵引力均存在于作用在患肢本身的牵引装置内，以保持该患肢的长度不变。滑动牵引即可用来复位骨折，也可用于维持对位，而固定牵引必须先整复骨折，才能用来维持复位的长度，但它的优点是不会出现过度牵引。常见骨牵引方式包括：颅骨牵引、尺骨鹰嘴牵引、股骨髁上牵引、胫骨结节牵引、跟骨牵引、肋骨牵引等。

NOTE

（三）悬吊牵引

悬吊牵引是利用力学作用力、反作用力及杠杆原理，通过重力牵引，作用于患肢，缓解骨折、脱位后周围软组织的紧张与回缩，使骨折或脱位能够复位，矫正畸形。在对颈椎、腰椎的牵引中可以协助椎体的载荷传递、维持肢体姿态和三维空间活动以及保护神经、血管、脊髓。

悬吊牵引在生物力学上的作用有：减除运动负荷、提供助力、提供不稳定支撑。悬吊牵引的生物力学应用主要体现在：悬挂点（悬挂固定的位置）、运动轴心（运动的相应关节中心）、支撑点（悬吊在肢体上的位置）。支撑点位置的改变直接影响运动和关节的负荷，通过患者疼痛的程度或者患者失能的情况来寻找合适的支撑点，远端支撑点增加运动负荷，近端支撑点减少关节压力。运动轴心的生物力学关系取决于悬挂点的位置，根据悬挂点位置的不同，有6种基本的运动模式：轴心、上方、下方、内侧位、外侧位、中立位悬挂点。悬吊牵引中常见的人体外力主要有重力、支撑反作用力和悬吊绳对人体的拉力，人体在静力性动作中，要求人体所受合外力为零，合外力矩也为零。

五、外固定支架

外固定支架是指在骨折远近端经皮穿针，再用金属、碳纤维等材料制成的杆或框架结构加以连接，使骨折端得到固定的疗法，现已成为治疗多发性骨折、严重软组织损伤的开放性骨折、感染性骨折、骨不连的标准方法之一，并推广到截骨矫形和一些骨病的治疗。

（一）外固定支架材料

外固定支架通常由3部分组成：固定针、管/杆及夹钳。固定针有不锈钢制、钛制或羟基磷灰石涂层。管/杆在材料选择方面需要有足够的刚度和强度，目前临床使用的管/杆多为不锈钢管和碳纤维杆。夹钳是组合式外固定架系统的主要组成部分，用于连接管/杆和固定针。

（二）外固定支架生物力学原理

外固定支架属动态性，允许骨折断端接触，在对固定器加载时，骨应力降低。当骨痂有足够刚度并能支持一定载荷时，将使骨、固定针界面的载荷明显降低。外固定支架的强度应控制在一定范围内，不稳定将导致延迟愈合或针道松动，太过坚强又因应力遮挡同样导致延迟愈合或不愈合。外固定支架装置刚度越高，固定越坚强，应力遮挡作用越大，将明显减少骨折断端的应力刺激。应力遮挡与外固定时间成正比，时间越长，骨折部位力学强度包括抗弯强度下降越明显。因此，临床运用外固定支架，需要随着病程的进展，逐渐进行最初稳定固定的动力化是必须的。

（三）影响稳定性的几个因素

1. 固定针与骨折端的距离（x）：越近越坚强。
2. 置入每个骨折块的固定针的间距（y）：越大越坚强。
3. 外连接杆与骨骼的距离（z）：越近越坚强。
4. 外连接杆的数量：双杆比单杆坚强。
5. 外固定支架的构型（强度从低到高）：单边 < V形 < 双边或三角形（图8-11）。
6. 骨折的类型：骨折的稳定性均将影响固定强度。在相似外固定支架构造及负荷水平下，骨折纵向不稳定比纵向稳定骨折的活动更大。

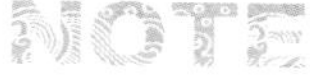

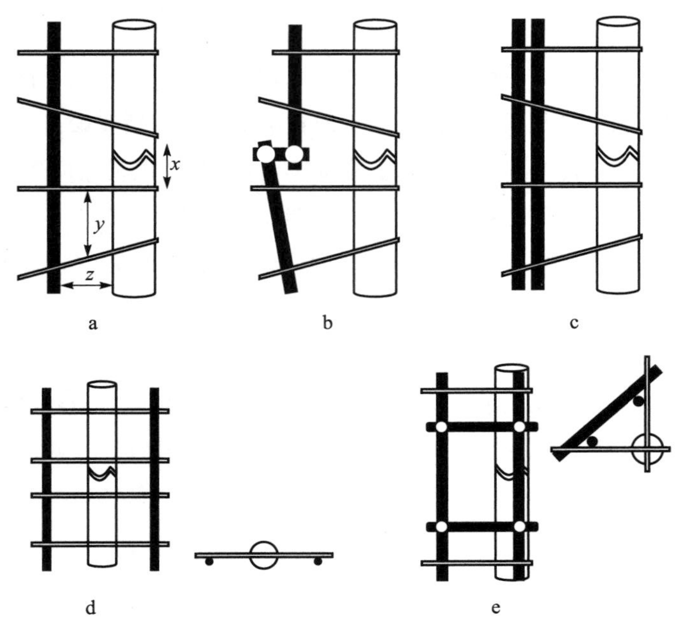

图 8－11　管状外固定支架的构型与稳定性

（四）临床生物力学效应

骨折固定的刚度和稳定性可由上述因素在一个很大的范围内调节。这个技术是唯一一种允许医生不但可以在术前调节，而且可以在术中和术后按需调节稳定性的技术，不过调节也是有限制的，从生物学角度看，不提倡增加钉子的直径和数量以获得最大的稳定性，因为这样的处理往往会损伤骨折愈合区的血供，降低骨骼生物修复能力。

固定下骨折断端的位移由外力的大小、方向和使用外固定支架的刚度所决定。对很多日常活动来说，由力和力矩产生的载荷是复杂的，并会随运动方式如走路和爬楼梯的不同而改变。另外，外固定支架的排列变化很多。这么多因素导致骨折断端的移动在三维空间变化很大。有文献研究报道，4 例 5mm 螺钉的单边外固定支架固定的胫骨骨折患者，在轴向载荷（300N）下可有 1～3mm 的断端位移，最大的位移在轴向移动后出现在内外侧方向（剪切）以及螺钉平面上（前后方向的剪切）。骨折断端轴向和剪切位移的比率由外固定支架的刚度和排列所决定。随外固定支架的类型不同，报告的骨折断端位移最高达 5mm。螺钉直径为 6mm，末端 3 个螺钉的坚强固定器，其位移最小。

（五）外固定支架治疗的生物力学特点

1. 实现稳定固定　稳定固定是指若忽略骨折端的相对微小位移，骨折远近端与固定装置形成几何不变体系，即保持骨折远近端整复后的相对几何位置不变。在实现固定稳定上还应注意固定针的有效长度、刚度、穿针部位及针的缩紧程度等。

2. 防止功能替代　作为生物材料的骨，无论在几何形式、空间结构还是强度及密度分配上，都是与应力状态相适应的。因此，在骨组织修复和塑形过程中，必须使断端得到相应的力学环境，否则重建的骨组织可能是脆弱的，不能适应正常功能的需要。所以，在骨折治疗过程中应尽量减少功能替代。这就要求在保持稳定固定的前提下，减少不必要的多余联系，注意针径、针的刚度选择。

3. 骨折断端生理应力　生理应力可加快骨断端愈合速度、提高愈合质量。生理应力分为恒定的和间断性的，对目前使用的外固定支架，恒定的生理应力是由器械给予的，它可增加断端摩擦力，增强固定稳定性，缩小新生骨细胞的爬行距离；而间断性生理应力多是功能活动得到的，它可促进局部血循环，产生压电和动电效应，激发新生骨细胞增长，对加速断面愈合、提高愈合质量颇为有益。

4. 操作灵活、整固兼得　整体结构稳定性好，具有全方位刚度和强度，而各构件间具有相对独立性，便于拆卸和组装，同时具有整复和固定功能。

（六）骨搬移生物力学特点

骨搬移技术是根据张力－应力刺激下可以加速组织的生成、细胞增生以及新陈代谢功能更加旺盛的原理，通过中心轴增加压力与骨折端间隙的微动，刺激、促成骨的再生。骨搬移利用了时间因素在内的三维空间，通过逐渐牵拉刺激组织生长及塑型的特性逐渐填补骨缺损。骨搬运时外固定架固定可靠，可早期形成骨痂并适当进行功能锻炼，改善及防止关节进一步僵直，减少了二次手术发生率以及避免增加患者的负担。但骨搬运技术存在着外固定架使用时间长、钢钉的使用数量与体重的比例关系并不确切的缺点，可能存在成角畸形，对位对线不良，接合端软组织嵌入等情况。拆除固定架后易再次发生骨折，滑移端达到对接点后不能施加有效的轴向压力以及治疗过程中可能出现边缘区缺血坏死等。

六、髓外固定系统

（一）钢针

钢针是骨伤科常用的植入物，可分为：锻造不锈钢、锻造钛合金、纯钛、锻造钴－铬合金等，直径0.5～5mm不等。临床常采用不锈钢材质，其弹性模量约为200GPa，具有高疲劳强度和优异的结构均匀性。因其稳定的力学性能及良好的生物相容性，经常被用来制作各种弹性支具植入体内。在用作弹性牵引支具或弹性外固定均借助了钢针大挠度弯曲变形产生的弹力。使用钢针固定中，应力通过针孔向外传递，如外固定针承受应力很小，骨－针界面磨损小，固定针的松动少；如外固定针承载应力加大，使得骨－针界面产生的压力增大，当应变超过一定程度后，骨基质中便形成微观损伤，表现为微裂隙和蠕变损伤，促使骨－针界面吸收和磨损，引起外固定针松动。研究表明，当该应力大于75MPa时，骨被快速破坏。牵引期间活动频繁，活动量增加，导致周期性动态应力增大，此将致使松动明显加剧；反之，适当减小活动量，减小骨－针界面的动态应力，既不影响患肢功能恢复，又减少固定针的松动。应力水平相当时，骨－针接触面积越大，单位骨界面的应力越小，松动越少，确定荷载能力后尽力选择直径较大钢针进行固定，此外应避免多次穿针和进针过深后又退出，减少骨－针实际接触面积。

（二）钢丝

不锈钢丝是最简单的内固定物。临床常用于髌骨、尺骨鹰嘴、内踝等处骨折，一般放置在骨折的张力侧，单独使用此种方法，其强度和稳定性不足，常与钢针联合使用。该疗法的力学特点：改变作用力对骨折端的效应，使骨折端得到有利于愈合的间断性生理应力，变不利因素为有利因素。

（三）张力带

张力带固定原则是内固定物吸收张力而骨骼承受压力。每个偏心位承受弯曲，其典型的应力分布是凸侧产生张力，凹侧则产生压力，这也就是发生骨折时，移位表现为张力侧分离的原因。为使偏心位承受的骨折能恢复载荷能力，必须利用张力带钢丝来吸收张力，以便使骨折本

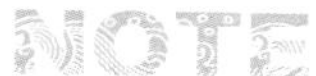

身能接受轴向加压力，如此就达不到张力带的要求。例如，髌骨骨折固定，以平行的克氏针通过张力带区以对骨折端起压紧作用。钢针往往联合钢丝使用并采用“8”字扎法，如尺骨鹰嘴骨折张力带固定（图 8－12）。

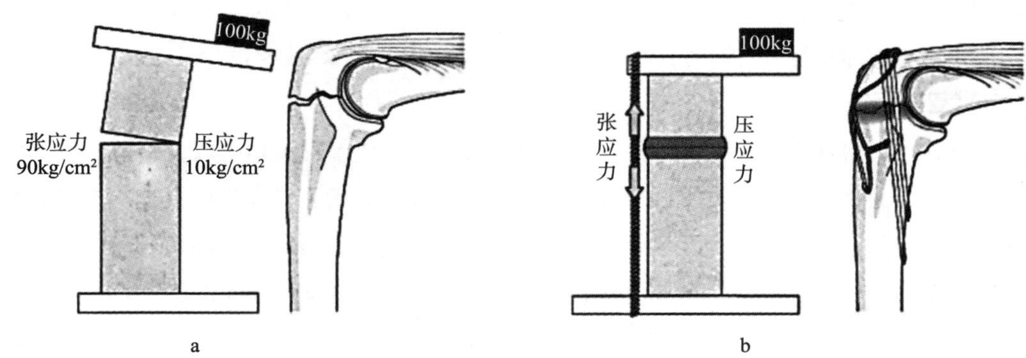

a. 施加偏心负荷时，骨骼会出现张力侧和压力侧；

b. 张力带将张应力转化为对侧皮质的压应力

图 8－12　张力带原则用于尺骨鹰嘴骨折的固定

（四）螺钉

螺钉是内固定系统不可或缺的重要组成部分，既可以单独使用，亦可与其他固定器械配合使用，如用于钢板内固定，使钢板与骨表面紧密结合，增强钢板与骨之间的摩擦力，从而防止骨折端的切向移位。单独使用也可起到加压作用。影响螺钉把持力的内在因素有：螺纹径、螺纹结构及螺纹长度；外在因素有：骨质量、骨的类型、螺钉旋入的方位及扭矩（图 8－13）。螺钉固有的把持力是螺纹径与旋入骨骼内的螺纹长度的乘积（把持力 = 螺纹径 × 旋入的螺纹长度）。当螺钉用于两骨块间加压固定时，螺纹常是以拉力钉的模式作用的，在这种固定中，螺钉的螺帽侧在骨皮质内可以自由滑行。骨块之间的把持力是由螺纹旋入的扭矩决定的，把持力可转化为摩擦力，阻止骨块间滑动。控制螺钉旋入的扭矩（用最大扭矩限制性螺丝刀）对防止螺钉滑丝及螺帽断裂是非常重要的。

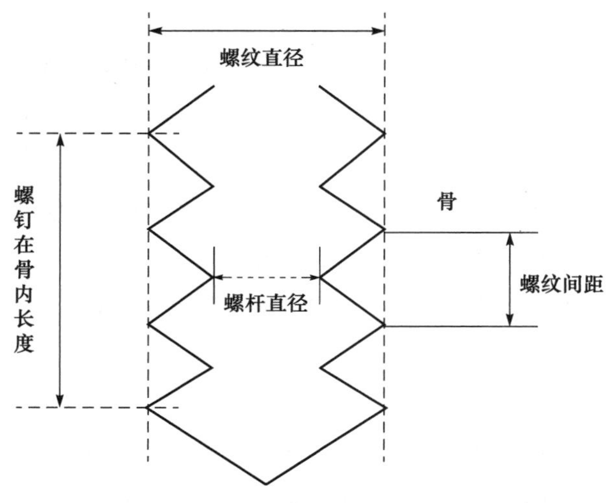

图 8－13　螺钉的相关参数

1. 螺钉的生物力学分析 为使我们在临床上合理选择螺钉，我们需要研究透彻螺钉的力学特性，才能更好地了解螺钉的用途。当将螺钉顺时针方向旋转，其螺纹沿骨质滑动，就会产生轴向作用力。螺纹的倾斜度，即螺距，必须足够小，以便螺钉对骨有足够的把持力，避免螺钉松动（图 8－14）；同时，螺距又必须足够大，以便在可以接受的旋转圈数后能将螺钉完全置入。

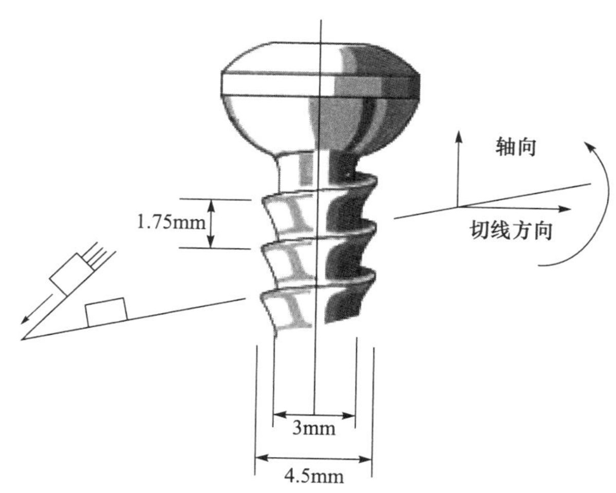

图 8－14 普通皮质骨螺钉

螺钉置入过程中可产生两个作用力，一个是沿螺纹的周径（切线方向），另一个是沿螺钉轴的（轴向）。前者由置入螺钉的扭矩产生，后者则是在螺钉螺纹沿着骨内的螺纹滑动时产生。试验表明，拧紧普通 4.5mm 皮质骨螺钉时的扭力可以分为 3 个部分：50% 用于克服顶帽界面的摩擦力；40% 转化为轴向作用力；10% 用于克服螺纹的摩擦力。在试验中，针对拧紧螺钉可以施加的最大扭力，经过钢板孔置入的螺钉几乎是不经钢板螺钉的 2 倍。

对标准的 4.5mm 皮质骨螺钉，所施加的扭力和产生的轴向作用力之间的关系大约为 670N/（N·m），其置入时所产生的加压力仅作用于附近小范围骨面上，所以单纯一枚螺钉加压固定并不能很好地对抗骨折块围绕螺钉的旋转，即骨折块间的扭力，这时往往需要第二枚螺钉固定。在术中，如果可能，最好第二枚螺钉能远离第一枚螺钉，并置于不同方向，这时的固定力矩等于 2 枚螺钉之间的距离加上 2 倍单枚螺钉的力矩。

2. 置入螺钉的方向与力量 对于传统钢板，螺钉相对于钢板长轴的倾斜角度是可以调整的，根据情况可提供最佳的加压效果，或者避开骨折粉碎部分，以及避免经过存在骨折线的皮质部分。当螺钉置入远端皮质时，螺钉的倾斜方向基本也就固定了。锁定螺钉，其钉帽的椎状螺纹可以与锁定钢板螺纹形成自锁，此设计不仅提供了角稳定性，一定程度上还可以保护骨质和螺钉的螺纹，也正是因为自锁设计，拧紧这种锁定头螺钉时必须使用限力改锥以免螺钉帽被卡住，而使用普通螺钉时，限力改锥并无多大用处，因为在不同个体之间以及不同的解剖部位上，骨质和骨骼的厚度会有差异。为使骨折端之间承受的压力均匀分布，需要严格掌握螺钉方向和部位。当我们考虑轴向负荷对螺钉的剪切力时，则必须在骨折线与纵轴线夹角的中分线方向置入螺钉；而当联合钢板固定时，由于钢板分担了绝大部分的纵轴应力，此时螺钉应与骨折线垂直置入。

试验表明，拧紧一颗标准 4.5mm 螺钉可以产生 2000～3000N 的轴向加压力，轴向加压力会因骨的黏弹性和生物重建过程而衰减。但在骨干上还能保持 50% 的力大概 6 周。过去很多医生通过反复多次拧紧螺钉的方式来获得最大的轴向作用力，然而事实证明，当过分置入螺钉时，螺钉头将会在一个力矩不变的情况下旋转直至滑丝，更有可能超过了螺钉所能承受的最大剪切力下发生螺钉断裂。

（五）钢板

钢板固定是一类广泛应用的内固定方法，多用单侧形式，通过螺钉紧固在骨骼上。钢板与骨表面的摩擦系数为0.2～0.4。由于螺钉的坚强紧固使钢板与骨面间的正压力很高，从而使骨折端与钢板之间有较高的稳定性。钢板的发展历程经历了动力加压钢板（DCP）、有限接触动力加压钢板（LC－DCP）、微创固定系统（LISS）、锁定加压钢板（LC－DCP）的发展过程，各种钢板有不同的生物力学效应。

1. 加压 横断型或短斜型的骨干骨折，通常难以放置拉力螺钉。此时，可用加压钢板来固定。钢板固定在骨折一端后，张力器放在另一端，暂时将两个骨折断端拉在一起并形成断端加压（图8－15）；然后用螺钉将另一断端固定在接骨板上，这样可获得大于1000N的压力。现在使用的动力加压钢板设计的特殊孔，孔内有一个可以使螺钉头滑入的斜面。当螺钉插入骨中，螺钉就会向皮质骨移动，由此螺钉孔的斜面被轴向推动。就像具有张力器一样，钢板通过轴向移动在两个断端之间产生一个压力。

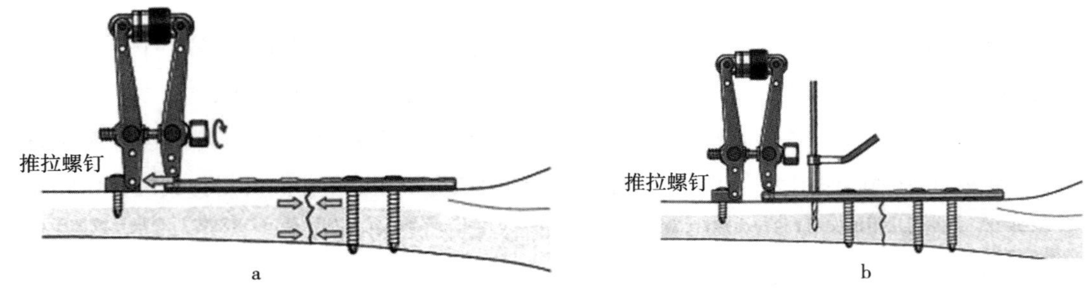

图8－15 张力器对骨折断端的加压

2. 保护 通常用在拉力螺钉固定的骨折块，以保护螺钉不被外力折断。单纯运用螺钉对长骨骨折进行固定的时候，螺钉极易受到的扭矩和弯曲应力的影响发生松动或者断裂，为了平衡各个螺钉所受应力，对拉力螺钉起保护作用，可将钢板与拉力螺钉结合使用，因此用于保护作用时钢板常取较长的长度以产生更强的保护作用。

3. 支撑 支撑钢板是指为了对抗轴向负荷，沿与畸形轴线呈90°方向施加作用力的固定工具。支撑钢板不仅可以单独应用发挥支撑作用，同时也可以配合拉力螺钉固定，当干骺端/骨骺部位存在剪切或劈裂骨折，而拉力螺钉固定难以承受经骨折端的剪切应力情况下，此时应尽量发挥支撑钢板的支撑作用。具有解剖形态的钢板应运而生，并发挥了举足轻重的作用，如锁定加压钢板，由于螺钉锁定特性，螺钉方向稳定，提供了良好的角稳定性，可作为支撑钢板运用于干骺端和关节周围。

4. 抗滑 抗滑钢板是支撑钢板的一种特殊类型，这种钢板用于斜行骨折以防止骨折断端的滑动及继发的缩短。最基本的防滑钢板是“单孔抗滑钢板”，其既可以是缩短1/3的管型钢板，也可以是垫圈，这种钢板与其螺钉被固定在斜行骨折的尖部的中心位置上，该项技术中钻孔需产生加压作用，可以附加一个拉力螺钉来发挥断端间加压的作用。这种螺钉既可穿过钢板放置也可以单独置入。

5. 桥接 对复杂的粉碎性骨折，考虑到骨折的生物学，为减小进一步的软组织损伤，可以应用桥接钢板，为保护骨和周围软组织的血液供应没有被过多的破坏，尽量对骨折进行间接复位，通过微创技术应用桥接钢板，恢复骨折的长度、轴线和旋转对线。桥接钢板作为弹性固定的一种方式，其生物学反应是使骨痂快速形成并桥接骨折端，在既不过多破坏血运，又使固定强度最大化的情况下，目前AO原则推荐选择长钢板，少螺钉，高跨度，以增加力臂，只固定两端的主要骨折块，分散弯曲作用力。

6. 张力带 骨很少只受轴向力，在承受外力和肌肉活动时，弯曲和扭转力矩可同时发生。骨折以后，单纯的轴向压力可使断端加压而无须外加固定。但张力可导致断端移位，弯曲力矩作用在骨上会在一侧产生张力而在另一侧形成压力。折断的骨在承受弯矩时，必须对抗张力而让骨折面形成压力。当断端复位后，需要用植入物对抗张力，而骨折表面能承受压力。张力带钢板要发挥张力带作用，必须满足4个条件：①发生骨折的骨骼必须为偏心受力，如股骨；②钢板必须放置在张力侧（凸出侧）；③钢板必须能够承受牵张作用力；④钢板对侧皮质必须能够承受加压作用力。如果钢板放在压力侧，则不能中和张力，内固定汇总承受负荷时失效。

但内固定钢板是一种不对称器材，单侧钢板在加压固定中，由于载荷状态的改变，常不能达到预期的效果。例如，预弯钢板尽管在体外可做得很有效，但在体内手术时，出螺孔位置不当，或螺丝钉的角度不当，或由于骨的蠕变特性等都会使预弯或预应力失效，或者使骨断面承受偏心压缩状态等。

七、髓内固定系统

（一）髓内钉的类型

1. Küntscher 钉（紧密接触，扩髓，不锁定） 常规的Küntscher钉是一种在预应力下插入长骨的有纵向槽的管型钉，通常为增加骨和钉界面的接触面积，在离骨折远端和近端20mm处进行扩髓，以此增加骨和钉之间的摩擦，进而减少插钉的两个断端间的移动，仅可用于相对简单的骨干中段骨折。然而扩髓过程本身也存在一些生物学上的缺点，主要体现在扩髓有引起髓腔压力和温度增高的危险，从而造成骨坏死。

2. 通用髓内钉（紧密接触，扩髓，锁定） Küntscher钉只能有效防止成角位移和横向位移，但对扭转变形或沿着纵轴的拉伸移位抵抗力较差，通用髓内钉解决了这一问题，此由Grosse和Kempf最早引入在髓内钉上附加锁定螺丝钉，不仅增加了髓内钉的力学稳定性，同时还扩大了髓内钉的适应证，包括更近端和更远端的骨折以及复杂不稳定的骨折等。

3. 既不扩髓也不锁定的髓内钉 虽说既不扩髓也不锁定的髓内钉内植物感染率低，但因为这些内植物很细，其远近端不能锁定，其生物力学特性决定了内植物最终会发生松动，后期会出现纵向和旋转不稳定的情况，尤其是对于复杂的骨折，临床常需要附加如石膏类的外固定，这也导致其在临床上应用不广泛。

4. 不扩髓但锁定的髓内钉（非扩髓实心针） 无纵向槽沟，使得内植物的抗扭转强度明显增强，同时使其适应髓腔形状的能力降低。为使内植物失败的危险降到最低限度，小直径的髓内钉必须有足够的强度，而钛合金相比不锈钢材料，可以满足低刚度和高疲劳强度的要求，但横截面为实心的髓内钉其抗折弯强度也不会明显增加，不过它却有生物学上的优势。

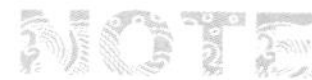

（二）髓内钉的力学特性

1. 钉的直径　长管状骨的髓腔有一狭窄中央区称为狭部。扩髓技术突破了髓腔最狭窄区的限制，允许使用较大直径的髓内钉。钉直径越大则强度越大，针壁的厚度同样影响钉的强度。钉直径的改变可以通过改变壁的厚度来保持原有的强度。例如，直径 12mm 的髓内钉其厚壁为 1.2mm，而直径为 14mm 和 16mm 的髓内钉可将其壁厚减少至 1.0mm，而强度保持不变。

2. 工作长度　是指髓内钉在承受扭转和弯曲力时没有骨支撑的那一部分。运用交锁髓内钉来治疗粉碎性骨干骨折时，骨-髓内钉系统在承受弯曲和扭转负荷时间会使骨折端发生相对运动。工作长度在不同的应力-应变情况下不同。在弯曲时，主要骨折段与针靠近，在骨折远近端间有一段距离没有骨支撑，在这一区域钉自身弯曲而且不靠骨针复合体结构，即弯曲时髓内钉的工作长度接近于两骨折端间距，当骨愈合时此部分距离减少。在扭转时骨与钉之间不稳定，因为在插入的髓内钉和骨髓腔内面存在间隙，摩擦接触很少，因此对带锁髓内钉来讲，其工作长度在旋转时是远近端两个锁钉尖之间的距离，其总比弯曲时更长。弯曲工作长度的增加明显增加了骨折断端之间的运动，也增加了延迟愈合发生的可能性。用带锁髓内钉时，工作长度被定义为远近端锁钉之间的距离。通过扭转负荷公式计算，承受扭转力时，骨折断端的运动范围直接和工作长度成正比。对于不带锁髓内钉这就变成了摩擦和骨钉界面问题，不带锁髓内钉不能有效抵抗扭转，因此不能用于粉碎性和旋转不稳定骨折。

3. 纵向弯曲度　长管状骨具有不同的解剖弧度。前弓弯曲股骨干髓内钉的引入及可弯曲扩髓器的使用，使髓内钉与正常股骨干的生理弯曲得到了较好地匹配。股骨髓内钉设计的弧度一般小于股骨干的平均弧度，从而使髓内钉和股骨干之间尚有轻微不匹配，因此实际上改进了骨干髓腔之间的摩擦固定。骨折段的横移、旋转和成角移位部分是由骨与髓内钉之间的摩擦接触控制的。摩擦稳定对于不带锁髓内钉来说比带锁髓内钉更重要。

（三）髓内钉置入髓腔过程的生物力学效应

近年来，由于髓内钉的增粗并要求与骨质紧贴以增加髓内钉固定的稳定程度，而较多地应用髓腔钻头扩髓，给骨内营养血管造成明显的损伤。另外，在进行髓内钉固定手术时，高速钻头的摩擦或锤入髓内钉过快，均可导致髓腔内温度升高及压力上升，一般可增高 3～4℃，继而引起组织的热力烧伤及骨质硬化，而骨内压可升到 53～107kPa，甚至可高达 200kPa。在这种情况下，髓腔内容物很容易通过骨折间隙进入邻近的软组织及静脉系统，进而引起肺栓塞或脑栓塞。不管使用何种类型髓内钉，都要求有足够摩擦力以实现骨折端固定稳定。在应用髓内钉固定的同时，可以结合生物因素刺激骨愈合。因在一定范围内，断端应力能加速受损骨组织的修复。由于骨的力电性质，电效应和力环境对骨组织的重建和修复的影响可能有其内在联系，这样骨折端获得间断性生理应力刺激或利用髓内钉及其他方式对骨折部位施行电场刺激均可促进骨折愈合。

（四）髓内钉的锁定选择

通用髓内钉设计近端有静力和动力锁钉孔，远端有两个静力锁钉孔。因此，近端锁定的选择有静力和动力两种方式。对于相对稳定的骨折，其远端一般有 2 枚静力锁定钉，分别用于固定骨折块在与长骨纵轴垂直的两个方向上的移动，近端则用 2 枚动力锁定钉进行滑动固定，这样可使骨折块在沿长骨纵轴的方向上产生移动，通过生理负重使骨折端间加压。对于复杂的粉碎性骨折或近干骺端的骨折，由于粉碎性骨折区骨皮质无法提供稳定的支撑作用，故需要髓内钉静力锁定，使其起到类似于支撑钢板的作用。静力锁定要求对近端同样进行稳定固定，不允许

NOTE

骨折块沿纵轴移动，控制旋转、弯曲和轴向负荷，在骨折的初期对粉碎区进行绝对的应力保护。这样将使骨折在愈合的初期得不到应力刺激，可能会影响骨折修复出现延迟愈合或不愈合。这时髓内钉则必须进行静力锁定动力化，通过从近端骨折块上除去交锁钉而使静态模式转为动态模式。

（五）阻挡钉

髓内钉固定技术是治疗股骨、胫骨骨干骨折的常用治疗方法之一。通过骨干远端、近端及峡部三点支撑获得内固定系统稳定性。当髓内钉主钉与髓腔皮质接触不良时，无法形成内夹板结构，可出现摆动现象，导致骨折端对位不良。应用阻挡钉，限制髓内钉主钉移动，间接复位骨折端，调整骨折端对位对线。胫骨干骺端骨折强调闭合复位骨折端，术中复位后，常无法维持骨折端稳定，甚至主钉置入后，尚未钻入远端锁钉，会再次发生移位。反复手法复位骨折端，增加对周围软组织血供破坏及术中透视次数。应用阻挡钉技术，减小了髓内钉主钉的摆动现象，常可一次使骨折端达到良好的对位对线，增强骨折端稳定性。阻挡钉位置遵循锐角理论，放置在距离骨折端 1cm 以上区域，距离骨干中轴线 6mm 左右。由于内固定直径较大，且操作时需穿透两层皮质，易造成医源性骨折或损伤周围神经血管组织。

第三节 人工关节生物材料及力学分析

人工关节置换已历经百余年发展。探索期曾以各种材料制作人工关节，到目前为止，只有部分金属（不锈钢、钛和钛基合金、钴基合金）、高分子聚乙烯、陶瓷和骨水泥在应用，尤其是高交联分子聚乙烯和氧化锆陶瓷材料正逐渐被重视。随着生物力学的研究和人工关节材料的进展，人工关节置换进入了快速发展时代，无论其适应证、临床疗效及生存期都有新发展。

正常关节运动时摩擦力很小，且几乎在任何情况下关节都保持最大接触面。正常关节可以吸收震荡，人工关节则不具有这种特性。假体需要牢固固定在骨骼上。假体活动时可能发生脱位、半脱位或者与骨骼有限的接触，这样会产生局部的应力集中，侵蚀覆盖假体的骨骼。用骨水泥来固定人工关节和骨骼可将假体与骨骼交错嵌插在一起，而不是黏附。本节的要点是以介绍髋、膝关节置换为主，说明全关节置换的成功主要在于对被置换关节生物力学及材料的了解和假体置换后对骨骼的效应。

一、人工髋关节

人工髋关节置换早在 1880 年就利用关节周围组织做成新关节面以减轻疼痛。1958 年英国 Charnley 医生首次将聚甲基丙烯酸甲酯（骨水泥）用于人工假体固定，使不同质地的假体与骨组织之间得以匹配。并根据“低摩擦”原则，将高分子聚乙烯材料引入人工关节，以使得相对小的金属股骨头和聚乙烯髋臼进行旋转摩擦。随着对髋关节生物力学的不断了解，假体设计革新和制作工艺改进，新的理念、新的假体不断涌现。主要表现在以下几个方面：①非骨水泥生物固定型假体的诞生；②骨水泥技术的不断改进；③金属强化髋臼设计并使用。

（一）全髋关节置换后的应力分布

全髋关节置换后的应力分布形式有以下 3 种：①由关节面产生的剪力已不容忽视，而且产生转矩，能松动与骨相连的假体。②假体和骨间接触面的大小和位置对于发生应力的大小和类型有决定性作用。③组成置换物的材料有不同的弹性系数（表 8－1），能改变所产生应力和应变之间的关系。

假如置换的髋关节假体是股骨头和髋臼间的完全接触，则关节面发生的正常力仍然是压力形式放射出来进入髋臼假体，并集中在股骨头内。由于假体不如骨般顺应，髋臼部件对分布给它传递应力的能力也较小。与正常骨性髋臼相比，在杯上方的压应力大于正常，而在杯内侧的压应力则小于正常。

假如股骨头部件接触髋臼部件的中部，髋臼就不承受重大弯曲力，但是由髋关节运动产生的关节合力更多地趋向于作用在髋臼部件的边缘而促使它弯曲（图 8 - 16①）。在髋臼部件内产生的应变能促使松动。假如力通过小的中心接触面传递（股骨头的直径小于髋臼的直径），由于力相同，但接触面减少，表面压应力就增加（图 8 - 16②）；杯内的应力形式和完全接触者相似，但所受的力更大。假如力通过位于球形头周边的马蹄形环状接触面传递，那么在接触面上产生的局部应力也增加；趋于髋臼部件中心顶部的弯曲力将减少甚或颠倒（图 8 - 16③）。

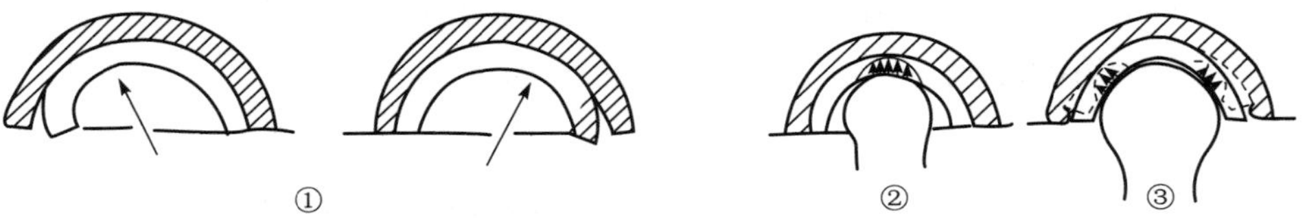

①在摆动的关节力下，髋臼部件有弯曲倾向；②股骨头小于髋臼部件时，应力增大；③股骨头大于杯时，应力集在杯的周边

图 8 - 16　头臼接触与应力

不论是表面的局部接触应力还是杯内的全部应力，对假体的效应不能单纯看作是静止的和不变的。因为关节力之大小有间歇性改变，而且所产生的向量也随着关节的运动不断改变其位置，在材料内发生的应力和应变的大小及形式也在不断变化。在假体设计时要考虑的其他问题是植入材料、骨水泥和骨的疲劳寿命等。

（二）髋臼假体的应力分布及关节剪力

除关节以外，髋臼也承受和传递关节面产生的剪力。低摩擦的假体不像正常关节软骨覆盖的关节那样几乎没有摩擦阻力，其摩擦系数是正常关节的 40 ~ 50 倍。此摩擦阻力在关节间隙产生剪力，虽然这些剪力比已经存在的压力小得多，但在考虑关节置换的机械效用时，必须包括它们。髋臼部件上的剪力影响邻近关节材料的接触应力及整个材料的应力分布形式。

由于邻近关节面的剪力垂直于压力，这种剪力能改变合应力的角度，而此合应力决定运动的方向（图 8 - 17）。受压的材料在一个方向必然变形而产生张应力和应变（图 8 - 18）。如果剪力够大时，在运动方向受压的材料就向剪力方向移动。

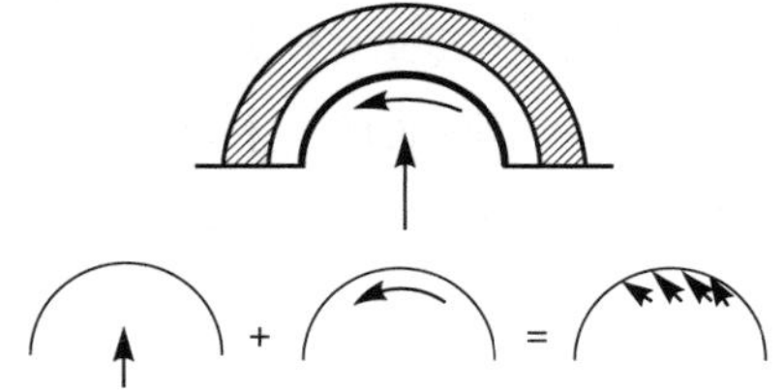

图 8 - 17　关节面的摩擦（剪）力改变运动方向

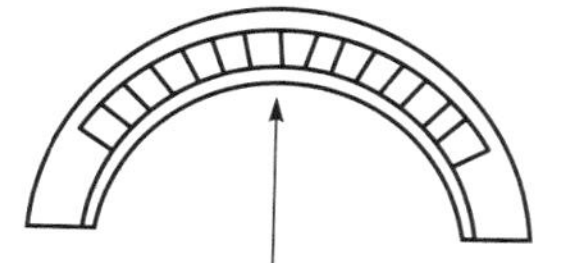
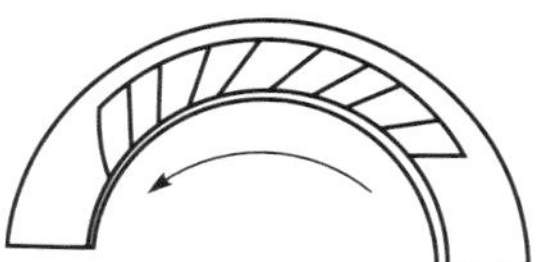
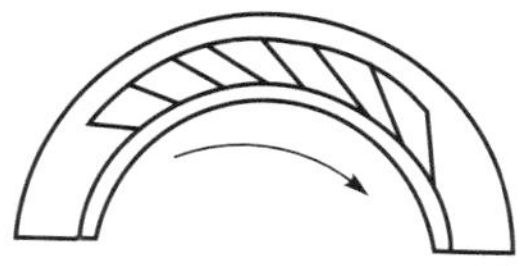

图 8-18 在一个方向受压产生应变

经过一段时间后再测量用过的聚乙烯髋臼部件，可以发现材料表面已变形。此变形发生很慢，可以称作"蠕变"或"冷流动"，此现象只见于能塑形或可变形的材料。压应力大的部位变薄，压应力小的部位积聚，如果材料不能够变形，或者力作用的速度够快，则材料会出现折断。一些多酯和陶瓷髋臼部件的折断则出于此原理。

髋臼关节表面的应力分布依赖于自身刚度特性，刚度的大小由聚乙烯衬垫的厚度和是否有金属壳决定。厚的聚乙烯衬垫能更好地分配应力，减少峰值量。在有限容积内，聚乙烯髋臼壁的最佳厚度为 5~7mm。由于聚乙烯内衬被金属外壳所加强，部分解决了聚乙烯的蠕变问题（图 8-19）。髋关节所承受的力在聚乙烯衬垫与股骨头接触时传入，髋臼在足跟触地时接触应力最大，髋臼的前上边缘是高应力集中区域，从衬垫开始，应力就通过金属壳和骨水泥被分配到骨。

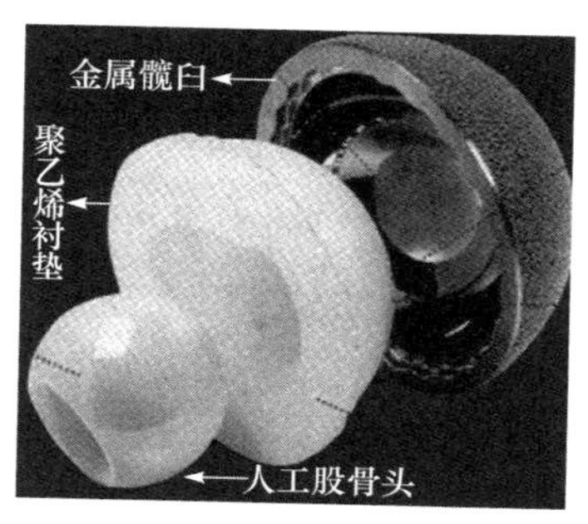

图 8-19 带金属外壳的髋臼假体

（三）髋臼的骨水泥和软骨下骨质之间的应力

围绕髋臼的部件周围，在骨水泥和骨之间产生的应力来自关节面的压力和剪力。一般来说，关节力主要作用在内上方，这里的骨水泥和骨主要承受压应力（图 8-20）。可是因为交界面的内侧和外侧与主要力（压力）传递的方向平行，所以承受的是剪力（图 8-21）。

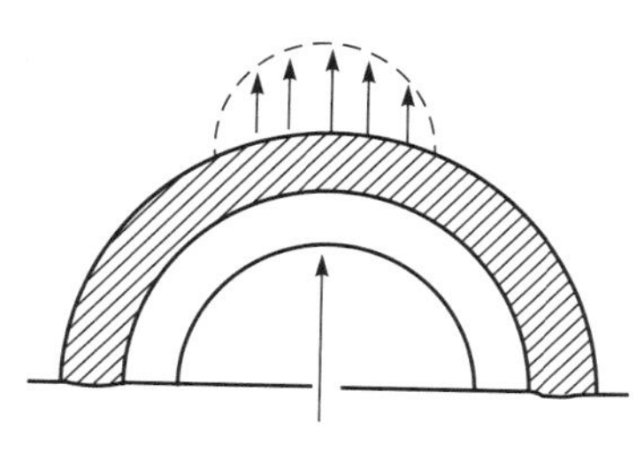

图 8-20 骨-骨水泥之间的内上方主要承受压应力

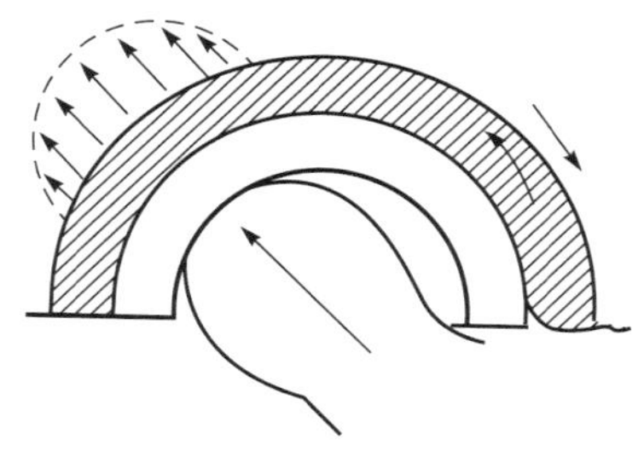

图 8-21 骨-骨水泥交界面的内侧和外侧承受剪力

髋臼假体内面应尽可能光滑以减少摩擦带来的剪力。骨水泥固定型假体外层骨水泥厚度均匀保持在 3mm 左右，以使骨水泥应力均匀（图 8-22）。假体边缘的一圈突起，对其下方骨水泥

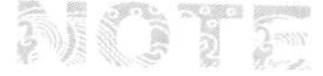

起到加压作用。聚乙烯髋臼假体的外层再加一层金属杯以替代软骨下骨对聚乙烯的支撑功能，同时提供了一个强的硬度以很好地将应力分配到骨水泥和软骨下骨质。但金属壳使骨水泥和界面应力集中在固定物的边缘，导致应力遮挡区域下的骨吸收，远期容易引起松动。

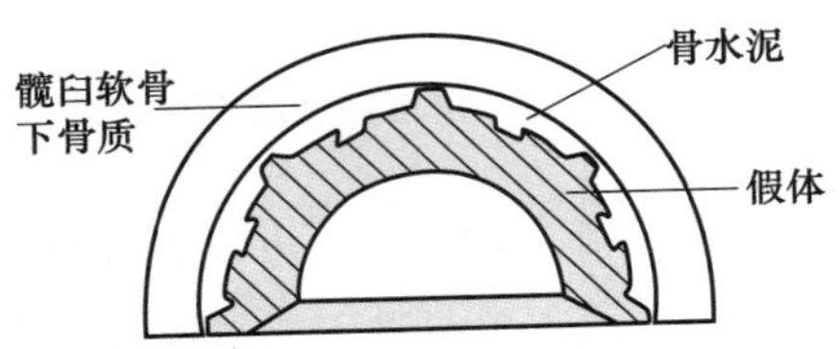

图 8-22 假体表面带 3mm 的突起

一般来说，作用在软骨下骨的力的方向和大小与作用在骨水泥的相似。有两种改变骨内应力的因素：①是力的类型和骨水泥接触面积的关系。骨和髋臼部件之间没有骨水泥的地方产生的剪力不传递给骨，即使有骨水泥的地方，也是依靠它与骨质的交错嵌插才传递剪力。所以在骨水泥-骨的交界面，把压力分布在软骨下，骨面积虽然等于或大于骨水泥的面积，可分布在这个地方的剪力较小。因此，在此交界面可能产生相当大的应力集中。②由于骨松质是多孔的，所累及骨的总面积小于髋臼杯和骨水泥交界的外周面积。因此小梁骨引起的应力可能大于相邻骨水泥的应力，而且每个小梁骨排列的方向不一定都适合对抗新应力的分布形式。

所以很容易理解为什么全髋关节置换髋臼一侧的机械性破坏通常发生在骨和骨水泥之间。外科医生可用下列方法限制髋臼骨和骨水泥之间的应力大小：①保证骨水泥和小梁骨的接触（图 8-23）。②在整个髋臼内放入尽可能多的骨水泥并与尽可能多的小梁骨接触，但须注意植入髋臼时不要过分挤压，以免骨水泥分布不均（图 8-24）。

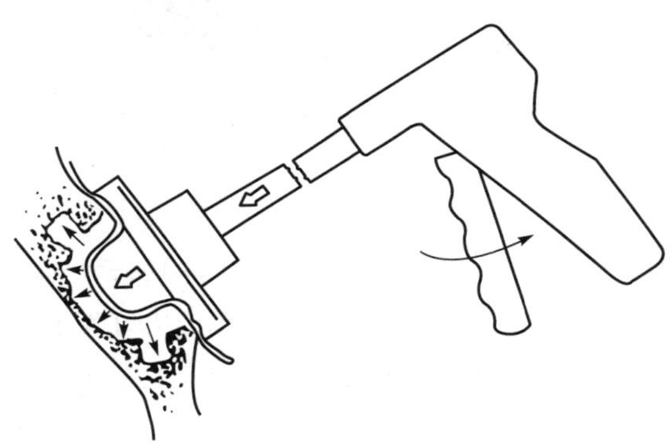

图 8-23 髋臼骨水泥加压器

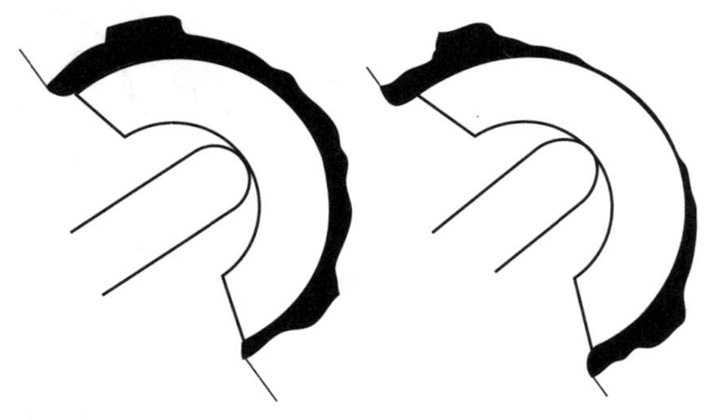

图 8-24 骨水泥分布

（四）股骨假体的应力分布

股骨假体关节面的压力给假体产生压应力，不过应力和应力的分布可能改变。在股骨假体的颈和柄，由球形头基底处的偏心压力所产生的应力，和正常股骨颈和转子区一样，主要是压应力和弯应力。

股骨假体任何几何形状的变化，都可以使其应力分布形式及材料参数发生改变。如将柄的长度从100mm增加到130mm，则其所受应力增加31%。股骨假体置入髓腔后，股骨内侧的应变明显降低；颈干角增大时，应力水平降低；颈干角减小时，应力水平增加。颈长38mm时，应力水平最低，颈长50mm时，应力水平最高。因此，维持一定颈的长度或设计更外翻的假体，能减少弯应力，这样在柄内产生的压应力形式就更为均匀（图8－25），可以有效地降低柄内侧的压应力和外侧的张应力。柄内应力的大小也取决于柄的横截面积及材料分布与中位轴的关系。特别是在内侧（受压），横截面的材料越多，单位体积的应力越小，因为全部应力被分布到一个较大的范围。中位轴内侧的横切面越大，压应力越小，而外侧张应力越高（图8－26）。

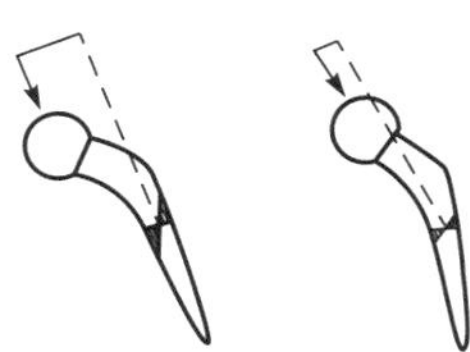

加大假体股骨颈的外翻就减少了柄的弯应力

图8－25　假体股骨颈的外翻

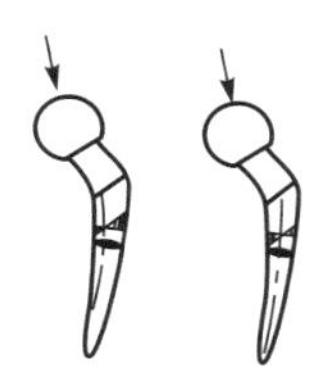

图8－26　股骨部件柄的横截面积及分布

应力根据复合结构中各个组件的几何形状和材料特性不同，其峰值也相应变化；一般出现结构的凹下处、锐的拐角或有洞的地方，就是应力集中所在。角度锐小的柄如同应力集中器，承受间歇的负荷可使假体疲劳，在张力侧及压力侧都产生大的应力。材料内发生的应变和抵抗破坏的能力最终都决定于这些因素以及部件材料的特性（弹性模量、极限应力及疲劳强度）。

（五）固定后股骨－假体继发的应力

股骨－假体结构是一种复合结构，由不同弹性模量和几何形态的个体用骨水泥结合而成。其应力分布根据不同个体的表面间结合特性和弹性模量比来决定。这就是复合立方体上的“负荷分担”现象，只有两个被粘合为一体才会出现负荷分担现象。假体插入骨以后，外力将沿着接触界面产生张力、压缩及剪切应力（图8－27）。剪切应力的大小超过压缩应力，负荷传导就会以压缩应力占优。轴向刚度越强，承载的负荷越大，弹性模量越高，所承受的应力越大。但如果假体的弹性模量太小，又因与界面结合性能差和界面微动，会增加磨损碎屑。所以假体刚度必须适当。

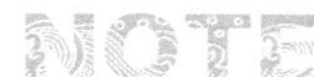

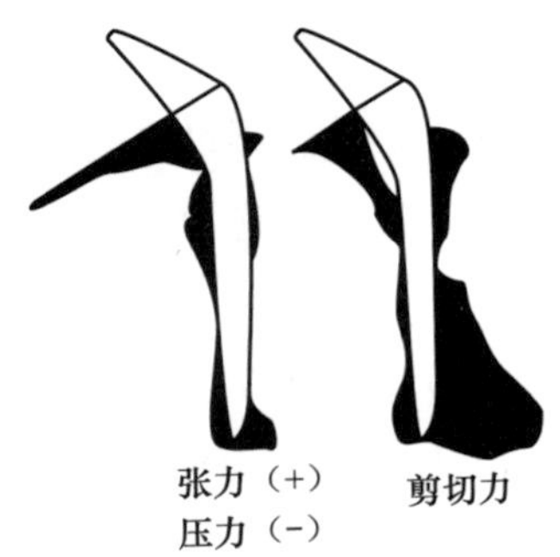

图 8-27　柄-骨水泥界面的张力、压力和剪切应力分布情况

股骨假体插入股骨髓腔后，重力改由股骨和假体承传。股骨部件承受的应力来自压缩和弯曲。假体内的弯应力最具有侵害性。弯曲在外侧产生张应力。由于负荷是间歇性的，这种张应力能导致并延伸裂痕，从而造成断裂。

若假体沿其柄的固定不好，从股骨头传递的压应力就集中于柄，因为除柄端以外，并没有从骨或周围骨水泥来的对抗力。这种情况下柄内会发生应力集中，然而结果会因张力疲劳而断裂（图 8-28）。如果柄组件近侧 1/3 处未得到很好支持，最大张应力区离坚强固定是很短的距离，柄组件将在此断裂。

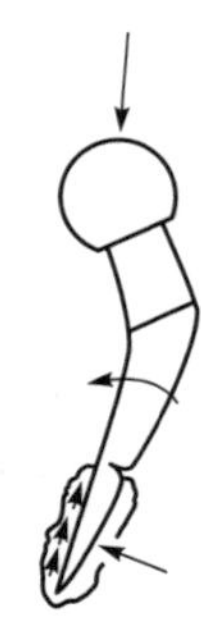

图 8-28　股骨部件的近侧固定不好导致假体柄的疲劳断裂

压力负荷在骨与柄之间传导是通过两者接触面的剪切应力进行实现。这些剪切应力必须与外来的负荷力保持平衡。但这些剪切应力并不是平均分配的，而是集中在柄的近、远两侧。柄的弯曲应力从柄传导到骨组织是通过两者接触面间应力的大小来评估的，这些应力同样是主要集中在近远两侧。如果柄很长，柄与骨接触面应力峰值并不会因此减小。很长的柄负荷只是将传导分离得更远些。由柄所承担负荷的百分比越高，通过远段传导的负荷就越大。这些由柄和骨共同承担的负荷本都是由骨单独来承担的。在负荷分担情况下，柄对骨就会出现应力遮挡，假体柄周围的骨会发生适应性吸收。

假体颈领设计有利于保持骨组织的轴向载荷，将身体重量有效传递给近端股骨和骨水泥，减少近端股骨因应力遮挡而出现的骨质疏松，同时减少假体折弯应力及远端骨水泥的压力。但颈领结构能阻止松动假体下沉而获得二期稳定的效果，相反，以坐落在股骨距上的颈领为支点，松动假体柄端在股骨髓腔内出现内外摆动现象；且不能封闭关节液流通途径，阻止磨损碎屑进入柄体远端，这些都加快了假体的失败。

（六）围绕股骨假体的骨水泥和骨内的力和应力

NOTE

股骨近端的骨和骨水泥内产生的应力，有赖于假体的形状、大小、位置、部位、方向以及假体与其周围的骨水泥和骨之间的接触面。假体所承受的弯矩的力小部分由关节剪力提供，大部分来自压力。因此，假体的设计和植入方式就显得特别重要。例如，将股骨假体柄内侧缘增宽可降低周围骨水泥层内部的应力。增宽假体柄的外侧缘，使周围骨水泥受到压应力而不是张应力。这对骨水泥来说是极有利的，因为骨水泥压强度比张强度高。

手术中扩大髓腔时，假如铰去了小梁骨，就只有骨水泥对抗产生的关节力，所以外科医生要尽量地多保留小梁骨。骨水泥也必须够多，能达到假体端以下，保证力量能分布到最大的面积。减少骨水泥和骨的接触面就增加了剩余面积的应力。临床手术中髓腔挫较假体略大，以保证有至少 2 ~3mm 厚的骨水泥充填在假体和髓腔中间的缝隙，骨水泥正在硬固时，要避免任何活动，因为力从假体传递到骨水泥只是发生在接触面高的地方。术中假体远端 1 ~2cm 处放置骨水泥栓（图 8 –29），使用的骨水泥量必须充分，待骨水泥枪退至髓腔上端开口处，改用加压装置压紧骨水泥（图 8 –30），以保证胶泥尽可能广泛完全地进入骨内膜小梁骨中。这一点在维持骨和骨水泥界面对抗剪力方面特别重要。没有足够的镶嵌，沿着骨干的小梁骨对抗的剪力就很少，假体柄端及其下方的骨水泥被迫对抗全部关节力而导致应力集中及假体松动。

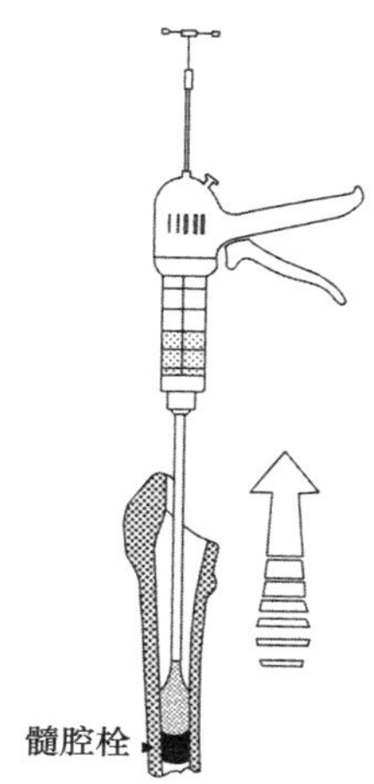

图 8 –29　假体远端以远 2cm 处安放髓腔栓骨水泥枪，由深而浅注入骨水泥

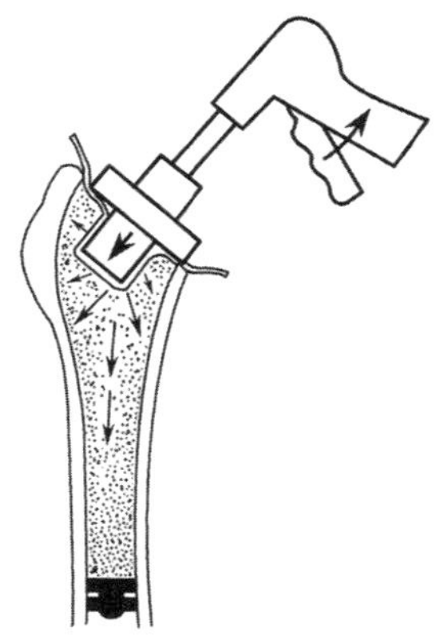

图 8 –30　骨水泥加压装置

另一方面，试图过度压挤骨水泥，就足以增加注入压力和温度而引起小梁骨坏死，最后导致骨质吸收而由纤维组织所代替，成为类似铰掉小梁骨的情况，这种纤维组织实际上没有抵抗活动和假体松动的能力。

在骨和骨水泥复合体内发生的应力主要是压力，而且内侧最大。最理想的是保留围绕假体柄整个界面的骨和骨水泥，以便将这些压应力尽可能分散得广阔些。要防止假体的松动，弯矩就必须被主要由近端内侧及远端外侧的骨及骨水泥之间产生的力抵消。这些地方产生的压力能够通过交界面传递。减少假体的内翻角度或缩短其颈的长度，可以减少弯矩，却增加了传递给假体干的压缩分力。这样就增加骨水泥区域、颈环周围和假体尖端产生的压力，同样也增加沿着假体柄的剪力。

骨水泥柄与骨水泥有分离倾向，通过使柄的表面粗糙、增加预涂，或者使柄的外形与解剖外形近似来帮助得到一个持久的柄与骨水泥连接，以推迟分离的发生，但当界面连接时，连接界面会同时产生压缩和剪切力，其剪切力会影响骨水泥 - 骨界面而导致松动的发生。通过对骨水泥蠕变和应力松弛的研究，假体柄与骨水泥界面在受力情况下分离几乎不可避免。为抵消分离所发生的副作用，通常把柄设计为直的锥形并采用抛光的骨水泥型假体（图 8 - 31）。当界面不连接或足够光滑时，没有摩擦而发生滑动，这样就只有通过压缩应力允许柄的下沉（ <2mm）来获得后期的稳定（图 8 - 32）。

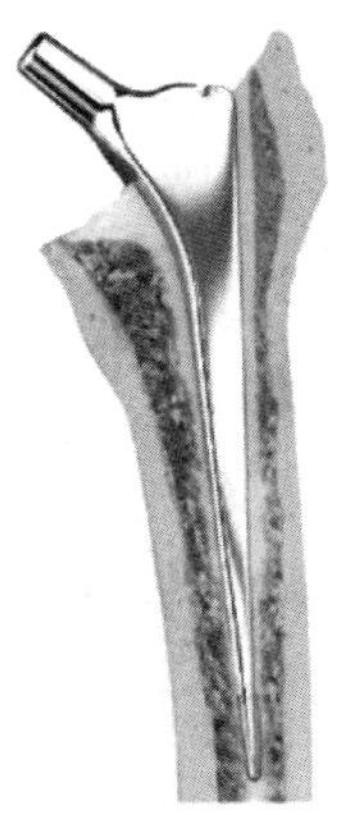

图 8 - 31 表面经抛光处理的骨水泥固定型假体

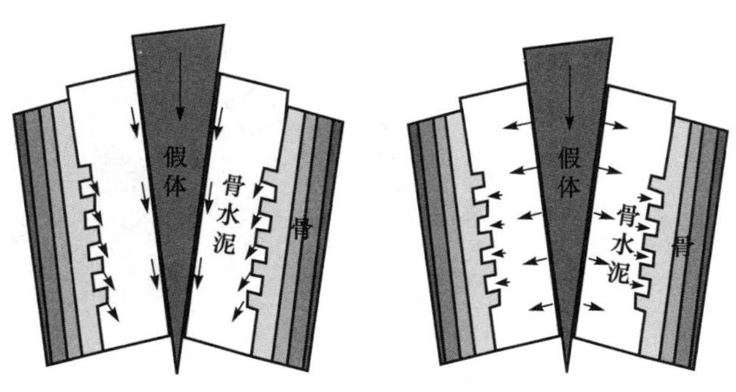

图 8 - 32 高抛光表面将剪切力转化为正压力

采用骨水泥固定股骨假体，骨水泥技术的改进明显减少了股骨柄假体的松动发生率，同时允许股骨假体下沉而获得二期稳定的效果，减少了髋关节磨损碎屑通过假体柄周围间隙进入股骨骨髓腔，进而造成柄体远端骨溶解的现象。但骨水泥技术对髋臼假体的松动并没有带来大的改变，髋臼假体松动率是股骨柄假体的 3 ~ 5 倍。相反，非骨水泥型髋臼假体可避免骨水泥型假体容易产生术后骨水泥破裂和假体松动的缺陷。表面多孔层覆盖的髋臼假体的术后效果要好于骨水泥固定型假体，骨组织的长入在髋臼侧要明显高于股骨侧。结合了上述两种固定方式提出了髋关节杂交式固定，即股骨柄假体采用骨水泥固定，髋臼假体采用非骨水泥固定。

（七）人工髋关节设计的相关问题

1. 人工关节摩擦界面选择　人工关节的接触界面是假体最重要的功能部分。低摩擦性、低磨损性是界面材料重要的功能指标。目前使用较多的摩擦界面组合包括金属－金属、金属－聚乙烯、陶瓷－聚乙烯、陶瓷－陶瓷等。其中，陶瓷－陶瓷界面是体外磨损率最低的摩擦界面。

临床上摩擦界面的选择要根据患者的年龄、身体状况、活动水平、预期寿命和经济状况而决定。对于年龄大于60岁、活动量不大的患者，金属对聚乙烯仍属首选，选用金属对金属或陶瓷对陶瓷则明显增加个人和社会的经济负担。而对于年轻患者，由于活动量大、预期寿命长，应优先考虑更耐磨损的陶瓷对陶瓷和金属对金属假体，以期获得较佳的远期效果。选择金属对金属摩擦界面时，还必须排除对金属过敏和肾功能损害的患者。此外，重视安装质量、术后适量运动，其产生的良性作用可能远远超过优良假体摩擦界面的选择。

2. 人工髋关节固定界面的比较研究　人工髋关节假体固定方式有骨水泥固定和非骨水泥固定。固定界面包括骨－金属假体界面、骨－骨水泥－假体界面、骨－羟基磷灰石－假体界面。导致假体固定失败的常见原因有磨损、感染、固定不良等，引起摩擦颗粒迁移、骨溶解、假体松动等病理改变，最终导致假体固定界面的松动。

患者是选择假体固定方式的第一要素，医师对不同技术的熟悉程度也是选择的重要原因。目前，生物型假体主要用于年轻、骨质条件较好的患者或翻修病例。推荐选择环形涂层以利于界面封闭效果，初次置换术选择近段或部分涂层将更有利于应力的传导，而全长涂层主要用于翻修术。骨水泥固定目前仍是最常用和最可靠的假体固定方式。骨－骨水泥－金属界面较好的初始稳定性，有利于早期活动，但较大的活动量和应力水平可明显增加骨水泥的疲劳损害，且骨水泥应用明显增加翻修难度。

二、人工膝关节

近年人工膝关节得到了迅猛发展。由于内固定材料的不断推陈出新、假体的设计更符合人体生物力学、外科技术和麻醉方法的发展，人工膝关节在更多疾病及更大年龄范围中得到推广应用。目前，全球每年人工膝关节置换例数已超过人工髋关节置换术。全膝置换（total knee replacement，TKR）指包括股骨、胫骨和髌－股负重面，以及全膝关节表面和韧带的全力学置换。通常包括：股骨部件、胫骨托、固定于胫骨托的超高分子量聚乙烯及髌骨部件。

（一）膝关节假体分型及力学特点

膝关节假体的设计有以下几个主要的生物力学要求：适当的功能（运动学、活动度和限制性）；将较大的关节负荷安全有效地向周围骨组织传递；假体牢固永久地固定；长期的耐磨损。假体设计者通过选择假体的形状和制造材料努力去达到这些目标。

膝关节假体应既要获得适当的活动度，又要保持关节的稳定性并减小磨损。然而至今尚未有一种人工膝能完全达到上述要求，包括新型的人工膝亦只能在上述各要求之间寻找折中方式。

1. 完全限制型假体　完全限制型人工膝即最简单的单轴假体，仅有屈、伸的铰链型人工膝，可完全代替交叉韧带、侧韧带功能，是个自身稳定的膝关节假体。目前已有多种完全限制型膝

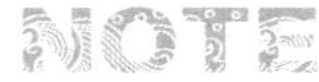

关节假体应用于临床。

完全限制型假体有一个铰链，只允许伸屈单向运动（图 8－33、图 8－34）。这个铰链使股骨部件和胫骨部件的关系恒定，内外翻的角度和两个部件之间的前后位置在制作时都已定型。外科医生插入假体时，只能把全套假体当作一个整体来改变它的对线。

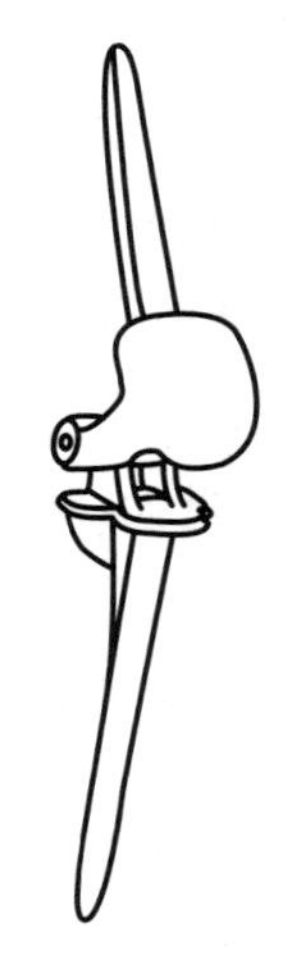

铰链型假体只有伸屈运动

图 8－33 完全限制型假体

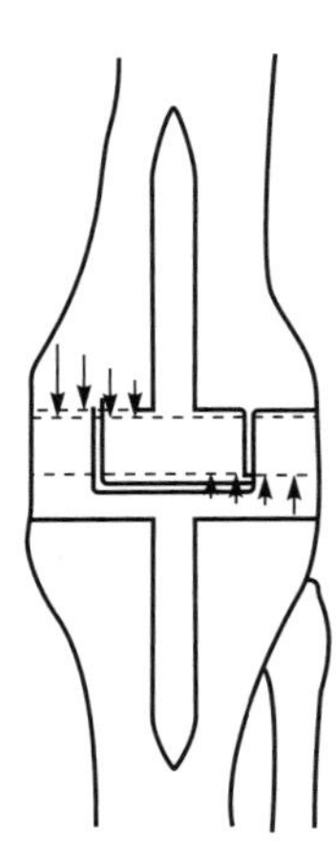

铰链型假体内的螺栓，由于步行时内翻的应变承受压应力；因压缩以外又有弯曲，因此产生的防护作用，使外侧的应力小于内侧的应力

图 8－34 铰链型假体受力情况

限制性假体由于术后膝关节只限于单一平面活动，极易引起假体－骨水泥－骨组织界面应力异常集中，中、远期假体松动、下沉、感染等并发症发生率很高。这类假体现已极少用于初次膝关节置换术患者，仅适用在人工膝关节翻修术、骨肿瘤切除重建术，或有严重骨质缺损，膝周软组织破坏、关节稳定差等患者的治疗。

一个运动着的铰链型膝关节假体，在承受负荷时，其前后方向的剪力较大，由铰链传递这些剪力加上正常的关节力，正常的关节力至少相当于体重 3～4 倍；步行时这个力更大。由于体重中心相对地位于膝关节的内侧，步行时产生弯矩，所以加大了这一力量。因此，在铰链内侧的上方和外侧的下方承受的压应力最大。

除铰链以外，假体其他部分（柄、骨水泥、骨）发生的力学效应和全髋关节置换术后发生在股骨柄上的原理相同。作用在膝关节主要的力与假体柄以及股骨、胫骨的长轴平行。因此假体柄的弯应力极小，如果部件的柄是金属的，则很少由此处折断。假体传给骨干的力，主要是沿着骨长轴在骨和骨水泥间产生剪应力，如果有些力能由铰链和股骨远端及胫骨近端之间的直接接触来传递，这些剪应力就可以减少。这种情况和全髋关节置换的股骨部件近似。

如果骨水泥是在假体柄环和骨之间，就可能发生断裂。断裂的原因或由于骨水泥折断，或由于靠近铰链轴的接触处有骨质吸收导致，前者因剪应力使沿着骨干一侧的骨水泥界面折断，后者因压应力过大而导致折断。这和髋关节置换的股骨部件的情况类似。

安装这种假体后，发生松动的最常见的原因是扭力。步行时，整个下肢承受扭力。铰链限制了旋转，因而在与股骨干或胫骨干长轴垂直的平面上产生扭力，随后又产生剪应力。由于铰链阻止内外旋，因此在假体柄和周围的骨水泥及小梁骨之间产生很大的旋转剪应力，这些在交界面发生的剪应力比平行于骨干的剪应力大，因为假体周围的面积小于其纵向的面积，因此在这个平面上的剪应力最大，并且全部传递给骨－骨水泥的交界面。

2. 非限制型假体

（1）常规非限制型假体：很多患者的膝关节面适合假体置换，但韧带仍然完整，原则上只应当置入两个不连接的部件就能取得膝关节的稳定，其稳定程度取决于两个因素：①安置假体部件时韧带的紧张度；②假体部件本身的表面形态。

膝关节和髋关节置换假体一样，常用的材料是金属对聚乙烯。使用的虽是超高分子聚乙烯，但也必须使金属和塑料间的交界面达到最大范围，以免超过聚乙烯的弹性限度而引起蠕变或冷流动和形变。

在髋关节的活动范围内，无论什么姿势，都占有最大的接触面。膝关节既有滑动，又有转动，所以关节不能总是全部或最大的接触。如果设计的股骨部件和胫骨部件的半径完全相同，就能在有限的屈曲范围内提供最大的接触面。虽有这种设计，实际上却不能旋转或内收、外展。在这种情况下，所有的侧方运动和旋转均被胫骨部件的假体壁限制，因此由内收、外展或旋转所发生的力在胫骨部件的壁上很大，特别是在带槽的壁上没有很大的接触面时，这个力量就更大。胫骨部件的壁大多由聚乙烯制成，其屈服强度比金属性股骨部件的屈服强度低。除冷流以外，超过材料极限强度的单一外力也能使聚乙烯断裂，低于极限强度的外力反复作用亦能造成疲劳断裂（图8－35）。

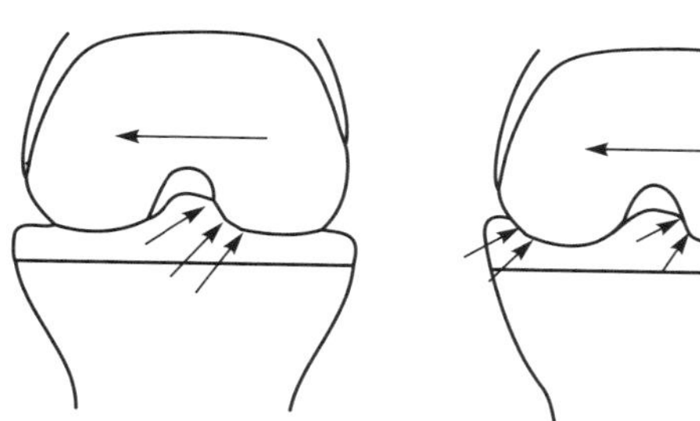

图8－35　应力集中导致材料的冷流或断裂

把胫骨部件做得非常平坦，允许活动自由，膝关节还能滑动，但是却会造成应力集中（图8－36）。把维持关节稳定的作用，完全转嫁给韧带，韧带过度拉伸，随后失去稳定性，产生更多的滑动，最后导致半脱位或脱位。

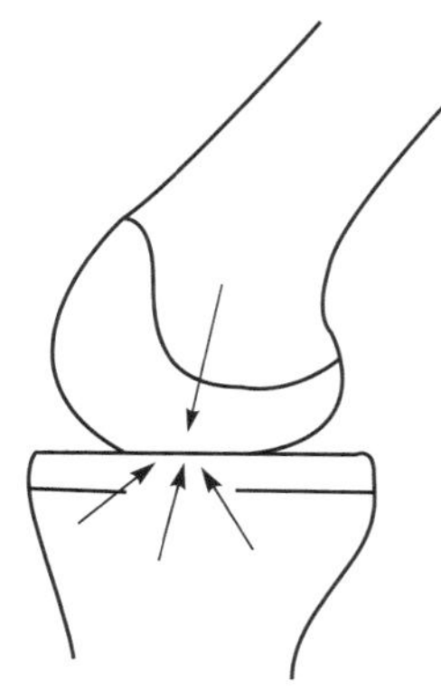

图8－36　雪橇样的胫骨部件导致在聚乙烯内应力集中

NOTE

对膝关节假体设计的要求，就是单从关节面的外形而论，也比髋关节的要求更严格、更困难。在关节面几何形状的塑形和韧带的紧张度之间必须有很精确的平衡，以免由接触面小引起的高应力或由改变整个外形引起的运动限制，造成韧带稳定性或假体材料的失效。

由于这些假体是不受约束的，采用不同的方法改变其对线，可明显地改变力的大小、类型和在膝关节上的分布。未经矫正的膝内翻或外侧副韧带松弛都能增加内侧关节面的压力。膝外翻则在外侧关节面产生高压力，而内侧副韧带则受到张力。

韧带的长度和强度可能由于疾病使之变得不能完全矫正。例如类风湿关节炎，膝内侧副韧带可能很好，而外侧副韧带却短而弱，保留这种状况也许比过度矫正成内翻更好，要完全矫正对线不正几乎是不可能的。

（2）单（半）部人工膝：单（半）部是指一侧膝关节内或外部的股骨与胫骨同时作人工置换，是由单髁置换发展而来，多用于重度膝关节单室病变而关节室另一侧间隙及髌股关节基本正常的患者。其缺点是：只置换半部，不能阻止另半部的关节的疾病发展，同时手术技术难度大，局部聚乙烯承受应力相对较高，容易假体磨损和松动。

人工股骨均以金属为材料，模拟解剖多中心形状。人工胫骨初由全聚乙烯制成，但后来多改为金属底座上置关节面较为平坦的固定聚乙烯制成，这种形似雪橇人工膝较为平坦（图 8－37），加之聚乙烯材料的冷流变特性，关节可获得高度活动自由度，但也带来了关节不稳定的隐患。雪橇及平台与膝关节的主动和被动稳定结构协同起作用，其人工胫假体提供的稳定性不如人的自然膝平台，故要求周围软组织要有高度的完整性。此类人工膝轴向负荷经假体传导，骨界面负荷较小，故只需较小的髁部固着结构。

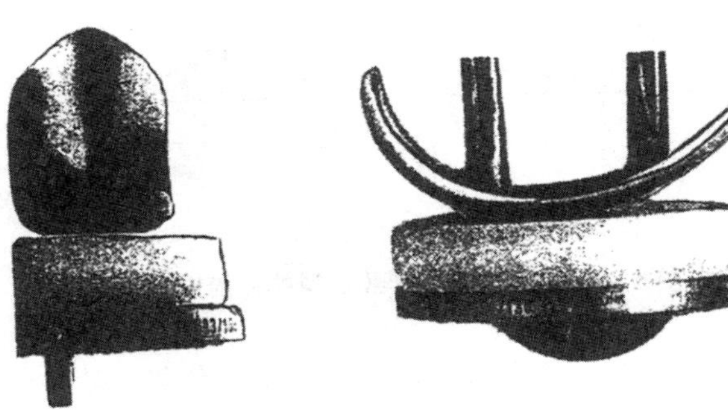

图 8－37 雪橇型半（单）部人工膝

单（半）部人工膝的一个重要发展是金属底座上放置活动聚乙烯垫，即活动聚乙烯半月板。其原理为增加关节面匹配度，以降低接触应力集中，减少聚乙烯磨损的可能；同时用活动聚乙烯半月板，模拟自然膝的旋转、移位，可降低人工胫部件固着处的剪力负荷，减少界面松动机会。

（3）半限制型假体：半限制型假体的发展，是指在保持一些非韧带性约束，而膝关节假体在几个面上还能旋转，从而减少骨－骨水泥界面的扭力，主要由关节面的匹配程度及人工胫髁间凸起调控关节稳定性。

半限制型假体不靠交叉韧带维持稳定，但又要保证相当自由的转动，铰链型假体尚办不到。目前，比较成型的半限制型假体设计是用胫骨部件的特殊构造（髁间凸起）在前后方向控制股骨部件活动。聚乙烯的胫骨部件上设置各种唇突和凸缘，试图用此控制股骨部件，此会在周缘

NOTE

和髁间窝发生应力集中，并且容易促使聚乙烯超过其弹性限度，这可导致冷流动、磨损，最终失去稳定。

由于被置换的胫骨平台的外形体积的限制，且需要保持大的胫－股接触面以及减少关节面的压应力，所以只能使用有限的聚乙烯。聚乙烯胫骨部件上宽大的唇，能维持关节稳定，但它集中压应力、弯应力和剪应力，使应力通过假体传给骨－骨水泥的界面，这些力在胫骨横断面上的分布并不均匀，故假体有下沉的趋向，或在压力集中处向下倾斜。根据患者术前状况和假体设计，可以通过改变假体部件手术安装的倾斜角度来减少应力分布的不均匀，这种倾斜可以是前后向或内外向。膝关节的运动都可看成旋转运动，在胫骨部件上安装一些短柄插入胫骨干，便可减少这些运动。

（4）髌股关节假体及力学分析：如果髌骨的形态正常且软骨层破坏严重时，就需要髌骨置换。人工髌骨关节面可分为穹顶形、锥形或高斯曲线形（图 8－38）。

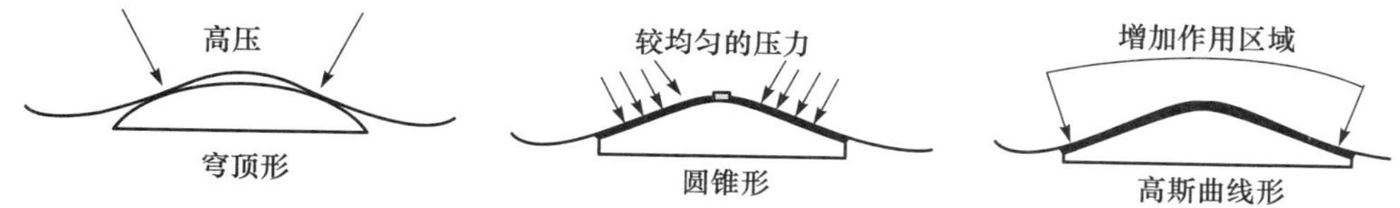

图 8－38　三种髌骨表面重建类型设计的截面图

穹顶形在髁置换中应用最多，但有以下几个缺点：①两侧的塑料较薄，可发生部件完全变形和下方骨小梁的压缩、断裂，尤其见于高度屈曲活动时。②如果股骨髁间两侧翼为解剖形态（以容纳保留的髌骨），则穹顶有两个局部高应力区易于磨损和变形。③如果髌骨侧翼的形状与穹顶精确相配，则保留解剖学髌骨必然无法达到良好匹配。

锥形在侧面增加了塑料的厚度，其接触面积也增大为“线”接触而非“点”接触。高斯形则进一步增加了塑料的厚度和接触面积。在稳定性方面，有观点认为穹顶形在力线方面要求并不很高，而其他类型则易于在角落部位发生倾斜和加载。由于 Q 角（髌韧带和股四头肌作用力方向的夹角）的存在，髌骨本身将承受一个压力、一个张力和一个向外侧的剪切力（图 8－39）。

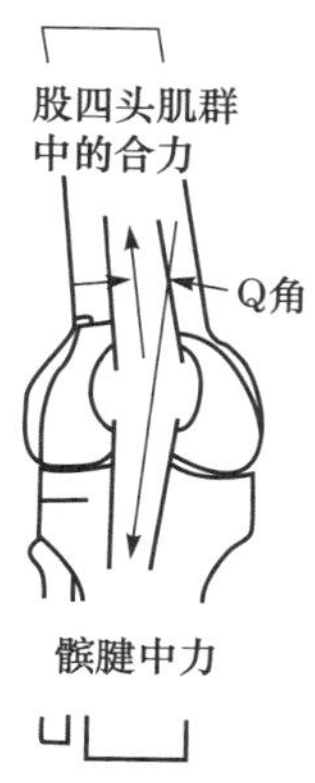

图 8－39　屈膝时髌骨常观面力线

髌骨和髌骨翼间的压力随屈膝而增加，在约 90°时可达最大值。当有效 Q 角增加时，外侧力将增加而内侧力将降低。但只要两个力都是正值，髌骨就可保持稳定。在内侧力降为零时，髌骨将失稳并发生倾斜和半脱位，此时 Q 角约为 12°。只有在膝极度外翻时才能发生，因此锥形和高斯形髌骨部件都可以在一定的范围内保持稳定。长髌骨（长于髌韧带的长度）对于髌－股关节力的影响较髌骨高度更甚；高跨式髌骨更易于发生外侧半脱位。

（二）人工膝关节涉及的相关问题

人工胫－股关节面增加匹配程度可以降低聚乙烯内接触应力，均匀分配负荷，可减轻假体磨损。移动衬垫型假体的潜在优点是减小了胫骨平台假体活动部分之间的限制性，因此在关节面和活动表面都可以有很高的形合度。但是从磨损的角度讲，在接触面形合度较高的优点必须能抵消在活动衬垫界面上聚乙烯和金属之间又多了一个关节面所带来的问题。虽然活动衬垫的界面也是高度形合的，但它们可以受到像髋关节置换那样的研磨和黏附磨损，导致骨溶解。其常见的缺点是脱位和衬垫断裂的发生率较高。

三、其他人工关节

（一）人工肩关节

人工肩关节置换术与人工髋、膝关节置换术在临床上几乎同时开始应用，但无论在实施数量及长期效果方面均不能与人工髋、膝关节置换术相比，主要原因是肩关节活动范围大、患者对生活质量的要求高。而关节重建后的功能康复水平在很大程度上取决于周围软组织的条件，并且要求手术医师具备精确的重建技术，熟悉肩关节的解剖和力学机制以及适应证的准确选择能力。

最近20年来，随着医学科学技术的突飞猛进，加上以 Charles S. Neer 为代表的许多医学科学家对肩关节外科领域的卓越贡献，人工肩关节置换术逐渐成为一种成熟的治疗技术，越来越多地被用于治疗患有严重肩关节疾病的患者。

（二）人工肘关节

对于严重的肘部疾患，在人工肘关节出现之前通常采取肘关节成形术来治疗。1882 年开始第一例肘关节成形术，其后许多矫形外科医生进一步改良了关节成形术，但效果较差；之后半个世纪多名先驱者设计各式假体都因效果差未能推广。直到 20 世纪 70 年代初，随着对肘关节的生物力学的研究，许多医生发展了半限制型人工肘关节和表面置换人工肘，这些新型假体的问世，大大降低了假体松动的发生率，广泛应用于临床。尽管术后出现了关节不稳、脱位等问题，但对类风湿关节炎患者，早期临床效果令人满意。1972 年出现的 Kudo 型表面置换型肘假体系列，经不断改进也成为临床应用较多的一种。

（三）人工踝关节

1890 年德国的 Gluck 医生首先提出踝关节成形术的概念，数年后 Lelievre 提出踝关节“截骨关节成形术”，1973 年 Buchholz 和 Lord 率先报道在德国汉堡关节中心施行真正意义上的踝关节置换术。

20 世纪 70 年代初期及中期出现了全踝关节置换术的热潮，手术适应证被不断扩大。但是经过进一步的临床观察和随访发现，大部分踝关节置换术的远期疗效并不佳。随着对正常踝关节的动力学的深入了解，初期置换假体切除的骨量过多，改变了踝关节轴线的位置，因此不可避免地会影响远期疗效。随着新型假体设计的出现，假体得到改进。新一代踝关节假体的中长期结果研究发现患者的翻修率降低，满意度提高，踝关节置换术又重新被重视。

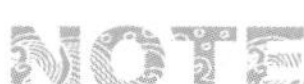

四、人工关节的展望

人工关节置换术后假体的磨损、假体周围骨溶解、假体无菌性松动，这已经成为人工关节置换术后待解决的问题。研制出具备足够的强度、抗疲劳、抗磨损和抗腐蚀性能，同时具有更好的生物相容性、生物力学特性，无毒副作用的理想人工关节具有深远的意义。其核心是新材料、新技术、新理念的探索，提高现有材料的可靠性和假体的生物力学特性。

目前人工关节假体都是批量生产，其规格、形状都是基本固定的，缺乏个性化，故而开展个性化人工关节的设计研究可使患者得到更好的治疗。可以通过计算机图像处理技术结合关节解剖和关节设计理论，设计个性化人工关节假体。现在临床3D打印技术可以使医生在手术前利用3D打印设备打印出量身定做的关节，这些关节较目前使用的关节假体更为适合人体。而用于替代真实人体骨骼的打印材料则正在测试之中，3D打印技术如果能够配合骨组织工程学原理来打印人工骨关节，即克隆自身骨关节，这种关节能够参与新陈代谢，无排斥反应，不怕磨损，可长期使用，这将是关节假体的划时代进步。

第四节　脊柱生物材料及力学分析

脊柱手术的目的是矫正畸形、减缓疼痛、稳定脊柱和保护神经。自20世纪以来，随着生命科学、材料科学以及脊柱生物力学研究的发展，极大地推动脊柱骨伤科手术的进步，从而促进了脊柱骨伤科材料的迅速发展。

脊柱内固定器械分类，可根据手术入路分为脊柱前路和后路内固定器械；根据手术的部位分为颈椎和胸腰椎内固定器械。

一、颈椎前路内固定器械

（一）空心钉

空心钉主要应用于齿状突Ⅱ型骨折前路内固定术，多采用1枚或2枚直径3.5mm的空心钛合金螺钉（图8－40）。

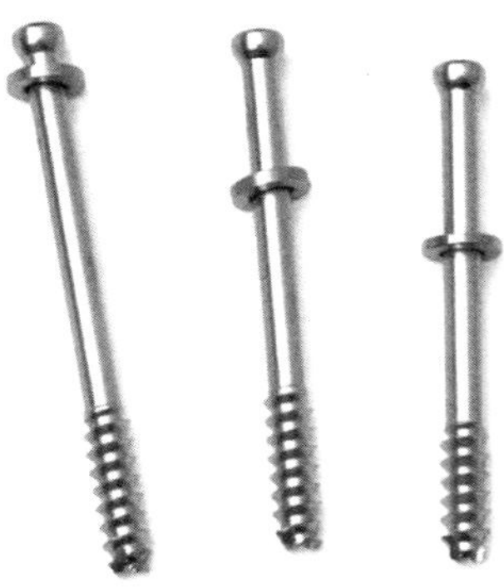

图8－40　空心钉

（二）钢板螺钉固定器械

钢板螺钉固定器械的应用，使得颈椎前路手术在减压、植骨后即可获得牢固的内固定，目前常用的有 ZEPHIR、ORION 系列。

ZEPHIR 颈前路内固定系统：由钢板和螺钉组成（图 8－41）。

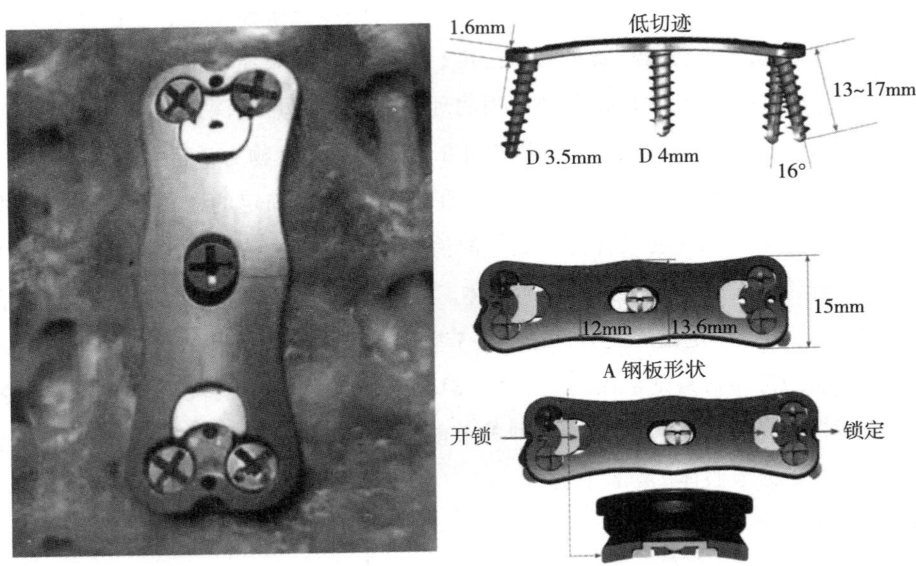

图 8－41　ZEPHIR 颈前路内固定系统

ORION 颈前路内固定系统：由钢板、椎体螺钉、修正螺钉、植骨螺钉和锁紧螺钉组成（图 8－42）。

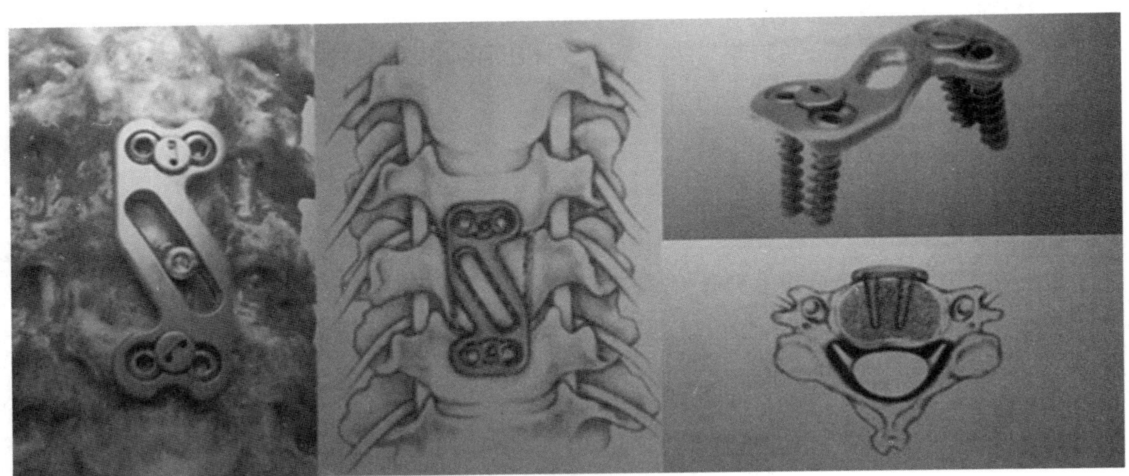

图 8－42　ORION 颈前路内固定系统

二、颈椎后路内固定器械

（一）椎板夹

椎板夹由上、下椎板夹和连接管组成。适用于单节段颈椎不稳定。在中、下颈椎，椎板夹可能侵占椎管（图 8－43）。

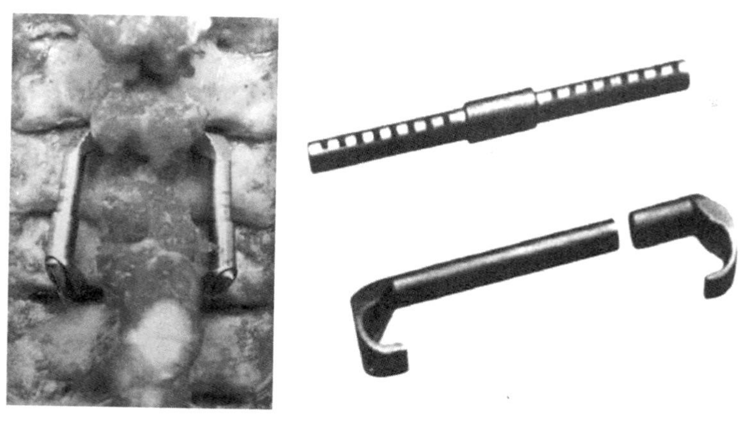

图 8－43　颈椎板夹

（二）钉板系统

AXIS 颈椎后路内固定系统（图 8－44）由钢板和螺钉组成，适用于颅骨到上胸椎的后路固定，固定位置为侧块、椎弓根及颅骨。该系统螺钉角度和位置可选范围广，钢板、螺钉与骨之间能获得最佳匹配，钢板外廓可在三维方向上任意改变，而不影响到钢板－螺钉的界面，适应性好。

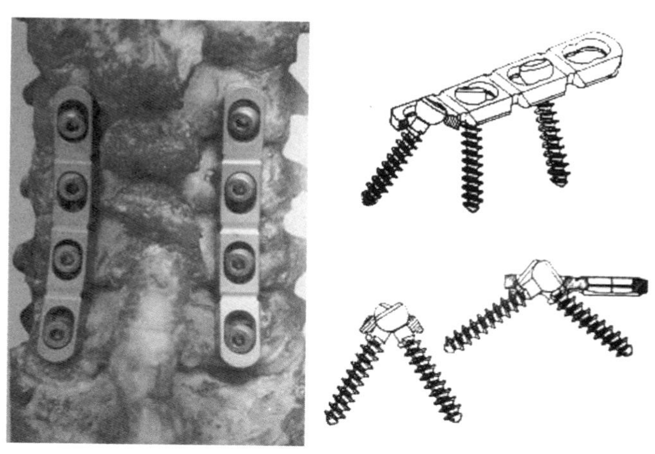

图 8－44　AXIS 颈椎后路内固定系统

（三）钉棒系统

CD HORIZON M6 VERTEX 脊柱后路内固定系统（图 8－45）由万向螺钉、椎板钩、侧向连接头、螺塞、棒、横向连接装置和用于枕颈固定的棒板结构组成。该系统螺钉和连接头体积小占用空间小，侧向连接头使非直线排列的螺钉易于安装，万向螺钉和椎板钩可选择椎板、椎弓根及侧块进行固定，可提供多种固定方式。用于后路治疗枕颈部、颈椎和上部胸椎病变。

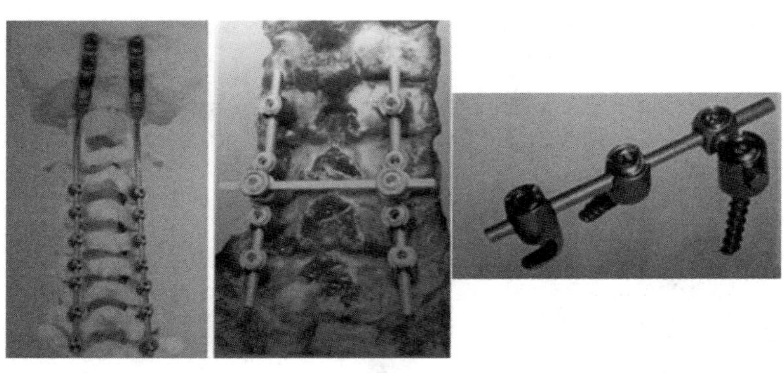

图 8－45 CD HORIZON M6 VERTEX 脊柱后路内固定系统

三、胸、腰椎前路固定器械

脊柱（胸腰段）的前路手术，在减压的同时矫正畸形和稳定脊椎节段，并可同时进行骨移植。目前常用的有 Kaneda 固定器械、Z 钢板前路固定系统，还有 TSRH、ATLP 等内固定系统。

（一）Kaneda 前路脊柱固定器械

Kaneda 前路脊柱固定器械由棒、椎体垫片、螺钉、螺塞、横向连接组成，可进行撑开、加压、扭转等操作，设计最多可以包括 4 个活动节段的固定（图 8－46）。适用于胸腰椎（T_{10}～L_3）的骨折、肿瘤、侧弯的矫形。

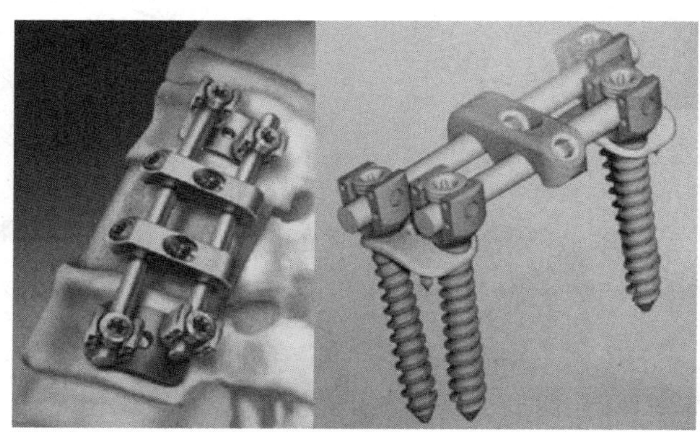

图 8－46 Kaneda 前路脊柱固定器械

（二）Z－钢板前路固定系统

Z－钢板前路固定系统（图 8－47）由滑槽钢板、螺栓、螺钉、锁定螺帽、垫片组成，可以进行撑开复位和对植骨块进行加压。其结构强度和韧性比其他前路固定钢板均匀且强度较大，再通过两根松质骨带锁螺栓，辅以螺钉固定，使钢板、螺栓和螺丝钉系统与椎体牢固连接成一体，获得高度稳定性。

NOTE

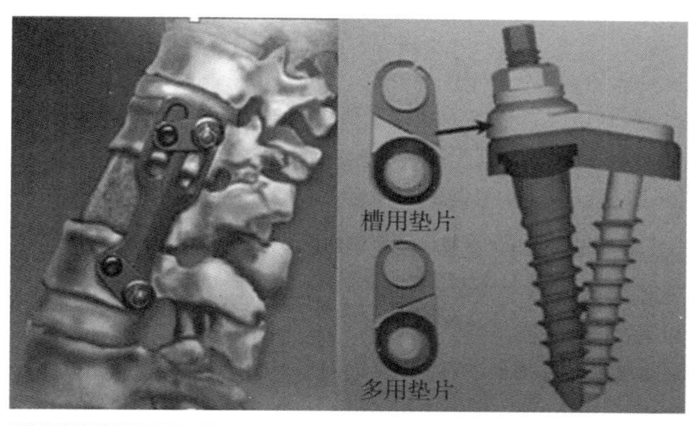

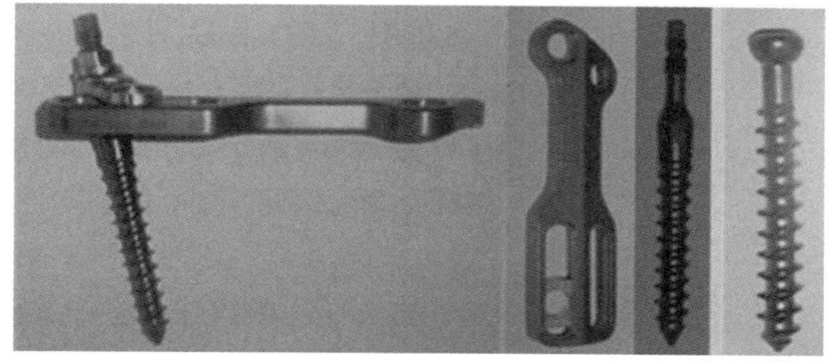

图 8 – 47　Z – 钢板前路固定系统

四、胸、腰椎后路内固定器械

（一）非椎弓根螺丝钉系统

胸、腰椎后路固定器械的非椎弓根螺丝钉系统主要有钩棒系统、棒钢丝系统。

1. Harrington 内固定器械　Harrington 器械（图 8 – 48）主要由棍子和钩子组成。棍子又分为放在凹侧的撑开棍和放在凸侧的螺纹加压棍，撑开棍的上端为棘齿状，仅可向上端撑开，不允许向近侧回复，维持撑开位置。

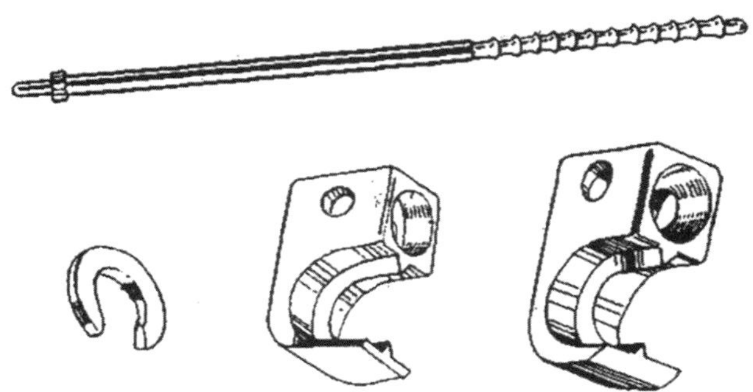

图 8 – 48　Harrington 内固定器械

Harrington 棍的矫正脊柱侧弯的力量是纵向撑开，仅能发挥纵向牵伸力，无脊柱过伸作用。因此，术后腰椎生理性前凸和椎管内径恢复不全，其抗旋转作用和纠正前后移位作用亦较差。后来的学者进行改进，如 Moehe Denis 等在腰椎骨折中，将哈氏棒中部弯成前弧形压在后凸的椎板上，构成“三点固定”，对抗屈曲应力。Wenger 在轻度弯成前弧形的哈氏棒上加多节段椎板下钢丝固定（图 8 – 49）。

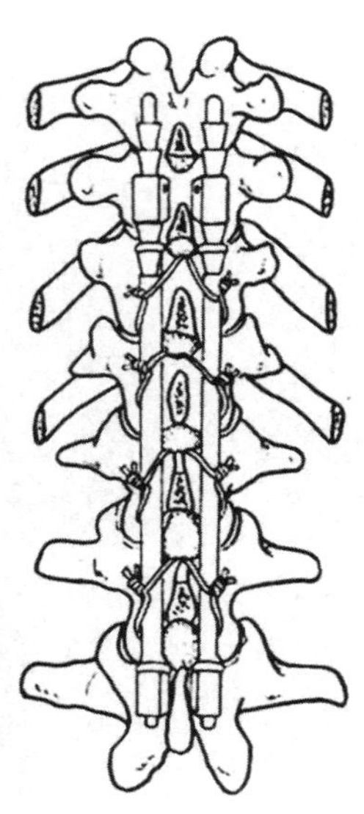

图 8－49 双哈氏棒与节段钢丝固定术

2. Edwards 固定器械 Edwards 研制出哈氏棒－聚乙烯套筒器械，用以治疗胸腰椎不稳定骨折。该法可同时矫正轴向挤压、成角畸形、水平及旋转移位，并起到动力性维持脊柱稳定的作用。

棒－套筒器械包括哈氏撑开棒，上、下钩，套筒 3 部分（图 8－50），具有 4 种应力效应：①通过上、下钩相反方向牵引作用，对抗脊椎前屈并矫正脊椎的后凸畸形；②矫形同时产生的前推力具有间接减压作用；③传递侧方推力，矫正侧方移位和旋转移位畸形；④传递动力学稳定，维持复位位置。

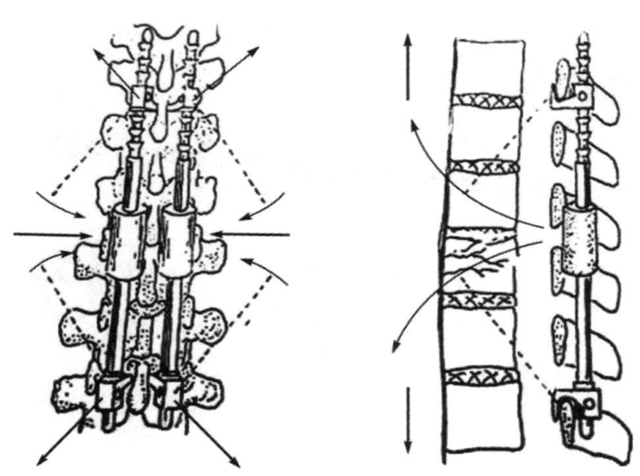

图 8－50 棒套筒器械力学原理

3. Luque 固定器械 Luque 固定器械（图 8－51）的主要构件是两根“L”形圆棍、直径 0.8～1.2mm 软钢丝，利用通过椎板下的钢丝将圆棍固定在两侧椎板上，起到固定和矫正畸形的作用。它的优点是固定结实，矫正畸形可靠。缺点是钢丝穿过椎板下时有可能损伤脊髓。Luque 固定器械比传统固定器械能提供更牢固的内固定和抗旋转力量，适合于治疗伴有完全神经损伤的胸椎或腰椎的平移损伤。

NOTE

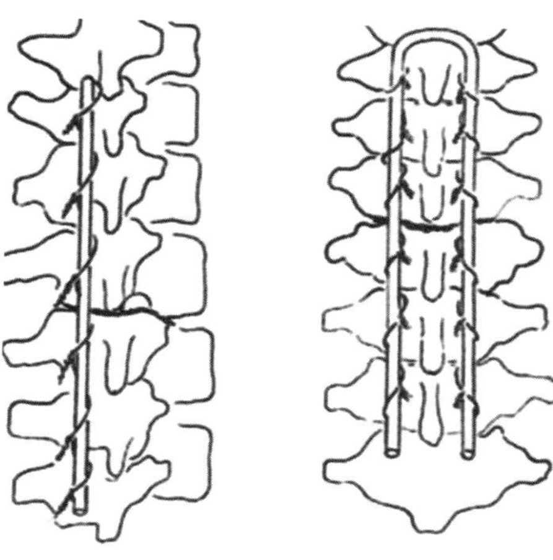

图 8-51 Luque 固定器械

（二）椎弓根螺丝钉系统

1961 年文献报道使用椎弓根螺丝钉和钢板固定胸腰椎骨折，后经不断改良发展，椎弓根螺丝钉系统已在脊柱手术中广泛应用。椎弓根螺丝钉系统包含了固定棒、固定钩等器械，能够以撑开的方式或者以压缩的方式加以固定。

1. Cotrel-Dubousset（CD）固定系统 CD 固定器（图 8-52）由两根棒、多个钩及横栓（横向牵引器）组成。在设计和手术原理上，CD 继承和发挥了很多原有固定器的优点：①吸取了 Harrington 固定器支撑与压缩并用的原理，并改进了哈氏钩。②横栓的应用增进器械的固定效果。③采用了 Luque 固定器的节段性固定原理，用多钩代替椎板下钢丝。④汲取了 Zielke 器械矫正旋转畸形的方法。对于脊柱侧弯，CD 固定器通过旋转和屈曲偶联运动关系原理进行畸形治疗；对于脊柱骨折的治疗，该系统固定坚强，呈节段性，无椎板下钢丝放置的并发症。

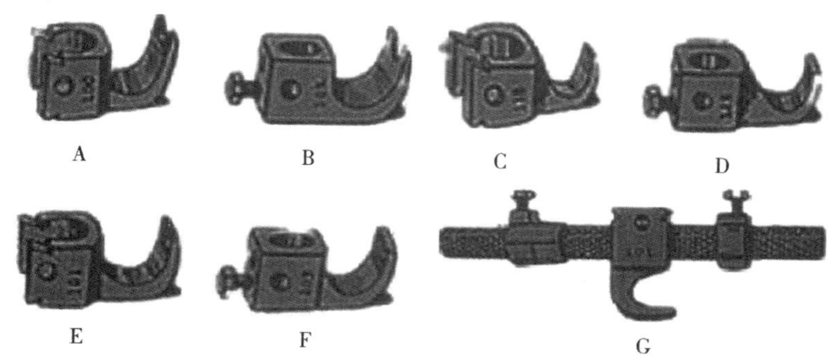

A. 开式椎弓根钩 B. 闭式椎弓根钩 C. 开式胸椎椎板钩
D. 闭式胸椎椎板钩 E. 开式腰椎椎板钩 F. 闭式腰椎椎板钩
G. CD 棒上带有椎板钩、拴塞、C 形环

图 8-52 Cotrel-Dubousset（CD）固定系统

CD 固定器具有稳定性高、多个固定点、能旋转矫形特点，对脊柱具有三维矫形固定作用，是目前脊柱后路矫形手术中（尤其是脊柱侧弯）最有效的固定器之一。

CD HORIZON M8 脊柱内固定系统（图 8-53）是 CD 固定器的改良器械之一，由万向螺钉、骨钩、螺塞、棒和横向连接组成。该器械的特点主要是采用单一锁紧装置，顶部安装、锁紧，安装方便。

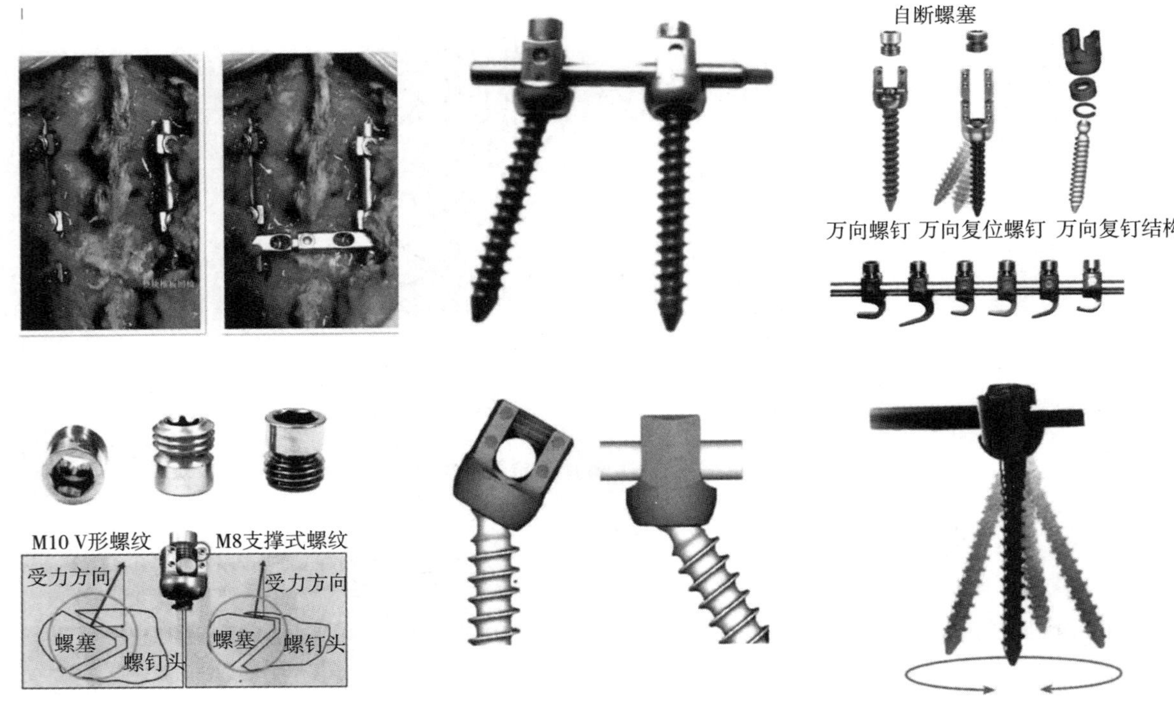

图 8－53　CD HORIZON M8 脊柱内固定系统

2. TSRH 脊柱内固定系统（Texas Scottish Rite Hospital）　TSRH（图 8－54）由螺钉、骨钩、眼螺栓、棒和横向连接装置组成，特点是采用骨钩、螺钉、眼螺栓和棒装置，通过横向连接固定，使固定更为坚强。所有的植入物均通过眼螺栓与棒相连接，眼螺栓结构能有效地抵抗轴向力、扭力和弯曲力，采用上、下"爪形"钩固定或椎弓根螺钉固定，棒需要塑形以符合胸后凸和腰前凸。

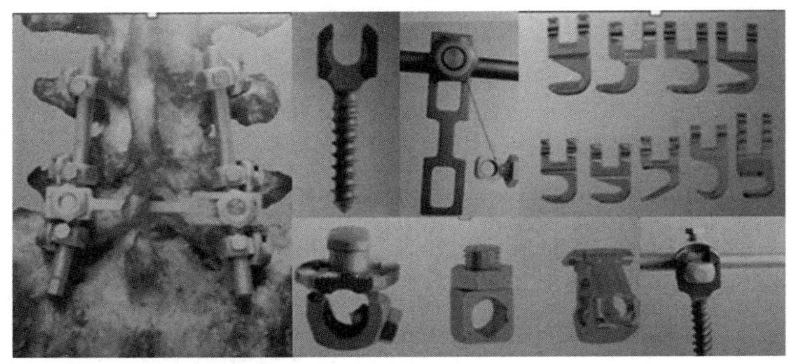

图 8－54　TSRH 脊柱内固定系统

对胸腰椎骨折脱位，胸 11 和胸 12 平面损伤可用椎弓根螺钉系统固定，另外在胸 10 应用椎板上钩或在腰 1 应用椎弓根钩均能达到坚强固定。

3. AO 脊柱内固定系统　目前常用的 AO 内固定系统（图 8－55）为 USS 骨折固定系统，是一种早期 AO 内固定与早期 USS 相结合的改良装置。USS 骨折固定系统是一种可进行脊柱稳定与复位的装置，长的 Schanz 钉拧入椎弓根后，由易于调节的后开口固定卡连接于 6mm 直径的硬质圆棒。这种系统轴向、角度，旋转调节能力，并可对受损的脊柱节段做节段性固定，在爆裂性骨折的椎管减压方面是有效的，且大多数情况下，只需固定脊柱的两个活动节段。

NOTE

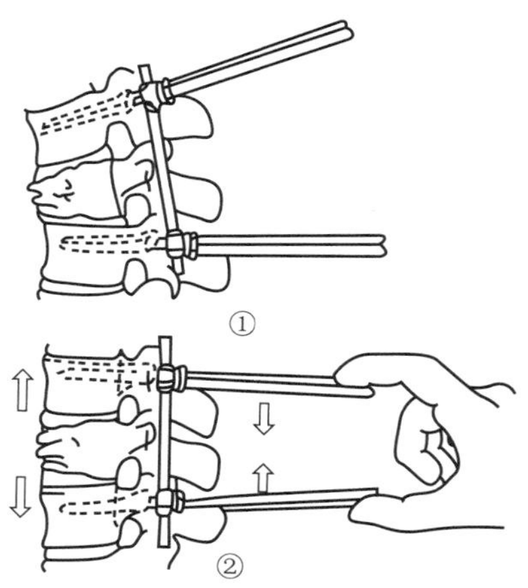

图 8－55　AO 脊柱内固定系统

4. R－F 系统　该系统（图 8－56）能够轴向牵引恢复生理前凸，复位椎管内骨块，并且具有坚强的固定作用。主要用于 T_{10}～L_5 平面的不稳定性骨折、腰椎滑脱等。

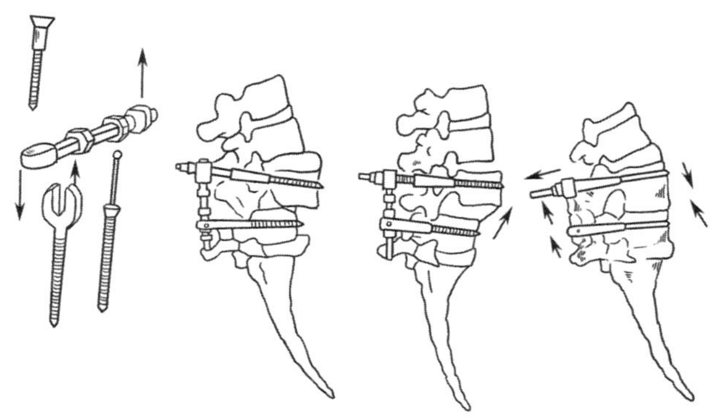

图 8－56　R－F 系统

RF Ⅱ装置是在 R－F 器械的改良，它由椎弓根螺钉和金属棍及连接装置组成，连接装置连接螺钉及金属棍，有不同长度，容易放置，可以根据需要进行多个节段固定，适用于 3 个节段或多个节段的脊柱Ⅰ～Ⅱ度的滑脱和不稳定，在减压术后进行稳定性重建。

脊椎滑脱的典型病理变化特点：椎体不稳向前滑移，椎间盘退化，椎间隙变窄。理想的治疗装置的性能：①能向后提拉前滑脱的椎体复位，恢复狭窄的椎间隙一定宽度以利于复位；②重建腰椎生理性前凸；③提供牢固的三维内固定；④容易操作放置，手术时间短。由此研制出 DRFS 钢板螺钉系统（图 8－57）。

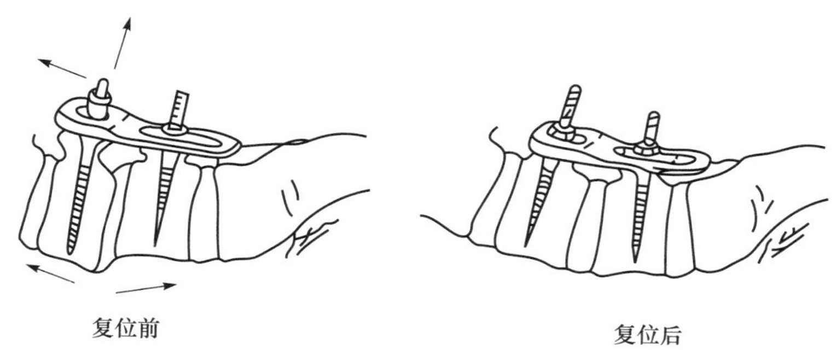

图 8－57　DRFS 钢板螺钉系统

5. Coflex 动态固定系统　该系统（图 8－58）属于腰椎后路棘突间撑开装置。该系统能够有效分担后柱结构的负担，增加椎管与神经管面积，并能够降低椎间盘、小关节压力的生物力学机制；对于因椎间盘退变、黄韧带肥厚及小关节增生等导致的腰椎管狭窄症应作为棘突间动力重建系统的首选适应证。

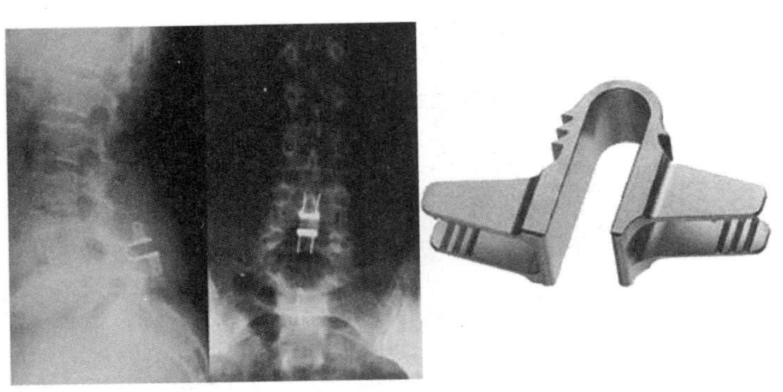

图 8－58　Coflex 动态固定系统

6. Dynesys 器械　该器械（图 8－59）是一种经椎弓根弹性固定装置，由钛合金椎弓根螺钉、聚对苯二甲酸乙二醇酯连接索带和聚碳酸酯型聚氨酯圆柱形弹性管组成。在屈曲位时，弹力带提供张力带作用，在过伸时，弹性套管提供部分压缩力。目前主要用于治疗腰椎退变和不稳。

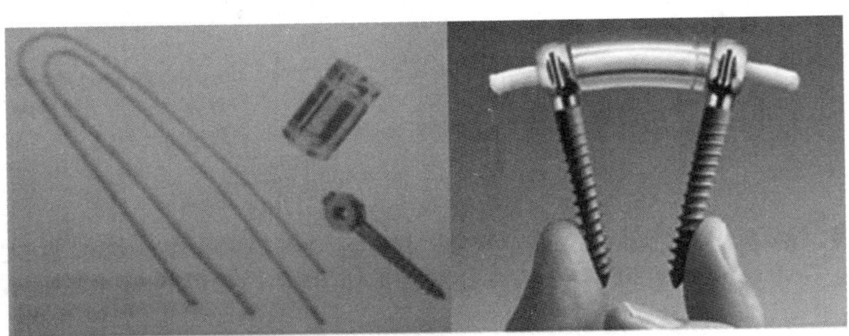

①Dynesys构件（椎弓根螺钉、连接带和套筒）

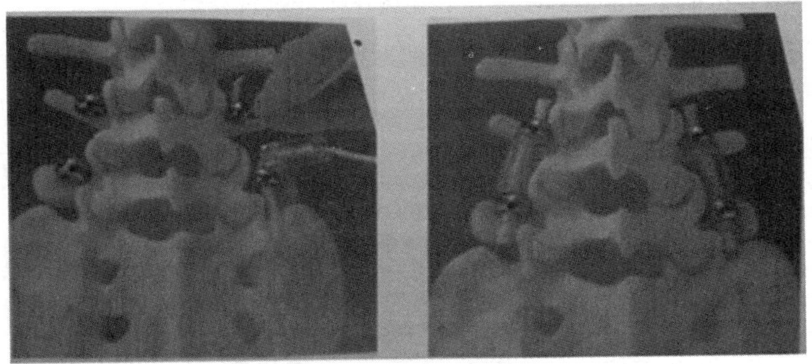

②Dynesys操作步骤示意图

图 8－59　Dynesys 器械

7. 镍钛记忆合金弹簧棒椎弓根动力稳定系统　镍钛记忆合金弹簧棒椎弓根动力稳定系统（Bio Flex）具有可屈曲性和足够的后路脊柱支撑，可以起到后路韧带结构的功能，可以作为后路动力稳定系统治疗退变性腰椎疾病（图 8－60）。临床表明后路椎体间融合术（PLIF）后 Bio

NOTE

Flex辅助固定临近发生椎间盘早期病变的节段，将促进融合率，减少邻近节段的退变，并且提供动态的稳定。

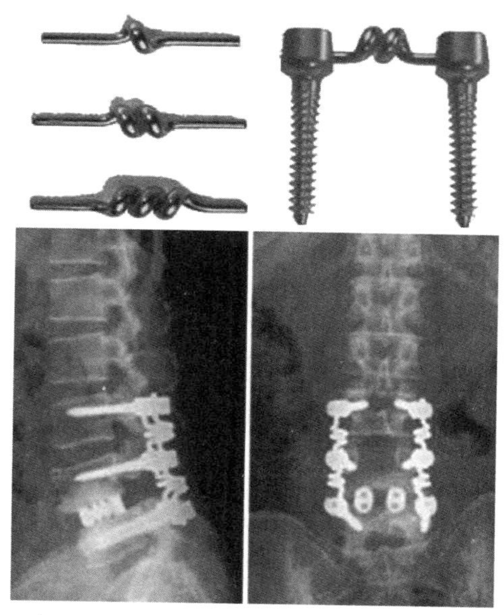

图8-60 镍钛记忆合金弹簧棒椎弓根动力稳定系统

8. 动态固定系统（dynamic stabilization system，DSS） 由椎弓根螺钉连接椎体的钛环组成（图8-61），目前尚未投入临床应用。该装置的弹性钛环结构限制了屈曲，使运动节段保持合适的前凸并分散应力，缓解了椎间盘负荷。

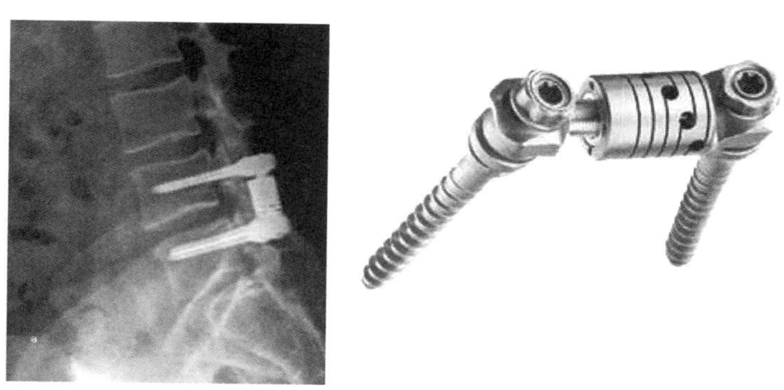

图8-61 动态固定系统（DSS）

五、脊柱手术假体

（一）人工椎间盘

在脊柱外科中，椎间融合术的应用相当普遍，运动节段的融合可能导致相邻节段的生物力学特性所受应力增加且过度活动，最终导致急性不稳定或加速退变，引起相关的临床症状。

全椎间盘置换可重建正常的载荷分布，达到消除疼痛、维持节段稳定性和运动性、恢复脊柱生理曲度的目的。人工椎间盘所承受的是压缩、弯曲和扭转的联合负载，它是脊柱功能单位的负载活动中心，耐磨、耐腐蚀也是一个基本要求。全椎间盘假体应满足以下要求：①足够的耐破坏和抗疲劳强度。②植入节段保持良好的运动性能和生物力学。③保持关节突关节正常功能，保持椎间隙，生物相容性。④植入方便牢靠，假体下沉或松动发生率低；易于翻修，材料的预期寿命长。

临床上常用的有金属－聚合体类（如 Bryan、ProDisc－C）、多孔涂层活动式以及金属－金属类（如 Prestige）。根据生物力学特点，Bryan 属于非限制型假体（超过正常生理活动范围），ProDisc－C、多孔涂层活动式和 Prestige 属于半限制型假体（保证正常生理活动）。

1. Bryan 假体　由两个钛合金外壳和介于其间的聚亚胺酯的核心部分组成（图 8－62）。上下钛合金外壳的骨接触面为纯钛微孔结构，利于术后即刻的稳定，并能通过骨的长入而提供长期的稳定。中间为特殊设计的聚氨基甲酸乙酯护套，可保存磨屑，防止软组织长入，非限制性瞬时可变的旋转轴可以保持颈椎各个方向的运动，假体核中装有生理盐水，可发挥液压减震作用。

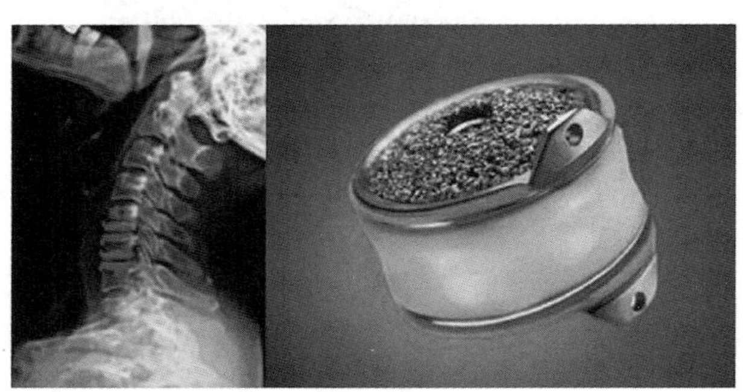

图 8－62　Bryan 假体

2. ProDisc 假体　以球窝关节为设计理念，由一头凸的聚乙烯内核和上下两个钴铬钼合金终板组成，上下终板都有开槽的中央嵴和钛金属涂层，使假体达到即刻稳定并通过骨长入达到长期稳定（图 8－63）。ProDisc 假体提供的瞬时旋转中心是固定的，节段的屈伸、侧屈活动受到一定的限制，在颈椎伸屈运动时允许前后 1mm 的微小平移，保护小关节得以免受椎间盘负载能力缺失而产生的过度负荷。术中假体放置的要求很高，不允许轻微的错位。

该类假体在减少后结构的剪切力方面表现突出。大量研究证实，应用 ProDisc 假体置换可恢复退变节段的间盘高度和神经根管的高度及前、后径，保留腰椎后柱结构的完整性和稳定性。

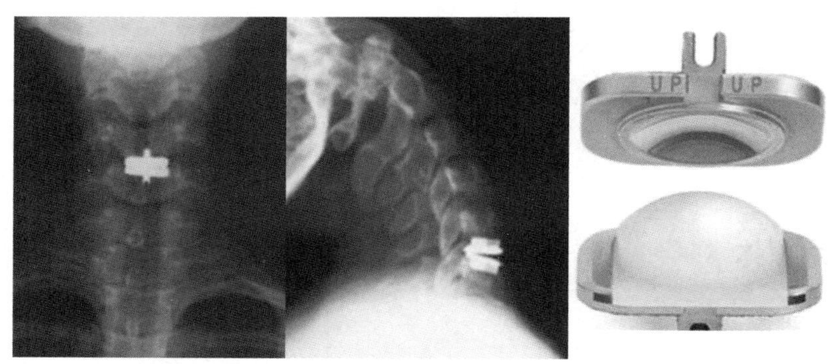

图 8－63　ProDisc 假体

3. 多孔涂层活动式假体　与 Bryan 假体一样，是由聚乙烯和塑料结合制成的人工颈椎间盘，超薄钛合金表面有磷酸钙喷涂形成密集内向表面微孔涂层，有与上下终板面积及穹隆形状密切贴合的解剖学外形及成比例的系列尺寸，可根据术中减压后缺损的试模测量结果选择置入最佳尺寸假体。

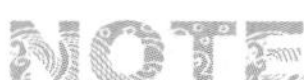

4. Prestige 假体 经历了改良以后，Prestige 球槽关节设计符合颈椎生理运动，稳定性强，Prestige LP 使用钛和陶瓷复合材料，其 CT 和磁共振成像效果好，耐磨性能优异（图 8－64）。

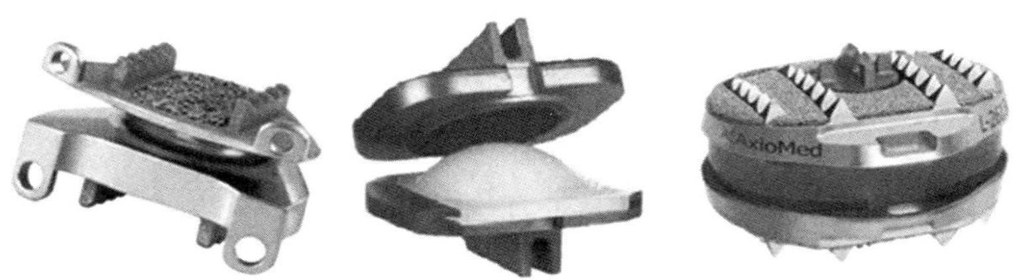

图 8－64 Prestige 假体

（二）人工髓核

椎间盘髓核摘除后可能导致椎间盘结构和生物力学性能的改变，引起许多如患者术后椎间隙变窄、腰椎承载力不均、椎体间异常活动增加等不利因素，人工髓核（prosthetic disc nucleus，PDN）假体的应用，为该类病症的治疗提供了新的可能，患者有可能通过人工髓核植入手术达到完全治愈的目的。目前，国内外对人工髓核置换术仍存在争议。

人工髓核假体是一种植入性材料，可通过吸收组织液膨大替换掉干燥无功能的髓核，保持椎间盘的完整性。作为髓核的替代物，人工髓核假体应具有以下特性：①具有与人体髓核相似或相同的弹性和生物力学特性；②具有良好的生物相容性与耐用性，无毒、不会致畸致癌、不会导致体内产生反应、不能被降解或与机体产生排斥反应；③耐磨、低损耗，能够承载生理负荷和疲劳负荷，顺应性好；④植入操作方便易行，材料大小尺寸要合适。

髓核置换并不直接恢复纤维环、小关节或椎体终板的生物力学功能，而是通过重建正常的力学传导机制来间接恢复他们的功能。目前研究设计的髓核假体主要有 PDN 假体、Neudice 假体、Regain 假体和 Aquarelle 假体等。

PDN 是目前研究较多、临床效果较好的假体类型，主要由 3 部分组成：由聚丙烯腈－聚丙烯酰胺共聚物组成的水凝胶内核，具有延伸性但没有弹性的超高分子聚乙烯纤维外套外层，便于术中 X 射线定位和术后随访的铂铱合金线。预制型人工髓核假体经过水合膨胀恢复假体形状，维持椎间高度。

（三）人工椎体

由于脊柱肿瘤切除、创伤等原因引起椎体骨缺损，人工椎体作为一类有效的椎体替代物在临床上得到广泛应用。其材料各异，有异体骨、陶瓷、金属等，但每种材料的人工椎体均有优缺点，如异体骨存在来源有限、免疫排斥反应等，陶瓷类体内易碎、易被疲劳破坏，金属植入带来的骨应力屏蔽和骨吸收问题。近年来，出现了复合型椎体替代材料，既能提供术后即刻稳定性，又能与椎体形成永久骨性融合。

理想的人工椎体应具备以下功能：①既具有术后即刻稳定性，又兼顾长期稳定性；②能充分恢复椎体的高度；③植入方便；④材料方面既要有良好的生物相容性，又应有较好的抗疲劳性能，在达到骨性融合前提供安全可靠的稳定性，又不影响 MR 检查。近年来，随着组织工程学的发展，人工椎体在材料及设计上有待进一步改进。

（四）椎间融合器

椎间融合术是脊柱外科的一项重要技术，主要分为前路椎体间融合术（ALIF）和后路椎体

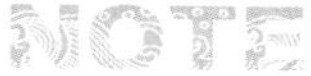

间融合术（PLIF），以及近年来新发展的技术颈椎间孔融合术（TLIF）。学者们研制了多种内固定装置应用于临床，其中椎体间融合器已被临床广泛接受，这对提高椎体间融合术的成功率方面发挥重要的作用。椎体间融合器有 3 方面的作用：①稳定椎体间关节；②增加或维持椎间隙的高度；③植骨材料的载体。

椎间融合器基于 Bagby 提出的“撑开 – 压缩”原理，即椎间融合器置入后的撑开力使椎间盘纤维环和前后韧带处于张力状态，而自身重力及椎旁肌肉则处于动态收缩状态，两种作用力相反，使椎间融合器达到稳定状态（图 8 – 65）。

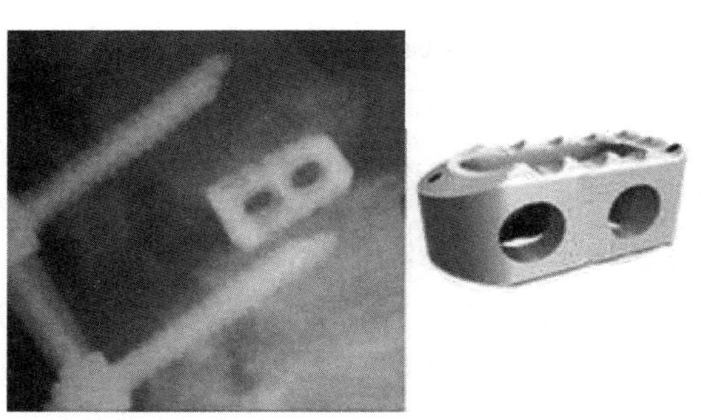

图 8 – 65　椎间融合器

经过多年的研制，椎体间融合器有了很大的改进。形状从带螺纹的中空圆柱体状发展为立方形、长方形等。为适应椎间隙解剖形态，带有弧度的肾形椎间融合器近期已应用于临床，其滑动概率更小。

在材料方面，融合器材料由不锈钢制成被惰性材料钛合金代替，目前异体皮质骨材料融合器也已出现。椎间融合器中植骨已从最初的自体松质骨发展至异体骨、骨替代材料等。

小结

骨伤科的发展与材料的发展密切相关，从夹板、石膏到钢板髓内钉，从切开复位内固定到关节置换以及关节镜治疗，这不但反映了骨伤科治疗理念的发展，而且与骨伤科材料发展的联系更为紧密。长久以来，骨折的治疗以复位固定为原则，关节疾病的治疗强调稳定、力线、关节功能，而脊柱疾病则主要以稳定、减压为主。无论骨伤科材料如何发展，治疗理念及原则并无本质的变化，可以说，骨伤科材料的发展在某种程度上代表了骨伤科的发展。骨伤科材料的发展主要集中于材料本身性质及空间构型 2 个方面，而这两者与生物力学密切相关。对于钛合金、不锈钢等不可吸收材料，与生物体本身可以发生不同程度的电离反应，而人工骨等可吸收材料与人体反应可以导致力学性质的变化，这与力学生物学也密切相关。材料空间构型的变化可以引起力学性质的巨大差异，如同种材料下髓内与髓外固定的力学差别导致固定效能的不同就是一个典型的例子。材料的发展是一个逐步优化和完善的过程，目前没有任何一种材料能够完美地满足人体的生物学环境及力学环境。骨伤科材料的表面改性（指在保持材料或制品原性能的前提下，赋予其表面新的性能，如亲水性、生物相容性、抗静电性能、染色性能等）是未来研究的热点，需要不断探索新的表面改性方法和材料，在骨伤科植入器械表面合理设计梯度功能涂层以及仿生涂层是极具潜力的发展方向。骨伤科植入的复合材料是未来开发和应用的趋势，复合材料的应用性能优于单组分材料，可以适应更加复杂的骨伤科疾病。同时，随着计算生物力学的发展，3D 打印技术可以使生物力学实验在一种理想状态下进行，有利于器械构型的改进，提高生物力学的性能。

思考题

1. 依据人工髋关节的力学特点，试述人工髋关节的设计、生物材料的选择及临床应用。

2. 分析比较骨水泥型和生物型人工髋关节假体的力学特点，各有何优缺点，在临床应用中如何选择？

3. 与人工髋关节相比，人工膝关节有何力学特点？

4. 课堂讨论：骨纤维异样增殖症几种植骨方式的生物力学。

（1）病例介绍：患者，女性，32 岁。主诉右髋不适、隐痛，局部肿胀，X 线表现为股骨上端“牧羊人手杖”畸形，受累骨膨胀，皮质变薄，髓腔变大，呈磨砂玻璃样改变，无骨膜反应。

（2）手术治疗方法采用刮除植骨治疗，植骨方式有自体骨、异体骨，以及人工合成骨等。

（3）讨论组织：①全班同学按照上述 3 种植骨方式分成 3 组，每组一个植骨方式，通过查找文献，总结临床病例做成幻灯片待课堂讨论用，形成书面论文格式留待课后作业用。②时间控制在 90 分钟，每组派 1 位同学代表发言，时间 8 分钟，其他同学参加补充和讨论，解答班上同学提问，讨论 5 分钟，讨论时组内同学可补充。余下时间老师主持、点评和总结等。

（4）讨论内容：①主要从生物力学方面讨论该组为什么选择这种植骨方式，生物力学包括生物学和力学两个方面内容，如从股骨上端的解剖特点，植骨愈合的生物学问题，生物力学优势和不足等方面展开讨论。②若患者合并病理性骨折，可以辅助哪些生物材料内固定，采用理由是什么？

NOTE

第九章 骨伤科治疗、康复和运动的生物力学

骨伤科微创治疗因其创伤小，能最大限度地保护人体固有生物力学，已成为当前临床重要治疗手段。康复和运动生物力学是根据人体的解剖、生理特点和力学性质，用力学原理和方法探讨人体机械运动的规律，研究合理的运动动作技术，分析各种疾病造成的运动功能障碍，以及运动损伤的原因、机制，为制定合理的治疗及康复方案提供依据，是研究人体在运动损伤和疾病预防、治疗、康复过程中运动规律的科学。

随着运动医学和康复医学事业的发展，其研究水平不断提高，加速了康复和运动生物力学学科的发展，使其成为生物力学的一个新兴分支学科。康复和运动生物力学在骨伤科的作用愈加重要，本章介绍其与中医骨伤科相关的部分生物力学。

第一节 骨伤科常见微创治疗的生物力学

一、微创治疗对人体固有生物力学的保护

与传统开放式手术比较，微创治疗因其创伤小、疼痛轻、恢复快的特点，减少了对机体的损害，很好地保护了人体固有生物力学，已成为当今骨伤科手术发展的方向之一。

内镜技术是微创手术技术的重要组成部分，其主要优点有：切口小，皮肤瘢痕小，可避免晚期因关节表面和运动部位的瘢痕而引起的刺激症状；手术安全，痛苦小，可重复手术；术后早期即可活动，有效避免了长期卧床并发症；一次手术可同时治疗多种疾病，如膝关节镜手术可同时进行关节清理术、滑膜皱襞切除术等；适应证广泛，禁忌证和并发症少；术后不影响关节周围肌肉结构，最大限度地减少对人体固有生物力学的干扰，可早期进行功能锻炼。

（一）膝关节镜技术对人体固有生物力学的保护

关节镜技术是内镜技术的一个分支。20 世纪 80 年代关节镜飞速发展，得到了学术界、临床医学领域乃至公众的普遍认可，关节镜集诊断、治疗为一体，已成为关节外科和运动医学领域的主要治疗手段之一。

1. 膝关节固有生物力学 膝关节的骨性结构包括股骨、胫骨和髌骨，其中股骨和胫骨属于长骨，髌骨呈倒三角形，其上附有股四头肌和髌韧带，是伸膝装置中的重要结构，可增加股四头肌的作用力臂和做功，并且可以保护膝关节的前面。膝关节生物力学依赖于骨性结构、半月板、关节囊及附属韧带结构的共同维持。

2. 膝关节镜技术 关节镜是由物镜、目镜和一系列透镜构成光学部分，另外还包括光导纤维和金属外鞘。关节镜手术需配备专用的仪器设备，包括关节镜、摄像光源系统、冲洗灌注泵、

动力刨削系统、射频等离子消融系统、镜下手术操作器械、视频图文工作站等。膝关节镜手术在局麻条件下可实施的手术有很多种，包括：半月板手术、清除游离体、关节清创、滑膜手术、软骨手术、交叉韧带重建与修复、内外侧副韧带修复、骨关节炎手术、关节探查诊断等。关节镜技术的应用，在不切开关节的情况下可以对关节内部结构进行检查、处理和手术治疗。患者康复快，发生关节内瘢痕和强直的风险更低，与开放手术比较，关节镜技术的诊断更为准确，并发症更少，住院时间更短，同时，能够最大限度地减少对膝关节固有生物力学的影响。

3. 膝关节镜技术的应用

（1）半月板损伤：半月板是膝关节的重要结构和功能组成部分，关节镜微创手术可以尽量保留半月板，已经成为半月板损伤治疗的首选。半月板损伤在人群中的总发生率为 60/10 万 ~ 70/10 万，约有 1/3 的病例合并前交叉韧带损伤，主要多见于 30 岁以下、积极参加体育活动的年轻人。半月板是膝关节的重要组成部分，它是纤维软骨组织，仅周缘有血液供应，因此陈旧性半月板损伤处理不当，很难自然愈合。而关节镜微创手术可以尽量保留半月板，已经成为半月板损伤治疗的主要方法之一。

（2）膝关节软骨损伤：膝关节软骨损伤可由运动创伤、交通意外、剥脱性骨软骨炎、类风湿关节炎、骨性关节炎或其他情况引起。相比其他关节，膝关节软骨损伤最常见。临床上多采用在膝关节镜下进行软骨表面重建，如钻孔、软组织移植、骨软骨移植等手术，修复软骨损伤。

（3）膝骨关节炎：是引起膝关节局限性或全关节疼痛最常见原因，应用关节镜治疗骨关节炎，对于减轻症状和延缓关节软骨退变有一定作用，最常见的方法是关节镜清理术，包括半月板切除、软骨清理、骨赘清理、滑膜清理、软组织松解和游离体取出等。

（4）膝关节韧带损伤：膝关节韧带损伤主要是指交叉韧带和侧副韧带的损伤。膝关节的稳定性依赖于一系列韧带、肌肉的完美构造，阻止胫骨前移 80% 的力量作用于前交叉韧带上。后交叉韧带是限制胫骨后移的主要韧带，内侧副韧带是限制膝关节外翻和内旋，后外侧的韧带限制膝关节内翻和外旋。膝关节保持静态与动态的稳定性依赖于关节周围正常的解剖结构，尤其是韧带之间的力学平衡。关节镜下交叉韧带、侧副韧带的修复和重建是目前临床上治疗膝关节韧带损伤的主要方法。

总之，膝关节的稳定除了依赖膝关节骨性结构，还依赖前后交叉韧带的制约、内外侧副韧带的平衡及伸膝装置与股四头肌及腘绳肌的力量均衡。膝关节稳定度是由骨性结构、半月板、关节囊及附属韧带结构共同维持。与开放手术比较，关节镜手术康复快，发生关节内瘢痕和强直的风险更低，并发症更少，住院时间更短，能够最大限度地减少对膝关节固有生物力学的影响。

（二）椎间孔镜技术对人体固有生物力学的保护

脊柱手术是治疗脊柱疾患的重要手段。过去以坚强内固定为主的“AO”手术占据了主导地位，但存在手术创伤大、手术节段运动功能丢失、应力遮挡继发骨质疏松、邻椎退变及骨折等问题。随着数字透视、影像导航、高分辨率内镜、医用激光等技术及高分子材料的出现，脊柱微创治疗技术得到飞速发展。此类技术能够清除病变组织，微创下内固定融合，能很好地保护神经根和纤维组织，充分保留脊柱结构和功能的完整性，对脊柱固有生物力学影响较小，有助于患者术后恢复。因此，脊柱微创治疗技术越来越受到临床的青睐。

目前，脊柱微创技术主要包括经皮微创技术、经皮内镜辅助下的微创技术、计算机辅助的

NOTE

微创技术、介入技术介导的微创技术及显微技术等。其中，经皮椎间孔镜技术是较为成熟的一种微创方法。

1. 常用椎间孔镜技术介绍 经皮椎间孔镜辅助下腰椎间盘切除术是在经皮椎间盘自动切吸术的基础上发展而来的。

目前临床最常采用的椎间孔镜技术为 YESS 技术和 TESSYS 技术。虽然这两种技术均为经腰椎后外侧入路行腰椎间盘切除，但在手术理念、穿刺方法和手术工作套管的位置等方面有所不同。

YESS 技术是经 Kambin 安全三角区进入椎间盘内行椎间盘内减压。该技术由 Yeung 等于 1998 年提出，它继承了后外侧穿刺技术的优点，并可以在内镜直视下切除椎间盘，但这项技术采用“由内向外”切除椎间盘的方式，通过降低椎间盘内的压力进而减轻椎间盘的突出，属于间接减压。

TESSYS 技术于 2003 年由 Hoogland 等提出，经椎间孔进入椎管内直接行神经根松解和减压。该技术通过后外侧入路应用环锯切除上关节突前下缘骨质结构来扩大椎间孔，工作套管及椎间孔镜系统可以通过扩大的椎间孔进入椎管内，通过椎间孔镜直接接触并切除突出的椎间盘组织，此技术被概括为“由外向内”的减压技术，属于直接减压，操作空间位于椎管内，给 TESSYS 技术带来很大的优势，并可配套使用激光或双极射频对纤维环进行修补和成形，这便是 TESSYS 技术。

2. 椎间孔镜技术与脊柱内固定对脊柱力学影响的比较 与常规内固定手术相比较，椎间孔镜手术具有以下优势：①在局麻下经腰椎侧后方穿刺入路，对腰椎后伸肌群损伤小，既不破坏棘间韧带，又保留了维持腰椎稳定的肌肉系统结构和功能，避免了脊柱内固定术后常见腰背部肌肉萎缩、慢性腰痛的问题。②TESSYS 椎间孔镜技术操作时虽然会磨掉部分关节突及椎管内韧带，但关节突关节仍保留正常的生理结构与功能，对腰椎稳定性无明显影响。③椎间孔镜术后椎间隙高度相对于术前，短期内不存在明显改变，通过激光或双极射频纤维环进行修补成形处理，能较好地保留了椎间盘的结构与功能，保留了病变节段脊柱运动单位的活动能力。④椎间孔镜手术没有内固定物植入脊柱，避免了内固定物产生应力遮挡、继发骨质疏松或植骨不融合等问题，亦避免了病变节段融合而发生邻椎应力集中现象，降低了邻椎早期退变的风险。⑤椎间孔镜术中无须分离和牵拉神经根与硬脊膜，因此对椎管内神经组织无明显干扰，不会导致椎管内明显的出血和粘连。

总之，椎间孔镜技术损伤小，很好地保存了骨的血液供应及维持脊柱的生理和力学环境，能够最大程度地维持脊柱稳定性，避免了脊柱内固定手术损伤大、丢失手术节段功能单位的运动功能、内固定物应力遮挡继发骨质疏松、邻椎加速退变及骨折等问题。

二、针刀疗法的生物力学

针刀医学的生物力学早期以人体弓弦力学系统为基础。该系统认为以骨为弓，以关节囊、韧带、筋膜和肌肉为弦，构成人体运动功能的力学系统。依据运动系统不同功能而分为动态、静态弓弦力学单元和辅助装置 3 个部分。静态弓弦力学单元以骨为弓，以连接骨骼之间的关节囊、韧带、筋膜为弦，它的功能是维系人体骨骼的正常位置、限制骨的移位。动态弓弦力学单元在其基础上增加了一个弦即肌肉，以肌肉带动骨骼杠杆力学系统，它的功能是使人体产生主

NOTE

动运动。辅助装置是维持系统平衡、确保发挥正常功能的辅助结构，包括滑液囊、籽骨、副骨、皮肤、皮下组织及脂肪等。

（一）针刀医学人体弓弦力学系统与解剖结构

针刀医学人体弓弦力学系统结合生物力学与解剖结构，把弓弦力学系统分为3个部分，即为单关节弓弦力学系统、脊柱弓弦力系统和“脊、肢弓弦力学系统”。其中单关节弓弦力学系统是基石，存在于每一个关节之中。脊柱弓弦力学系统和“脊、肢弓弦力学系统”以脊柱为中轴，将脊柱和肢联成整体。3个力学系统整体协作，人体才能够完成各种运动生理功能。脊柱弓弦力学系统又由多个部分组成，包括颈段、胸段、腰段、骶尾段，保证了脊柱中轴在矢状面和冠状面的稳定。“脊、肢弓弦力学系统”也由多个单关节弓弦力学系统组成，分为胸廓与肢体弓弦力学系统及脊柱与肢体弓弦力学系统。

（二）古代对针刀医学人体弓弦力学系统的认识

《灵枢·经脉》云：“人始生，先成精，精成而脑髓生，骨为干，脉为营，筋为刚，肉为墙，皮肤坚而毛发长，谷入于胃，脉道以通，血气乃行。”根据《内经》原文，我们认为经筋的作用是连接四肢百骸，维系周身，这是基于经筋的结聚散络分布方式。“筋为刚”指的就是肌腱、筋膜、关节囊、韧带等附着于骨骼关节，能使人体站立、行走，完成屈、伸等多种功能。如《灵枢·天年》《灵枢·刺节真邪》中所云之“肌肉解利”，经筋生理功能最简单的概括如《素问·痿论》所云：“宗筋主束骨而利机关也。”经筋在针刀医学人体弓弦力学系统中可以理解为“弦”系统，包含了动态和静态弓弦力学单元的“弦”，其中静态与动态弓弦力学单元的作用即为“宗筋主束骨而利机关”。

（三）针刀医学的整体观——网眼理论

针刀医学整体观认为人体慢性软组织损伤类疾病的病程和相关病症证候是一个整体。随着针刀医学的进一步发展，出现了网眼理论，该理论认为慢性软组织损伤是以点、线、面的形式所形成的立体网络状病理构架，其基础为人体弓弦力学系统。慢性软组织损伤发生后，该部位的起止点即弓弦结合部出现的粘连、瘢痕、挛缩和堵塞，会影响在此处附着的其他软组织，通过这些组织的行径即弦的走行路线向周围发展传导，最终在损伤组织内部、周围、相邻组织之间形成立体网状的粘连。所以临床上的一些疑难杂症往往出现多条经筋症候夹杂的情况，并在影响某个关节后同时出现多条经筋症候，在影响人体整体构架后甚至可干扰其他系统（如呼吸、循环系统）的功能，并表现相关的症状，产生其他系统的疾病。所以，针刀医学网眼理论让对经筋主病的理解上升至一个新台阶。

（四）针刀医学与慢性软组织损伤

针刀医学认为慢性软组织损伤的病机是由于粘连、瘢痕和挛缩对应力异常部位的组织进行代偿修复并强化，以适应异常应力造成的。当人体受寒，弦之张力会随温度降低而增大，若弦无法及时代偿这种异常增大的应力，就会引起应力异常部位的弦出现“筋急”症状，临床表现为发硬、发胀、痉挛、疼痛、拘急等症状。当人体受热，弦的张力会随之减小，若无法及时代偿就会引起应力异常部位的弦出现“筋纵”症状，表现为无力、纵挺不收等。慢性软组织损伤代偿修复，适应了异常高的应力后，导致静态弓弦力学单元的“弦”——连接骨骼之间的关节囊、韧带、筋膜增强，那么动态弓弦力学单元的“弦”——肌肉则必然减弱，即产生“筋痿”症状，表现为目不闭、阴痿、肌无力、口歪、舌不能卷等。

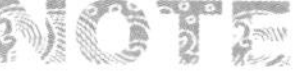

（五）针刀治疗方法

针刀是由金属材料做成的在形状上似针又似刀的一种针灸用具，是在古代九针的基础上，结合西医学外科用的手术刀而发展形成的。

在针刀操作时，要遵循四步规程。

1. 定点 在确定病变部位和搞清该处的解剖结构后，在进针部位用紫药水做一个记号，局部碘酒消毒再用酒精脱碘，覆盖上无菌小洞巾。

2. 定向 使刀口线和大血管、神经及肌肉纤维走向平行，将刀口压在进针点上。

3. 加压分离 在完成第 2 步后，右手拇、食指捏住针柄，其余 3 指托住针体，稍加压力不使刺破皮肤，而使进针点处形成一个长形凹陷，刀口线和重要血管神经及肌肉纤维走向平行。这样神经血管就会被分离在刀刃两侧。

4. 刺入 当继续加压，感到一种坚硬感时，说明刀口下皮肤已被推挤至接近骨质，稍一加压，即可穿过皮肤。此时进针点处凹陷基本消失，神经血管即膨起在针体两侧，可根据需要施行手术方法进行治疗。

针刀的具体治疗方法包括以下几种。

1. 纵行疏通剥离法 粘连结疤发生于肌腱韧带附着点时，将刀口线和肌肉韧带走行方向平行刺入患处，当刀口接触骨面时，按刀口线方向疏剥，按附着点的宽窄，分几条线疏剥，不可横行剥离。

2. 横行剥离法 当肌肉和韧带及骨发生粘连时，将刀口线和肌肉或韧带走行方向平行刺入患处，当刀口接触骨面时，作和肌肉或韧带走行方向垂直的铲剥，将肌肉或韧带从骨面上铲起，当觉得针下有松动感时，即出针。

3. 切开剥离法 当几种软组织互相粘连结疤，如肌肉与韧带、韧带与韧带互相结疤粘连时，将刀口线和肌肉或韧带走行方向平行刺入患处，将互相间的粘连或瘢痕切开。

4. 铲磨削平法 当骨刺长于关节边缘或骨干，并且骨刺较大时，将刀口线和骨刺竖轴线垂直刺入，刀口接触骨刺后，将骨刺尖部或锐边削去磨平。

5. 瘢痕刮除法 瘢痕如在腱鞘壁或肌肉的附着点处和肌腹处，可用小针刀将其刮除。先沿软组织的纵轴切开数条口，然后在切开处反复疏剥 2～3 次，刀下有柔韧感时，说明瘢痕已碎，出针。

6. 骨痂凿开法 当骨干骨折畸形愈合，影响功能者，可用小针刀穿凿数孔，将其手法折断再行复位，较小骨痂，将小针刀刀口线和患骨纵轴垂直刺入骨痂，在骨折间隙或两骨间隙穿凿二三针即可分离，较大骨痂用同法穿凿七八针后，再行手法折断，并且不会在手法折断时再将好骨折断，只会在骨痂需要折断的位置折断。

7. 通透剥离法 当某处有范围较大的粘连板结，无法进行逐点剥离时，在板结处可取数点进针，进针点都选在肌肉，或其他软组织相邻的间隙处，当针接触骨面时，除软组织在骨上的附着点之外，都将软组织从骨面铲起，并尽可能将软组织互相之间的粘连疏剥开来，并将结疤切开，因Ⅰ型小针刀针体较小，容易达到此要求。

8. 切割肌纤维法 当某处因为部分肌肉纤维紧张或痉挛，引起顽固性疼痛、功能障碍时，将刀口线和肌纤维垂直刺入，切断少量的紧张或痉挛的肌纤维，往往使症状立刻缓解。此法可广泛应用于四肢腰背部疾病的治疗。

（六）针刀疗法在协调人体力学平衡中的作用

针刀医学认为人体内部是一个力学平衡系统，当这个平衡系统的某一部分的平衡遭到破坏时，人体就产生相应的疾病。比如，人体的关节是由关节囊、韧带、筋膜和肌腱这些软组织器官连接而成的，当某种原因使某些软组织受到损伤，引起变性时，即产生挛缩、瘢痕、粘连等，关节的力学平衡系统就会被破坏，致使关节内部的力平衡失调，造成如骨质增生、骨刺、创伤性关节炎等骨关节疾病。通过用针刀松解剥离变性的软组织，可使关节内的力平衡系统得到恢复。

弓弦力学系统及网眼理论的创立，从生物力学角度阐明了慢性软组织损伤及骨质增生等临床疑难杂症的病因和病理机制，完善和补充了针刀医学基础理论，将针刀治疗从“以痛为输”为病变点治疗提升到对疾病的病理构架治疗的高度上，为针刀治愈慢性软组织损伤性疾病、骨质增生症及慢性内脏疾病等临床疑难杂症提供了解剖力学基础。

针刀医学的核心就是“平衡”两个字。针刀的治疗原理是切开、分离弓弦力学系统的异常应力点去调节人体的力学平衡，最终通过人体自身的代偿、修复治疗疾病。平衡是正常生理状态的一大属性，针刀医学的一切治疗手段都是建立在这样的观点上而设计出来的，也就是旨在恢复人体生理状态的平衡。

三、冲击波疗法的生物力学

冲击波治疗是一种通过介质传导的机械性脉冲压强波，设备将产生的脉冲波转换成精密的弹道式冲击波，再通过移动探头经皮肤、脂肪、肌肉等软组织后作用于疾病区域，起到诱导骨重建、促进血液循环、松解及修复病变组织等作用，达到治疗目的。

压力急剧变化产生的冲击波具有很强的张应力和压应力，能够穿透很多介质，例如水和软组织。临床上将冲击波用于医疗始于20世纪80年代初，最初用于泌尿系结石的碎石治疗，随着对冲击波技术的拓展，逐渐应用在肌腱损伤、骨折延迟愈合和骨折不愈合、网球肘、跟痛症等方面的治疗。

（一）冲击波疗法的生物力学原理

冲击波可在极短的时间内（约10纳秒）高峰压达到500bar（1bar = 105Pa），并具有周期短（10微秒）和频谱广（16Hz ~ 20MHz）的特性。相较于其他理疗，冲击波穿越人体组织时，能量不易被浅表组织吸收，可直接达到深部组织（约皮下50mm）。另外，当冲击波穿过组织时，由于介质不同，如脂肪、肌腱和韧带等软组织及骨骼等，在不同介质的交界面产生机械应力效应，表现为对组织产生的张力和压应力。张应力能够引起松解局部组织，促进微循环，同时还能够在组织内产生细胞外空穴作用，当冲击波的能量累积到一定程度，会再次发生空穴作用，细胞间温度升温，疼痛神经传导被阻滞，从而达到消炎、止痛的作用。

（二）冲击波疗法的生物力学机制

冲击波是一种脉冲波，由液电、压电或电磁直接产生机械效应，以及由空化作用间接产生机械效应，影响组织和细胞而达到治疗作用。从物理学和生物学角度分析冲击波的治疗机制：

当波传导速度随压力的增加而加快时，高压子波快于低压子波，在极高的声强下，快速升降的声波呈现锯齿形，在约10纳秒内压力可从0MPa上升到50 ~ 80MPa，之后在约10微秒内降至10MPa，而且波谱频率宽，16Hz ~ 20MHz。冲击波单声道声波频率与超声波相似，并且有声

NOTE

波释放。所以，冲击波沿其传播方向引起介质的压缩和膨胀，并在不同界面引起反射和折射。当作用于不同组织时，由于其密度不同，其抗张、抗压程度等也不同，在交界面处产生不同的机械应力，达到松解软组织和缓解粘连的作用。研究结果提示冲击波对肌肉、肌腱附着点及筋膜有显著的松解作用。

冲击波产生的牵张力超过水介质时可产生空化水泡，水泡震动时体积变化产生脉冲波。在水泡体积增大时，其内向性爆破可出现高能水喷射和高温。在不同密度介质的界面处，如软组织、细胞和血液中含有微小气泡，冲击波在此类介质中传导时会产生空化效应，因此能疏通微血管、松解软组织粘连，甚至可能活化骨髓间充质干细胞、促进新骨的形成。

冲击波缓解疼痛的机制可能是损害了疼痛感受器，阻断了疼痛信号；冲击波还可影响细胞自由基而释放抑制疼痛的物质；由于刺激降低了神经的敏感性，起到镇痛的作用。

（三）冲击波的中医推拿疗法

在中医学领域将推拿与冲击波相结合，在中医推拿理论指导下应用冲击波治疗仪进行冲击推拿治疗。

冲击波推拿治疗针对性地冲击穴位、循行经络，并将推拿手法（点、按、推等）应用于治疗过程。冲击波推拿的治疗手法为定点冲击、移动冲击、点按冲击、点揉冲击、弹拨冲击、轻推冲击、重推冲击等。冲击波推拿深度结合推拿和冲击波疗法的优势，治疗背部肌筋膜炎疗效显著。冲击波推拿治疗可直接刺激穴位，激发和推动经气运行，达到疏通经络、行气活血的作用，既能够放松紧张、痉挛的肌肉，又可通过刺激压痛点而间接解除肌紧张。冲击波推拿之点按冲击可提高作用深度，增强冲击波应力作用；揉法、推法、拨法丰富了冲击波的应力方向，全面加强冲击波的松解作用。冲击波推拿结合了冲击波与推拿，强调抗炎作用，深度结合推拿的疏通经络、运行气血作用，两者相互促进，应用于肌筋膜炎能够取得比单用其一更佳的疗效。

第二节　康复的生物力学

一、推拿按摩手法的生物力学

推拿按摩手法是极有特色的中医外治疗法，是采用不同的方式和力度将外力置于患者体表的特定部位上做功，目的是恢复机体正常的生物力学平衡。推拿按摩手法本身包含着生物力学原理的广泛应用。

（一）推拿按摩手法的生物力学研究内容和方法

推拿按摩手法的生物力学研究内容包括各类推拿按摩手法的形态学特征、手法操作的效应机制及推拿按摩手法等。

1. 推拿按摩手法的形态学特征研究　对推拿按摩手法的形态学研究，包括运动学和动力学两方面的研究。根据不同的操作形式可归为按、摩、推、拿、颤、敲、牵、动等几类基本手法。

手法的形态学特征研究主要是通过形象、直观、定量、定性地描述各类推拿按摩手法的操作过程，以建立可重复量化的、规范化的手法操作模式，如在力度、动作节律、动作的协调性及持久性方面进行量化和规范化。

2. 推拿按摩手法的力学效应机理研究　是通过收集标准化的各类手法刺激量的力学相关数

NOTE

据以及局部组织生物学变化特点，并参照人体的生理病理状态，综合整理分析，揭示推拿按摩手法作用力引起的应力应变规律。此类手法研究多是围绕力的大小、方向和作用点这 3 个要素展开，如将作用力的大小进行轻、中、重等的分级，力的作用方向分为垂直、水平直线和水平回旋、多向混合用力等。

3. 推拿按摩手法的主要研究方法　用各类仪器手段客观评测手法的形态和力学效应是量化和规范化的重要方法，对真实、客观地评价量效关系及指导临床具有重要意义。手法的力学研究主要是手法的运动学和动力学，研究的手段有推拿手法测定仪、在体手法测力系统、体表肌电技术、三维运动捕捉系统、有限元等。

（二）推拿按摩手法的生物力学作用机制

推拿按摩手法的生物力学作用机制的研究大多集中在对各类基础推拿按摩手法的规范化动作要领、手法的频率、手法的操作时间、手法的作用力大小和方向、手法的渗透作用等方面。

1. 常用推拿按摩手法的生物力学作用机制

（1）㨰动类手法：㨰动类手法作用力大，因为整个手臂几乎成一条直线，又几乎是竖直地对患者局部施加力的作用，而且这个力与竖直方向的夹角 θ 很小，根据力的正交分解法，在竖直方向上的分力 $F_1 = F \cdot \cos\theta$。那么，当 F 一定时，要增大 F_1，就要减小 θ 角，即减小手臂的倾斜程度，使手臂尽量靠近自己的身体，如要增大向前㨰动的推力 F_2，则可增大 θ 角，使手臂远离身体。㨰法推拿最佳频率为 120 次左右，最佳力度为 7kg 左右，最佳正确㨰法垂直力应同时具有快变化和慢变化 2 种成分。并在动力学上要体现节律性，作用力推拿时间为 5 分钟左右，推拿时间过长并不能增加治疗效果。

（2）振动类手法：振法的频率比较快，每分钟可达 350～450 次，作用力也较大，患处局部在这样的力的作用下做快速受迫振动，其振幅随作用力的增大而增大，并向患者机体深处传递，从而形成波。又因为振动或波的能量随着频率和振幅的增大而增大，所以此时有较大的能量向机体深处传导，以转化为机体的内能。振法是一种压强刺激和波的传递相结合的治疗方法，因而掌握动作频率的大小至关重要。同一手法频率较快时，所产生的力就较小；频率较慢时，产生的力较大。治疗中有时为了加大手法力量，应放慢频率，否则将会对操作者产生损害。手法频率与力量的最佳结合点是有效手法的前提。康复医学中的关节松动术，一般要求手法每秒振动两三次，持续一两分钟，对推拿师和患者均有利。为使手法具有渗透性，应降低手法的频率，以 50～80 次/分为宜，低频振动的手法力度更有利于渗透到较深组织，与软组织黏弹性特点更为一致。手法渗透作用还与生物共振效应有关。熟练的手法更易使频率与施治部位组织的固有频率相近，有助于发生生物共振效应，使作用力渗透。

（3）放松按摩类手法：推、拿、按、摩是水平方向用力和垂直方向用力的一类手法，主要针对皮肤、肌肉等组织。这类手法主要用于治疗肌肉痉挛、肌筋膜粘连和肌肉弹性障碍。此类手法是以一系列高速的、低频的刺激手法直接作用在肌肉僵硬的部位使之得到松解。这种脉冲式按摩类手法对于紧张的组织结构并没有什么作用，但对粘连组织的松解会产生效果，它是使肌肉受到刺激而不是让肌肉处于一种静止状态。横向摩擦类或弹拨类手法，这种推拿按摩手法主要是松解肌肉和韧带组织的纤维化组织。按摩或弹拨时应与肌纤维走行方向垂直进行摩擦。横向摩擦法可以改善未成熟胶原纤维的走行，有利于损伤的软组织的康复。各类推拿按摩手法可以激活组织内部的机械感受器，机械感受器的传入刺激信号进入脊髓后角内可以抑制伤害性感觉刺激的传入信号，因而可以减轻病变部位的疼痛感觉。横向摩擦手法对肌腹、肌肉与肌腱的联合处、韧带和肌腱骨膜处的纤维粘连具有治疗作用。擦法热量的渗透也与频率有密切联系。频率过快，皮肤浅层温度很快升高，深层组织温度不易升高；频率太慢，则热量不易积聚，温度达不到要求。

（4）牵拉类手法：牵拉类手法主要是通过牵拉特殊部位的肌肉来影响其他不同肌肉的感受器的功能而发挥其治疗作用的。骨骼肌内部有两种不同的本体感受器，即肌梭和 Golgi 腱器。当肌梭随着肌肉的牵拉而受到牵拉兴奋时，可引起主动肌和协同肌的反射性收缩，同时反射性地抑制拮抗肌的收缩。牵拉肌肉时，肌肉内各肌梭间的兴奋变化具有同步性，其反射性引起的肌肉收缩是强烈的多纤维的同时收缩，被称为动力性反射；而缓慢牵拉所引发的慢性肌肉收缩称为静力性反射。Golgi 腱器参与抑制性反射，兴奋时引起主动肌松弛，但其兴奋性较慢。Golgi 腱器和肌梭之间具有相互拮抗的作用，以保持肌肉的稳定性。快速的牵拉手法有一定临床疗效，但也存在着潜在性的危险，它容易使被牵拉的肌肉内的肌梭牵张反射出现疲劳，引起神经的兴奋性及持续性处于增高状态，从而导致肌肉或肌腱出现损伤。如果继续牵拉使得 Golgi 腱器也出现疲劳，则可造成更严重的损伤，可能会造成肌肉附着点处的撕裂伤。静态的持续性的牵引手法与快速牵拉手法相比就较为安全，缓慢地持续性的牵引 15 ~ 20 秒就足以克服动力性的牵张反射。牵拉类手法对肌梭的影响比较小，引发的是静态性的反射收缩。

总之，推拿按摩手法对组织结构的恢复及组织的生物力学性质的恢复都有良好的促进作用。但伤后过早推拿也可以损伤肉芽组织中的新生血管从而加重组织的损害，导致大量的瘢痕形成和组织的粘连。

2. 脊柱推拿手法的生物力学作用机制　脊柱推拿手法的生物力学机制研究大多集中在推扳类手法上。推扳类手法力作用在患椎的横突或者棘突上，目的是希望松动或扳动脊椎关节，是脊柱关节在解剖运动范围内的被动运动，常可闻及“咔嗒”等声响。脊柱推拿手法可能的作用机制有：通过脊椎关节的被动运动，可解除滑膜的嵌顿；可缓解患处相关肌肉的痉挛状态；可松解粘连的组织；可纠正关节的错位。扳法对骨关节错位疗效满意，但如果手法过猛、过重，会导致小关节等组织的损伤，易产生安全性问题，此手法不易掌握。

目前脊柱推拿手法的研究多数是将压力传感器置于患者与推拿手之间，测量推拿力的大小、作用时间和最大作用力，以此比较不同推拿师手法的异同。

脊柱推拿手法机制的力学分析还包括对扳机点疗法的认识，扳机点是指局部代谢产物、钙离子和水聚集在肌腹的神经－肌肉接头处引发的牵涉痛或放射痛，触诊肌肉时，可触及条索状的肌束上有局限性的深部压痛点。触诊引发患者躲闪是最有效的诊断方法，各种创伤或者异常应力的变化都会导致肌筋膜内扳机点的出现，对扳机点采用大力地、持续地指压可以降低扳机点的兴奋性。此类推拿手法的治疗目的是缓解肌肉的痉挛、恢复肌肉的牵拉功能。如果患者常处于躯体姿势不当，使不平衡的异常作用力持续地作用于肌肉，将导致某些肌肉群过度兴奋，这是扳机点形成和顽固不治的根本原因。

二、功能锻炼的生物力学

骨折愈合是一个复杂的再生过程，所需的环境受多种因素的影响，力学的生物效应是主要因素之一。目前骨折愈合过程已将整复、固定和功能锻炼密切结合为一个完整过程。功能锻炼

NOTE

的目的是恢复肢体功能，减少或延迟功能障碍的发生时间，减轻功能障碍的严重程度，最大可能地保障患者的生活质量，因此，功能锻炼是骨折治疗和康复的重要手段。功能锻炼可提供给骨折端有利于骨折愈合的应力；不正确的功能锻炼又会在骨折端产生剪切、扭转等不良应力，阻碍骨折愈合。因此，骨折功能锻炼的生物力学研究对骨折的治疗具有重要意义。

（一）功能锻炼的作用

1. 促进肿胀消退　伤后局部肿胀，是外伤性炎症的反应。由于组织出血、体液渗出及疼痛反射造成肌肉痉挛，肌肉“唧筒效应”消失、局部静脉和淋巴管淤滞、回流障碍形成。同时，因疼痛反射引起的交感性动脉痉挛而致损伤局部缺血，也加重了局部的疼痛。这一恶性循环通过局部固定、局部封闭后可以因疼痛减轻而缓解，但对损伤较严重的患者则在短时间内难以有效。如能在局部复位及固定的基础上，逐步进行适量的肌肉收缩，恢复其唧筒作用，将有助于血液循环，促使肿胀的消退。

2. 减少肌肉萎缩　因骨折而产生的肢体关节和肢体的制动必然会引起肌肉萎缩，即使做最大的努力进行功能锻炼也不可避免，但能够在一定程度上减轻肌肉萎缩。此外，近年来包括运动想象疗法也提示，功能锻炼可以使神经系统始终保持对相关肌肉的支配，而无须在固定解除后重新建立这种联系。

3. 防止关节粘连僵硬　外伤后关节粘连和僵硬主要是由软组织因素、康复活动不足或者功能锻炼不当造成的。长时间不恰当的固定可以造成关节僵硬，而未经固定但长期不运动的关节也会产生同样的后果。固定主要是限制关节的活动，由于肌肉不运动，静脉和淋巴淤滞，循环缓慢，组织水肿，渗出的浆液纤维蛋白在关节囊皱襞和滑膜反折处及肌肉间形成粘连。这种水肿既可以发生在骨折邻近部位，也可以发生在骨折远端部位，例如前臂双骨折时的手部肿胀、小腿骨折时的足部肿胀等。这些部位的水肿是损伤后反应性的水肿或肢体体位造成的坠积性水肿，也有些则是因局部固定物压迫而引起的水肿。因此，如果不进行肌肉运动，即使是未包括在固定范围内的手和足，也同样会出现僵硬。有些肘关节、前臂或腕部骨折的患者，尤其是老年患者，由于长时间不做肩关节活动，而在原骨折部位完全治愈后，遗留下肩关节的功能障碍的情况。因此，近年来加速外科康复理念提出从患者接受治疗开始即可与康复医学结合，十分重视功能锻炼，减少围手术期的创伤应激、减少并发症，缩短住院时间。

关节本身的损伤除上述原因可造成粘连外，由于关节囊、滑膜、韧带的损伤修复，形成瘢痕也可以影响到关节正常功能的恢复。因此，既要避免关节的反复水肿渗出，也要使损伤的关节囊、滑膜、韧带等组织尽可能在接近正常的位置上愈合，以防瘢痕过大。早期的制动有利于达到上述 2 种目的，尤其绝对禁忌暴力牵拉。但同时也必须积极地进行未固定关节的功能锻炼，和涉及固定关节的肌肉的等长收缩。因此加速外科康复理念的实施对功能锻炼非常重要。

4. 促使骨折愈合　功能锻炼既可以促进局部的血液循环，使新生血管得以较快地成长，又可以通过肌肉收缩作用，借助外固定以保持骨折端的良好接触，并使骨折端产生纵向挤压，以及稳定骨折复位后的位置，保护新生的血管和细胞。在骨折愈合后期，骨痂还需要经过一个强固和改造的过程，使骨痂的组成和排列完全符合生理功能的需要，这一过程也只有通过功能运动和使用才能完成。对关节内骨折，通过早期有保护的关节运动，也可以使关节面塑形。

（二）功能锻炼对骨折愈合力学环境的影响

1. 影响骨折愈合的生物力学因素　骨折的愈合主要取决于与稳定性有关的力学条件，如骨

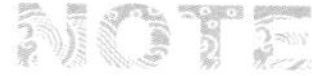

折的固定。另外体重、部分承重、骨折部位的轻微活动及骨折周围肌肉的运动或收缩产生的压缩性轴向载荷都可刺激应力的产生，增加应变。骨细胞具有感受力学信号的功能，机械性刺激促进细胞分化也依赖于应变的大小和细胞类型。周期性机械性应力可刺激转化生长因子和血管内皮生长因子的生成，且有剂量依赖性。研究发现，骨折部位微小的轴向活动可显著缩短骨折愈合时间，并减少再骨折的发生率。

2. 功能锻炼对骨折愈合力学环境的影响 功能锻炼可以为骨折端提供应力，改变骨折的力学环境。骨折端的愈合速度和质量与应力环境有密切关系，骨折端适中的应力刺激能促进骨折愈合。活体骨一旦遭到破坏，其在生物体内有自行修复的能力。骨折端修复过程所需时间与断面所受应力水平有关。可加快骨折端愈合速度、提高愈合质量的断面应力称为生理应力。生理应力值是个区间，存在最优值。生理应力分为恒定的和间断性的，恒定生理应力是由固定器械给予骨折端的应力，它可增加断面间的摩擦力，增强固定稳定性，缩小新生骨细胞的爬行距离。动物实验显示，恒定生理应力过大往往会引起骨折端的骨质吸收，对骨折愈合不利。而间断性生理应力一般并非周期性的，它可促进局部血液循环，激发骨折端新生骨细胞的增长，其主要来自肢体负重、肌肉的内在动力、日常功能活动锻炼所提供的力学环境。

在不同治疗阶段，生理应力概念也有差别，临床初期主要表现为断面法向压应力；临床中、后期拉应力、压应力和剪切应力对骨折端的修复和改造都会产生有益作用，这是骨的功能适应性所需要的。

（三）功能锻炼在骨折愈合过程中的作用

骨组织对应力刺激具有良好的适应性，骨折愈合的生物力学指导原则来自 Wolff 定律，即骨改建符合最优化设计原则，同时符合骨的功能性适应理论。

骨折愈合大致经过 3 个时期：血肿机化期、修复期和改建期，不同时期功能锻炼的选择应有所不同。血肿机化期是骨折愈合的第一阶段，患肢疼痛肿胀，骨折端不稳定，断端易发生移位，此期功能锻炼以患肢肌肉主动收缩活动为主。研究显示，一定频率的机械振动能够促进骨愈合，适用于骨折早期。原始骨痂修复期肢体肿胀消退，骨折断端纤维已连接，肌肉有力，骨折部日趋稳定，肌肉的收缩对血液循环起着泵的作用，血液循环不仅回收骨折局部的代谢产物，也输送来成骨需要的物质。骨痂改造塑形期原始骨痂中新生骨小梁逐渐增加，且排列逐渐规则和致密，骨折断端经死骨清除和新骨形成的爬行代替而复活，骨折部位形成骨性连接，骨折已达临床愈合标准，外固定已拆除，此时是功能锻炼的关键时期，促进关节活动范围和肌力的恢复，骨痂改造塑形期功能锻炼的指标更广。

实验研究观察运动幅度对骨折愈合的影响发现，微动对骨折端的局部血流量有明显的促进作用，促进骨折愈合，表现在微动实验动物的骨痂弯曲刚度、扭转刚度、扭转强度显著高于固定组。

（四）适宜的功能锻炼促进骨折愈合的研究

1. 压应力促进骨生长的压电学说和显微损伤学说 给骨施加一定的压力载荷，骨内电荷将重新分布，受压应力作用骨折端呈阴极电荷分布，实验证明负电荷能促进骨细胞和成骨母细胞的增殖。肌肉的牵拉和负重应力作用下，骨作为载荷材料会出现显微骨折，显微损伤通过靶向骨改建进行修复，能刺激骨的细胞活性，以修复骨的损伤。由于应力的不断刺激和骨显微骨折诱导，能激发和促进骨的修复潜能，骨折愈合速度加快。

研究发现，骨折愈合的早期，纵向压应力可促进成骨细胞和成纤维细胞分化成骨，有利于骨折愈合，而剪切和扭转载荷产生的剪切应力对骨折愈合不利，但在愈合中后期，各种应力的介入对骨痂都有改建作用，均可促进骨质沉淀并使骨矿物化，骨折端持续的压应力能促进成骨细胞的分化，进而促进骨折愈合。在骨折后期施加周期性载荷对于加速骨改建，促进骨愈合是有意义的。

2. 适宜的应力能增加骨再生 各种应力都有一定的骨痂改建作用，切应力增加可促进成骨细胞分化，使更多类骨质沉积并骨矿物化，但应力大小应控制在合理范围内。骨组织对间歇性或循环性应力刺激更加敏感，骨折部位的轻微活动就可刺激成骨，并增加骨再生。适当功能锻炼可以预防深静脉血栓，改善骨折局部血液运行，促进骨折局部血肿吸收，进而调节血肿内血管内皮生长因子（VEGF）的表达，从而诱导新生血管的形成。功能锻炼在一定程度上通过改变细胞的生化信号和促进骨折部位血管再生从而促进骨折的愈合过程。

（五）不当的功能锻炼干扰骨折愈合的研究

过度功能锻炼是造成内固定失败、骨折延迟愈合或不愈合的主要原因之一。不良应力的长期作用是造成内固定物发生弯曲、松动甚至断裂的主要原因，应重视避免过度活动和过早负重。引起骨折断端间的剪力、成角及扭转应力的活动主要表现出增加肢体重力的活动，以及骨折上下段之间不一致的旋转动作。在愈合早期，剪切和扭转载荷产生的剪应力驱动成纤维细胞增殖为纤维组织，造成断端骨内部应力重新分布，骨断端的板层界面的应力过于集中，并能直接破坏新生毛细血管和骨痂，对骨折的愈合产生不利影响。而愈合中后期，不充分或缺乏功能锻炼会使骨折端的应力（应变）太低，组织分化的力学诱导因素降低，组织分化障碍，易导致骨折愈合延迟或不愈合；相反，过度功能锻炼导致局部应力（应变）太高，活体骨将在骨－骨界面或骨－内固定物界面之间发生反应性表面吸收，损伤新生骨痂，造成骨萎缩。当应变超过临界限度时，进一步的分化及愈合将停滞，甚至使骨折端重新移位引起骨折不愈合。

（六）监测骨折生物力学特性的意义

测定骨的力学性能变化是评价骨折愈合情况最直接的方法。国内外学者致力研究一种无创的可量化的方法来监测和评估骨折愈合的进程，包括测定骨损害部位的骨量及骨密度、刚度、骨痂的量及骨代谢变化等。在判断一种无创评估方法时，均以力学性能作为参照来比较分析。了解功能锻炼时骨折的生物力学变化，有助于掌握骨折愈合过程中生物力学特性的变化，准确评估骨折愈合的情况。

总之，正确理解和进行功能锻炼可以加快骨折的愈合，避免干扰正常的骨折愈合过程。

三、运动生物力学及常见运动损伤生物力学

运动生物力学是生物力学的一个分支，它是以运动解剖学、生理学、力学等学科的理论为基础来研究人体运动一般规律的科学。运动生物力学研究的对象有别于解剖学、生理学和力学的研究对象，解剖学、生理学研究的是人体形态结构和功能的变化规律，力学研究的是物体的机械运动，而运动生物力学研究的是人体在运动中的机械位移和产生机械位移的内在原因。运动生物力学关心的是人体运动过程中，根据人体形态和功能的特点，研究符合力学原理的最合理、最有效的运动技术，以求达到最佳的运动效果；它既研究人体的整体运动，也研究人体各部分之间的相对运动，同时也包括运动器械及其位移的规律。

对运动的生物力学分析，是了解人体正常和病理学功能的基础。人的运动和动物的活动有本质的区别，人所进行的并不是简单的机械运动，而是对自己的运动能够进行监督和控制，是有一定目的和意义的行为。因此，尽管力学定律在分析人体运动中占有重要地位，许多参数诸如静力学、运动学和动力学等可以用来描述人体运动的生物力学，但不能忽视人体形态功能的复杂性及高级神经系统对人体运动的指导作用，也不能机械地、生搬硬套地将力学定律运用到人体运动中去。

（一）运动生物力学的任务

运动生物力学是研究人体运动力学行为的科学，它研究人体在各种条件下运动的力学原因、生物学原因及运动行为的力学特征。运动生物力学的任务是：

1. 研究符合人体形态和功能特点的最合理、最有效的运动技术。

2. 研究人体运动的力学特征，即人体运动的速度、加速度、运动轨迹和运动规律及引起各种运动的力或能量转换的关系。

3. 研究人体运动的解剖学特征，即人体各器官在运动过程中的解剖学特征和受力机制。

4. 进行生物力学诊断，制定最佳的运动技术方案，为防治运动创伤和制订康复计划提供力学依据。

（二）人体运动的静力学

静力学是研究物体在外力作用下处于平衡状态的性质和行为的力学分支。主要研究人体在完成静力性动作，即处于相对静止的姿势（或者平衡状态）时的受力情况，以及获得平衡和维持平衡的力学条件。

静力学只研究最简单的运动状态即平衡，人们习惯上把静力性动作称为平衡动作。

1. 根据平衡物体重心与支撑点的位置关系，平衡可分为上支撑平衡、下支撑平衡和混合支撑平衡。

（1）上支撑平衡：支撑点在重心上方的平衡。

（2）下支撑平衡：支撑点在重心下方的平衡。

（3）混合支撑平衡：非完全上支撑，又非完全下支撑平衡。

2. 根据平衡的稳定程度，人体平衡可分为稳定平衡和不稳定平衡。

（1）稳定平衡：去除破坏平衡力的作用后可恢复平衡。

（2）不稳定平衡：去除破坏平衡力的作用后不可恢复平衡。

3. 有限度的稳定平衡：去除破坏平衡力的作用后仅能在有限的范围内恢复平衡。

4. 随遇平衡：不管什么位置下都能平衡。

5. 影响人体平衡的因素如下。

（1）支撑面大小。

（2）重心高低。

（3）稳定角：重心垂直投影线和重心与支撑面边缘相应点连线的夹角，即物体在某一方向上的稳定程度的判定指标。

（4）平衡角：某方向上的稳定角之和。

（5）稳定系数。

（6）稳定力矩与翻倒力矩的比值。

（7）质量的大小：质量越大，稳度越大；反之则小。

（8）摩擦力的大小：摩擦力越大，稳度越大；反之则小。

6. 人体平衡的特点如下。

（1）人体不能处于绝对静止的状态。

（2）人体内力在维持平衡中的作用。

（3）人体的补偿动作。

（4）人体具有自我控制、调节和恢复平衡的能力。

（5）人体平衡受心理因素影响。

（6）人体平衡动作消耗肌肉的生理功能。

人体重心即人体各部分所受到的重力合力的作用点。在研究人体运动时，通常把人体看成一个点或一组点（质点或质点系），人体重心最能代表人体或各个部分的点，它在体育运动中是很重要的一个基本参数。由于身体姿势的变化，重心位置也随之变化，这种变化对运动技术动作的影响较大。

（三）人体运动的运动学

1. 人体运动的速率、速度、加速度　人体运动时，其位置发生变化常有快慢之分，在力学上一般用速率和速度来反映运动的快慢程度；做变速运动时，速度的变化量与发生这种变化所用的时间之比称为加速度。直线运动中，人体在某一时间间隔内通过的路程与通过这段路程所经历的时间之比称为速率；人体在某一时间间隔内所发生的位移与这段位移所经历的时间之比称为速度。在描述人体运动时，一般采用的是平均速率。加速度是描述运动体速度变化快慢的物理量，加速度的绝对值越大，并不表明运动体的速度大，而只表明运动体的速度变化越急剧。

2. 质点的复合运动　一般把运动着的质点（动点）相对于静参考系的运动称为绝对运动，与之对应的速度称为绝对速度。动点相对于运动参考系的运动，称为相对运动，与之对应的速度称为相对速度。人体运动往往是肢体围绕关节转动，而关节又随着整个人体在运动，属于复杂的复合运动。

3. 体育运动中的斜抛运动　斜抛运动泛指物体在获得一定初速度后进入空中的运动，其轨迹为抛物线，如各种球类在空中的运动、跳高、跳远等，其重心的运动轨迹都是一个抛物线。影响斜抛体远度的主要因素为初速度，其次是角度。要增加抛射体的远度，首先要尽可能提高抛射初速度，如标枪、跳远运动的助跑、推铅球的滑步、投掷铁饼、链球的旋转等，目的都是增大其初速度。最佳抛射角的大小受抛射的初速度、抛射点高度的影响。

（四）人体运动的动力学

动力学也是机械学的一个分支，是研究引起运动的力的一门学科，它可以探讨所观察到的运动现象的原因，是合理解释人体运动过程的关键。

1. 内力和外力　内力和外力的概念是相对的。若将整个人体作为一个生物力学系统，那么人体内部各部分相互作用的力称为人体的内力，如肌力、韧带张力、软骨的应力、骨的应力等；而来自人体外界作用于人体的一切力则为人体的外力，如重力、支撑反作用力、摩擦力等。内力虽不能直接引起人体整体的运动，但可以协助外力使人体产生运动，如跑、跳、投等运动；没有人体内力就不可能引起外力作用于人体使之运动。

2. 惯性定律　惯性定律是指物体不受外力的作用时，保持静止或匀速直线运动，直到有外

NOTE

力作用改变其运动状态。物体的质量越大，惯性就越大。体育运动中很多动作都是借助惯性来完成的，巧妙地利用惯性，不但省力、减少能量损耗，还可以使肌肉放松，减少疲劳。比如运动中合适的匀速既节省能量，运动效果也好；经常变速时则在每次加速启动时身体各器官系统就要额外消耗更多的能量。

3. 动量定理 动量定理反映的是物体在某一段时间内动量的变化量，等于在同一时间内所受外力的冲量。比如在体育运动中增加对人体的冲量，以增加起跳（出手）速度；延长接触时间，以减小冲力；缩短接触时间，以增大冲力等。

4. 动量守恒定律 系统不受外力或受外力的矢量和为零，则系统的总动量保持不变，称为动量守恒定律。人体是由多器官组成的复杂生物力学系统，各个环节动量的矢量和等于人体的总动量，在未受到外力作用时，人体内力只能改变各环节的相对位置，改变各环节的动量值。

（五）人体运动的转动力学

人体所进行的转动动作，一般可以划分为2大类别，即有支撑状态下身体的各种转动动作和无支撑状态下的空中转动动作。人体和物体的转动惯量的大小由3个因素所决定：①质量；②质量的分布情况，即人体的姿势或物体的形状；③转轴的位置。

同一姿势对不同转轴的转动惯量差别很大，而不同姿势对同一转轴其转动惯量也会有很大差别。正是转动惯量的可变性，使人可以根据不同的动作目的，调节身体的姿势，以改变转动惯量达到自我控制动作的目的。例如运动员在做体操中前空翻动作时，通过调整姿势使身体的质量分布尽量靠近转轴，减小转动惯量，从而使转动速度增加，能够在空中快速地完成翻转动作。落地前又充分展开身体，转动惯量随之增加，转动速度减小，能够安全而稳定地落地。

（六）体育运动中的流体力学

1. 伯努利定律 “流体力学之父”丹尼尔·伯努利在1738年发现：在一个流体系统中，流速越快，流体产生的压强（力）就越小；流速越慢，流体产生的压强（力）就越大，这种现象被称为“伯努利定律”。

对处于水平位的流管，伯努利方程为：

$$\frac{1}{2}\rho v^2 + \rho g h + p = const. \tag{9-1}$$

其中：

v = 流动速度；

g = 地心加速度（地球）；

h = 流体处于的高度；

p = 流体所受的压强；

ρ = 流体的密度。

伯努利方程表明了各处压强与流体流速的关系，即管内流速较小处，它的压力（强）较大；管内流速较大处，它的压力（强）较小。这一结论在游泳、足球、排球、乒乓球、铁饼等项目中的应用有着非常重要的意义。

2. 马格努斯效应 物体在流体中转动时，由于转动体的表面并非绝对光滑，因此紧靠物体表面一层流体将随着转动，由于流体内摩擦的作用，使得较远的流体层也被带动，形成了一个环流层。当球体在流体中既做平动又做转动时，气流的方向与球体运动的方向相反。假设球体为顺时针方向旋转，此时球体右侧的气流与环流层具有相同的方向，因而流体的合成速度较大，而左侧的气流与环流方向相反，所以流体的合成速度较小。根据伯努利定律，球体左右两侧压力不等，迫使球体改变飞行路线，这种现象最先是法国科学家马格努斯发现的，故称为马格努斯效应。马格努斯效应对足球、乒乓球、高尔夫球、网球等运动可产生很大影响。

（七）常见运动损伤的生物力学

1. 交叉韧带损伤　从力学角度来说，交叉韧带损伤是由于膝关节受到了较大的力或力矩，从而使交叉韧带的受力超过其极限负荷能力。韧带产生张力并提供对抗外加负荷的力矩的能力取决于韧带的大小和位置。外侧与内侧副韧带由于所处的位置，很适合于提供外翻和内翻力矩。现在考虑一下韧带位置对于提供上述力矩的重要性。每增加一次旋转（标记为 e），外侧韧带将被牵长 e 与力臂 w 的乘积。韧带的硬度，即每牵长一个单位所需的负荷称为 K（图 9－1）。因此，韧带所产生的力量为：

$$\begin{aligned}\text{外侧韧带力} &= \text{韧带牵长量} \times \text{韧带硬度}\\ &= (e \times w) \times K \end{aligned} \qquad (9-2)$$

这一韧带力量对内髁接触点所产生的外翻力矩等于外侧韧带力与力臂 w 的乘积。在本例中，力矩计算为：

$$\begin{aligned}\text{外翻力矩} &= \text{力} \times \text{力臂}\\ &= (e \times w \times K) \times w\\ &= e \times K \times w^2 \end{aligned} \qquad (9-3)$$

因此牵张韧带产生的外翻力矩与膝关节张开程度、外侧韧带硬度、关节长度 w 的平方成正比。

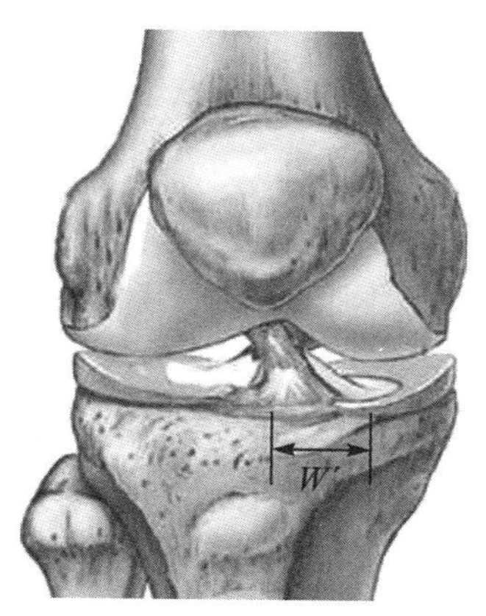

图 9－1　交叉韧带产生抗内外翻力矩

交叉韧带也能产生内外翻力矩。交叉韧带的作用距离 w 小于外侧韧带的作用距离。此时，仍可计算每单位内翻成角使交叉韧带产生的力量。由于 w' 小于 w 的一半，对于相同的成角量、交叉韧带的作用应约为侧副韧带的 1/4。交叉韧带是“次级”内翻稳定因素，而且在临床上也发现，交叉韧带缺失的膝关节在松弛位受内外翻力矩影响时并无明显异常。

在所有上述分析中。膝关节必须产生一个内在力矩以对抗外加的功能负荷。这一外加力矩均作用于关节附近并被两种作用于胫骨上的力量所对抗。当功能负荷作用于屈伸平面内时，这

NOTE

两个力分别为通过髌韧带的肌力和胫骨平台上的关节反作用力。二者的合力产生了平衡外加功能负荷的力矩。对于内外翻力矩，在上述 3 种平衡机制的任一种中，都产生 2 个力来对抗外加力矩。在第一种机制之中，为通过髌韧带传导的股四头肌力与胫骨内髁上的关节反作用力。在第二种机制中，同样为肌力（髌韧带和腘绳肌作用于同一直线）和关节反作用力。在第三种机制中，这种肌力－关节反作用力对得到了侧副韧带力及其产生的额外关节反作用力的加强。

前交叉韧带是在无负荷的膝关节中控制前方移位的主要结构。ACL 的解剖和功能已经得到广泛的研究，被描述为一条单一的韧带，但是在整个活动范围内不同部分分别紧张。

关节囊结构、侧副韧带关节面和半月板的几何形态联合作用能够较好地对抗胫骨旋转，而两条交叉韧带仅起次要作用。因为后交叉韧带附着部距离胫骨旋转轴较远，所以在解剖位置上后交叉韧带比前交叉韧带更适合，并具有控制扭转和松弛性的力学优点。仅当前交叉韧带缺失时及两条侧副韧带都缺失时。后交叉韧带才能显著对抗前抽屉的作用，在这种情况下膝关节呈现出较大的胫骨活动，如果肌肉不能发挥抑制作用，将对向前的力量做出反应。当伴随有前交叉韧带损伤时，内侧结构的损伤会进一步影响前方稳定性。

基于后交叉韧带的横截面积、张力及处于膝关节的中轴位置，它被认为是膝关节的最主要韧带。其位置提供对抗胫骨后方移位的总对抗力的 95%，它位于膝关节中心，具有膝关节屈伸和旋转运动轴的功能。

在所有屈膝角度，后交叉韧带均能阻止后方移位，在膝关节接近伸直位时，单纯后交叉韧带损伤的患者可以维持相当好的功能。和前交叉韧带一样，后交叉韧带是纤维束的连续统一体，在整个膝关节屈伸过程中，纤维束各部位的紧张程度也不相同，构成大部分韧带的前部纤维束在屈曲时紧张，而后部纤维束则在伸直时紧张。

2. 肩袖损伤 肩袖在运动中起着加强关节囊、预防过度的前后运动、稳定肩关节的作用，同时对肩关节具有减压作用。主要通过冠状面和矢状面两对力偶来平衡关节活动。

（1）冠状面力偶：三角肌、冈上肌与下方的小圆肌、大圆肌组成一对力偶，以平衡肩关节的外展与内收。

（2）水平面力偶：肩袖前方的肩胛下肌和后方的冈下肌围绕肱骨头组成另外一对力偶，以平衡肩关节内外旋。

当肩关节外展时，三角肌和冈上肌收缩牵拉肱骨头压向关节盂，这种压力增加了外展时肩关节的稳定性。如果患者仅有冈上肌撕裂，即使是大的撕裂，由于肩袖形成的力偶可以保留，加上三角肌等肩周肌肉的代偿，肩关节的功能尚能维持，然而这种代偿性维持会使肩关节功能逐渐恶化，因此早期手术是必要的。如果撕裂延伸至前方（肩胛下肌）或后方（冈下肌、小圆肌），则力偶被破坏，肩关节功能早期即有较大损失。

肩袖的纤维走向不是一成不变的，在肌－腱接合处，肌腱主要由平行走行的胶原纤维组成，而当肌腱到肱骨的止点处则变成纤维束，纤维束间走行成 45°角。由于肩袖近止点处纤维方向不同、层次复杂，强大的剪切力作用下易导致肩袖的撕裂。冈上肌最终分成三条纵束，即前束、中束和后束。相比之下后束在横截面上最薄，前束的弹性模量最大，这说明前束的生物力学性能最佳，是主要的功能部分。而前束的腱性部分所占空间却比后束小，这使前束受到更大的拉力，因此冈上肌前束撕裂的倾向更大。

NOTE

冈上肌和冈下肌远端近止点处，可比作由“缆绳”和新月结构加固的“吊桥”。垂直于冈上肌腱的纤维束被称为肩袖缆绳，冈上肌和冈下肌远端从缆绳到大结节止点的纤维部分被称为肩袖的新月结构。缆绳强度很高，新月结构面积比较大，因此可以分散来自肌腱的力量。新月结构血供相对少，随年龄增长逐渐变薄弱。这种退变增加了肩袖对缆绳结构的依赖。当新月结构出现撕裂时，肌腱的拉力可以分散一部分到缆绳结构上，这样减小了撕裂造成的生物力学后果。这种结构提示医生在修复肩袖止点时，可以尝试尽量恢复或模拟止点位置的解剖结构进行修复，以达到止点的正常力学平衡。

四、步态分析

直立行走是人体日常中重复最多的一种整体性运动。步态分析技术可以对行走时下肢的运动和受力情况进行动态的数量化分析，也对人体运动系统和神经系统疾病的病因分析和诊断，功能、疗效与残废评定，骨、关节假体与义肢设计，截瘫患者的行走功能重建等均有重要意义。步态分析作为一种测量方法，在选择不同设备和量表的时候，应充分考虑其信度和效度，以及结果的敏感性和特异性。

（一）正常行走的步行周期及动作特点

步行周期是步行的基本单位，通常包括空间和时间参数。正常的步行周期是指正常行走时，从一侧足跟与支撑面接触，到同一足跟再次触及支撑面所经过的时间。一般把一个完整的步行周期分为站立相和摆动相，美国 Rancho Los Amigos 康复医院提出一个步行周期中的 8 个典型动作姿位点的方法得到广泛应用。

1. 站立相

（1）首次触地：支撑足任何部分最先与地面接触的瞬间。

（2）着地反应期：双足同时在地面上的阶段。

（3）站立中期：从对侧足离地至身体正好在支撑面上的阶段。

（4）站立末期：站立中期后至足跟离地或对侧足开始触地前的阶段。

2. 摆动相

（1）摆动前期：从足跟离地至足趾离地的阶段。

（2）摆动初期：摆动腿从离地后至膝关节屈曲达最大幅度的阶段。

（3）摆动中期：摆动腿继续向前摆动至胫骨与地面垂直的阶段。

（4）摆动末期：摆动腿胫骨与地面垂直后至足再次开始触地之前的阶段。

3. 双支撑相

行走时一侧足趾离地之前，另一侧足跟已着地，因此产生了双足同时着地的双支撑相，约占步行周期的 22%。其长短与步行速度有关，速度越快，双支撑相越短，当由走变跑时，双支撑相则变为 0。

（二）步态的生物力学参数

正常步态周期中，每个关节的运动、关节力矩、关节功率及肌肉控制都有其自身正常的模式（图 9-2、图 9-3、图 9-4）。

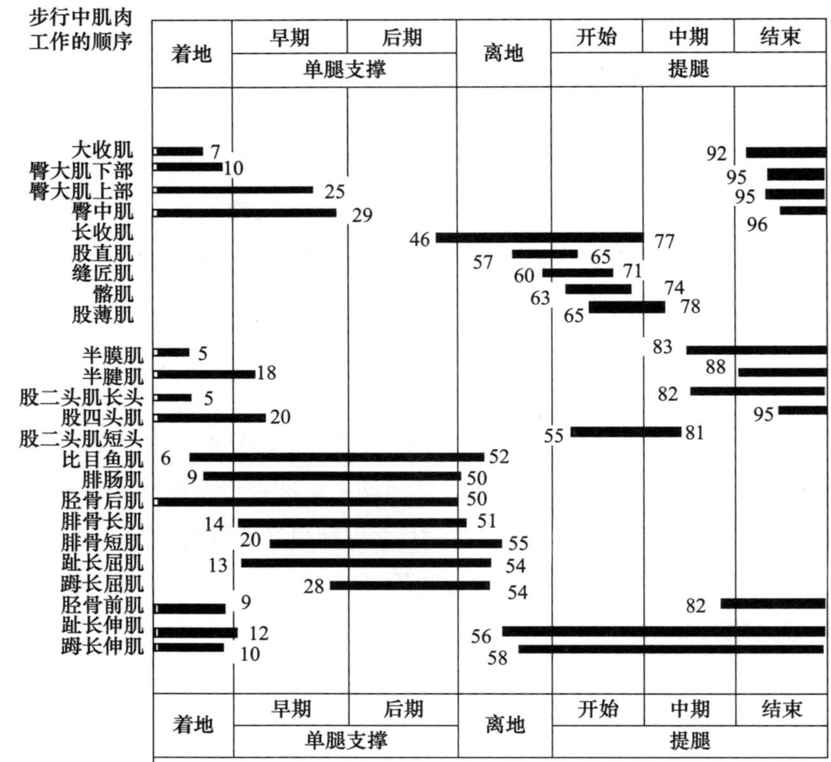

数字代表肌肉收缩开始与结束的百分比步态时间

图 9－2　行走时下肢肌肉收缩顺序

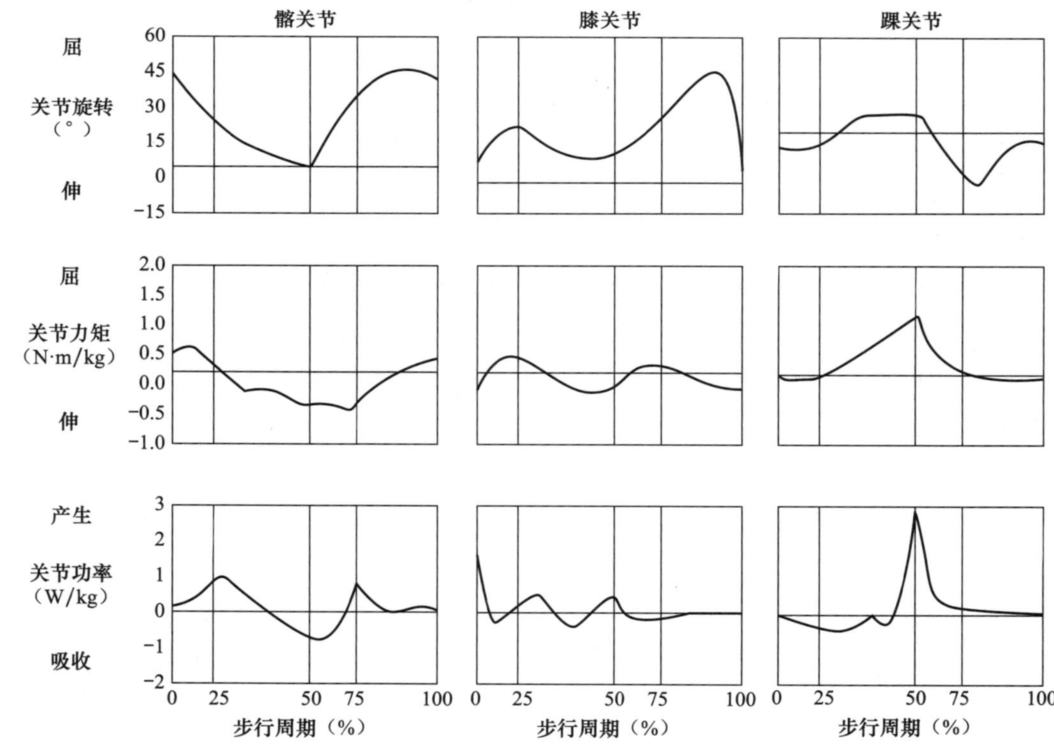

图 9－3　下肢关节的屈伸角度、关节力矩、关节功率曲线

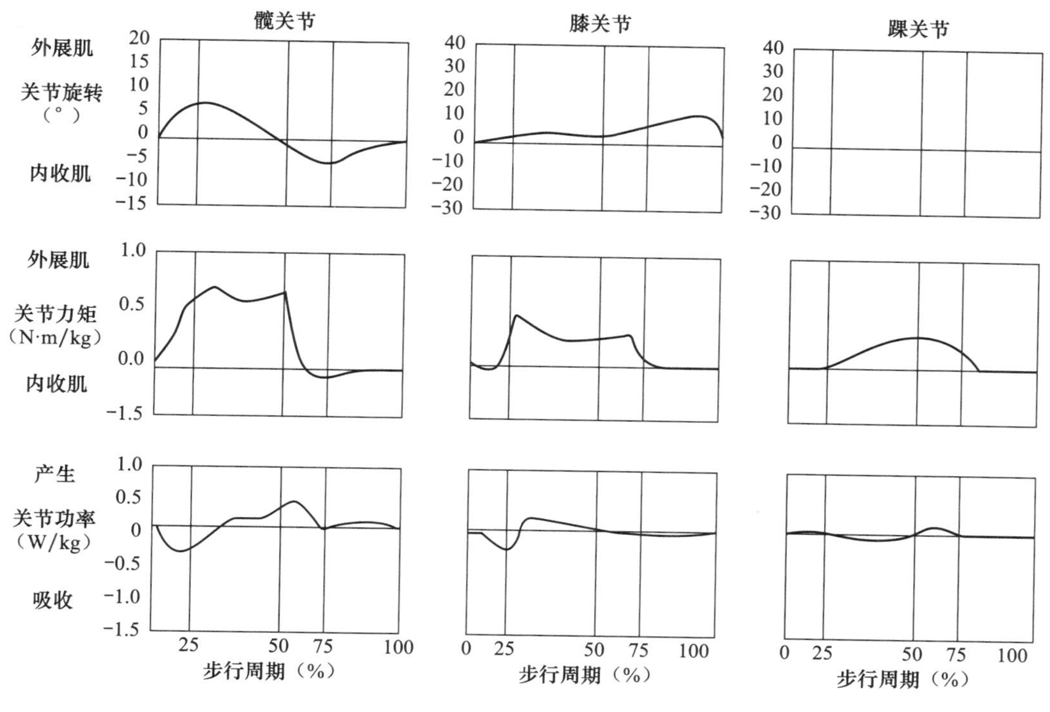

图 9－4　下肢关节内收、外展角度、关节力矩、关节功率曲线

1. 时间参数　常速行走时，支撑时相占整个步态周期的 60% ~65%，当一侧下肢进入支撑时相时，另一侧下肢尚未离地，两下肢同时负重称为双支撑相。当一侧下肢进入支撑时相时，另一侧下肢未与支撑面相接触，只有一侧下肢负重的时间为单支撑相。在人类发展的各个阶段，单、双支撑相占步态周期的比例是不一致的，尤其是儿童生长发育较为不稳定，对儿童进行步态分析时特别要注意进行长期的观察，不能简单采用均值进行分析。而孕妇在怀孕期间也会由于重心改变而发生步态时相比例的改变。老年人受年龄因素影响较大，肌力的下降、认知能力的改变、情感－心理因素等多方面的改变都会影响步态周期的时相划分。

2. 空间参数　行走时，一侧脚足跟触地与对侧脚足跟触地之间的纵向距离称为步长，而同侧足跟两次着地间的距离称为步幅。一侧足跟的中点与对侧足跟的中点之间的线性距离称为步宽。步长和步幅与下肢纵向长度相关，但性别差异不明显。正常成年人的步长是 38 ~46cm 区间，步幅在 76 ~92cm 区间，步宽在 5 ~10cm 区间。

3. 运动学参数　行走中髋、膝、踝关节的角度变化主要以步态周期中的角度－时间关系曲线为指标，多次测量后的动态分析更加能够反映出步态改变的情况，单一的角度数值变化意义不大。通过对研究对象各关节在不同平面上活动的角度－时间关系曲线的比较，可反映各关节的功能情况和治疗效果。角度－时间关系曲线可以形象地表现行走中两个关节间的协调关系，当神经肌肉功能异常时，角度－角度－时间关系曲线出现异常，表明两下肢协调性差。

4. 动力学参数

（1）足－地接触力：也叫地反力，通常使用专业测力板按笛卡尔坐标系进行空间三维数据记录。临床应用时，结合步态周期的时相主要观察力－时间曲线的特征，即谷峰值、谷值的出现时间和幅度的变化。行走时足－地接触力在垂直方向上的分力最大，在每个步态周期转折点出现极值：足跟着地时有一个极大值，随足部逐渐放平，受力面积逐渐增大，力值也减小，足部完全放平时力值达最小，至足跟离地，足趾蹬地时出现另一个极大值，即在整个步态周期中，垂直方向受力曲线具有典型的对称双峰性质。正常人水平、前后方向受力较小，且基本对称。

（2）关节力矩：力矩是指使物体转动的力乘以力臂的距离，也是肌肉、韧带和摩擦力共同作用的最终结果，当主动肌与拮抗肌肌肉力量失衡时，维持正常关节运动的力矩将发生改变。通常对关节力矩的测量是在专业的设备上采用逆向计算的方式获得的。

（3）身体重心的加速度：行走时人体重心在水平和垂直方向上都不断改变着位置和速度，其中重心在垂直方向的速度变化与各关节及其活动肌肉的力学状况有密切关系。

（三）步行时身体部位的运动及重心移动

人的行走一般不再需要专门意识控制每个动作细节，行走可以自动地、有节奏地、协调地完成周期性运动。

1. 身体各部位的活动解析

（1）骨盆旋转：步行中骨盆在水平面上左右旋转，旋转可达 8°以减少骨盆上下移动。

（2）骨盆倾斜：步行中骨盆在额状面上左右倾斜，角度为 5°以减少重心上下移动。

（3）支撑相膝关节屈曲：足跟着地时膝关节伸展，之后膝关节屈曲 15°，以减少重心的上下移动。

（4）踝关节和膝关节的活动：支撑相时踝关节与膝关节的活动轨迹相反，以减少重心上下移动。

（5）骨盆侧方向移动：步行中骨盆向负重足侧移动，髋关节出现内收，移动幅度约 4.5cm，以减少重心侧向移动。

（6）骨盆、股骨、胫骨的旋转：步行中下肢进行旋转运动。从摆动相开始到支撑相初期，骨盆、股骨、胫骨出现内旋，最大内旋是支撑相初期的足跟着地，接着迅速出现外旋直至摆动相开始，共旋转 25°。

2. 步行时的重心移动

正常成人步行时重心位置在正中线上，高度为身高的 55%。

（1）垂直方向的移动：一个步态周期内出现 2 次，振幅约 4.5cm。最高点是支撑中期，最低点是足跟着地。

（2）侧向移动：一个步态周期内左、右各出现 1 次，振幅约 3cm，最大移动度是在左、右足处于支撑中期时出现的。

（四）步态分析的临床应用——异常步态

1. 引起异常步态的原因

（1）关节活动受限（包括挛缩）。

（2）活动或承重时疼痛。

（3）肌力下降及肌力不平衡。

（4）感觉障碍。

（5）丧失协调运动。

（6）截肢后。

2. 几种常见的异常步态

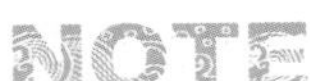

（1）坠落性步态：如一侧下肢缩短 3cm 以内，则可通过代偿动作来弥补，外观无明显异

常。当超过3cm以上时就会出现骨盆摇摆、患侧支撑相时同侧肩下沉、用足尖支撑等异常步态。

（2）关节挛缩或强直步态：髋关节屈曲挛缩时躯干前后摆动加大，膝关节屈曲挛缩在30°以内时外观无明显异常。屈曲超过30°时，坠落性步态表现明显。伸展位挛缩或强直时，患肢摆动出现外展，骨盆向健侧倾斜。踝关节跖屈挛缩时足跟不能着地，摆动相时出现跨阈步态，支撑相时出现膝反张。

（3）蹒跚步态：步行时左右摇摆如鸭步，常见于大骨节病、佝偻病、进行性肌营养不良、先天性髋关节脱位。

（4）逃避性步态（疼痛步态、短促步）：特点是尽量缩短站立相，而加速对侧摆动腿前进速度。

（5）偏瘫步态：如脑卒中所致的偏瘫患者会出现髋关节伸直外旋，膝关节伸直，足内翻下垂，表现为典型的偏瘫步态。另外脑瘫患者由于髋内收肌痉挛，导致行走中双膝内侧常互相摩擦碰撞，步态不稳呈剪刀步。

（6）慌张步态（前冲步态）：帕金森病或其他基底节病变时，步幅短快，阵发性加速，脚不能抬高，拖步，躯干前屈，各关节运动范围缩小，第一步踏出困难，步行中不能随意停止和转向。

（7）共济失调步态：小脑疾患患者由于共济失调，不能走直线，两足分开间距加大，两上肢外展保持平衡，步幅长短不一，呈现醉汉步态或蹒跚步态。

（8）肌无力步态：下运动神经元损害，特定肌群失去神经支配而出现相应的异常步态。

3. 异常步态的矫正原则

（1）应进行全面的步态分析，有条件的情况下选择在专业实验室进行三维步态分析，尽可能查明引起步态异常的原因，有针对性地进行步态矫正治疗和训练。

（2）长短腿步态患者须用矫形鞋或矫形手术来平衡两下肢长度，关节挛缩畸形时须通过ROM锻炼或手术来改善ROM。

（3）因疼痛引起者，须消除疼痛，因关节不稳或骨关节炎引起疼痛的，须用免负荷支架减轻负荷。

（4）肌无力时，可加强肌肉锻炼。当锻炼无效时则考虑肌肉重建手术或用支架进行功能替代。

（5）肌肉痉挛时，做放松肌肉练习或治疗以缓解挛缩。

（五）步态生物力学研究的应用

1. 功能评定 步态分析的生物力学研究是运动功能测量的重要组成部分，随着测量设备与技术的发展，三维步态分析方法越来越成为步态分析的主流，能够为骨伤科医师和康复科治疗师提供更加全面的数据报告，有助于对患者步态进行全面、准确、可量化的评估和分析。

2. 指导治疗 通过评定患者步态功能，可提出指导治疗方案，有助于手术计划和康复计划的制订，目前我国步态分析的临床应用较普遍，但专业标准化程度有待加强。

3. 疗效评定 步态分析为疗效评定提供了客观手段。利用步态分析方法能够量化评价各种手术和康复治疗效果，已成为一种常规的手段。

4. 行走辅助装置的设计 假肢使用者步态与正常人步态有较大区别。通过测定假肢使用者

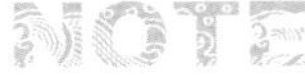

不对称步态的各项参数，确定临床假肢使用者的目标步态，设计合理的行走辅助装置，制订个性化辅具处方。

思考题

1. 试述骨伤科常见微创治疗对人体固有生物力学的保护作用。
2. 简述针刀疗法的生物力学特点及治疗理论分析。
3. 简述推拿按摩手法的生物力学作用机制。
4. 简述功能锻炼的作用及对骨折愈合的影响。
5. 简述常见异常步态及其特点。

第十章　骨伤科生物力学实验

第一节　机械性能测试方法

机械性能也称为力学性能。骨骼、软组织及其他材料的机械性能通过其强度、刚度、硬度、塑性、韧性、稳定性等方面来反映。定量描述这些性能的是机械性能指标，其包括屈服强度、抗拉强度、延伸率、截面收缩率、冲击韧性、疲劳极限、断裂韧性等，这些机械性能指标是通过一系列试验测定的。骨的常见生物力学测定方法包括整骨的弯曲实验（主要是长骨干）、单轴压缩实验（对干骺端骨），以及对骨组织进行深入评估的弯曲、拉伸或纳米压痕实验。

一、实验原理

（一）拉伸实验

拉伸实验是夹持均匀横截面样品两端，用拉伸力将试样沿轴向拉伸，一般拉至断裂为止，通过记录的力－位移曲线测定材料的基本拉伸力学性能。对于均匀横截面样品的拉伸过程，如图 10－1 所示。

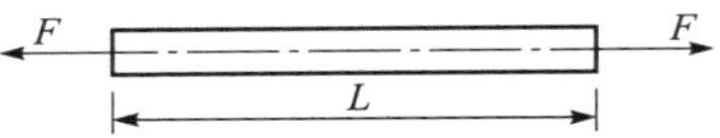

图 10－1　金属试样拉伸示意图

则样品中的应力为：

$$\sigma = \frac{F}{A} \tag{10-1}$$

其中 A 为样品横截面的面积。

应变定义为：

$$\varepsilon = \frac{\Delta l}{L} \tag{10-2}$$

其中 Δl 是试样拉伸变形的长度。

典型的金属拉伸实验曲线如图 10－2 所示。

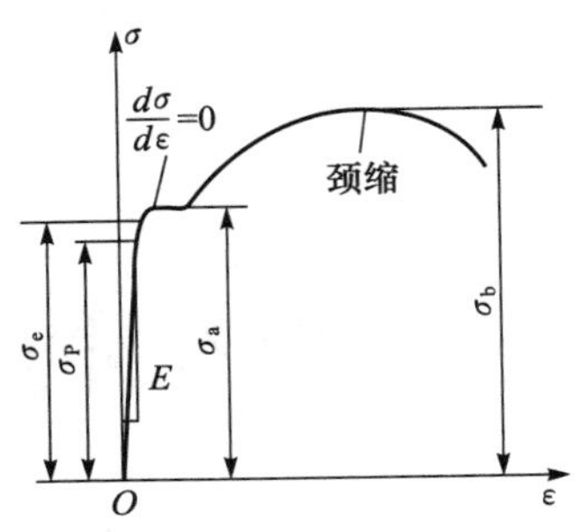

图 10－2　典型的金属拉伸实验曲线

典型的金属拉伸曲线分为 4 个阶段，如图 10－3 所示。直线部分的斜率 E 就是杨氏模量，σ_s 点是屈服点。金属拉伸达到屈服点后，开始出现颈缩现象，接着产生强化后最终断裂。

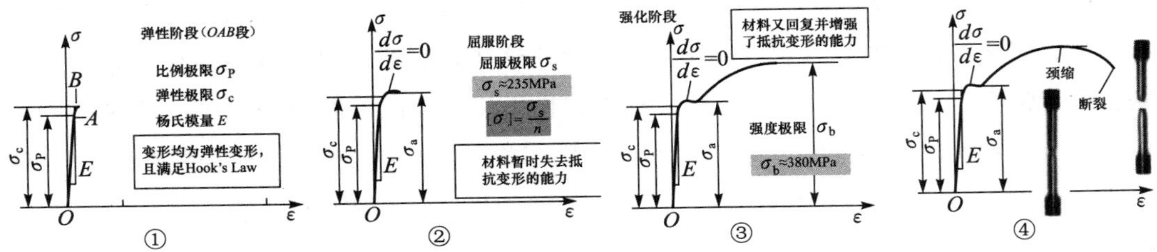

图 10－3　金属拉伸的四个阶段

（二）弯曲实验原理

可采用三点弯曲或四点弯曲方式对试样施加弯曲力，一般直至断裂，通过实验结果测定材料弯曲机械性能。为方便分析，样品的横截面一般为圆形或矩形。三点弯曲的示意图如图 10－4 所示。

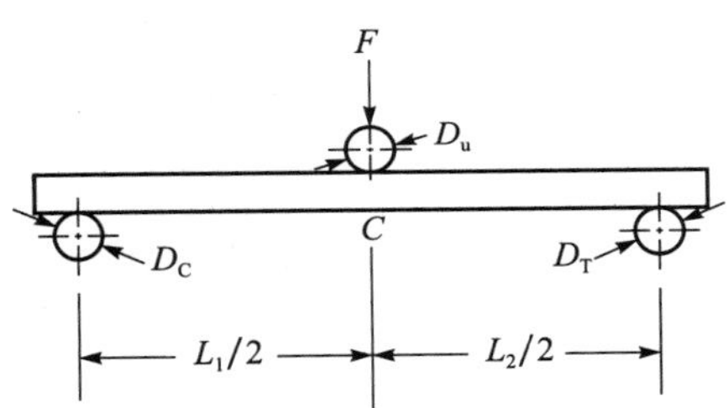

图 10－4　三点弯曲试验示意图

据材料力学，弹性范围内三点弯曲情况下 C 点的总挠度 v_e 和力 F 之间的关系是：

$$v_e = \frac{FL^3}{48EI} \tag{10－3}$$

其中 I 为试样截面的惯性矩，E 为杨氏模量。

（三）弯曲弹性模量的测定

将一定形状和尺寸的试样放置于弯曲装置上，施加横向力对样品进行弯曲，对于矩形截面的试样，具体符号及弯曲示意如图 10－5 所示。

NOTE

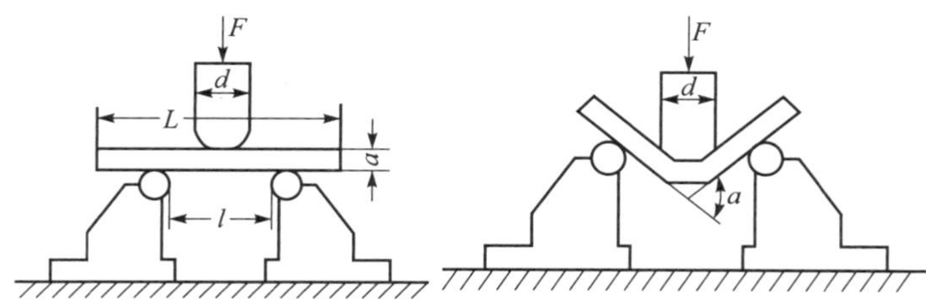

图 10-5　矩形截面受力弯曲示意图

对试样施加相当于 σ_{pb}0.01（或 σ_{rb}0.01）的 10% 以下的预弯应力 F。并记录此力和跨中点处的挠度，然后对试样连续施加弯曲力，直至相应于 σ_{pb}0.01（或 σ_{rb}0.01）的 50%。记录弯曲力的增量 ΔF 和相应挠度的增量 Δf，则弯曲弹性模量为：

$$E_b = \frac{L^3}{48I}\left(\frac{\Delta F}{\Delta f}\right) \tag{10-4}$$

对于矩形横截面试样，横截面的惯性矩 I 为：

$$I = \frac{1}{12}b\,h^3 \tag{10-5}$$

其中 b、h 分别是试样横截面的宽度和高度。

也可用自动方法连续记录弯曲力 - 挠度曲线至超过相应的 σ_{pb}0.01（或 σ_{rb}0.01）的弯曲力。宜使曲线弹性直线段与力轴的夹角不小于 40°，弹性直线段的高度应超过力轴量程的 3/5。在曲线图上确定最佳弹性直线段，读取该直线段的弯曲力增量和相应的挠度增量，如图 10-6 所示。然后利用式（10-4）计算弯曲弹性模量。

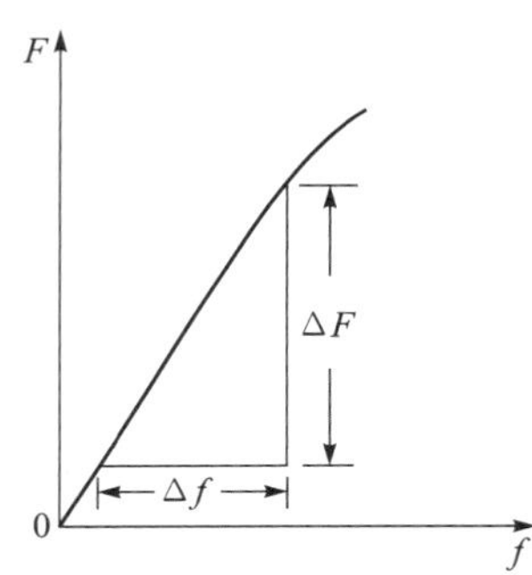

图 10-6　图解法测定弯曲弹性模量

二、实验操作

（一）拉伸实验

1. 实验样品标准　对厚、薄板材，一般采用矩形试样，其宽度根据产品厚度（通常为 0.10～25mm），采用 10mm、12.5mm、15mm、20mm、25mm 和 30mm 6 种比例试样，尽可能采用 $l_o = 5.65\ (F_0)^{0.5}$ 的短比例试样。试样厚度一般应为原轧制厚度，但在特殊情况下也允许采用四面机加工的试样。通常试样宽度与厚度之比不大于 4∶1 或 8∶1，对铝镁材则一般可采用较小宽度。对厚度小于 0.5mm 的薄板（带），亦可采用定标距试样。试样各部分允许机加工偏差及侧边加工粗糙度应符合图 10-7 和表 10-1 的规定。

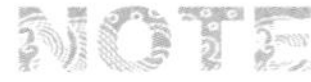

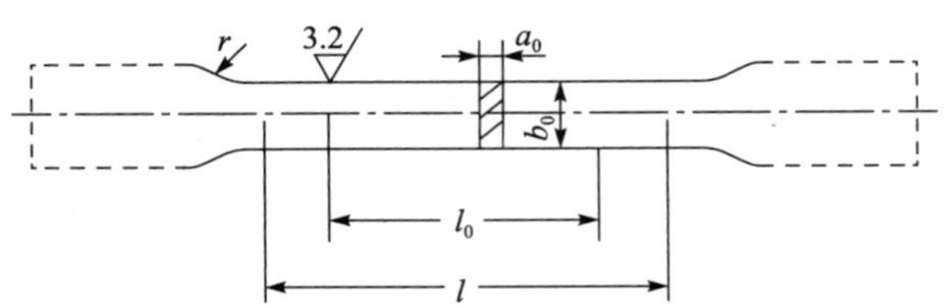

图 10－7 金属拉伸标准板材试样

表 10－1 金属拉伸标准板材试样尺寸要求

矩形试样宽度 b_0	试样标距部分内宽度 b_0 的允许偏差	试样标距部分内最大与最小宽度 b_0 的允许差值	矩形试样宽度 b_0	试样标距部分内宽度 b_0 的允许偏差	试样标距部分内最大与最小宽度 b_0 的允许差值
10 12.5 15	±0.2	0.1	20 25 30	±0.5	0.2

2. 实验样品评定

（1）出现下列情况之一者，试验结果无效：①试样断在机械刻画的标记上或标距外，造成性能不合格。②操作不当。③试验记录有误或设备发生故障影响试验结果。

（2）实验后试样出现 2 个或 2 个以上的缩颈及显示出肉眼可见的冶金缺陷（例如分层、气泡、夹渣、缩孔等），应在试验记录和报告中注明。

（二）弯曲实验

1. 试样尺寸要求

薄板试样尺寸要求如表 10－2 所示。

表 10－2 薄板试样尺寸要求

<table>
<tr><th colspan="2">薄板试样横截面尺寸</th><th rowspan="3">h</th><th rowspan="3">L_1</th><th rowspan="3">L</th><th rowspan="3">R</th></tr>
<tr><th colspan="2">产品宽度</th></tr>
<tr><th>≤10</th><th>>10</th></tr>
<tr><td rowspan="2">b×b</td><td rowspan="2">10×b</td><td>0.25～0.5 >0.5～1.5</td><td>100～150h
50～100h</td><td>250h
160h</td><td>0.10～0.15</td></tr>
<tr><td>>1.5～<5</td><td>80～120h</td><td>110～160h</td><td>2.5</td></tr>
</table>

2. 试样制备和尺寸测量 矩形横截面试样应在跨距的两端和中间处分别测量其高度和宽度。计算弯曲弹性模量时，取用三处高度测量值的算术平均值和三处宽度测量值的算术平均值。计算弯曲应力时，取用中间处测量的高度和宽度。对于薄板试样，高度测量值超过其平均值的 2% 的试样不应用于试验。

3. 实验样品评定

（1）弯曲实验后，按有关标准规定检查试样弯曲外表面，进行结果评定。

（2）检查试样弯曲外表面，测试规范进行评定，若无裂纹、裂缝或裂断，则评定试样合格，测试有效。

（三）结果与分析

NOTE

1. 拉伸实验 钢板尺寸：宽度 $b=31.26$mm，厚度 $h=1.16$mm，标距 $L=260$mm。

拉力机记录的是不同载荷 F 下的形变 Δl 的大小，根据公式：

$$\sigma = \frac{F}{A} \qquad \varepsilon = \frac{\Delta l}{L}$$

计算出每一时刻的应力－应变数据，如图 10－8 所示：

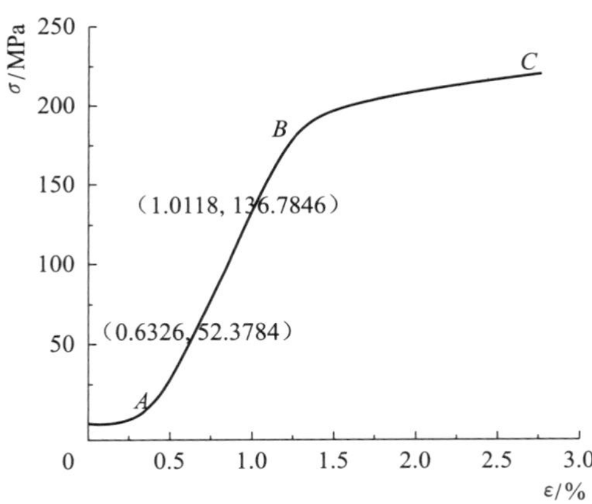

图 10－8　钢板拉伸应力－应变曲线

图 10－8 是一定负荷范围内不锈钢板的拉伸应力－应变曲线。根据变化趋势，将曲线分为 3 个阶段：*OA* 段，位移在增大，而负荷几乎等于 0，是试样由松弛而夹紧的阶段，真正的拉伸形变过程自 *A* 点开始。*AB* 段，随着拉应力的增加，形变也逐渐增大，形变与外力大小成正比，符合胡克定律，试样处于弹性变形阶段。*BC* 段，继续施加较小的外力就可以产生较大的形变，此时，除钢材除弹性变形外，还发生了塑性形变，其中塑性变形在卸载后不再恢复，试样处于弹塑性阶段。试想如果继续增加负荷，钢材将发生屈服及至应变强化。

杨氏模量的计算：

根据弹性阶段应力与应变呈线性关系 $\sigma = E \cdot \varepsilon$ 知，直线段的斜率即为钢材的弹性模量，在 *AB* 段直线上取两点，见图中所标，则：

$$E = [(136.7846 - 52.3784) / (1.0118 - 0.6326)] \times 100 = 22259\text{MPa} = 22.26\text{GPa}$$

2. 弯曲实验　钢板尺寸：宽度 $b = 26.63$mm，厚度 $h = 1.03$mm，跨距 $L = 240$mm。

（1）无卸载实验：根据试验机记录的荷载－位移数值，作弯曲力－挠度曲线图，如图 10－9 所示。

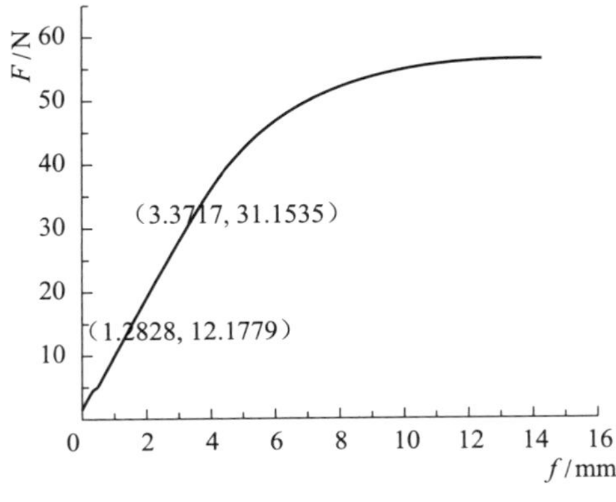

图 10－9　钢板弯曲横向力－挠度曲线

弯曲模量的计算：

根据公式：

$$E_b = \frac{L^3}{48I}\left(\frac{\Delta F}{\Delta f}\right)$$

以及 $I = \frac{1}{12}bh^3$，求得 $E_b = 1079\text{GPa}$。

其中，$\Delta F/\Delta f$ = 斜率 = ［（31.1535 − 12.1779）/（3.3717 − 1.2828）］×1000 = 9084N/mm。

（2）有卸载的情况：同一钢板在加载又卸载的过程中，弯曲力 − 挠度曲线变化如图 10 − 10 所示。随着加载负荷的增大，钢板弯曲变形程度也逐渐增大，在外加负荷增大到 50N 左右时，停止加力，并逐渐卸载，所得曲线与原曲线并不重合，表现出一定的滞回特性，说明所施加的最大应力已经大于钢材的弹性极限。钢材的变形包括弹性和塑性 2 部分，其中的塑性变形在卸载后不再恢复（从图上看是 1.46mm 残余形变）。滞回曲线所包含的面积反映了钢板吸收耗散能量的大小。

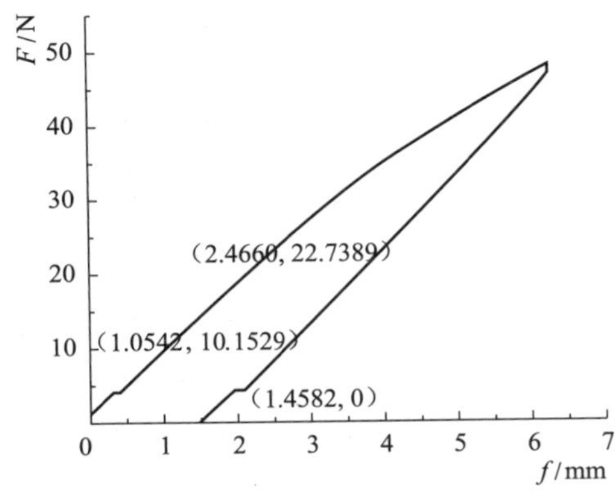

图 10 − 10　钢板弯曲横向力 − 挠度滞回特性曲线

（四）误差分析

本实验可能存在的误差有以下几种。

1. 夹持试样时，由于目测不可能使试样正好处于与夹具垂直的方向，拉应力方向与试样中轴线方向偏离。

2. 弯曲试验中，应把试样放在支座上，使两端露出部分的长度相等。

3. 试样尺寸人为测量过程可能引入的读数误差，即试样测量尺寸与实际尺寸的差别，导致理论结果计算的误差。

4. 试样本身是否具有代表性，有无缺陷，试样的形状，拉伸速率及试验温度等。

5. 所使用力学试验机的量程。若试样拉断时只需要很小的力，而拉力机的最大入口力却很大，测量的精确性将大大下降，因此两者需匹配。

第二节　接触式测试方法

一、电阻应变测试方法

电阻应变测试方法即为用电阻应变计测定各种材料的表面应变，再根据应力、应变的关系式，确定构件表面应力状态的一种实验应力分析方法。将电阻应变计固定在被测构件上，构件变形时，应变计的电阻将发生相应变化。用电阻应变仪（电阻应变测量装置）测量电阻变化，把它换算成应变值；或输出与应变成正比的模拟电信号（电压的或电流的），由记录器记录下来；或用计算机按预定要求进行数据处理；用上述方法都可得到所测的应力或应变。

电阻应变计测量技术的优点：①测量精度和灵敏度高；②频率响应好，可测量从静态到数十万赫的动态应变；③测量数值范围广；④易于实现测量的数字化、自动化和无线电遥测；⑤可在高温、低温、高压液下、高速旋转、强磁场和核辐射等环境进行测量；⑥可制成各种传感器，测量力、压力、位移、加速度等物理量，在工业过程和科学实验中用作控制或监视的敏感元件。电阻应变计的主要缺点是：①一个应变计只能测定构件表面一点在某个方向的应变；②只能测得栅长范围内的平均应变。

（一）发展简史

电阻应变计测量技术，起源于 19 世纪。1856 年，W. 汤姆孙对金属丝进行了拉伸试验，发现金属丝的应变和电阻的变化有一定的函数关系，说明应变关系可转换为电流变化的关系，可用电学方法测定应变。1938 年，E. 西蒙斯和 A. 鲁奇制出了第一批实用的纸基丝绕式电阻应变计。1953 年，P. 杰克逊利用光刻技术，首次制成了箔式应变计。随着微光刻技术的进展，这种应变计的栅长可短到 0.178mm。1954 年，C. S. 史密斯发现半导体材料的压阻效应，1957 年，W. P. 梅森等研制出半导体应变计，其灵敏系数比金属丝应变计高 50 倍以上，现已用于测量力、扭矩和位移等的传感器上。

电阻应变计品种繁多，包括有分别适用于高温、低温、强磁场和核辐射等条件的，以及用于测量残余应力和应力集中的特殊应变计。

早期的电阻应变计测量仪器，用直流电桥和检流计显示的方法测量应变，其灵敏度和精度都比较差，20 世纪 40 年代，出现由可调节的测量电桥和放大器组成的电阻应变仪，使电阻应变计在工程技术和科学实验领域内获得广泛的应用。为了克服直流放大器信号的漂移和线性精度差等缺点，传统的电阻应变仪都采用交流放大器，以载波放大方式传递信号。这种仪器的性能稳定，其精度能满足一般的测试要求，但它的工作频率受载波频率的限制，而且存在电容、电感影响测量精度等问题。20 世纪 60 年代，出现了采用直流放大器的电阻应变仪。电阻应变仪正朝向数字化、自动化和多功能方向发展，已有用于静态应变测量数字显示的应变仪和多点自动巡回检测的应变测量装置，以及用于动态应变测量的数据采集处理系统等产品。电阻应变计测量技术在机械、化工、土建、航空等部门的结构强度试验中，获得了广泛的应用。

（二）测量原理

电阻应变测量系统由电阻应变计、电阻应变仪和记录器 3 部分组成，其工作过程如下。

电阻应变计可按下式将构件的应变转换为单位电阻变化。

$$\frac{\Delta R}{R} = k\varepsilon \tag{10-6}$$

式中 R 为初始电阻；ΔR 为该电阻的变化；ε 为轴线方向的应变；k 为灵敏系数。电阻应变仪采用电桥或电位差计的测量线路，将电阻应变计的电阻变化转换为电压（或电流）的变化，并经放大后输出。

NOTE

（三）一般应变测量技术

应变测量技术可分为静态应变测量和动态应变测量两类。

1. 静态应变测量　工作过程如下：应用电阻应变计测量常温下的静态应变时，可达到较高的灵敏度和精度，其最小应变读数为1微应变，一般精度为1%～2%，应变测量范围从1微应变到2万微应变，特殊的大应变电阻应变计可测到结果为20%的应变值。常温箔式电阻应变计栅长可短到0.178mm，适于测量应力梯度较大的构件的应变。采用应变花，可方便地测定平面应变状态下构件上一点的应变。多点巡回的测量装置，可在数分钟内自动记录上千个应变数据。如果采用存储器，由于每秒可存储数万个数据，适合测量测点较多的大型构件的应变。

环境温度变化时，安装在可自由膨胀的构件上的电阻应变计，由于敏感栅的电阻温度效应以及敏感栅和被测构件材料的线胀系数不同，电阻应变计的电阻将发生变化。

温度的变化使电阻应变计产生的指示应变值，称为热输出（或称视应变），它和所需测定的应变无关，必须消除。消除的方法：①采用补偿块线路补偿法。在一块和构件材料相同但不受力的补偿块上，安装一个和工作电阻应变计的规格性能相同的电阻应变计（称为补偿应变计），将补偿块和构件置于温度相同的环境中，并将工作应变计和补偿应变计分别接入电桥的相邻桥臂，利用电桥特性消除热输出。②采用特殊的温度自补偿应变计。③采用热输出曲线修正法，将和工作应变计规格性能相同的应变计，安装在材料和被测构件相同的试件上，在和实测相似的热循环情况下，测取应变计的热输出和温度的关系曲线。在现场测量应变的同时，测定相应的温度。根据上述曲线对测得的应变数据进行修正。④采用温差电偶补偿法。在直流的电桥电路中，用温差电偶的热电动势将热输出的电压变化预先抵消。一般在常温条件下测量应变时，采用第一种方法；在高温或低温条件下测量应变时，采用第一、第二或第四种方法，也可在用第二种方法之后，再用第三种方法将前法测得的应变数据进行修正。

另外，在使用长导线及与电阻应变仪的电阻不匹配或灵敏系数不相同的应变计时，对测量结果要进行修正。

2. 动态应变测量　工作过程如下：电阻应变计的频率响应时间约为10^{-7}秒，半导体应变计可达10^{-11}秒，构件应变的变化几乎立即传递给敏感栅，但由于应变计有一定栅长，当构件的应变波沿栅长方向传播时，应变计的瞬时应变读数为应变波在栅长间距内的应变平均值。这会给测量结果带来误差。假设应变波为正弦波，其传播速度与声波在材料中传播速度相同，若采用栅长1mm的应变计对钢构件进行测量，则当应变频率达25万赫时，应变测量误差小于2%。一般机械的应变频率都不超过25万赫，应变测量误差也不超出上值。高频应变测量的范围，主要受电阻应变仪和记录器的限制，在测量动态应变时，要根据被测应变的频率，对应变计进行动态标定及选择合适的电阻应变仪和记录器。对于随机应变信号，采用数据处理装置，可大大减少整理工作的时间。

（四）特殊条件下的应变测量技术

特殊条件下的应变测量技术主要有以下5种。

1. 高温或低温条件下的应变测量　现在已经有适用于－270～800℃的各种类型的电阻应变计和黏结剂。进行短时间的动态应变测量时，环境温度可高达1000℃。在高温或低温条件下，应变计的热输出常超过所测的应变，故必须采取有效的补偿方法，但由于这种热输出的分散性大和重复性差，不能做到完全补偿。另外，黏结剂的蠕变、绝缘电阻的变化和敏感栅的氧化等，

NOTE

也会引起应变读数的变化，加上灵敏系数随温度改变，及其测量的误差，都会影响应变测量的准确性。因此，用电阻应变计测量高温或低温条件下的应变时，其精度比常温条件下差。

2. 高速旋转构件的应变测量　采用电阻应变计测量高速旋转构件的应变时，除必须解决应变计的防护和温度补偿问题以外，应着重的是解决装在旋转构件上的应变计和测量仪器之间的信号传递。一般用的集流器有拉线式、炭刷式、水银式和感应式 4 种，后 3 种可用于测量转速在 10000 转/分以上的构件的应变。无线电应变遥测装置可装在无法安装集流器的密封旋转构件上，它能消除集流器因接触电阻而产生的噪声信号。

3. 高压液下的应变测量　电阻应变计可用于测量高压液体介质容器内壁的应变，但由于电阻应变计处在高压液态介质中工作，必须解决应变计的防护、引线的引出及压力效应等问题。一般对于油类的绝缘介质，应变计不需采取防护措施。对于在水下工作的应变计，采用凡士林、二硫化钼或环氧树脂等化学涂层后，可在 200 ~ 1000 巴（1 巴 = 10^5帕）的压力下测量应变。应变计引线的引出，通常采用灌注了环氧树脂或松香 - 锭子油的带有锥形内孔的密封装置。这种装置可在压力达数千巴的液体介质容器中达到有效的密封。高压液体介质对敏感栅的压力会改变电阻值，应在读数中扣除它，或采取补偿法予以消除。

4. 强磁场和核辐射环境下的应变测量　在强磁场作用下，电磁感应对应变测量系统将产生“干扰”，影响测量的结果。用抗磁材料制造电阻应变计的敏感栅，或将 2 个相同的应变计重叠在一起，并利用电桥线路，就可以减少磁场“干扰”的影响。如在应变测量线路系统中采取有效的屏蔽，也能获得较好的结果。核辐射对电阻应变计的影响较为复杂，除核辐射产生电磁感应对应变测量产生“干扰”外，还会使电阻应变计的敏感栅和黏结剂的性能发生变化，使应变计的电阻和灵敏系数发生变化。另外，核辐射热还会使应变计有热输出，因此在应变测量时，应采用抗核辐射的敏感栅材料和无机黏结剂或聚酰亚胺黏结剂，并采取严格的屏蔽和补偿措施。

5. 残余应力测量　应用电阻应变计，可以测量机械构件由于焊接、铸造、切削等工艺所产生的残余应力。其原理是：将电阻应变计安装在被测构件的残余应力区域内，采取切割、钻孔和电化学等方法，全部或部分释放残余应力，测出电阻应变计在残余应力释放前后的应变变化，再按弹性理论算出构件的残余应力。根据残余应力的释放方式，用应变计测定残余应力的方法有切割法、钻孔法和逐次剥层法 3 种，它们都属于破坏性的机械测定法，其测量精度在很大程度上取决于应变计的粘贴位置和加工工艺。为此，采用加工定位的专用夹具及专用于测定残余应力的应变花。

二、压力分布测量方法

（一）压敏片测量方法

压敏片测量方法是测量关节压力分布的方法之一。该方法可同时测量受力部位的接触面积和接触压力，能反映出压力分布的整体趋势。目前已广泛应用于膝关节、髋关节、肘关节、踝关节、关节突关节的压力分布测量。

压敏片具有厚度薄、可被任意裁减、使用简单、价格低廉等特点。压敏片由 2 层含有显影颗粒和定影颗粒的薄片组成，受到压力时，微粒破裂，出现着色反应。压敏片承受的载荷越大，着色反应越明显。通过图像处理分析压敏片上的着色反应，就可以获得压力峰值和压力分布情况。

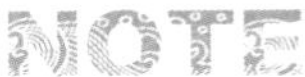

在实验过程中，由于压敏片材料、标本和实验设备的本身问题及实验中一些无法预料的误差，建议同一种状态至少测试3次。如果3次的测试结果基本相符，实验数据则较为可靠。

压敏片是一种非常方便的接触压力测量材料，效果直观。但因为其本身的特点，在关节生物力学实验中存在一定的局限性，其缺点有以下5个方面。

1. 由于压敏片以聚酯为底，有一定的韧性，因此只适合测试接触面较为平整的关节。

2. 一种类型的压敏片动态测试范围较窄，导致较小的压力点测不到，较大的压力点测试不准确；有文献报道，压敏片测力损失的信息大约是7.85%。

3. 精度不高，误差较电测法大。

4. 属于有创测量，不能进行活体关节内压的测量。

5. 由于压敏片受力后即发生着色反应，不能反映受力过程的变化，故不适合应用于动态测量。

（二）足底压力分布测量技术

足底压力分布测量主要是获取人体站立或步行时足底与支撑面之间的压力分布状态，是步态分析的重要组成部分。在临床上可以通过分析步态足底压力来检测疾病，如糖尿病、膝关节炎、骨折术后等疾病，在运动康复中可以设计合理舒适的鞋/鞋垫、假肢等来提高人体舒适程度，促进患者康复或提高运动员成绩。

压力分布测量技术自1882年英国人Beely率先开始研究，但该技术真正快速发展始于20世纪50年代。足底压力分布测量技术的研究起步更晚些，至今仅为20多年。其发展历经足印技术、足底压力扫描技术、力板与测力台技术、压力鞋与鞋垫技术，其中压力鞋及鞋垫技术最为先进，能实时测量连续的步态压力分布。

压力鞋垫阶段的核心就是压力传感器，根据压力感应原理，人们又将压力传感器分为电容、电阻、压电、压阻等传统类型。新型传感器近年来发展迅速，为压力鞋垫的设计提供了更好的选择：如具有高压范围测量能力，并且在低压和高压下都具有优异的线性度，并具有可忽略滞后的MEMS压力传感器；与传统接触式电容压力传感器相比，结构可以实现更好的线性和更大的线性范围的接触式电容压力传感器（TMCPS）；由压电聚合物薄膜（聚偏二氟乙烯、PVDF）和蒸发铜电极组成，具有轻便、实用且价格低廉优点的矩阵传感器。

足底压力分析指标有：时间参数（支撑相时间、步态周期各时相比例、各区域受力时间百分比）、空间参数（步长、步宽、步频、步速、触地面积、压力中心移动轨迹）、动力学参数（足底压力、支撑期的足底压力曲线、足底压强、冲量、负荷率、受力负荷、时间压强积分、各区域受力面积及其比例）、足弓指数、跟旋转度、足部平衡参数及距下关节灵活性等。目前国内外对于压力峰值、足底压力中心轨迹研究的较多。

由于每次步行试验都存在固有差异，不能达到100%的可复制性。鉴于此，Hughes等建议可以通过使用3~5次步行试验的平均值以提高压力测量的可靠性。

第三节 非接触式测试方法

一、光测法

NOTE

光测法是利用局部放电产生的光辐射进行的，光辐射主要由粒子从激励状态回复到基态或低能级过程及正、负离子或正离子与电子的复合过程产生。各种放电发出的光波长不同，通常为500～700nm，所采用的光传感器为避开日光干扰一般需要配备滤光设备，或将传感器置于密闭设备内，如GIS。光电转换后，通过检测光电流的特性可以实现局部的识别。

（一）光弹性实验方法观察实验

1. 实验目的　①了解光弹性仪各部分的名称和作用，掌握光弹性仪的使用方法。②观察光弹性模型受力后在偏振光场中的光学效应。

2. 基本原理　光弹性实验所使用的仪器为光弹性仪，一般由光源（包括单色光源和白光光源）、一对偏振镜、一对四分之一波片及透镜和屏幕等组成，其装置简图如图10－11所示。

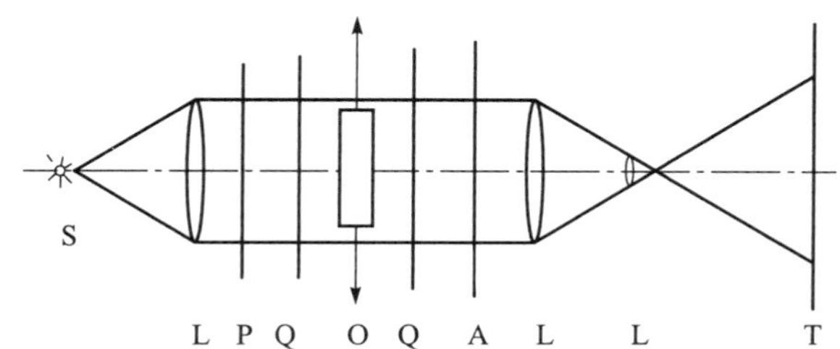

S—光源　L—透镜　P—起偏镜　Q—四分之一波片　A—检偏镜　O—试件　T—屏幕

图10－11　光弹性仪装置简图

光弹性实验中最基本的装置是平面偏振光装置，它主要由光源和一对偏振镜组成，靠近光源的一块称为起偏镜，另一块称为检偏镜，如图10－12所示。当两偏振镜轴正交时形成暗场，通常调整一侧偏振镜轴为竖直方向，另一侧为水平方向。当两偏振镜轴互相平行时，则呈亮场。

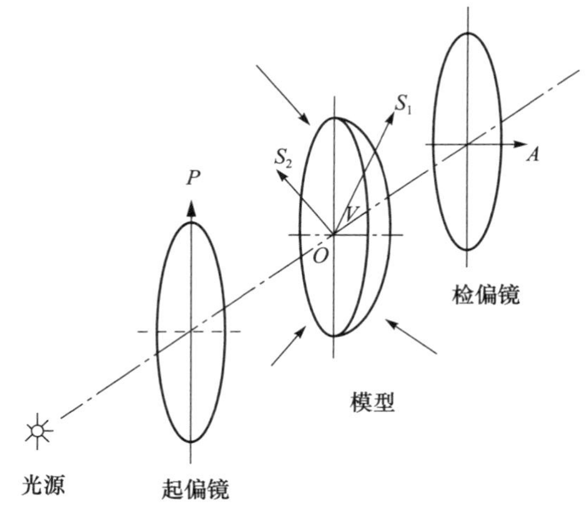

图10－12　平面偏振光装置

在正交平面偏振光场中，由双折射材料制成的模型受力后，则使入射到模型的平面偏振光分解为沿各点主应力方向振动的两列平面偏振光，且其传播速度不同，通过模型后，产生光程差D，此光程差与模型的厚度h及主应力差（S_1-S_2）成正比，即：

$$D=Ch\ (S_1-S_2) \tag{10-7}$$

其中C为比例系数，此式称为平面应力光学定律。

当光程差为光波波长λ的整数倍时，即：

$$D=N\lambda \qquad N=0,\ 1,\ 2\cdots\cdots \tag{10-8}$$

产生消光干涉，呈现暗场，同时满足光程差为同一整数倍波长的诸点，形成黑线，称为等差线，由式（10－7）和式（10－8）可得到：

$$S_1 - S_2 = \frac{Nf}{h} \tag{10-9}$$

其中，$f=\frac{\lambda}{C}$，称为材料条纹值。由此可知，等差线上各点的主应力差相同，对应于不同的 N 值则有0级、1级、2级……等差线。

此外，在模型内凡主应力方向与偏振镜轴重合的点，亦形成一条暗黑干涉条纹，称为等倾线，等倾线上各点的主应力方向相同，由等倾线可以确定各点的主应力方向。当两偏振镜轴分别为垂直和水平放置时，对应的为0°等倾线，这表明等倾线上各点的方向皆与基线（水平方向）成0°夹角，此时若再将偏振镜轴同步逆时针方向旋转10°即得到10°等倾线，其上各点主应力方向与基线夹角为10°，其他依此类推。

等差线和等倾线是光弹性实验提供的2个必要资料，据此可根据模型的受力特性计算其应力。

为了消除等倾线以便获得清晰的等差线图，在两偏振镜之间加入一对四分之一波片，以形成正交圆偏振光场，各镜片的相对位置如图10－13所示。

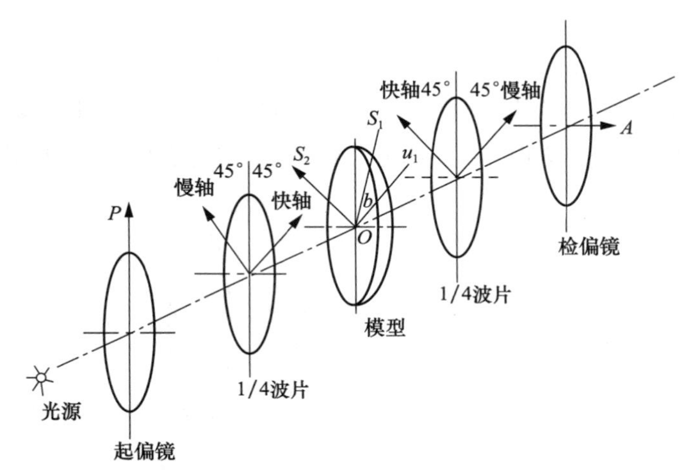

图10－13　正交圆偏振光场布置简图

一般观测等差线时，首先采用白光光源，此时等差线为彩色，故亦称为等色线，当 $N=0$ 时呈现黑色，等差线的级数即可根据零级确定，非零级条纹均为彩色，色序按黄红绿次序指示着主应力差（S_1-S_2）的增加，并以红绿之间的深紫色交线为整数条纹，在具体描绘等差线图时，可采用单色光源如钠光，以提高测量精度。

3. 实验设备与模型　①光弹性仪一台。②光弹性模型数个——梁、圆盘、圆环、吊钩、框架等。

4. 实验步骤　①观看光弹性仪的各个部分，了解其名称和作用。②取下光弹性仪的2块四分之一波片，将两偏振镜轴正交放置，开启白光光源，然后单独旋转偏振镜，反复观察平面偏振光场光弹变化情况，分析各光学元件的布置和作用，并正确布置出正交和平行2种平面偏振光场。③调整加载杠杆，放入圆盘模型，使之对径受压，逐级加载，观察等差线与等倾线的形成。同步旋转两偏振镜轴，观察等倾线的变化及特点。④在正交平面偏振场中加入 2 片四分之一波片。先将一片四分之一波片放入并转动使之成暗场，然后转 45°，再将另一个四分之一波片放入并转动使再成暗场，即得双正交圆偏振光场。此时等倾线消除，在白光光源下，观察等差线条纹图，分析其特点。再单独旋转检偏镜 90°，则为平行圆偏振光场，观察等差线的变化情况。⑤熄灭白光，开启单色光源，观察模型中的等差线图，比较两种光源下等差线的区别和特点。⑥换上其他 1 ~ 2 个模型，重复步骤 3 至 5，观察在不同偏振光场和用不同光源情况下，模型内等差线和等倾线的特点和变化规律。⑦关闭光源，取下模型，清理仪器、模型及有关工具。

5. 实验报告要求　①绘出光弹性仪装置简图，简述各光学元件的作用。②简要说明仪器调整过程，并绘出正交和平行平面偏振光场及圆偏振光场布置简图。③简述在不同偏振光场和不同光源下观察到的模型中的干涉条纹现象。

（二）用光弹法测定应力集中系数

1. 概述　在实际工作结构中有许多零材料的截面形状并非都是均匀的，往往由于工艺上或结构上的需要在构件上开孔、开槽、接管，使截面形状发生突变，这就是应力集中现象。我们常用应力集中系数来表达应力的程度，光测法是研究应力集中最有效的方法之一。

2. 实验目的　①熟悉用补偿法测取小数级条纹的方法。②用光弹性法测定带圆试板的孔边应力集中系数。

3. 实验原理

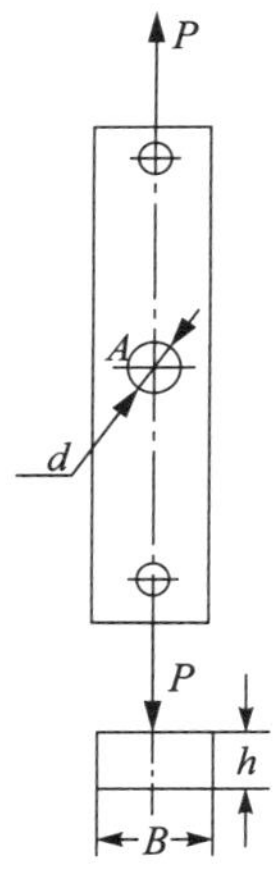

图 10 – 14　拉伸试件

图 10 – 14 为一带圆孔的轴向拉伸试件，孔边 A 点是开孔横截面上最大应力作用点，当最大应力不超过材料的比例极限时，用实测的条纹级数 N_A 求 A 点的最大应力。

$$\sigma_{max} = \frac{N_A f}{h} \qquad (10-10)$$

而开孔横截面上的平均应力为：

$$\sigma_0 = \frac{P}{h(B-d)} \qquad (10-11)$$

于是开孔横截面上的平均应力为：

$$\partial = \frac{s_{max}}{s_0} = \frac{N_A f(B-d)}{P} \qquad (10-12)$$

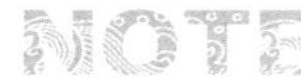

由于时间边缘效应的影响，不易测准开孔边缘的条纹级数；为减少测量误差，可采用逐渐加载法：先对试件施加初载荷 P_1，测取孔边 A 点的条纹级数 N_1；然后再将载荷增至 P_2，测得条纹级数 N_2，在对应载荷增量为（P_2-P_1）时，条纹级数增量为（N_2-N_1），故孔边最大应力为：

$$\sigma = \frac{(N_2 - N_1)f}{h} \tag{10-13}$$

所以应力集中系数为：

$$\partial = \frac{(N_2 - N_1)f(B - d)}{(P_2 - P_1)} \tag{10-14}$$

4. 实验步骤 ①测量试件尺寸，在每一不同部位测量3次，最后取其平均值作为计算依据。②将试件正确置于加载架上，将光弹仪调整成为正交圆偏振光场。③先用白光光源，对试件逐渐加载，观察等差线的变化规律，确定条纹级数的递增趋向，然后改用单色光源。④将载荷增加到孔边出现4～5级条纹时，测读带孔横截面上各点的条纹级数，或拍摄条纹图案，记下此时的载荷。⑤卸除载荷，取下试件，使仪器恢复原状。

5. 实验报告要求 ①计算带孔横截面上各点的应力大小，并绘出应力分析曲线图。②计算孔边的应力集中系数。

二、运动捕捉技术

运动捕捉（motion capture）是一项在国际上广泛应用的高新技术。运动捕捉的实质就是要测量、跟踪、记录物体在三维空间中的运动轨迹。常用的运动捕捉技术从原理上说可分为机械式、声学式、电磁式和光学式。目前研发最为成熟的产品是光学式运动捕捉系统，主要品牌有Motion Analysis、Vicon 和 OptiTrack 等。相比电磁式和机械式捕捉系统，光学式运动捕捉系统更为先进，无电缆、机械装置的限制，使用方便，采样率高，适合人体运动学研究。该项技术在医学，尤其是运动创伤及手法研究方面已得到重视及发展。该项技术最大的优点在于实现了动态精确的三维空间运动测量。

光学式运动捕捉主要是基于计算机视觉原理，即二维跟踪实现三维定位技术。从理论上说，对于空间中的一个点，只要它能同时为两部相机所见，则根据同一时刻两部相机所拍摄的图像和相机参数，可以确定这一时刻该点在空间中的位置。当相机以足够高的速率连续拍摄时，从图像序列中就可以得到该点的运动轨迹。

典型的光学式运动捕捉系统通常使用6个以上相机环绕表演场地排列，这些相机的视野重叠区域就是表演者的动作范围。为了便于处理，通常要求受试者穿上单色的服装，在身体的关键部位，如膝关节、髋部、肘、腕等位置贴上一些特制的标志或发光点，称为"Marker"，视觉系统将识别和处理这些标志。系统定标后，相机连续拍摄表演者的动作，并将图像序列保存下来，然后再进行分析和处理，识别其中的标志点，并计算其在每一瞬间的空间位置，进而得到其运动轨迹。为了得到准确的运动轨迹，相机应有较高的拍摄速率，一般要达到每秒60帧以上。

典型的运动捕捉设备一般由以下几个部分组成。

1. 传感器 是固定在运动物体特定部位的跟踪装置，它将向运动捕捉系统提供运动物体运动的位置信息，一般会随着捕捉的细致程度确定跟踪器的数目。

NOTE

2. 信号捕捉设备　这种设备会因运动捕捉系统的类型不同而有所区别，它们负责位置信号的捕捉。对于机械系统来说是一块捕捉电信号的线路板，对于光学运动捕捉系统则是高分辨率红外摄像机。

3. 数据传输设备　运动捕捉系统，特别是需要实时效果的运动捕捉系统需要将大量的运动数据从信号捕捉设备快速准确地传输到计算机系统进行处理，而数据传输设备就是用来完成此项工作的。

4. 数据处理设备　经过运动捕捉系统捕捉到的数据需要在修正、处理后还要有三维模型相结合才能完成计算机动画制作的工作，这就需要我们应用数据处理软件或硬件来完成此项工作。无论软件还是硬件，它们都是借助计算机对数据高速的运算能力完成数据处理，使三维模型真正、自然地运动起来。

以生物力学科研上常用的光学式运动捕捉为例，其测量流程大致分为：场地标定、贴“Marker”点、人体标定、数据采集、数据处理等过程。

第四节　有限元分析方法

一、有限元分析方法的形成

有限元法是 R. Courant 于 1943 年首先提出的，兴起于 20 世纪 50 年代末 60 年代的应用数学、现代力学及计算机科学相互渗透、综合利用的边缘科学，是现代科学和工程计算方面最令人鼓舞的重大成就之一。

近 30 年来，计算机计算能力飞速提高，数值计算技术长足进步，诞生了商业化的有限元数值分析软件，并发展成为一门专门的学科——计算机辅助工程 CAE（computer aided engineering，CAE）。这些商品化的 CAE 软件具有越来越人性化的操作界面和易用性，使得这一工具的使用者由学校或研究所的专业人员逐步扩展到企业的产品设计人员或分析人员，CAE 在各个工业领域的应用也得到不断普及并逐步向纵深发展，CAE 工程仿真在工业设计中的作用变得日益重要。

当前流行的商业化 CAE 软件有很多种，其中最为著名的是 1965 年由美国国家宇航局（NASA）委托美国计算科学公司和贝尔航空系统公司开发的 Nastran 有限元分析系统。该系统发展至今已有几十个版本，是目前世界上规模最大、功能最强的有限元分析系统。我国的力学工作者为有限元方法的初期发展做出了许多贡献，其中比较著名的有：陈伯屏（结构矩阵方法）、钱令希（余能原理）、钱伟长（广义变分原理）、胡海昌（广义变分原理）、冯康（有限单元法理论）。

有限元法的基本思想是先将研究对象的连续求解区域离散为一组有限个、且按一定方式相互联结在一起的单元组合体。由于单元能按不同的联结方式进行组合，且单元本身又可以有不同形状，因此可以模拟成不同几何形状的求解小区域；然后对单元（小区域）进行力学分析，最后再整体分析。

二、有限元法的基本思路

有限元法的基本思路可以归结为：将连续系统分割成有限个分区或单元，对每个单元提出一个近似解，再将所有单元按标准方法加以组合，从而形成原有系统的一个数值近似系统，也就是形成相应的数值模型。

下面用在自重作用下的等截面直杆来说明有限元法的思路。

等截面直杆在自重作用下的材料力学解答：

受自重作用的等截面直杆如图 10－15 所示，杆的长度为 L，截面积为 A，弹性模量为 E，单位长度的重量为 q，杆的内力为 N。试求：杆的位移分布、杆的应变和应力。

$$N(x) = q(L-x)$$

$$dL(x) = \frac{N(x)dx}{EA} = \frac{q(L-x)dx}{EA}$$

$$u(x) = \int_0^x \frac{N(x)dx}{EA} = \frac{q}{EA}\left(Lx - \frac{x^2}{2}\right) \qquad (10-15)$$

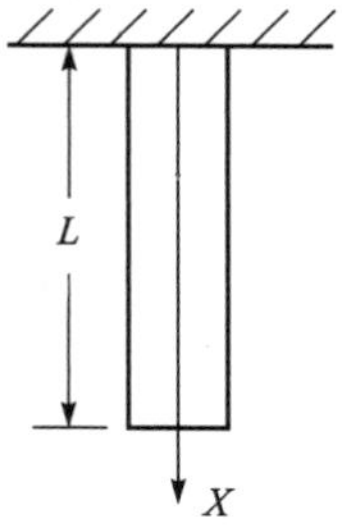

图 10－15　受自重作用的等截面直杆图

等截面直杆在自重作用下的有限元法解答：

连续系统离散化如图 10－16 所示，将直杆划分成 n 个有限段，有限段之间通过公共点相连接。在有限元法中将 2 段之间的公共连接点称为节点，将每个有限段称为单元。节点和单元组成的离散模型就称为对应于连续系统的“有限元模型”。

有限元模型中的第 i 个单元，其长度为 L_i，包含第 i，$i+1$ 个节点。

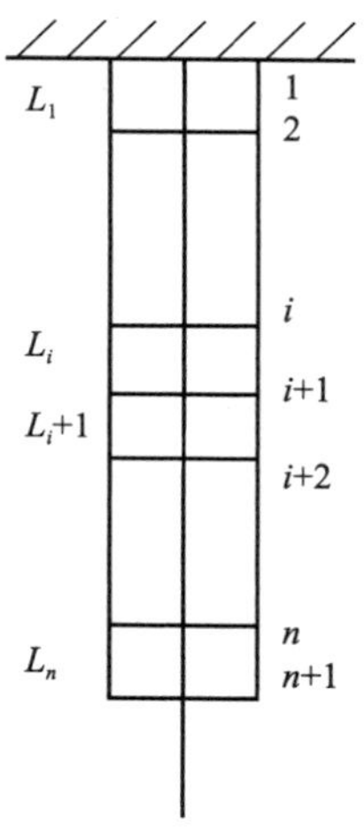

图 10－16　离散后的直杆

三、有限元法的计算步骤

有限元法的计算步骤归纳为以下 3 个基本步骤：网格划分、单元分析、整体分析。

（一）网格划分

有限元法的基本做法是用有限个单元体的集合来代替原有的连续体。因此首先要对弹性体进行必要的简化，再将弹性体划分为有限个单元组成的离散体。单元之间通过节点相连接。由单元、节点、节点连线构成的集合称为网格。

通常把三维实体划分成四面体或六面体单元的实体网格，平面问题划分成三角形或四边形单元的面网格，如图 10－17 至图 10－25 所示。

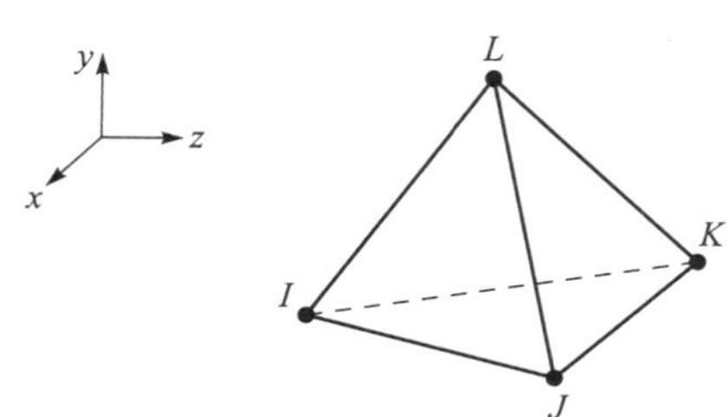

图 10－17　四面体四节点单元

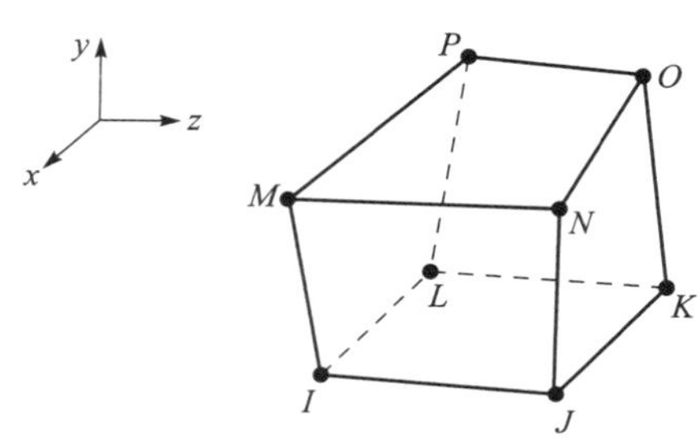

图 10－18　六面体八节点单元

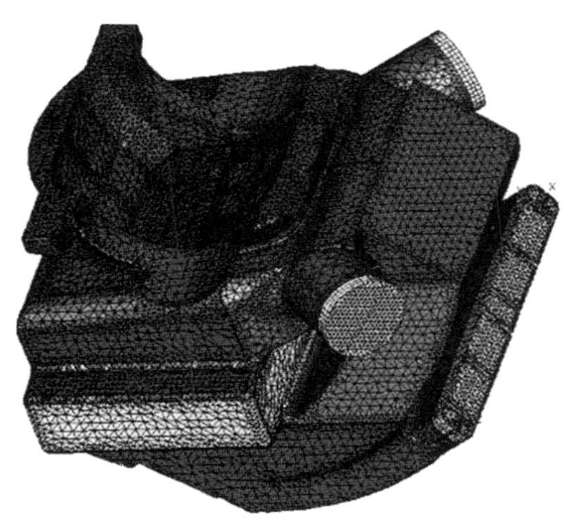

图 10－19　三维实体的四面体单元划分

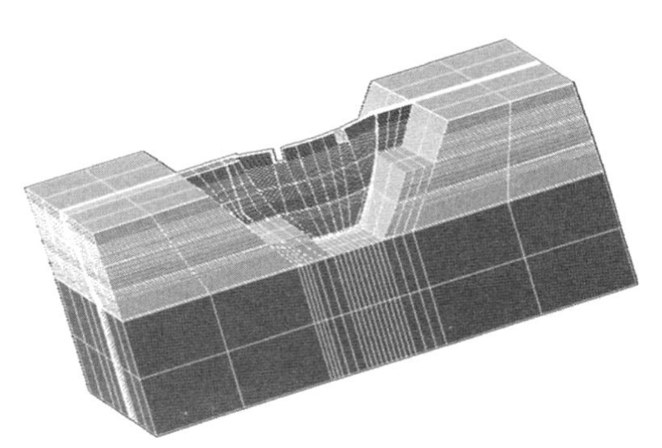

图 10－20　三维实体的六面体单元划分

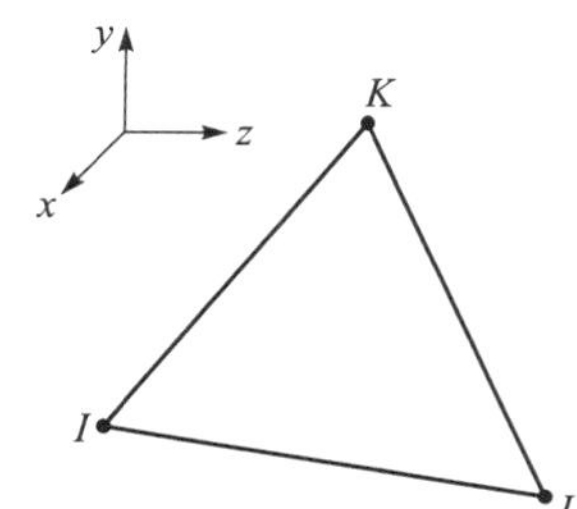

图 10－21　三角形三节点单元

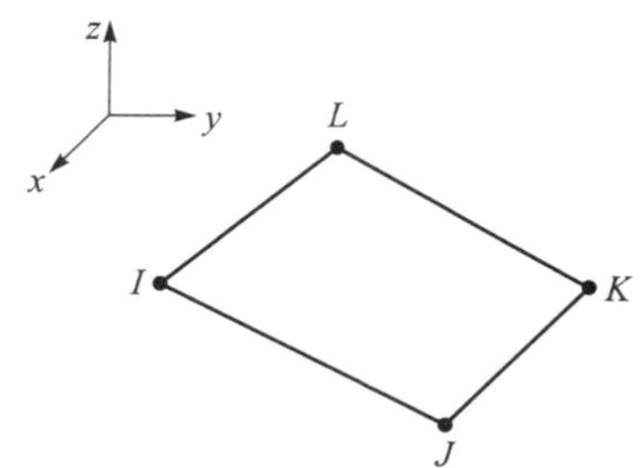

图 10－22　四边形四节点单元

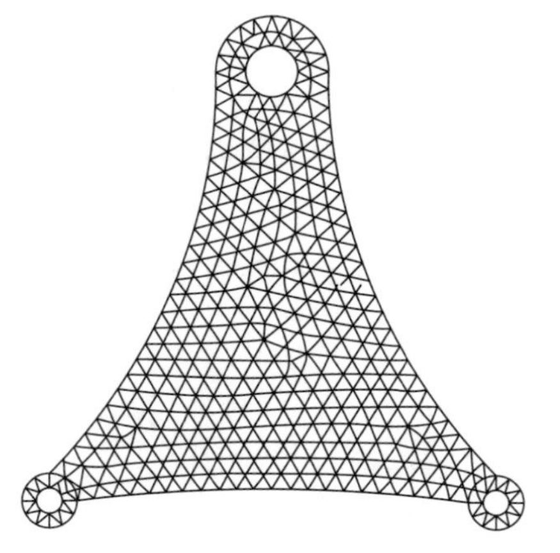

图 10－23 平面问题的三角形单元划分

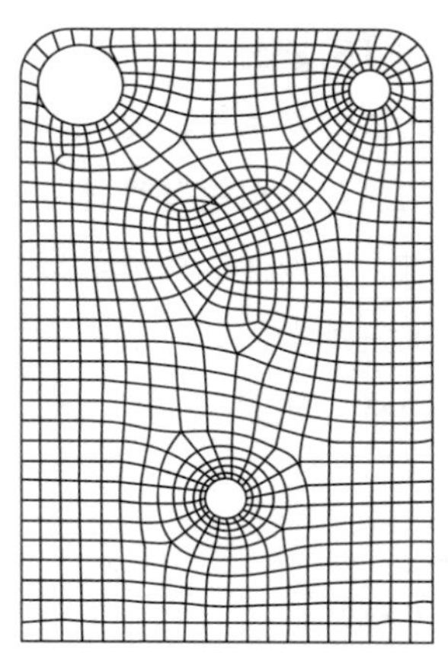

图 10－24 平面问题的四边形单元划分

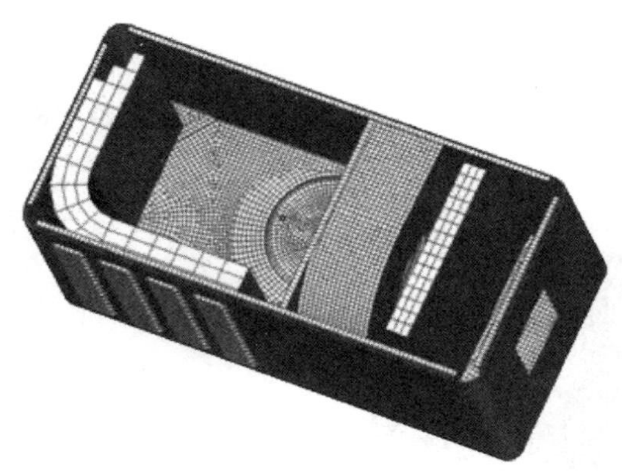

图 10－25 二维及三维混合网格划分

（二）单元分析

对于弹性力学问题，单元分析就是建立各个单元的节点位移和节点力之间的关系式。

由于将单元的节点位移作为基本变量，进行单元分析时首先要为单元内部的位移确定一个近似表达式，然后计算单元的应变、应力，再建立单元中节点力与节点位移的关系式。

以平面问题的三角形三节点单元为例，单元有三个节点 I、J、M，每个节点有两个位移 u、v 和两个节点力 U、V，如图 10－26 所示。

单元的所有节点位移、节点力，可以表示为节点位移向量（vector）：

$$\text{节点位移}\ \{\delta\}^e=\begin{Bmatrix}u_i\\v_i\\u_j\\v_j\\u_m\\v_m\end{Bmatrix}\qquad \text{节点力}\ \{F\}^e=\begin{Bmatrix}U_i\\V_i\\U_j\\V_j\\U_m\\V_m\end{Bmatrix}\tag{10-16}$$

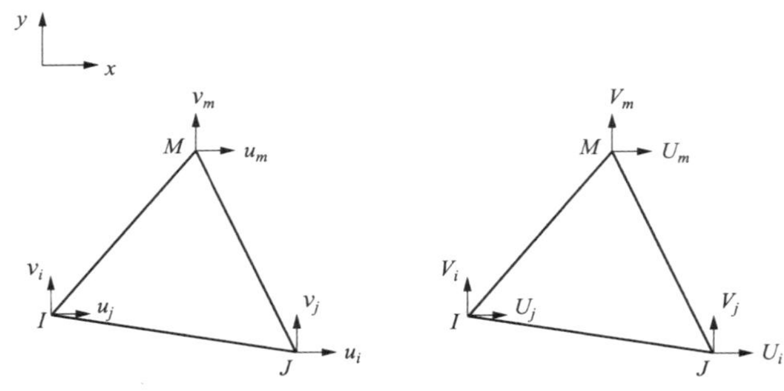

图 10－26　三角形三节点单元

单元的节点位移和节点力之间的关系用张量（tensor）来表示，$\{F\}^e = [K]^e\{\delta\}^e$

（三）整体分析

对由各个单元组成的整体进行分析，建立节点外载荷与节点位移的关系，以解出节点位移，这个过程称为整体分析。同样以弹性力学的平面问题为例，如图 10－27 所示，在边界节点 i 上受到集中力 P_x^i, P_y^i 作用。节点 i 是 3 个单元的结合点，因此要把这三个单元在同一节点上的节点力汇集在一起建立平衡方程。

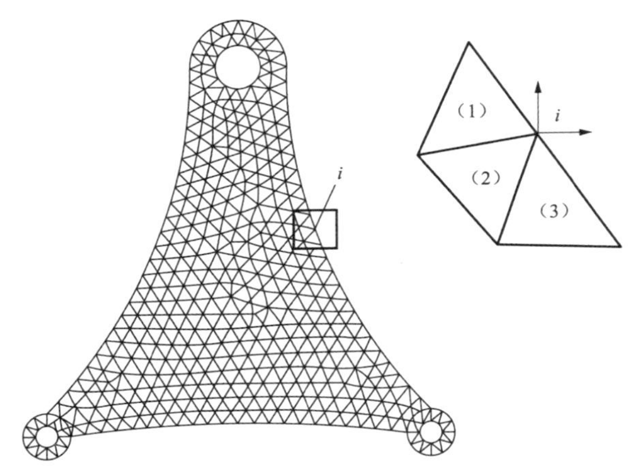

图 10－27　整体分析

i 节点的节点力：

$$U_i^{(1)} + U_i^{(2)} + U_i^{(3)} = \sum_e U_i^e \tag{10－17}$$

$$V_i^{(1)} + V_i^{(2)} + V_i^{(3)} = \sum_e V_i^e \tag{10－18}$$

i 节点的平衡方程：

$$\begin{aligned} \sum_e U_i^e &= P_x^i \\ \sum_e V_i^e &= P_y^i \end{aligned} \tag{10－19}$$

四、有限元法的进展与应用

有限元法不仅能应用于结构分析，还能解决归结为场问题的工程问题，自 20 世纪 60 年代中期以来，有限元法得到了巨大的发展，为工程设计和优化提供了有力的工具。当今国际上

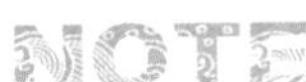

FEA 方法和软件发展趋势呈现出以下一些特征。

1. 从单纯的结构力学计算发展到求解许多物理场问题 有限元分析方法最早是从结构化矩阵分析发展而来，逐步推广到板、壳和实体等连续体固体力学分析，实践证明这是一种非常有效的数值分析方法。而且从理论上也已经证明，只要用于离散求解对象的单元足够小，所得的解就可足够逼近于精确值。

2. 由求解线性工程问题进展到分析非线性问题 随着科学技术的发展，线性理论已经远远不能满足设计的要求，众所周知非线性的数值计算是很复杂的，它涉及很多专门的数学问题和运算技巧，很难为一般工程技术人员所掌握。

3. 增强可视化的前后处理功能 早期有限元分析软件的研究重点在于推导新的高效率求解方法和高精度的单元。随着数值分析方法的逐步完善，尤其是计算机运算速度的飞速发展，整个计算系统用于求解运算的时间越来越少，而准备数值模型和处理计算结果的时间占整个分析工程的比例越来越高。据统计，整个分析流程中，前处理占用的工作时间大致在 80%，而加上后处理部分，占用的时间就要超过 95%。

4. 与 CAD 软件的无缝集成 当今有限元分析系统的另一个特点是与通用 CAD 软件的集成使用，即在用 CAD 软件完成部件和零件的造型设计后，自动生成有限元网格并进行计算，如果分析的结果不符合设计要求则重新进行造型和计算，直到满意，从而极大地提高了设计水平和效率。

第五节　夹板固定治疗骨折的生物力学实验研究

小夹板固定治疗骨折是具有中医特色的骨折治疗方法。下面就柳木及杉树皮夹板、纸压垫、布带逐一进行力学实验，总结其优缺点。

一、柳木夹板的力学性能测试

测试材料：取柳木夹板，制成长 150mm、宽 50mm、厚 8mm 的标准试件。

（一）柳木夹板刚度测试方法

在夹板近端精确划出固定线。远端打孔以固定载荷均布片。把自行制作的弯曲实验台放置在一个平坦稳固的平台上，固定夹板的近端，把两支位移传感器安放于载荷均布片上方（防止夹板承受较大载荷而断裂时损坏传感器）同一直线的两端，并使两表头距夹板中线的距离相等，以防夹板产生扭矩。给夹板一定的初始载荷，并以此时的传感器读数为初读数。而后均匀平稳加/卸载，记录下不同载荷下相应的位移传感器的读数。

（二）抗弯强度测试方法

本实验使用较耐湿的 BQ120－5BA 型纸基箔式应变片，电阻值（119.5±0.2）%，灵敏系数（2.05±0.28）%，长 5mm×宽 2mm，贴片前首先对应变片进行外观及电阻测量，以保证所用工作应变片与温度补偿片的电阻差值不超过 ±0.5Ω。预先用细砂纸在试件表面应变片的粘贴位置打磨光滑，再用细针划线定出应变片的粘贴方向和确切位置。而后用丙酮对试件表面进行清洗，待干燥后把按比例混匀的 914 胶均匀涂抹在待贴应变片处。小心粘贴应变片，应保证粘贴好的应变片位置准确、整洁干净。在常温下固化 24 小时后焊接测量导线，并再次测量电阻值。实验

NOTE

前把各应变片所引导线按半桥方式连接在应变仪上预热半小时（消除应变片工作过程中温度的影响和提高电桥的灵敏度）。实验装配及工作原理同抗弯刚度测试。

（三）柳木夹板的抗扭强度测试方法

1. 标准试件的制作　应变片的选择与粘贴方法同柳木夹板的抗弯强度实验。载荷均布片的设计所用弹性元件为不锈钢片。

2. 实验过程　把扭转实验台安放在平坦稳固的平台上，将已准备完毕的标准试件固定在扭转实验台上，再将两支位移传感器按夹板的受力方向一上一下放置在载荷均布片上，并使两表头在一条直线上，且距夹板中轴线的距离相等。然后两侧均匀平稳加载，并记录位移传感器和应变仪的读数。

（四）蠕变测试方法

试件在某一固定温度和固定应力下，其变形随时间的增长而增加的现象称为蠕变。将柳木夹板固定在弯曲实验台上，记录一定载荷下，夹板随时间变化的挠度，进而可以算出夹板在一定载荷下的蠕变率。

（五）力学性能测试结果

1. 弯曲强度及刚度测试结果

（1）在弯曲力学状态下柳木夹板的弹性模量波动在（6.20 ± 1.25）GPa 范围内，这可能与柳木的材质等有很大关系。

（2）柳木夹板的加载 - 卸载试验下可以得到应力 - 应变曲线及载荷 - 变形曲线。在载荷作用下，载荷 - 变形与应力 - 应变之间的关系是呈线性的，即符合胡克定律。此时的应力 - 应变曲线的斜率便可认为是柳木夹板的弹性模量。但同时可以看到，夹板在加载和卸载时所得的两条曲线不重合。分析原因可能有以下 3 个方面：①夹板在加载过程中产生了部分塑性变形。②夹板是一种黏弹性体，在卸载时表现出“内摩擦”性质。③因夹板的零载荷并非为零，实际为两表头的预压力和砝码托盘的重量（共约 350g）。所以在加载和卸载这段时间内存在蠕变量的积累。

（3）通过对夹板的加卸载实验可以看到，夹板在外力作用下发生变形，但在卸载时却没有恢复加载时相同应力状态下的形状，保留了一部分的残余变形，表现在加卸载实验所得到的 2 条不重合的应力 - 应变曲线上，即“滞后环”。“滞后环”是一种形态学上的描述，它的出现既有黏性因素的存在，又有蠕变量的积累。

2. 抗弯强度测试结果　柳木夹板在一定的弯曲载荷作用下，其应力 - 应变关系基本呈线性变化，随着载荷的增加，柳木夹板的强度逐渐变小，这可能是夹板的内部纤维的屈服，也可能与内部纤维的少量断裂有关。但柳木夹板在断裂前并无明显的屈服阶段。

3. 蠕变性能测试结果　柳木夹板的蠕变测试结果在第一天夹板的蠕变最明显，以后逐渐变小并趋于平稳，因此单从夹板来看夹板局部外固定治疗骨折，其蠕变也是骨折治疗过程中布带松弛的原因之一。

综上可知，柳木夹板作为较为理想的外固定材料，具有以下力学特点：①各向异性：它在不同的力学状态下，表现出不同的力学性能。②黏弹性：柳木夹板像人体骨骼一样具有滞后、蠕变等力学特性。③不稳定性：不同柳木夹板之间，力学性能也不一致，这可能与材料本身的结构性质有关。

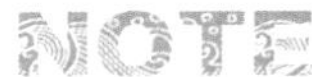

二、杉树皮夹板的力学性能测试

（一）测试材料

杉树皮夹板抗弯测定材料如表 10－3 所示。

表 10－3 杉树皮夹板抗弯测定材料

夹板	上臂板（外侧）	前臂板（背侧）	大腿板（外侧）	小腿板（外侧）	原杉树皮夹板	有衬垫外套板
长（cm）	27	36	46	46	27	27
宽（cm）	5	5	5	5	5	5
厚（cm）	0.5	0.5	0.7	0.5	0.5	0.5

（二）测定方法

将以上各类规格的杉树皮夹板，分别按其长度固定于两端三角形的支座上，在杉树皮夹板两支点间的中点处加重（图 10－28），每次增加 0.2kg 直至杉树皮夹板产生蠕变折断。记录每次增重后的杉皮板的变形（挠度），所得结果以坐标形式列出（图 10－29、图 10－30）。

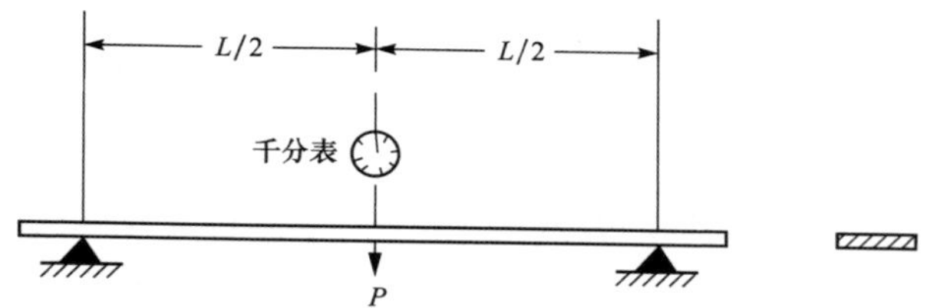

图 10－28 杉树皮抗弯测试示意图

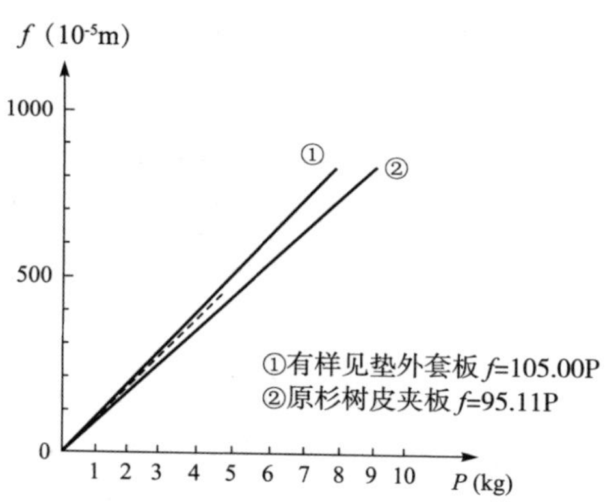

图 10－29 杉树皮荷重与形变坐标图

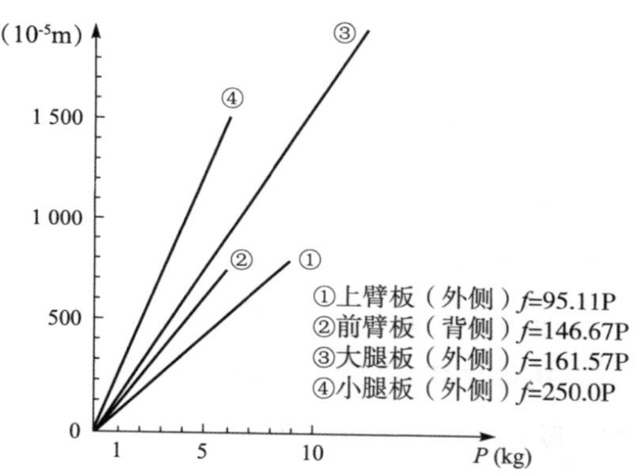

图 10－30 杉树皮形变与荷重坐标图

（三）测试结果

杉树皮夹板抗弯测定结果如表 10－4 所示。

表 10－4　杉树皮夹板抗弯测定结果

夹板	上臂板（外侧）	前臂板（背侧）	大腿板（外侧）	小腿板（外侧）	原杉树皮夹板	有衬垫外套板
测试支点距（cm）	24	30	40	40	24	24
最大荷重（kg）	9.2	6.0	11.7	6.0	9.2	8.05
最大弯曲应力（kg/cm^2）	265	216	179	288	265	232
最大挠度（1/100mm）	875→1700	880→1000	2250→2800	1870→2900	875→1700	840

三、杉树皮夹板的弹性模量测定

（一）测试材料

原杉树皮夹板，规格：长 29cm，宽 5cm，厚 0.5cm。

（二）测试方法

采用电测法测定。

1. 使用器材　①YJD－1 型动静态电阻应变仪：精度 5×10^{-6} 应变。②电阻应变片：采用华东电子仪器厂出品的 8120 型电阻应变片。灵敏系数 $K=2.02$，初电阻 $R=119\Omega$。

2. 装置方法　在试样的内侧面中间贴上电阻应变片，所引出的导线接入电阻应变仪，在另一夹板贴上同样的电阻应变片，作温度补偿片，引出的导线接入电阻应变仪（图 10－31）。温度补偿片板放在与测试装置上放置试样板处的温度相等处，试样板放在测试装置的三角形支座上，支点距离 24cm，两个支点间分成 3 等段，在中段两端 B、C 点上加重，每次增加 0.2 kg（图 10－32），记录每次增加荷重后杉树皮夹板产生的应变值及应变增值，应用胡克定律公式计算杉皮板的弹性模量，并以坐标形式列出（图 10－33）。

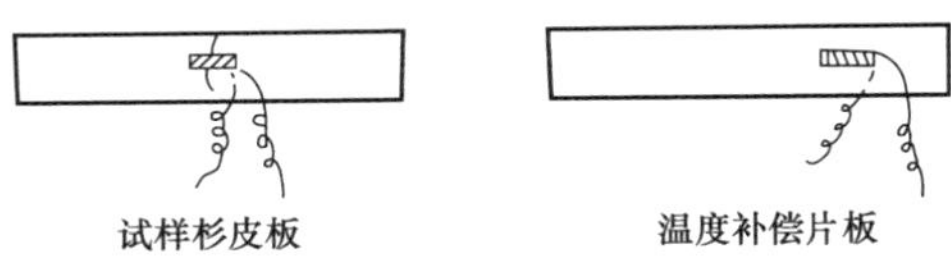

图 10－31　杉树皮夹板贴电阻应变片示意图

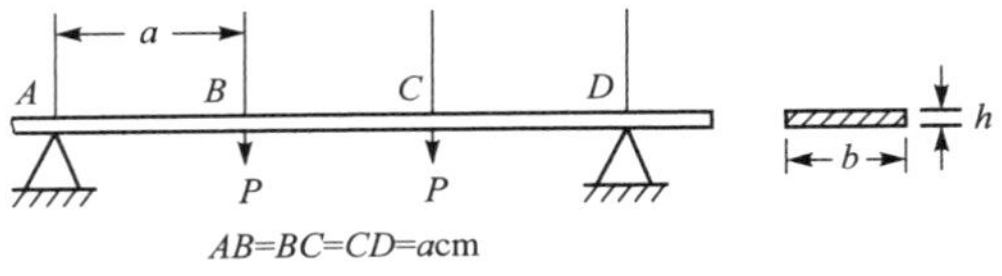

$AB=BC=CD=a$cm

图 10－32　杉树皮弹性模量测定示意图

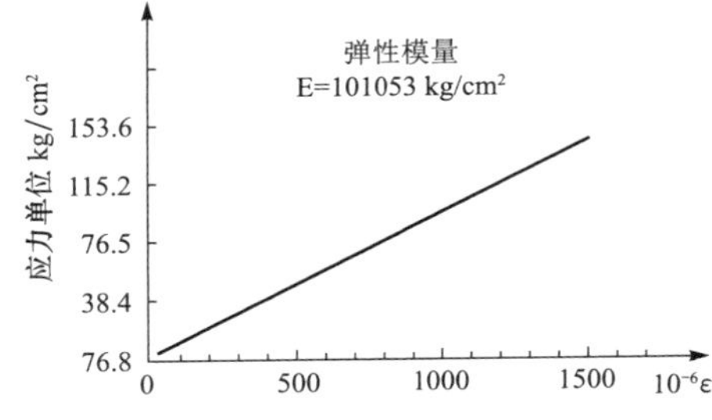

图 10－33　杉树皮弹性模量 E 坐标图

（三）测试结果

杉皮板的弹性模量 $=101053kg/cm^2$。

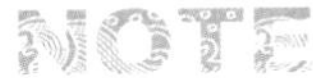

四、纸压垫的力学性能测试

纸压垫是夹板局部外固定系统的重要组成部分，是小夹板局部外固定治疗骨折的主导力量和精髓。

1. 纸压垫的力学性能测试方法 首先，将加载台安放于一个平坦稳固的平台上。其次，把位移传感器固定在加载台上，放置表头于应力传导盘上，确定一个初读数，并保持两支位移传感器通过应力传导盘直径的同心圆上。平稳加卸载，每隔 1 分钟读取位移传感器读数。

2. 纸压垫的力学性能测试结果

（1）纸压垫的轴向压缩及减压实验：从纸压垫在加载和卸载时的应力－应变曲线可以看出，纸压垫在很小的应力作用下已不是直线，呈现出明显的非线性特点。其上升曲线和下降曲线亦不相重合，即有滞后环的出现。

（2）纸压垫的蠕变测试：纸压垫的蠕变特性在第一天表现最为明显，之后则趋于平缓。

五、布带的力学性能测试分析

布带的约束力是夹板固定力的直接来源。本实验对布带在拉伸载荷下进行测定，以确定其相应载荷下的变形和蠕变特性。

1. 布带的力学性能测试方法

（1）实验的设计与装配：固定装置包括一个“u”形悬吊架、两个布带固定器、一个位移传感器安放平台、一个导向杆和加载装置。

（2）固定好布带，安放好位移传感器，平稳加载记录两支位移传感器的变化，直至布带断裂。

2. 布带的力学性能测试结果

（1）从布带的载荷－应变曲线可以看出，布带在拉伸载荷作用下其应变大致可分为 3 个阶段：①弹性阶段（0.2kg）：此阶段载荷与应变之间呈线形变化，是布带的临床工作阶段。②非线性阶段（2.5kg）：此段布带的弹性模量逐渐增大，载荷与应变之间指数级变化。③强化阶段（≥5kg）：此阶段载荷与应变之间呈线形变化，布带的刚度大大提高，直至断裂也没有明显的屈服现象。其断裂载荷约为 10kg。

（2）布带的蠕变测试结果。从布带的蠕变测试结果可知，布带和夹板、纸压垫一样具有蠕变特性，且在第一天的蠕变率最明显，第二天次之，以后趋于平缓。

综上所述，布带、纸压垫、夹板所组成的骨折外固定系统，有其力学基础：①夹板不仅具有一定的强度和刚度，也具有良好的抗扭性能。使夹板在配合功能活动发挥弹性固定和自动复位作用的同时，也能抵抗由于肌肉张力所造成的弯曲和旋转倾向力，达到稳固固定的效果。②纸压垫具有和人体软组织相似的非线性特点，其弹性模量非常数，随着肌肉的收缩与舒张而有规律地变化。③布带、纸压垫、夹板具有黏弹性，具有比其他材料和人体更好的相容性。但是，从布带、纸压垫、夹板的力学测试中也可以看出，手工制作的布带、纸压垫、夹板在骨折的临床治疗中可能带来不确定结果。

NOTE

主要参考书目

1. 刘献祥，尉禹，王志彬．骨伤科生物力学［M］．北京：北京科学技术出版社，2010.

2. 孟和，顾志华．骨伤科生物力学［M］．2 版．北京：人民卫生出版社，2004.

3. 赵京涛．骨伤科生物力学［M］．北京：中国中医药出版社，2019.

4. 闫红光．运动康复生物力学［M］．北京：人民体育出版社，2014.

5. 王以进，王介麟．骨科生物力学［M］．北京：人民军医出版社，1989.

6. 管剑龙，韩星海．中国骨关节炎十年［M］．上海：上海第二军医大学出版社，2006.

7. 王和鸣，沈冯君，赵文海．中医骨伤科学［M］．北京：中国中医药出版社，2007.

8. 王亦璁，姜保国．骨与关节损伤［M］．5 版．北京：人民卫生出版社，2012.

9. 张西正，汤亭亭．骨与关节生物力学［M］．上海：上海交通大学出版社，2017.

10. 杨桦．运动生物力学［M］．北京：北京体育大学出版社，2019.

11. Thomas P Rüedi，Richard E Buckley，Christopher G Moran. 骨折治疗的 AO 原则［M］．2 版．危杰，刘璠，吴新宝，等译．上海：上海科学技术出版社，2010.

12. VanC. Mow，Rik. Huiskes. 骨科生物力学暨力学生物学［M］．3 版．汤亭亭，裴国献，李旭，等译．济南：山东科学技术出版社，2009.

13. Pagnano Mark W.．骨科临床教程：膝关节［M］．李康华，雷光华译．北京：人民军医出版社，2009. 11.

14. Beaufils Philippe，Verdonk Rene. 半月板［M］．黄宁庆译．北京：北京大学医学出版社，2013.

15. 杨桦．运动生物力学［M］．北京：北京体育大学出版社，2019.

16. 黄克勤，顾志华，高瑞亭．髋关节伤病学［M］．北京：北京科学科技出版社，2014.

17. 杨华元．生物力学［M］．北京：人民卫生出版社，2012.

18. 侯德才．骨科手术学［M］．北京：中国中医药出版社，2016.

19. 严振国，杨茂有．正常人体解剖学［M］．北京：中国中医药出版社，2007.

20. 牛文鑫，姚杰，傅维杰，等．生物力学研究［M］．上海：同济大学出版社，2017.

NOTE